Dermatopatologia
Diagnóstico Visual

Dermatopatologia
Diagnóstico Visual

Terceira Edição

Christine J. Ko
Professor of Dermatology and Pathology
Yale University School of Medicine
New Haven, CT, USA

Ronald J. Barr
Dermatopathologist
Laguna Pathology Medical Group
Laguna Beach, CA
and
Professor Emeritus, Dermatology and Pathology
University of California
Irvine, CA, USA

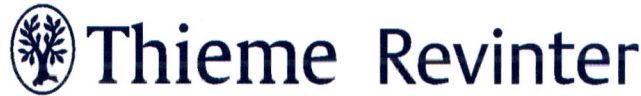

Thieme
Rio de Janeiro • Stuttgart • New York • Delhi

Dados Internacionais de Catalogação na Publicação (CIP)

K75d

Ko, Christine J.
    Dermatopatologia: diagnóstico visual/Christine J. Ko & Ronald J. Barr; tradução de Antonio Macedo D'Acri – 3. Ed. – Rio de Janeiro – RJ: Thieme Revinter Publicações, 2018.

    352 p.: il; 21,3 x 27,7 cm.
        Título Original: *Dermatopathology: diagnosis by first impression*
    Inclui Índices (padrão, categoria histológica e alfabético)
    ISBN 978-85-67661-73-5

    1. Doenças de pele – diagnóstico. 2. Doenças de pele – patologia. 3. Pele – Patologia. 4. Microscopia. 5. Atlas. I. Título.

CDD: 616.507
CDU: 616.5-091.8

Nota: O conhecimento médico está em constante evolução. À medida que a pesquisa e a experiência clínica ampliam o nosso saber, pode ser necessário alterar os métodos de tratamento e medicação. Os autores e editores deste material consultaram fontes tidas como confiáveis, a fim de fornecer informações completas e de acordo com os padrões aceitos no momento da publicação. No entanto, em vista da possibilidade de erro humano por parte dos autores, dos editores ou da casa editorial que traz à luz este trabalho, ou ainda de alterações no conhecimento médico, nem os autores, nem os editores, nem a casa editorial, nem qualquer outra parte que se tenha envolvido na elaboração deste material garantem que as informações aqui contidas sejam totalmente precisas ou completas; tampouco se responsabilizam por quaisquer erros ou omissões ou pelos resultados obtidos em consequência do uso de tais informações. É aconselhável que os leitores confirmem em outras fontes as informações aqui contidas. Sugere-se, por exemplo, que verifiquem a bula de cada medicamento que pretendam administrar, a fim de certificar-se de que as informações contidas nesta publicação são precisas e de que não houve mudanças na dose recomendada ou nas contraindicações. Esta recomendação é especialmente importante no caso de medicamentos novos ou pouco utilizados. Alguns dos nomes de produtos, patentes e *design* a que nos referimos neste livro são, na verdade, marcas registradas ou nomes protegidos pela legislação referente à propriedade intelectual, ainda que nem sempre o texto faça menção específica a esse fato. Portanto, a ocorrência de um nome sem a designação de sua propriedade não deve ser interpretada como uma indicação, por parte da editora, de que ele se encontra em domínio público.

Tradução/Revisão Técnica:
Antonio Macedo D'Acri
Professor Adjunto de Dermatologia da UNIRIO
Doutor em Medicina (Dermatologia) pela UFRJ
Mestre em Medicina (Dermatologia) pela UFF

Título original:
Dermatopathology: Diagnosis by First Impression, Third Edition
Copyright © 2017 by John Wiley & Sons, Ltd
ISBN 978-1-119-14945-3

All Rights Reserved. Authorised translation from the English language edition published by John Wiley & Sons Limited. Responsibility for the accuracy of the translation rests solely with Livraria e Editora Revinter Ltda. and is not the responsibility of John Wiley & Sons Limited. No part of this book may be reproduced in any form without the written permission of the original copyright holder, John Wiley & Sons Limited.

© 2018 Thieme Revinter Publicações Ltda.
Rua do Matoso, 170, Tijuca
20270-135, Rio de Janeiro – RJ, Brasil
http://www.ThiemeRevinter.com.br

Thieme Medical Publishers
http://www.thieme.com

Impresso no Brasil por Prol Editora Gráfica Ltda.
5 4 3 2 1
ISBN 978-85-67661-73-5

Todos os direitos reservados. Nenhuma parte desta publicação poderá ser reproduzida ou transmitida por nenhum meio, impresso, eletrônico ou mecânico, incluindo fotocópia, gravação ou qualquer outro tipo de sistema de armazenamento e transmissão de informação, sem prévia autorização por escrito.

Para Ulla, Anna, Jessica e Sara que me deixaram seguir minha carreira enquanto cuidavam de todo o resto. (RJB)

Para Peter, Dylan e Owen. (CJK)

Sumário

Prefácio, ix
Agradecimentos, xi
Sobre o *Companion Website*, xiii

INTRODUÇÃO, 1

Capítulo 1   CONFIGURAÇÃO EM PEQUENO AUMENTO, 23
Epiderme
    Acantose regular, 25
    Proliferação lobular, 29
    Proliferação reticulada, 35
    Poro central, 42
    Perfuração epidérmica, 46
Derme
    Ilhas circulares, 49
    Cordões/túbulos e formas de vírgula, 53
    Espaços com revestimento, 59
    Projeções papilares, 70
    Polipoide (em forma de cúpula), 77
    Quadrado/retangular, 82
    Reações em paliçada, 88
    Hiperplasia pseudoepiteliomatosa acima dos abscessos, 93
    Bola rósea, (veja o Capítulo 6)

Capítulo 2   *GESTALT*: ERUPÇÃO CUTÂNEA/LESÃO INFLAMATÓRIA, 97
Alterações epidérmicas
    Paraceratose, 99
    Espongiose, 102
    Papuloescamosa (psoriasiforme), 106
    Interface (vacuolar), 112
    Interface (liquenoide), 117
Inflamação: padrões específicos e tipo celular
    Eosinófilos na epiderme, 123
    Perivascular, 127
    Infiltrado dérmico papilar/dérmico em faixa, 131
    Difusa/nodular, 137
    Subcutânea, 144

Capítulo 3   TIPO DE CÉLULA, 153
Melanocítica, 155
Fusiforme, 164
Endotelial, 178
Gigante, 192
Clara, 202

Capítulo 4   ABORDAGEM DE CIMA PARA BAIXO, 219
Hiperceratose/paraceratose, 221
Alteração da epiderme superior, 228
Acantólise, 238
Espaço/fenda subepidérmica, 248
"Material" granular nas células, 255
Derme "ocupada", 260
Material dérmico, 263
Necrose adiposa, 276

Capítulo 5   COR – AZUL, 279
Tumor azulado, 281
Mucina e glândulas ou ductos, 291
Mucina, 295

Capítulo 6   COR – ROSA, 303
Bola rósea de células fusiformes, 305
Material róseo, 308
Derme cor-de-rosa, 315
Necrose epidérmica, 317

Índice por Padrão, 323
Índice por Categoria Histológica, 329
Índice Alfabético, 333

Prefácio

O objetivo deste livro é abordar uma seleção de dermatoses comumente encontradas, mostrando imagens em pequeno e grande aumento. As principais diferenças entre os diagnósticos, que às vezes são confundidos, são enfatizadas nas páginas das Diferenças-Chave para ajudar a treinar os olhos a observar rapidamente características distintivas. Como "uma imagem vale mais que mil palavras", o texto é reduzido ao mínimo. Este livro deve ser usado como um complemento para os livros didáticos de dermatopatologia e como uma ferramenta de referência/estudo pictórico, dado que esta abordagem é utilizada pelo dermatopatologista experiente ao construir questões de exame. Muitas vezes, as principais confusões no diagnóstico diferencial histopatológico são baseadas em *gestalt* em vez de etiologia ou classificações convencionais. Muitas vezes, são as imagens mais exuberantes as mais enganosas, embora não tenham relação óbvia com o diagnóstico correto. Este livro também será útil para os novatos na dermatopatologia, pois introduz uma maneira simples e eficaz de se avaliar uma imagem e, para esse fim, os diagnósticos comuns foram especificamente incluídos (isto é, queratose actínica, carcinoma basocelular).

Agradecimentos

Dr. James H. Graham, MD, mestre em dermatologia e dermatopatologia, que me ensinou a maior parte do que eu sei.

Ronald J. Barr

Dr. Ronald Barr, Dr. Scott Binder, meus colegas de dermatopatologia em Yale (Dr. Jennifer McNiff, Dr. Earl Glusac, Dr. Rossitza Lazova, Dr. Shawn Cowper, Dr. Antonio Subtil, Dr. Anjela Galan, Dr. Marcus Bosenberg, e Dr. Peggy Myung), Dr. Jean Bolognia – os seus *insights* ao longo dos anos foram inestimáveis. Também agradecemos aos residentes em Yale, aqueles na Tailândia, e a Hadas Skupsky, que rodou com o Dr. Barr; todos os quais ofereceram sugestões construtivas sobre como melhorar o atlas para esta edição. Um agradecimento também à equipe da Wiley Blackwell por todos os esforços para melhorar o atlas.

Christine J. Ko

Sobre o *Companion Website*

Este livro é acompanhado por um *site* complementar em inglês:

www.wiley.com/go/ko/dermatopathology3e

Senha: selection

A senha de acesso ao conteúdo *on-line* é a 11ª palavra do prefácio da obra original em inglês.

O *site* contém:

- Questões interativas de múltipla escolha
- *Slides* em *PowerPoint* de todas as figuras do livro para *download*

> A responsabilidade pelo conteúdo *on-line* bem como por seu acesso é da editora original da obra, Wiley, que pode alterar ou cancelar o *link*/acesso a qualquer momento, sem envolvimento/responsabilidade da Thieme Revinter Publicações Ltda.

Dermatopatologia
Diagnóstico Visual

Introdução

Reconhecer um processo patológico em uma imagem histopatológica deve tornar-se instantâneo, com crescente familiaridade. Traduzir este aprendizado é difícil, especialmente porque as etapas podem não ser as mesmas para cada indivíduo. No entanto, em um nível básico, é importante distinguir um crescimento solitário ("tumor" ou "lesão") de uma erupção cutânea difusa (processo "inflamatório", Figuras 1–3), destacar o achado patológico mais óbvio e percorrer as opções de diagnóstico diferencial. Com a experiência, encontrar este achado patológico "óbvio" (ou seja, por onde começar) torna-se algo automático. As doenças neste atlas são agrupadas, arbitrariamente, por tais elementos (veja o Índice por Padrão). Notavelmente, os algoritmos básicos são, em última instância, excessivamente simplistas, e há sobreposição das duas principais divisões na Figura 1 (tumor *versus* erupção cutânea). Por exemplo, o acantoma de células claras pode simular a psoríase na forma arquitetônica, a micose fungoide pode assemelhar-se a uma dermatite e o sarcoma epitelioide pode ser confundido com um processo granulomatoso em paliçada.

Os conceitos-chave na psicologia cognitiva entram em jogo durante o reconhecimento visual, e ter alguma compreensão de como o cérebro processa a informação visual pode ser útil no treinamento dos olhos para distinguir os elementos importantes (Tabela 1). Na distinção figura-fundo, o cérebro concentra-se em uma figura percebida e tende a ignorar o plano de fundo. Assim, um passo inicial importante no diagnóstico anatomopatológico ao visualizar-se lâminas microscópicas é treinar o cérebro para identificar com precisão as características mais importantes ("figura"). Para entender os estímulos visuais, o cérebro também agrupa automaticamente informações. Buscando similaridades, objetos semelhantes serão agrupados, os objetos próximos serão agrupados e os objetos percebidos como tendo cor/textura similar ou numa área comum ("região comum") serão agrupados. As pistas como a área corporal (Figura 4) e a ausência de doença óbvia (Figura 5 e Tabela 2) também podem ser úteis.

Tabela 1 Reconhecimento visual em dermatopatologia quando relacionado com a psicologia cognitiva

Dermatopatologia		Conceitos de psicologia cognitiva
Visão geral (2 ×/4 × ocular)	• "Tumor" versus "Erupção cutânea" – Arquitetura – Área corporal – Tipo celular	• *Gestalt* – Distinção figura-fundo – Agrupamento
Maior ampliação (10 ×/20 ×/40 × ocular)	• Confirmar tipo de célula/morfologia • Detalhes mais finos da arquitetura	• Agrupar usando detalhes mais finos – Similaridade – Proximidade – Região comum

Introdução | Tumor *versus* erupção cutânea

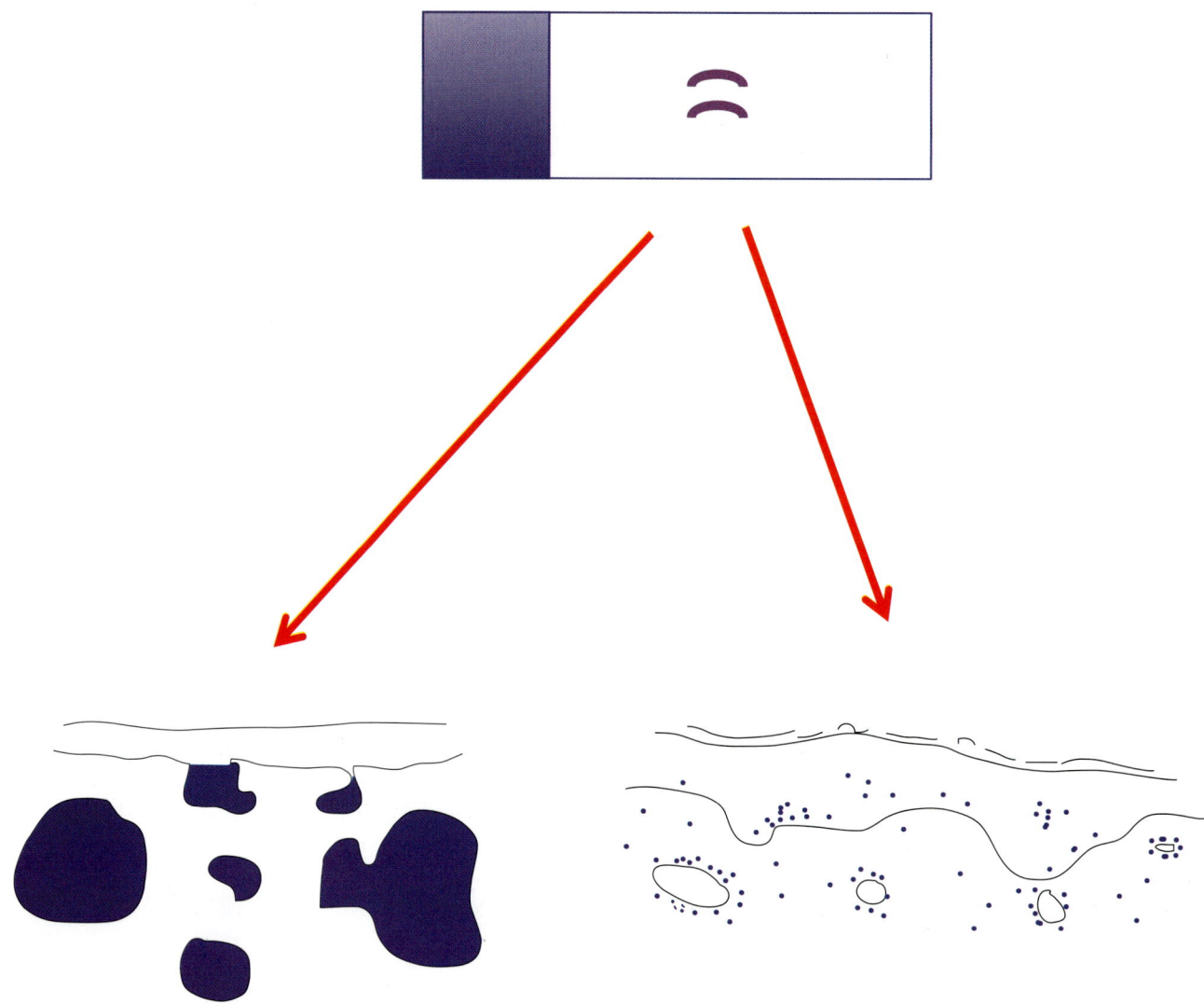

Tumor/Proliferação
- Local (Figura 2A)
- Arquitetura (Figura 2B; ver Capítulo 1)
- Tipo celular (Figura 2C e D; ver Capítulo 3)
- Outras pistas, incluindo cor (ver Capítulos 4–6)

Erupção cutânea/Lesão inflamatória (ver Capítulo 2)
- Alterações epidérmicas (Figura 3A)
- Distribuição da inflamação (Figura 3B)
- Tipo celular (Figura 3C)
- Outras pistas (ver Capítulos 3–6)

Figura 1 Impressão de *Gestalt* de uma imagem
- O principal elemento inicial na avaliação de um espécime em uma lâmina histopatológica é a determinação do tipo de processo: tumor/proliferação *versus* erupção cutânea/lesão inflamatória

Nota: Em alguns casos, não é fácil detectar se o processo é um tumor ou um processo inflamatório (exemplos incluem micose fungoide, uma forma de linfoma cutâneo de células T, bem como micoses profundas, que podem induzir hiperplasia epidérmica florida imitando um carcinoma de células escamosas).

Epidérmica

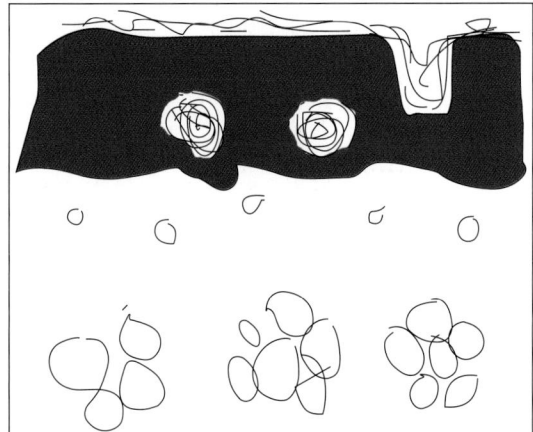

Dérmica

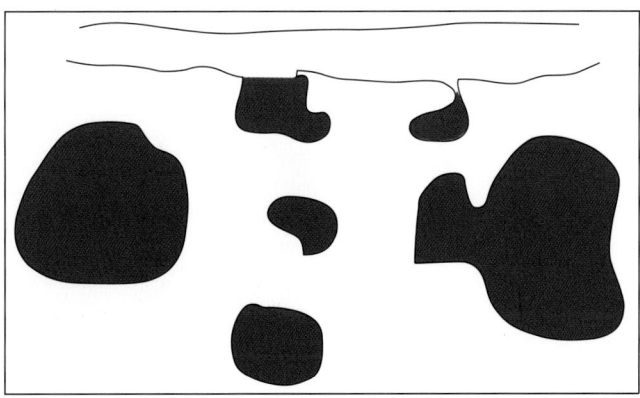

Subcutânea

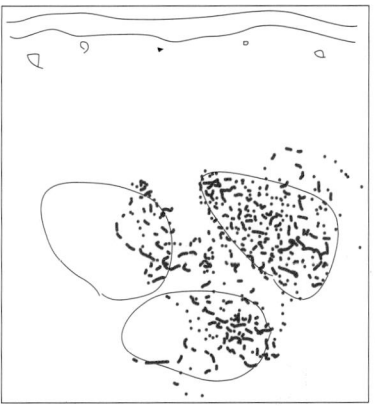

Figura 2(A) Localização do tumor
- As características importantes a considerar para um tumor/crescimento incluem a localização (A), arquitetura (B), tipo de célula (C) e benignidade *versus* malignidade (D). Os olhos devem ser treinados para se concentrar nas áreas azuis (distinção figura-fundo, agrupamento)

Acantose regular

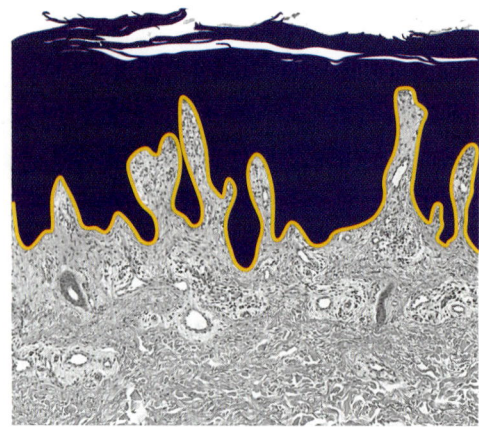

Proliferação lobular

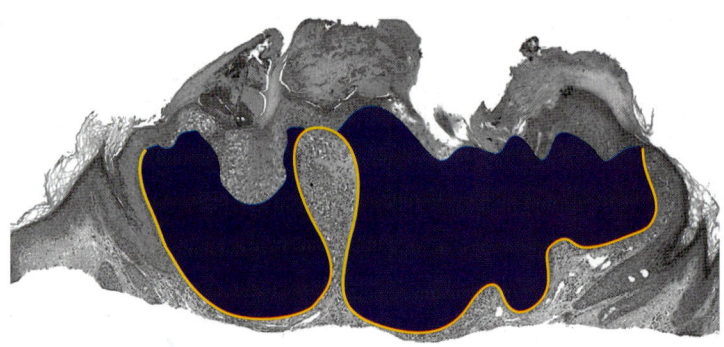

Poro central

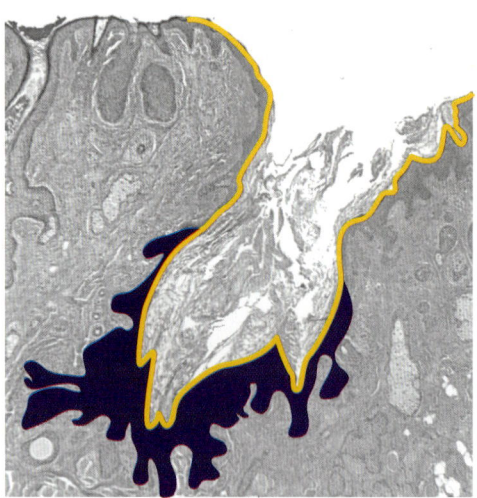

Figura 2(B) Arquitetura de um tumor/processo epidérmico

Ilhas circulares

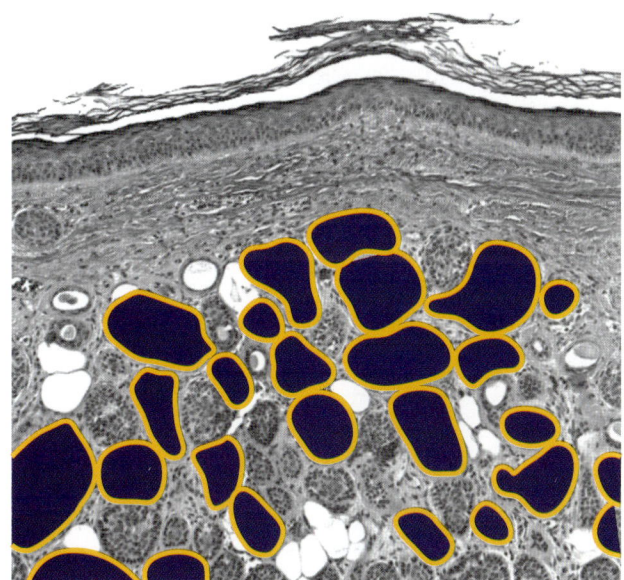

Cordas/túbulos e formas de vírgulas

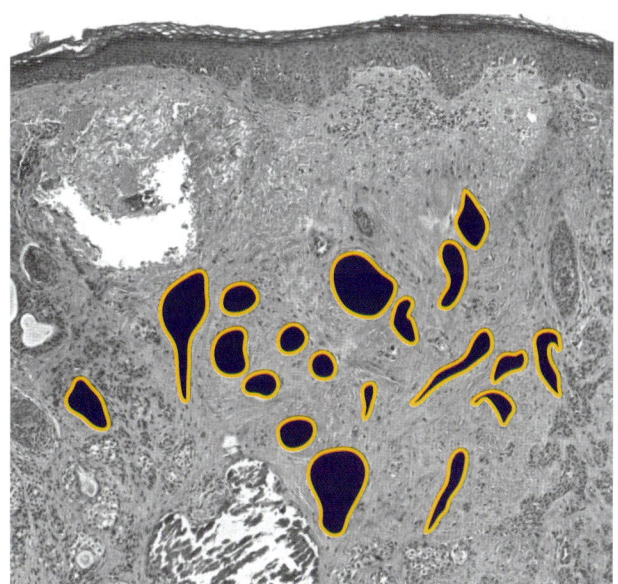

Espaço com revestimento

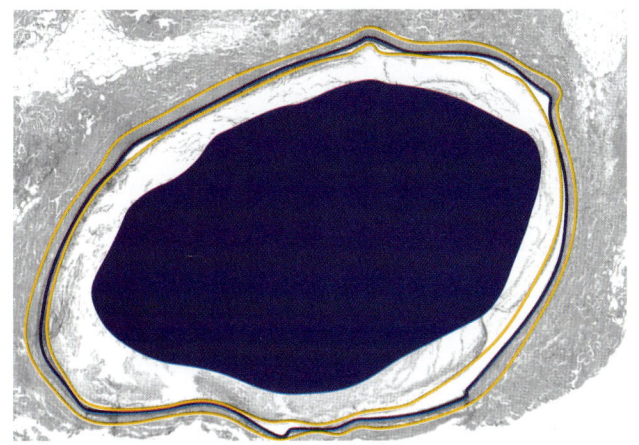

Lesões papilíferas

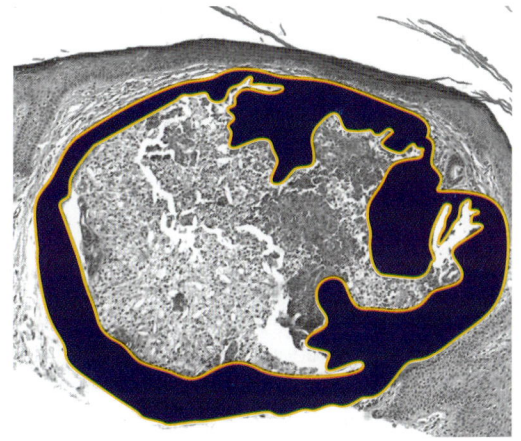

Figura 2(B), *continuação*
- Tumores dérmicos podem ter vários padrões arquitetônicos

Nota: Os tumores benignos são geralmente simétricos com uma borda bem delimitada, e os tumores malignos podem ser assimétricos e infiltrativos.

Polipoide (em forma de cúpula)

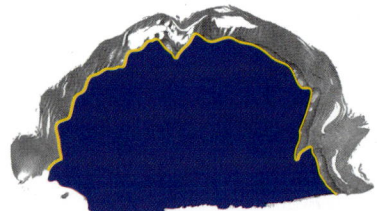

Quadrado/retangular

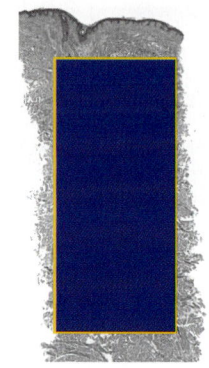

Reação em paliçada

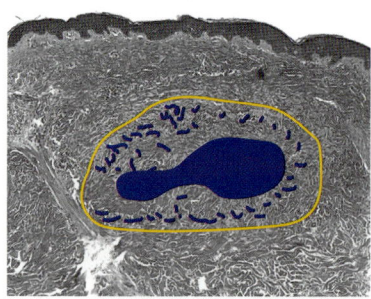

Pseudoepiteliomatosa
Hiperplasia acima dos abscessos

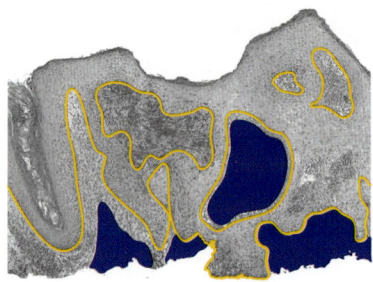

Figura 2(B), *continuação*

Ceratinócito

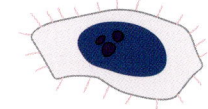

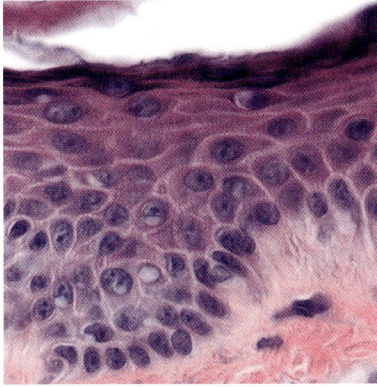

Melanócito

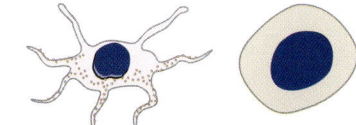

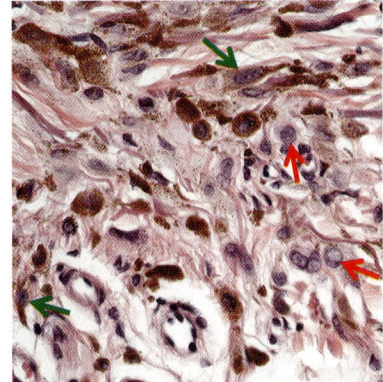

Músculo liso

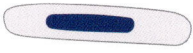

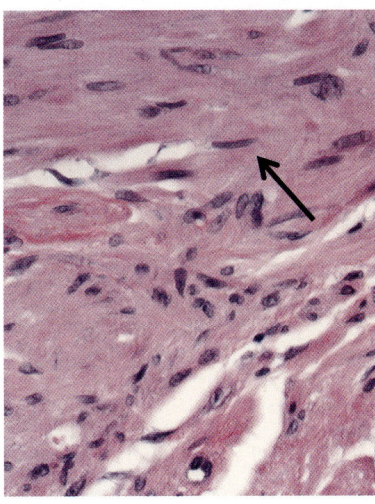

Adipócito

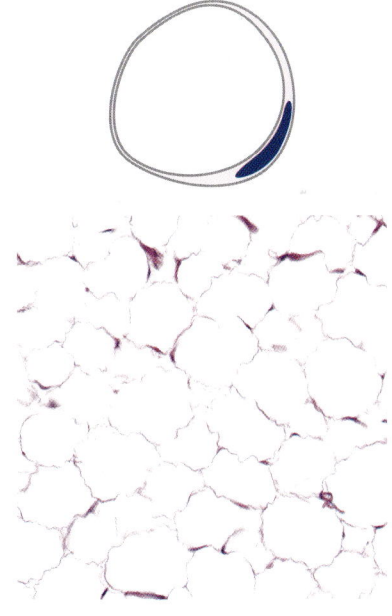

Figura 2(C) Os tumores diferentes são predominantemente compostos por um tipo de célula particular
- Ceratinócito: forma retangular/poligonal, pontes intercelulares, núcleo redondo e pequeno nucléolo
- Melanócito: pode ser aninhado/agrupado; célula névica (seta vermelha): núcleos ovais, nucléolos pequenos, inclusões pseudonucleares ou pigmento de melanina podem ser evidentes; melanócitos dendríticos (seta verde): processos citoplasmáticos finos que se estendem para longe do centro celular
- Músculo liso: célula fusiforme com citoplasma abundante, halo claro perinuclear, núcleo em forma de charuto
- Adipócito: membrana fina com núcleo comprimido

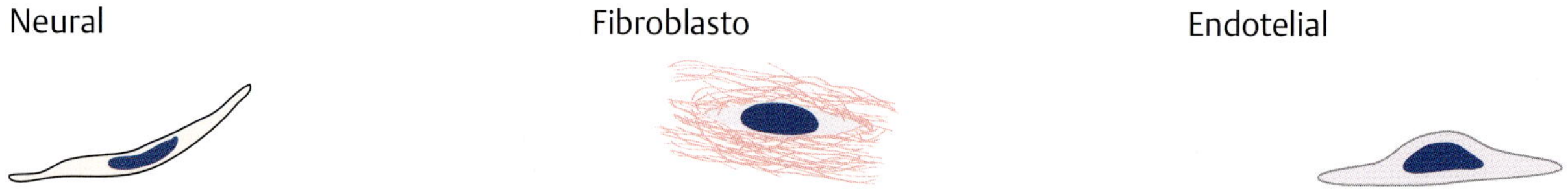

Introdução | Tipo de célula tumoral

Neural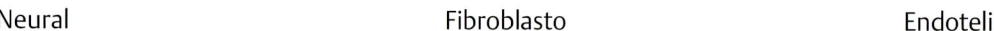

Fibroblasto

Endotelial

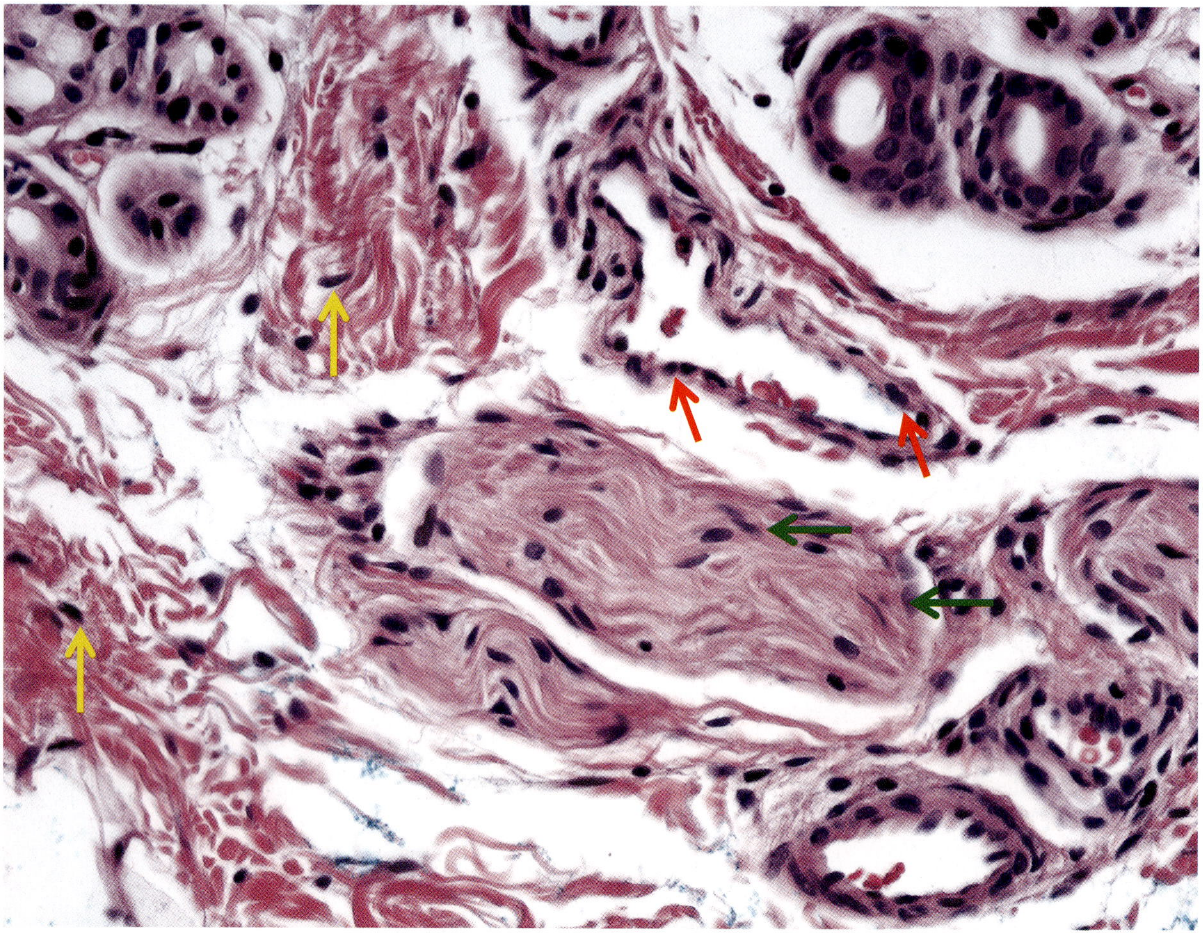

Figura 2(C), *continuação*
- Neural: células fusiformes com núcleo cônico, citoplasma rosa (setas verdes)
- Fibroblasto: células fusiformes com núcleo oval (setas amarelas)
- Endotelial: com núcleos azuis, rodeiam os espaços vasculares (setas vermelhas)

Introdução | Tipo de célula tumoral

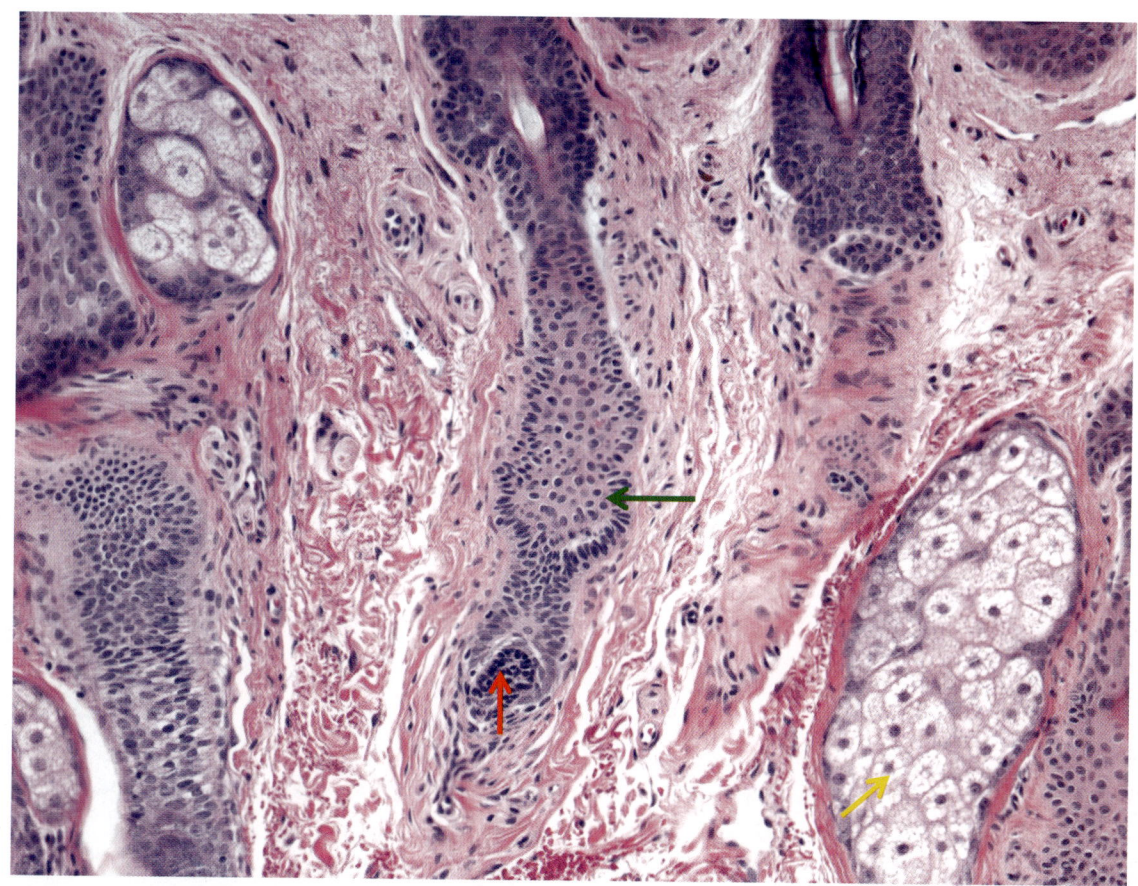

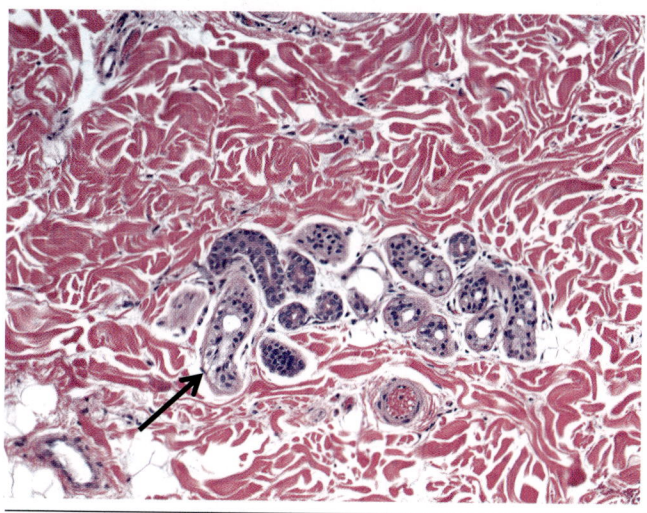

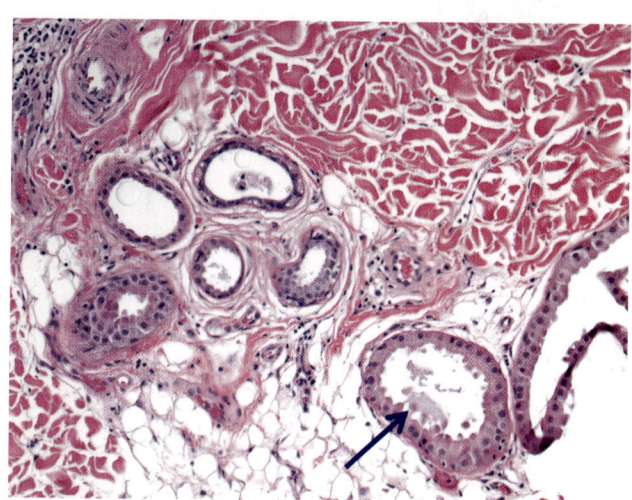

Figura 2(C), *continuação*
- Folículo piloso: as células matriciais são redondas a ovaladas e azul-escuro (seta vermelha); as células externas da bainha radicular são rosa pálido (seta verde)
- Sebócitos: citoplasma espumoso (seta amarela) e núcleo central que pode ser em forma de estrela (entalhado)
- Glândula e ducto écrinos: a glândula possui células claras (seta azul); O ducto possui uma cutícula rosa eosinofílica
- Glândula e ducto apócrinos: a glândula frequentemente mostra secreção por decapitação (seta preta)

Célula maligna

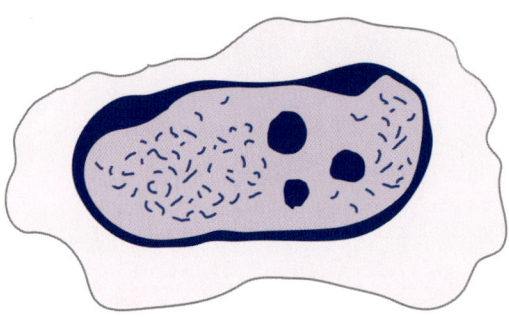

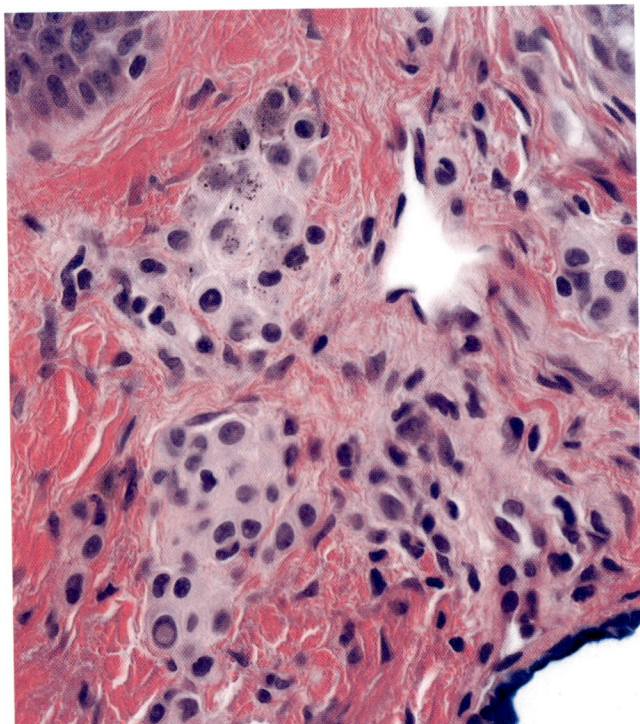
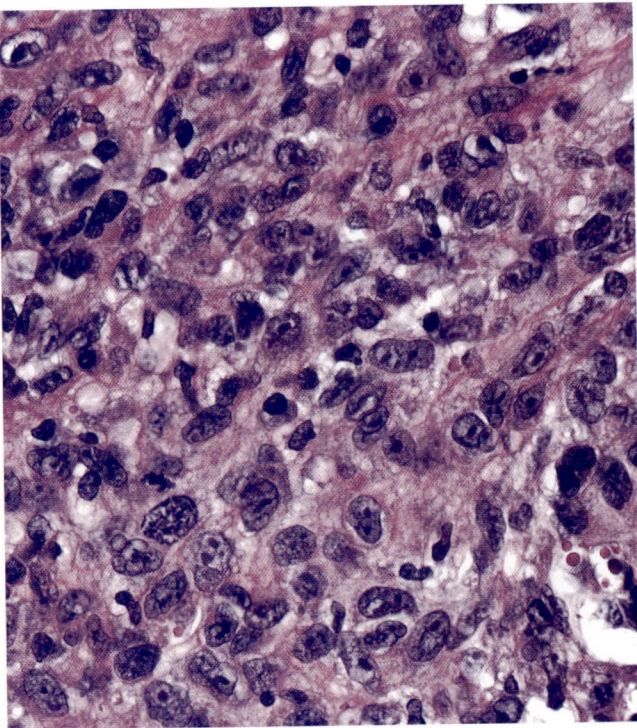

Figura 2(D) As características citológicas são importantes para apontar um tumor benigno *versus* tumor maligno
- Células malignas possuem alto teor nuclear: razão citoplasmática, padrão irregular de cromatina, contornos irregulares, forma e tamanho nucleolar irregulares
- Principais detalhes nucleares sugerem malignidade citológica
- Características citoplasmáticas apontam para a diferenciação: ceratinócitos – eosinofílico, citoplasma hialinizado, melanócitos – pigmento marrom fino

Células névicas benignas (esquerda)	versus	Células de melanoma (direita)
Núcleo pequeno, abundante citoplasma		Núcleo grande, relativamente pouco citoplasma
Borda nuclear lisa		Borda nuclear irregular
Padrão de cromatina indeterminado		Conteúdo nuclear irregular, grumoso (cromatina)
Nucléolo inconspícuo		1 ou mais grandes nucléolos púrpura

Paraceratose

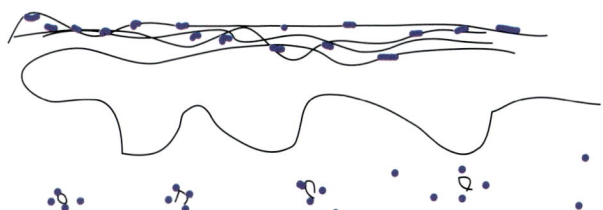

Espongiótica (eczematosa)

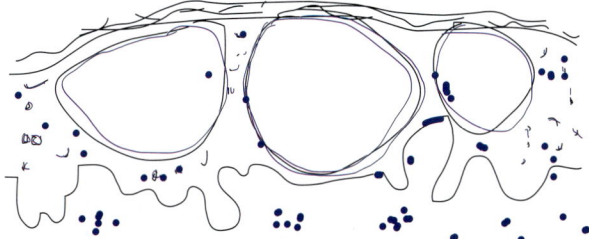

Papuloescamosa (psoriasiforme)

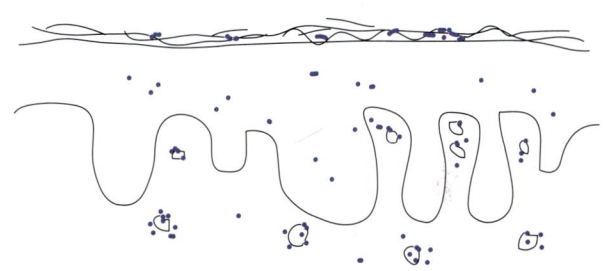

Interface (vacuolar)

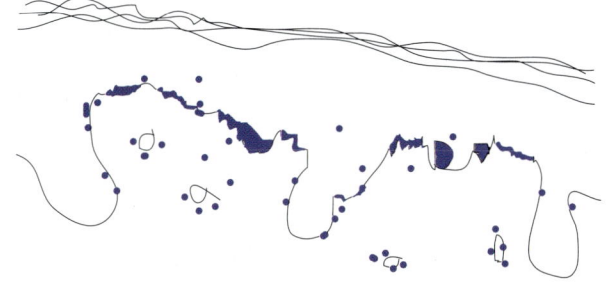

Interface (liquenoide)

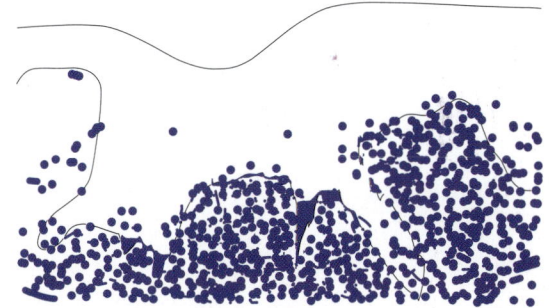

"Erupção cutânea": conceitos-chave
- Os olhos podem ser treinados para se concentrarem nas áreas azuis (distinção figura-fundo, agrupamento)
- As principais características incluem alterações epidérmicas (A), distribuição da inflamação (B) e tipo de célula inflamatória (C)
- A paraceratose está frequentemente presente em dermatoses espongióticas e papuloescamosas; paraceratose seca, sem soro, mas com a presença de neutrófilos, é sugestiva de psoríase
- De modo simplificado, uma dermatite pode ser classificada como espongiótica, papuloescamosa ou de interface

Figura 3(A) Principais alterações epidérmicas
- Paraceratose: núcleos retidos no estrato córneo
- Espongiose: aumento dos espaços intercelulares e às vezes vesículas
- Papuloescamosa: epiderme espessada
- Interface (vacuolar): espaços nas células basais, que podem se tornar poligonais (como as células da camada espinhosa), com linfócitos na junção
- Interface (liquenoide): faixa densa de linfócitos entre epiderme e derme com ceratinócitos necróticos

12 | **Introdução** | "Erupção cutânea" – distribuição da inflamação

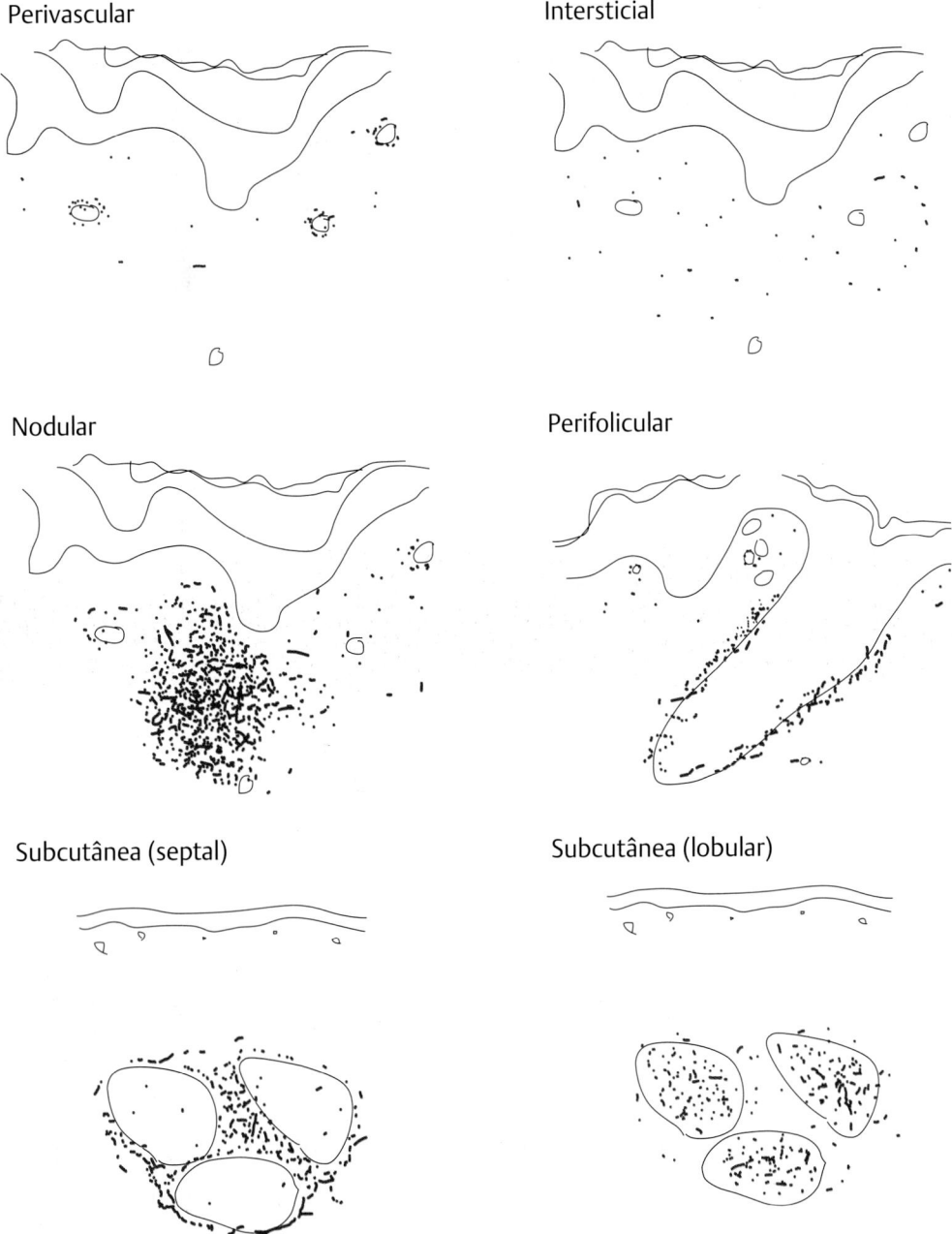

Figura 3(B) Distribuição da inflamação – principais padrões
Ver Figura 3(A) para liquenoide

Linfócitos

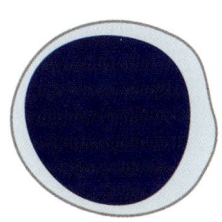
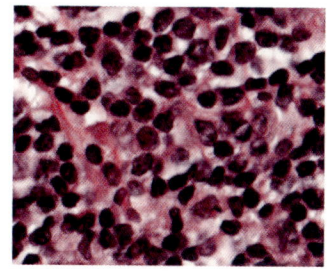

Neutrófilos

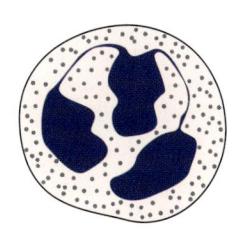

Eosinófilos

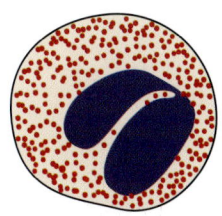
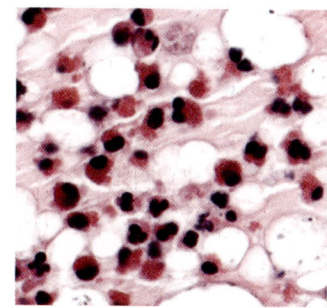

Histiócitos

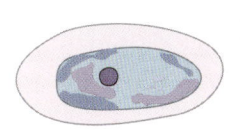
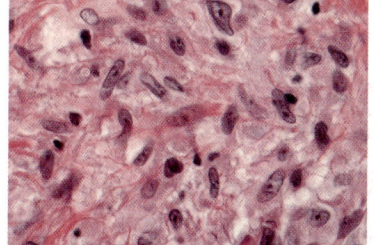

Células gigantes

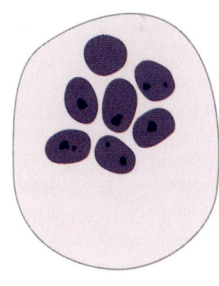
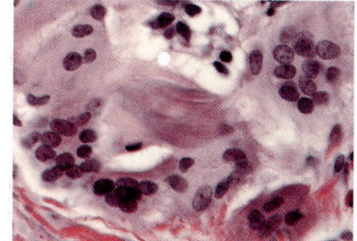

Plasmócitos

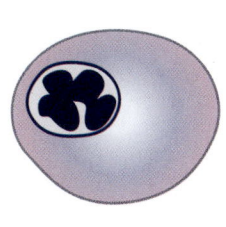

Figura 3(C) Morfologia das principais células inflamatórias
- Linfócitos: núcleo azul redondo, citoplasma escasso
- Neutrófilo: núcleo multilobulado
- Eosinófilos: núcleo bilobulado com grânulos citoplasmáticos rosa-vermelho brilhante
- Histiócitos: núcleo oval
- Célula gigante: núcleos múltiplos em uma célula
- Plasmócitos: núcleo excêntrico em "forma de relógio" de um lado da célula, presença de halo claro perinuclear

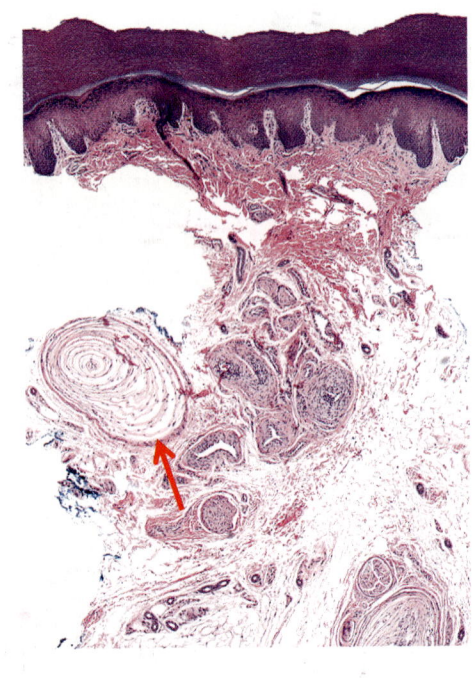
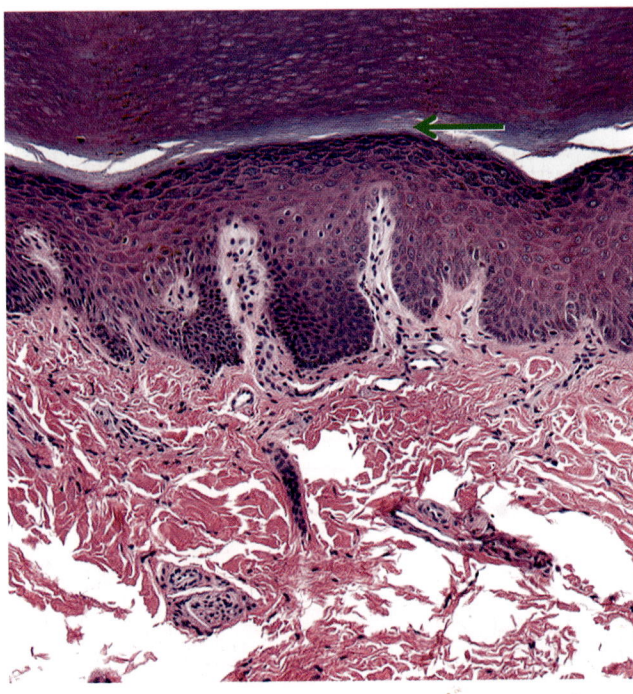
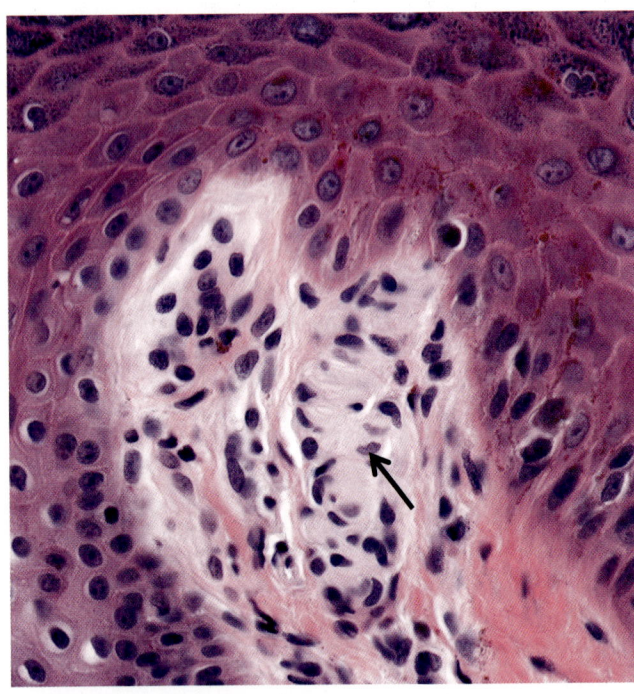
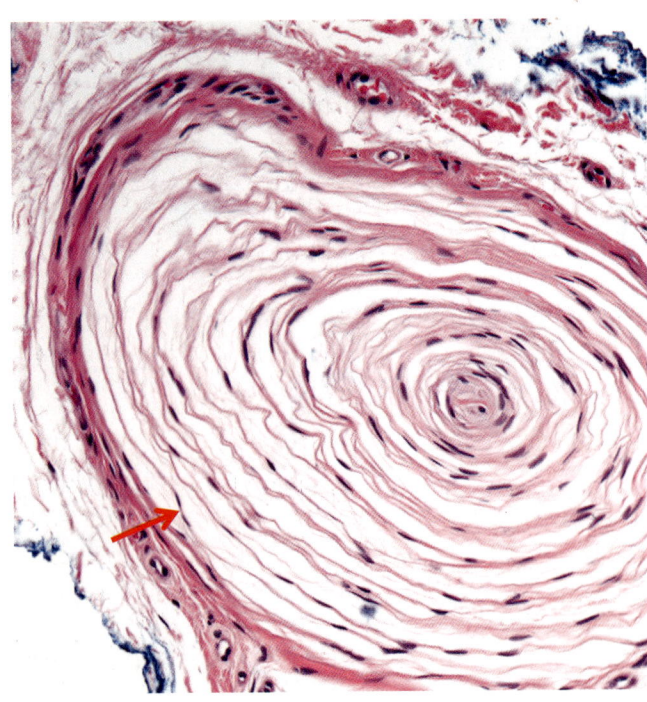

Áreas corporais características
- A localização no corpo (áreas corporais) geralmente pode ser determinada pelo treinamento olho/cérebro para perceber determinados elementos:
- **Figura 4:** Pele acral (A), mucosa (B), pálpebra (C), axila (D)

Figura 4(A) Pele acral
Nota: Corpúsculos de Meissner (seta preta), corpúsculos de Pacini (seta vermelha) e estrato córneo espesso com a presença do estrato lúcido (seta verde).

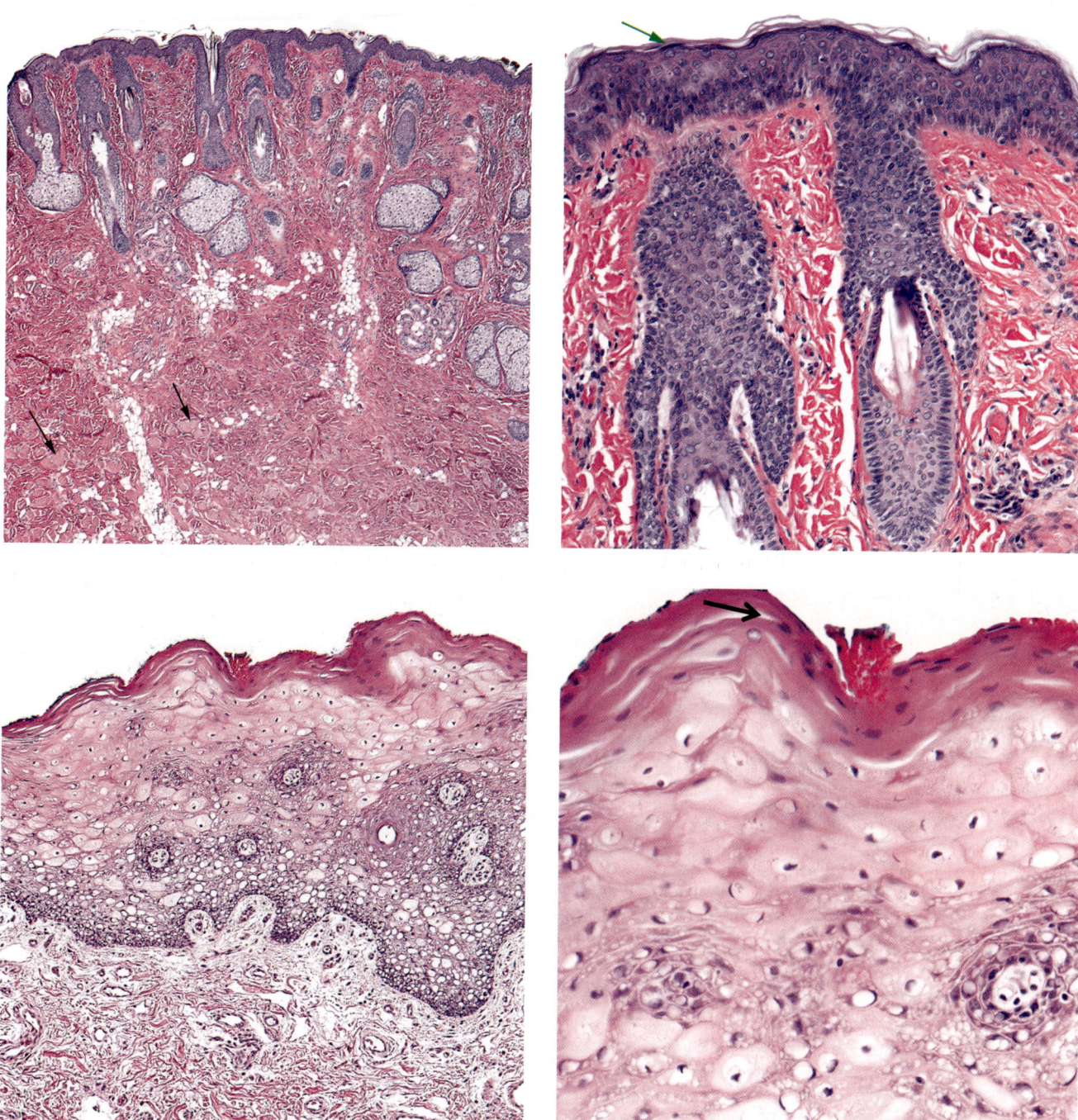

Figura 4(B) A área cutânea dos lábios (imagens superiores) possui ceratina e camada granulosa (seta verde), bem como estruturas anexiais
- O músculo esquelético está frequentemente presente (setas negras)
- A mucosa normal do lábio (imagens inferiores) não possui ceratina e camada granulosa; os ceratinócitos possuem citoplasma claro
- A mucosa mostrada está alterada, pois existe uma paraceratose sutil (imagem em baixo da seta preta)

Introdução | Pálpebra

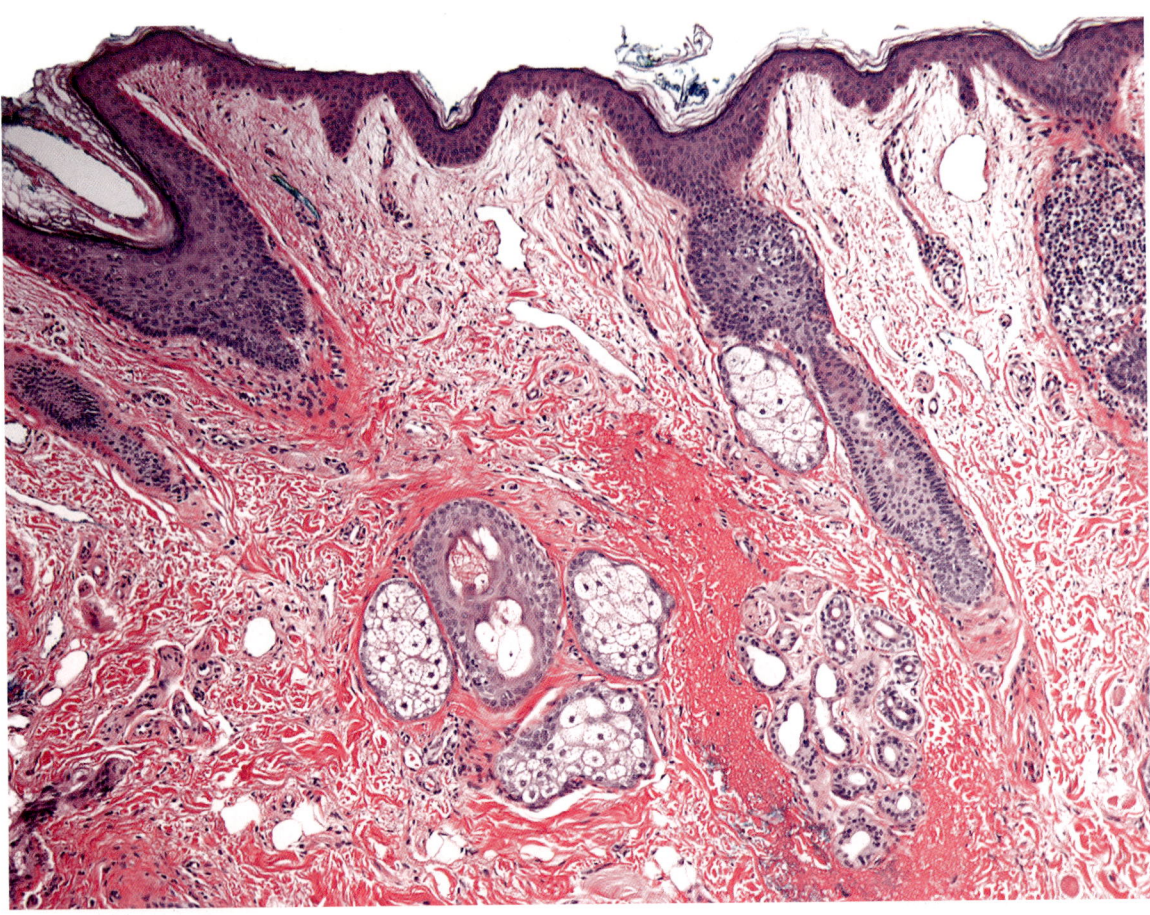

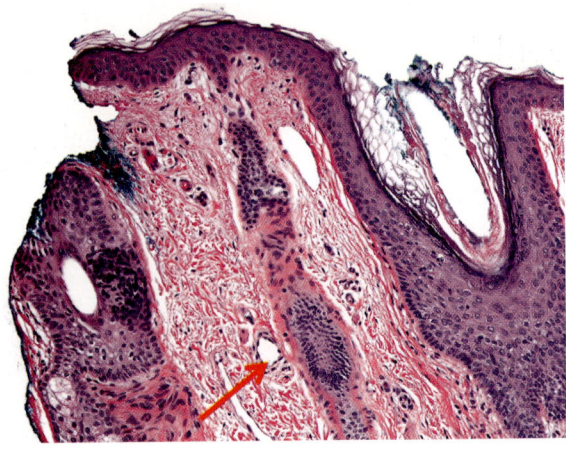

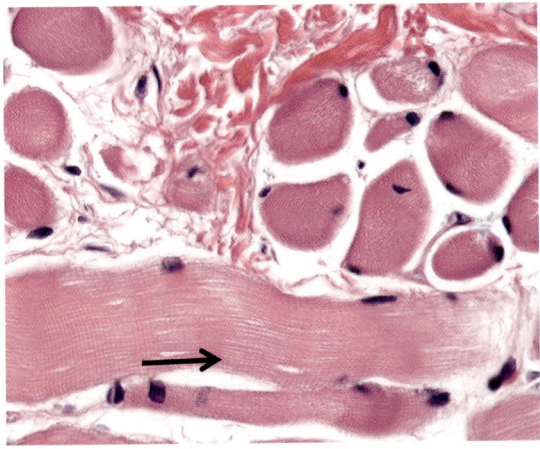

Figura 4(C) A pele da pálpebra possui uma epiderme fina, pelos velos (seta vermelha) e feixes de músculo esquelético na derme (seta preta)

Introdução | Axila | 17

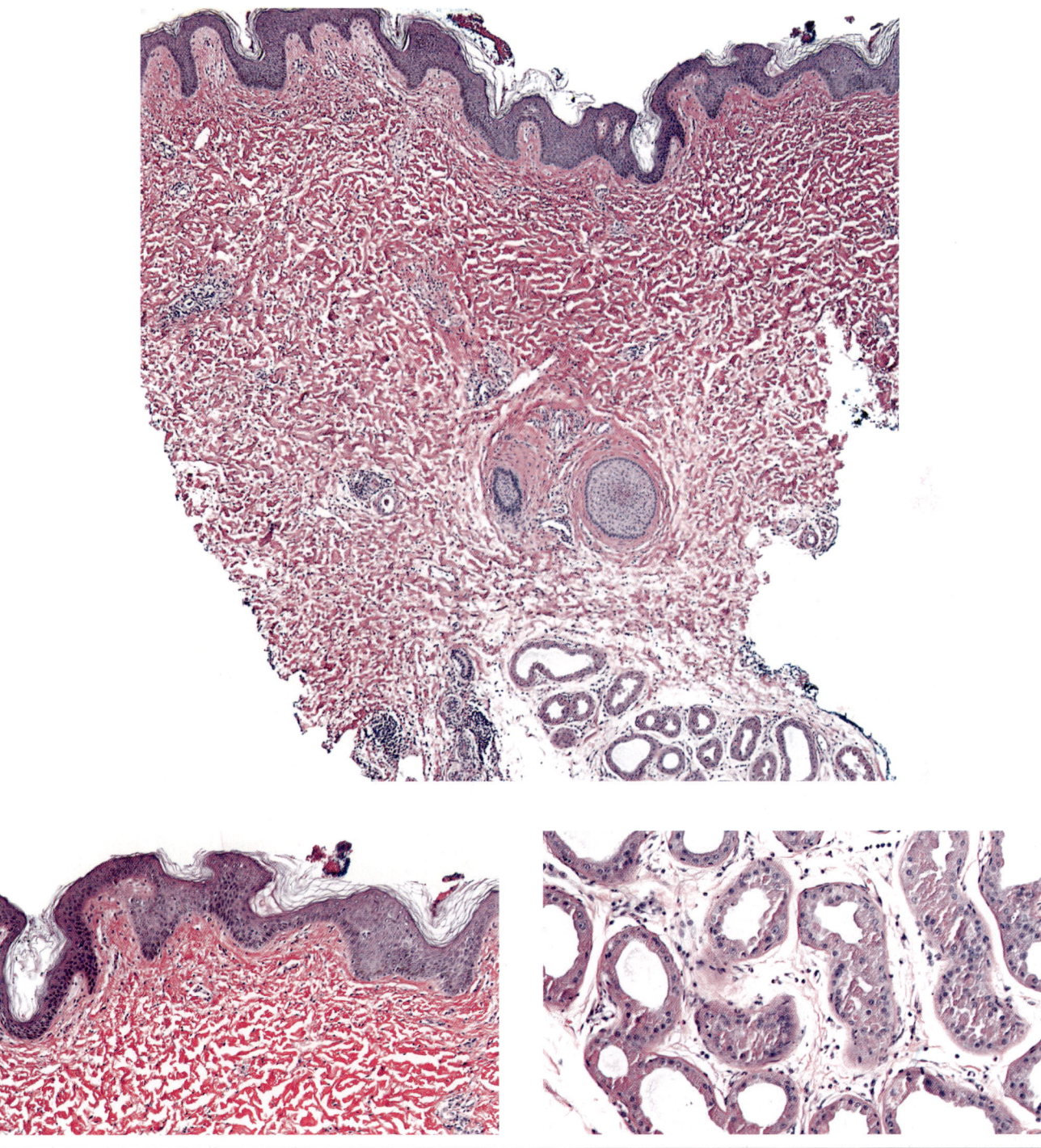

Figura 4(D) Axila
- A epiderme é ondulada, frequentemente com o pigmento melanina na camada basal. Existem glândulas apócrinas na derme profunda

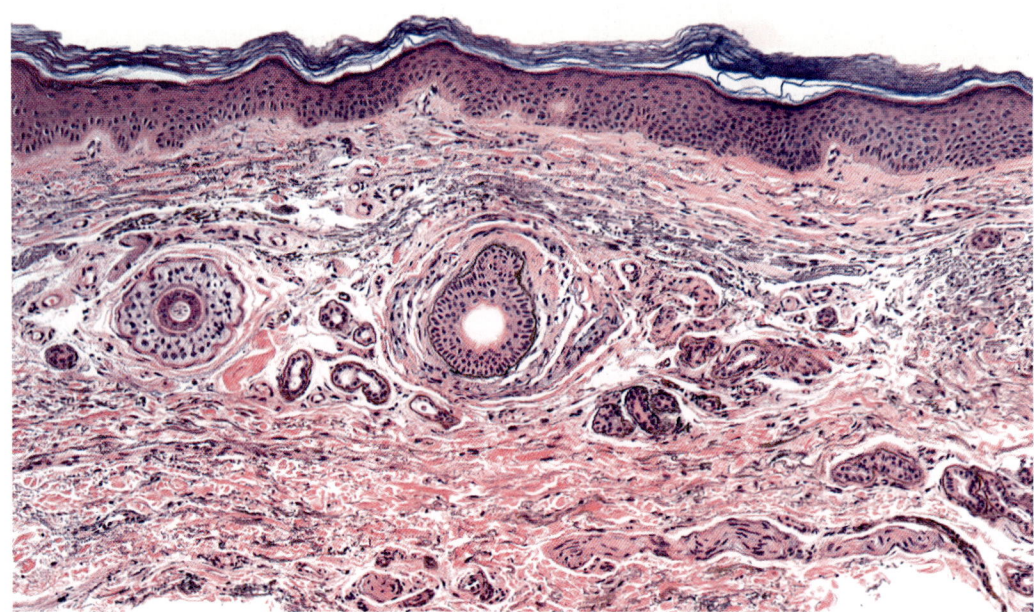

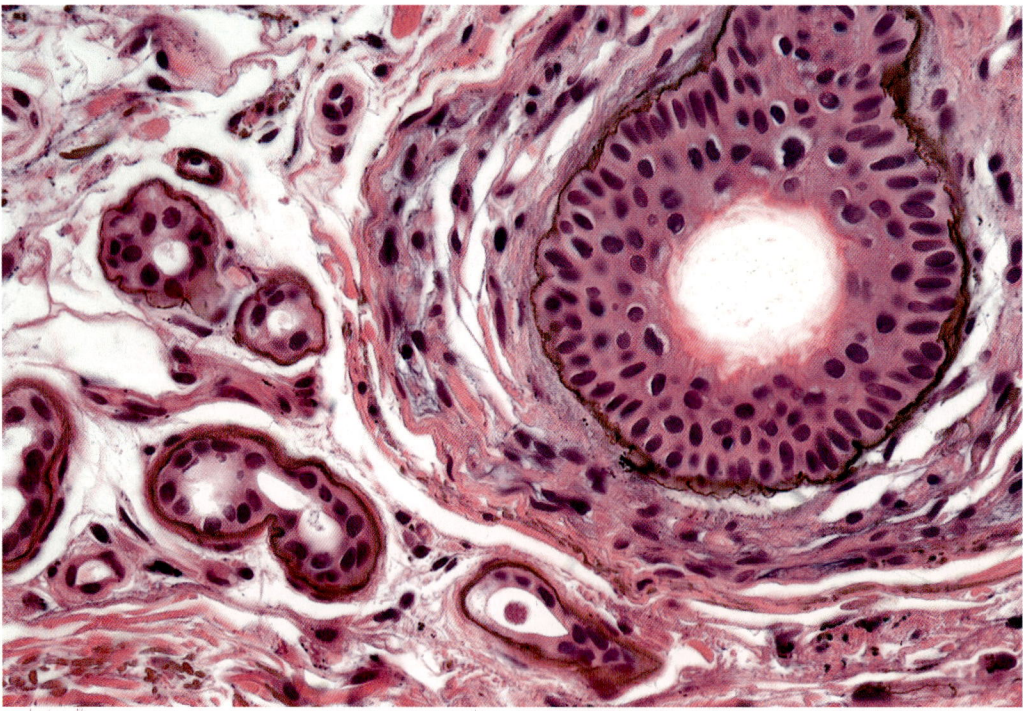

A Tabela 2 (ver página 22) mostra alguns diagnósticos diferenciais histopatológicos na pele aparentemente "normal". Algumas condições, como vitiligo, exigem colorações especiais (ou seja, um marcador para melanócitos).

Figura 5(A) Argiria
- Existem grânulos pretos finos na membrana basal dos folículos pilosos e glândulas écrinas
- Os grânulos pretos também são depositados em fibras elastóticas, a chamada "pseudo-ocronose"

Fonte: Caso cedido por James E. Fitzpatrick, MD.

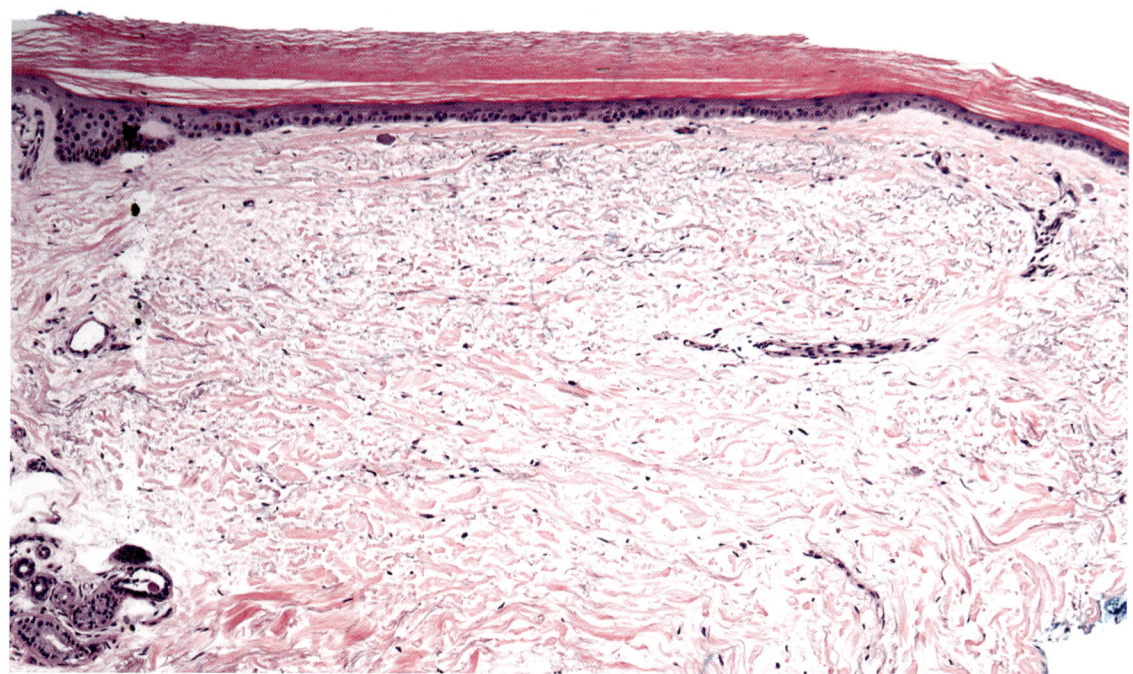

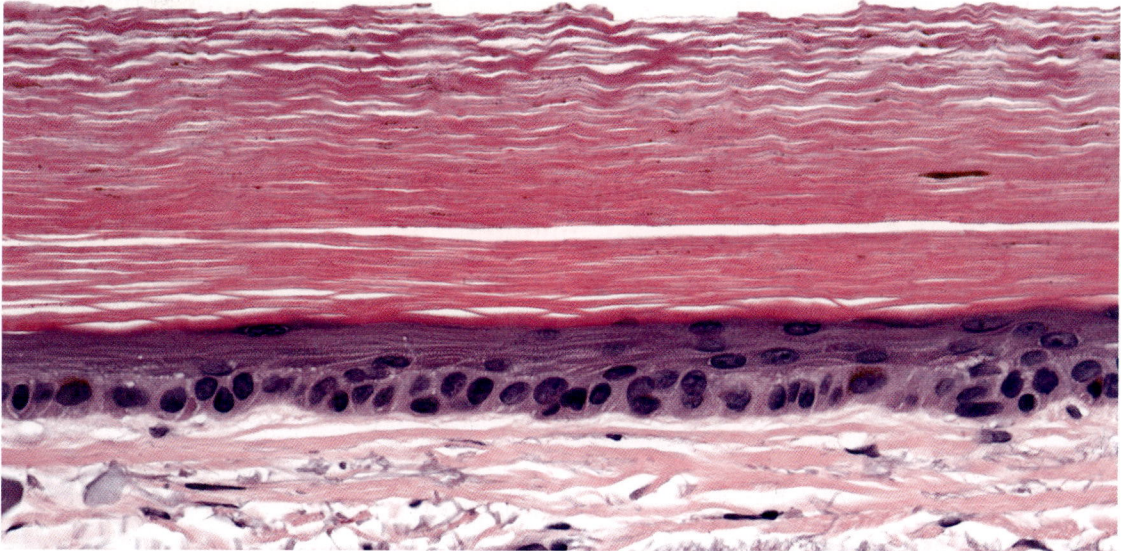

Figura 5(B) Ictiose vulgar
- Nesta biópsia cutânea de um paciente idoso, há elastose solar na derme
- Existe hiperceratose acima de camada granulosa reduzida

*Font*e: Caso cedido por Jeff D. Harvell, MD.

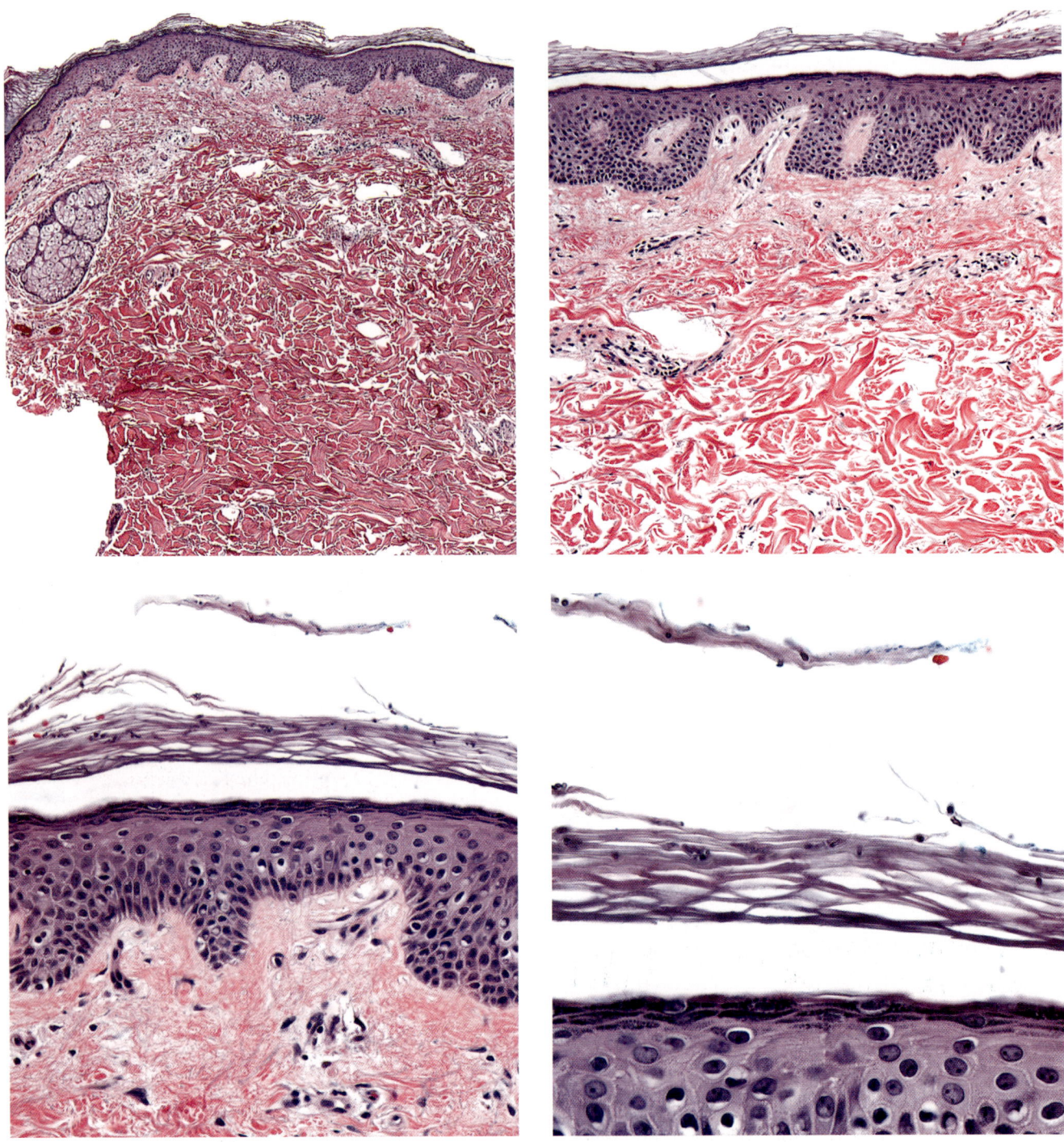

Figura 5(C) Pitiríase versicolor
- Presença de leveduras e de hifas no estrato córneo

Introdução | Urticária 21

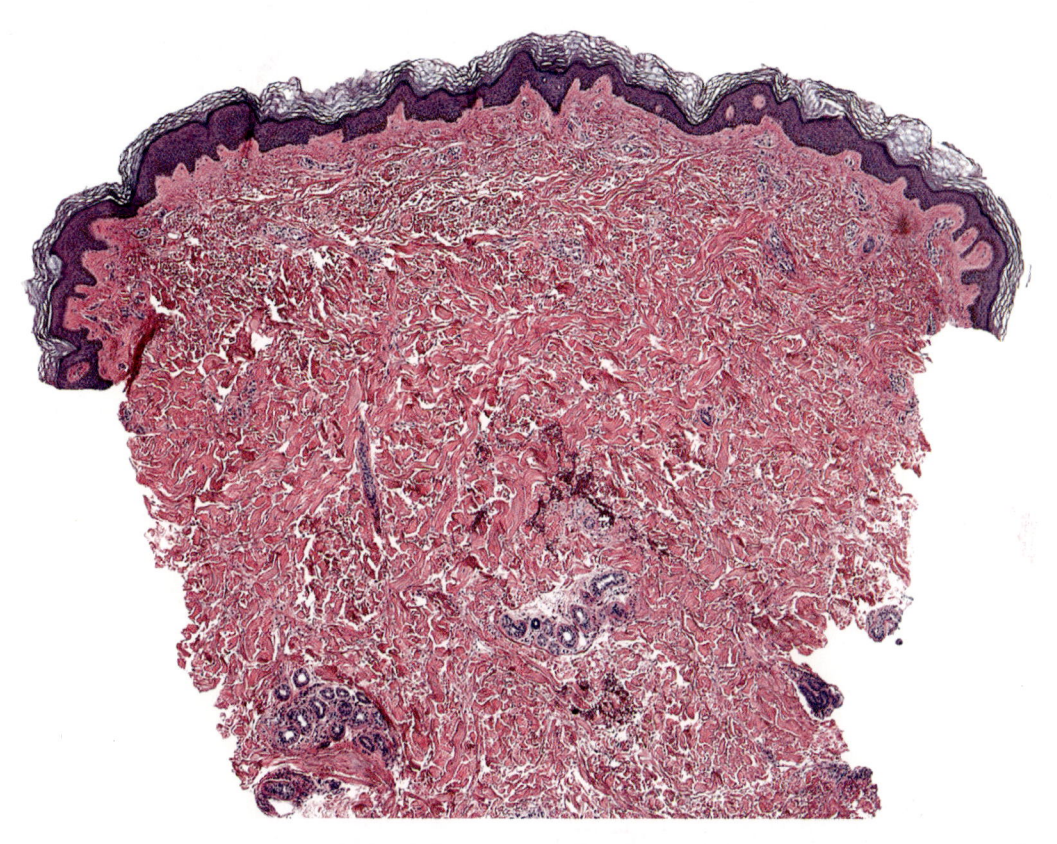

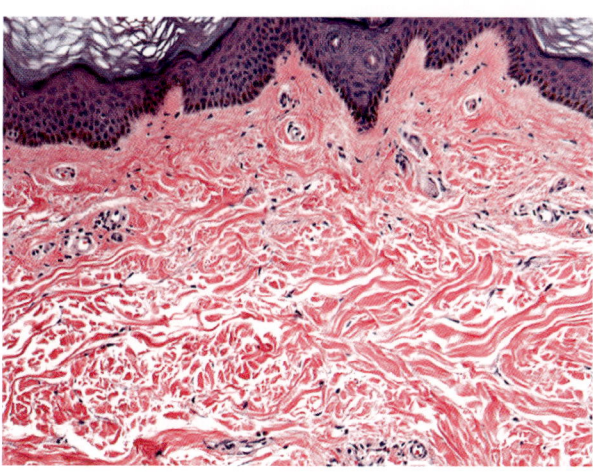

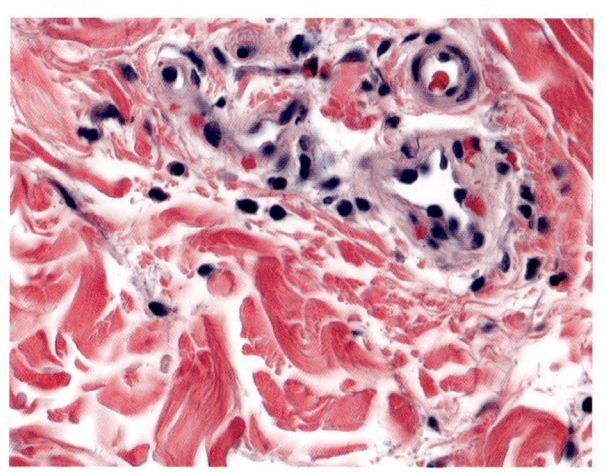

Figura 5(D) Urticária
- A urticária pode parecer "normal" em pequeno aumento, particularmente, quando a inflamação é escassa
- Existem linfócitos e eosinófilos em disposição perivascular e intersticial

Tabela 2 Algumas enfermidades a considerar diante de uma impressão gestáltica de pele "normal"

Pele "normal"	Procure por
Argiria	Pontos de material preto ao redor de glândulas écrinas; as fibras elásticas podem estar descoloridas (Figura 5A)
Ictiose vulgar	Hiperceratose associada à hipogranulose ou ausência da camada granulosa (Figura 5B)
Amiloidose macular	Glóbulos amorfos rosa pálido na derme papilar Incontinência pigmentar
Escleredema	Forma de biópsia retangular/"quadrada" Espaço aumentado com +/– mucina entre os feixes de colágeno
Pitiríase versicolor	Esporos e pseudo-hifas no estrato córneo (Figura 5C)
Urticária	Inflamação mista (intersticial e perivascular) (Figura 5D)

1 Configuração em Pequeno Aumento

- Epiderme
  - Acantose regular, 25
  - Proliferação lobular, 29
  - Proliferação reticulada, 35
  - Poro central, 42
  - Perfuração epidérmica, 46
- Derme
  - Ilhas circulares, 49
  - Cordões/túbulos e formas de vírgula, 53
  - Espaços com revestimento, 59
  - Projeções papilares, 70
  - Polipoide (em forma de cúpula), 77
  - Quadrado/retangular, 82
  - Reações em paliçada, 88
  - Hiperplasia pseudoepiteliomatosa acima dos abscessos, 93
  - Bola rósea (ver Capítulo 6)

Configuração em Pequeno Aumento | Acantose regular

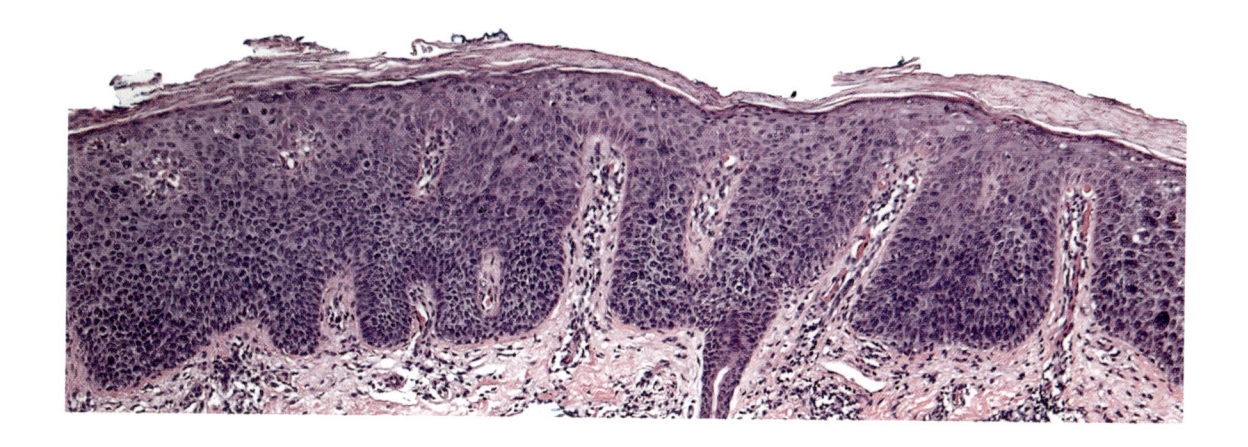

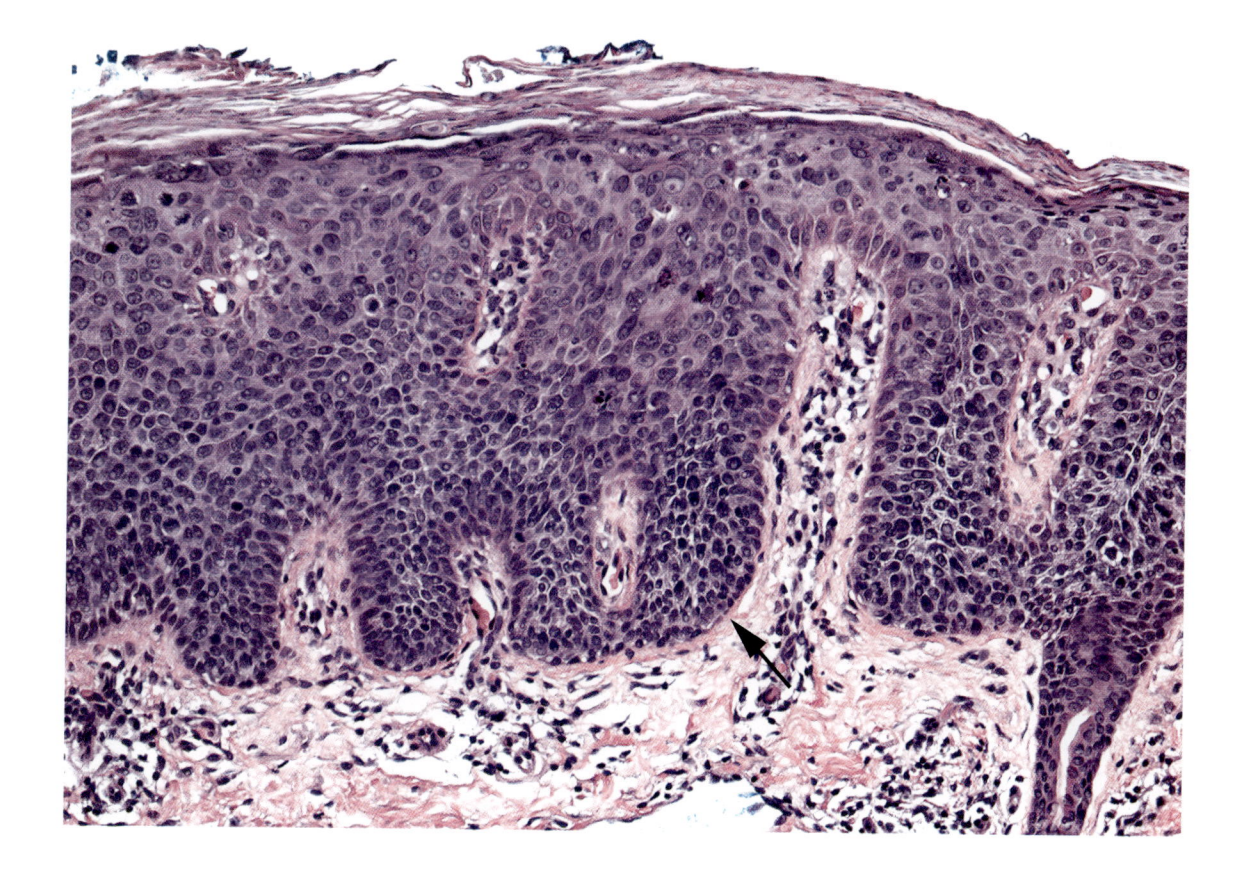

- Acantose epidérmica
- Paraceratose
- Alteração de espessura total dos ceratinócitos com células atípicas e mitoses
- A camada basal pode focalmente parecer normal (sinal do "delineador") (seta)

Doença de Bowen

Configuração em Pequeno Aumento | Acantose regular

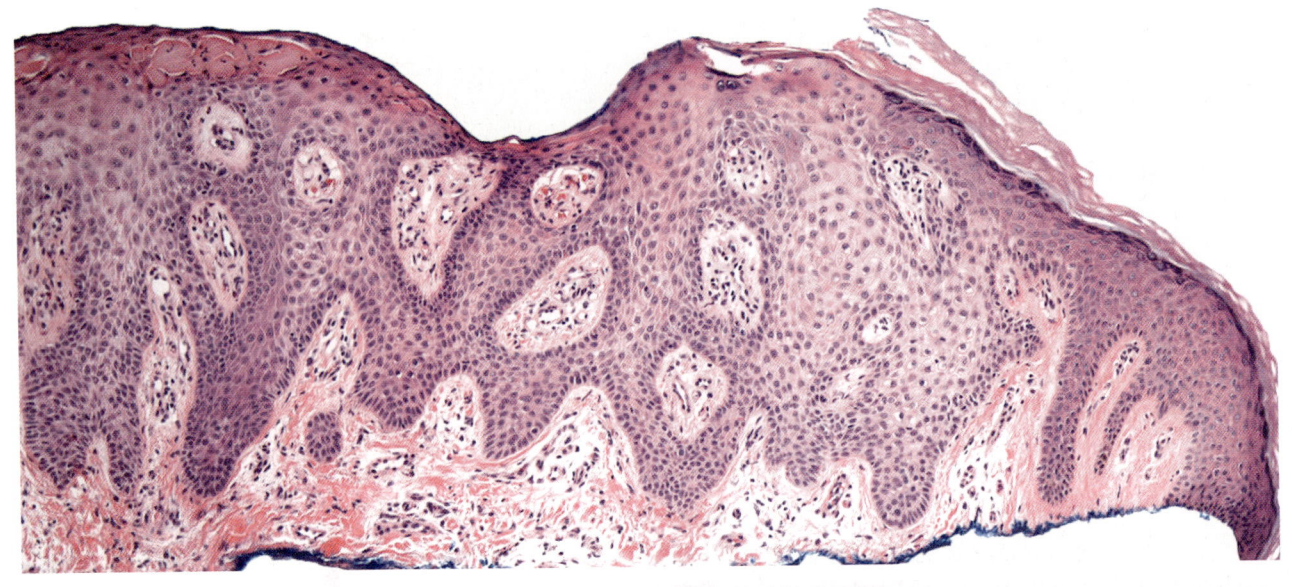

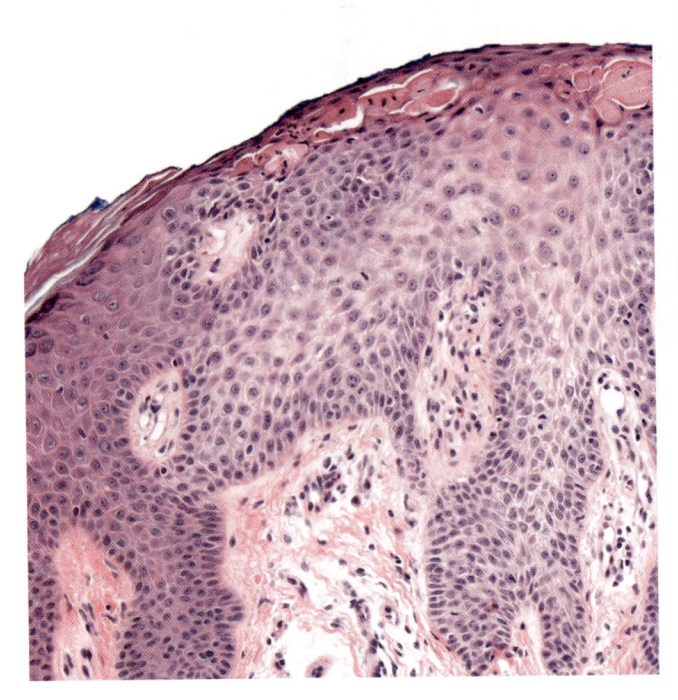

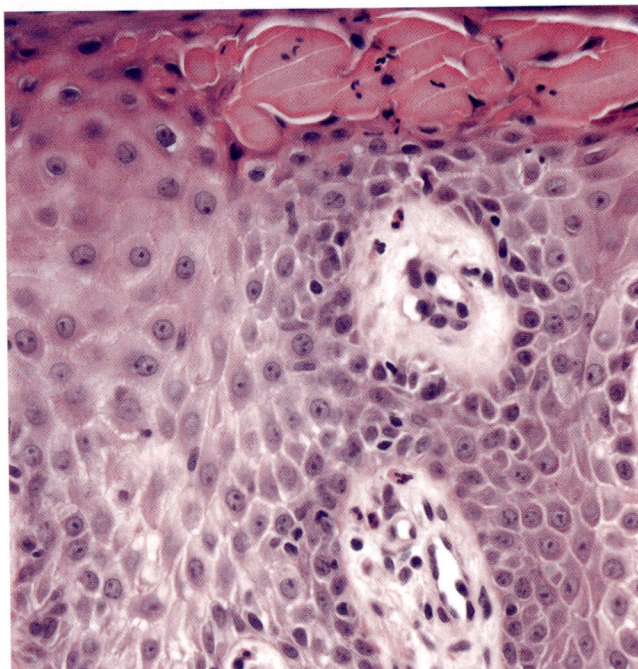

- Acantose epidérmica
- Células claras bem demarcadas da epiderme normal e ceratinócitos dos anexos
- Paraceratose acima células claras

Acantoma de células claras

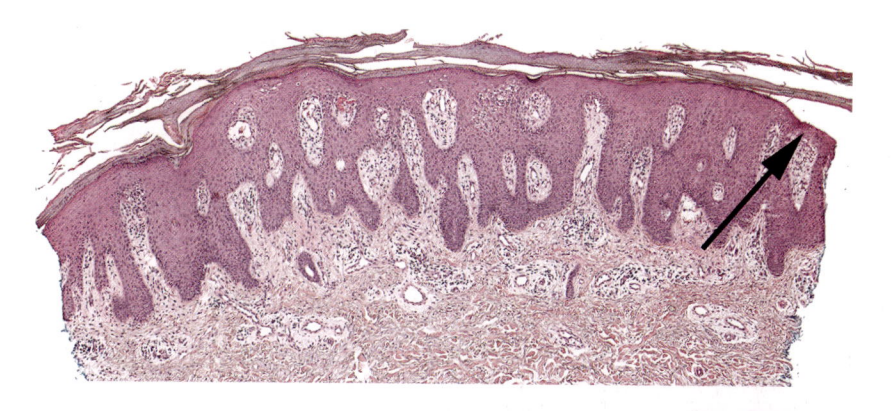

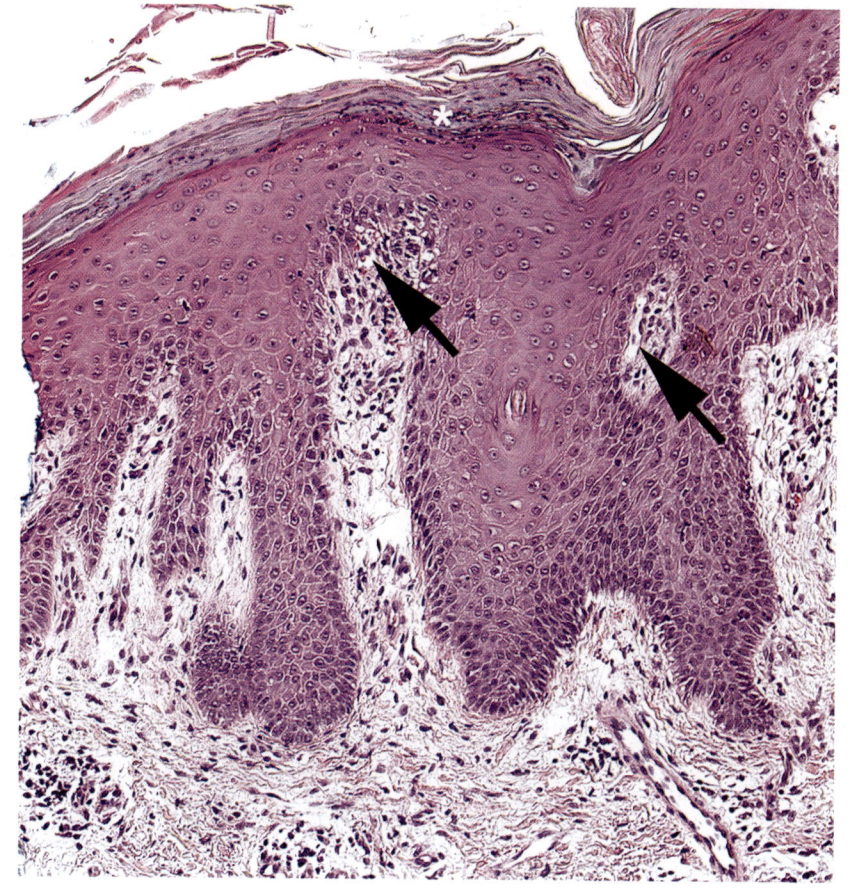

Configuração em Pequeno Aumento | Acantose regular 27

- Acantose epidérmica
- Paraceratose
- Neutrófilos no estrato córneo (asterisco)
- Hipogranulose
- Áreas suprapapilares finas (seta longa)
- Vasos dilatados na derme papilar (setas curtas)

Psoríase

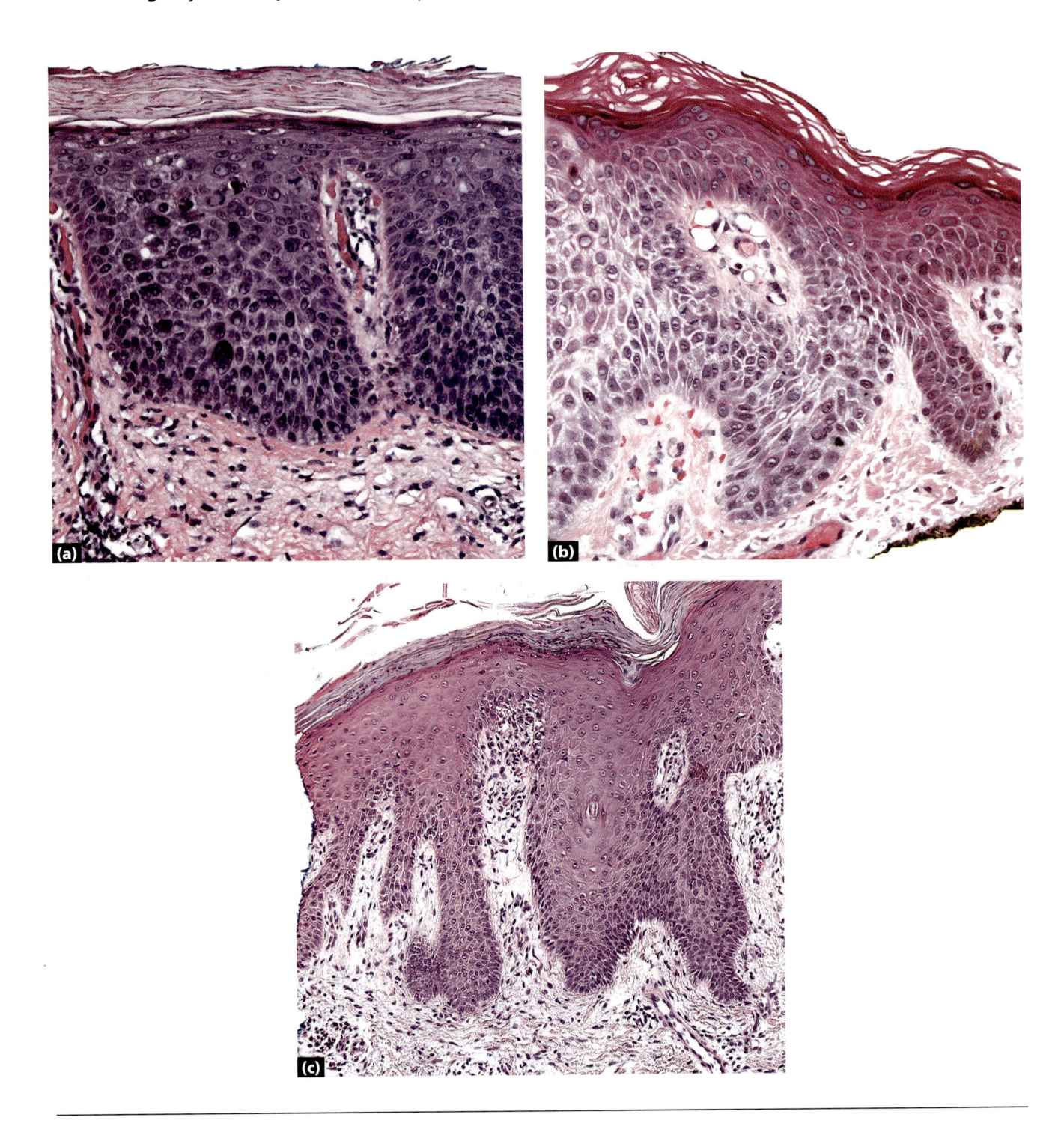

Configuração em Pequeno Aumento | Acantose regular

Diferenças-chave

a Doença de Bowen: ceratinócitos desordenados e mitoses atípicas
b Acantoma de células claras: ceratinócitos pálidos/claros bem demarcados da epiderme normal
c Psoríase: paraceratose confluente acima da epiderme espessada, neutrófilos no estrato córneo, ceratinócitos normais, áreas suprapapilares finas, vasos dilatados

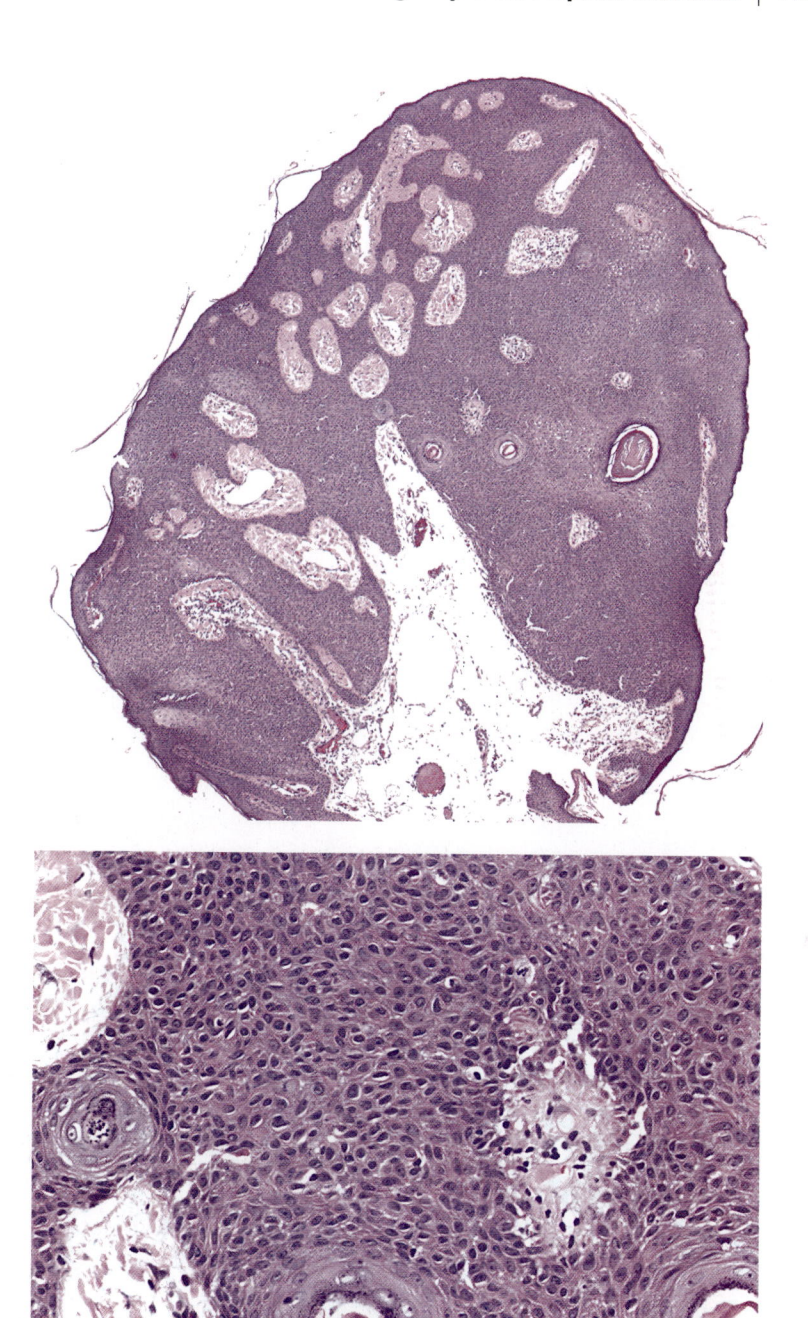

Configuração em Pequeno Aumento | Proliferação lobular 29

- Proliferação lobular
- Ceratinócitos de aparência normal com alguns dispostos em redemoinhos escamosos

Ceratose folicular invertida

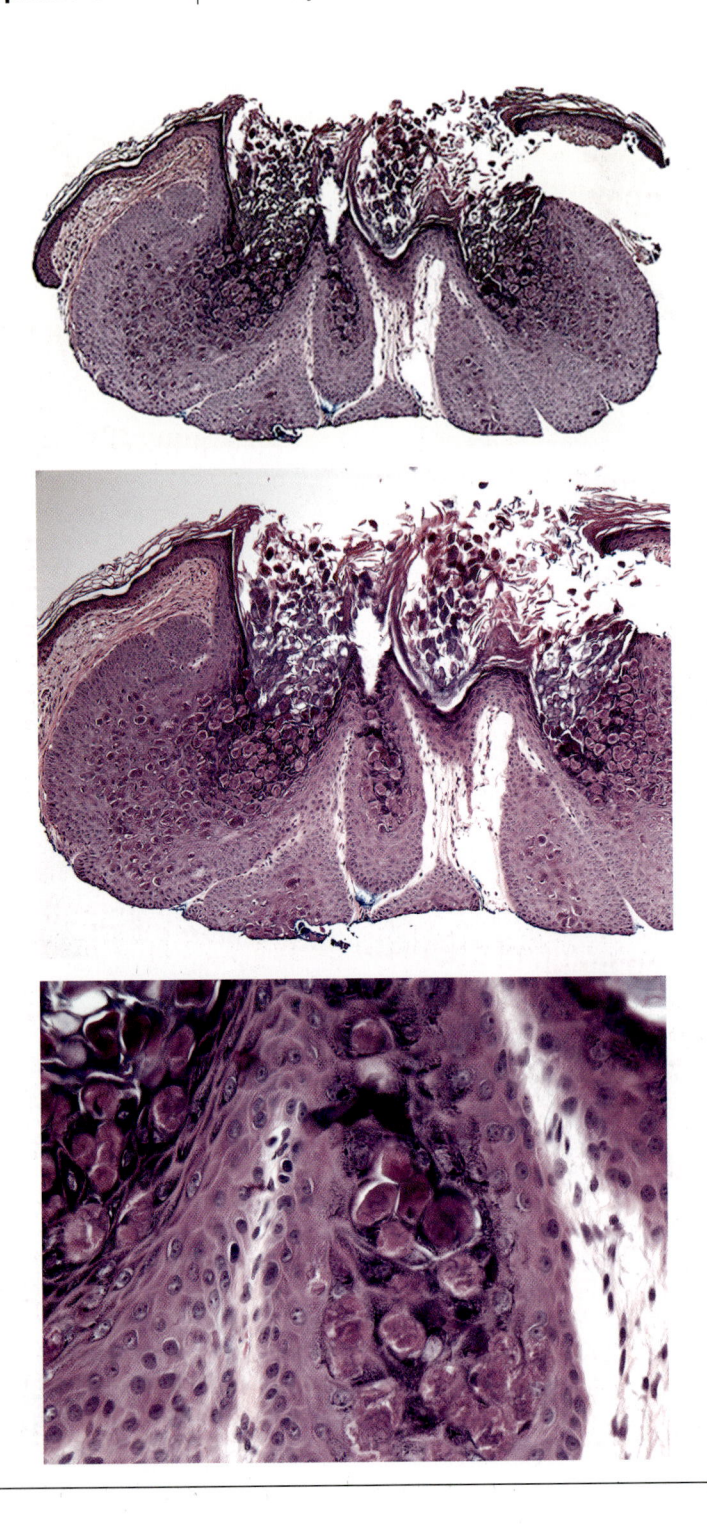

Configuração em Pequeno Aumento | Proliferação lobular

- Proliferação lobular
- Tonalidade azul-cinzenta em alguns dos ceratinócitos
- Grandes inclusões citoplasmáticas cor-de-rosa (corpos de Henderson-Paterson)

Molusco contagioso

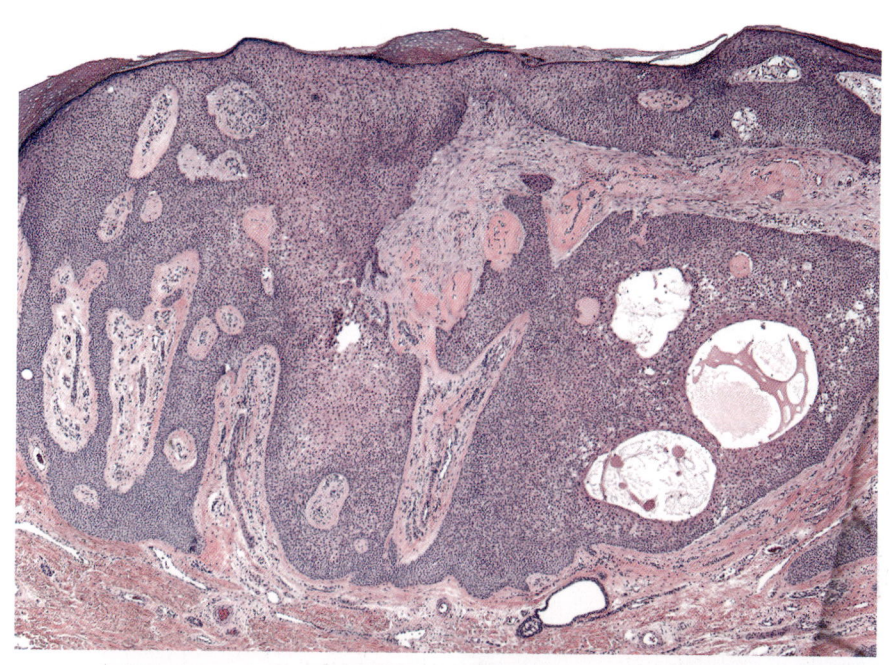

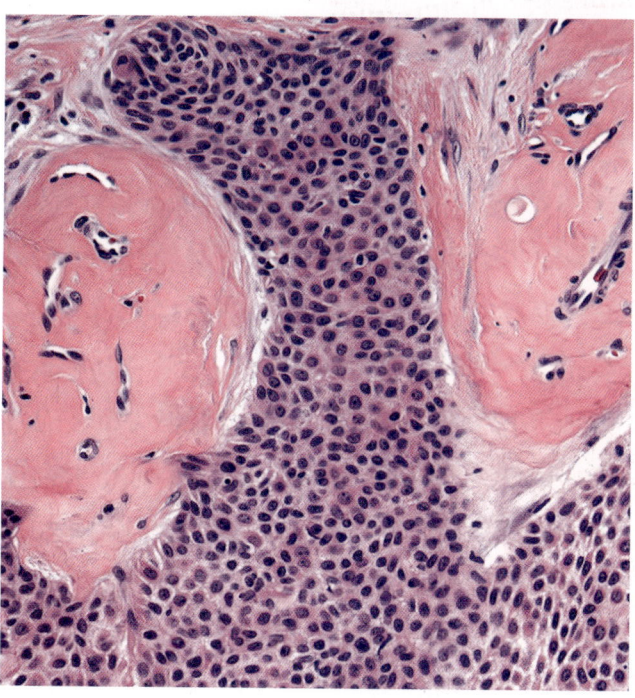

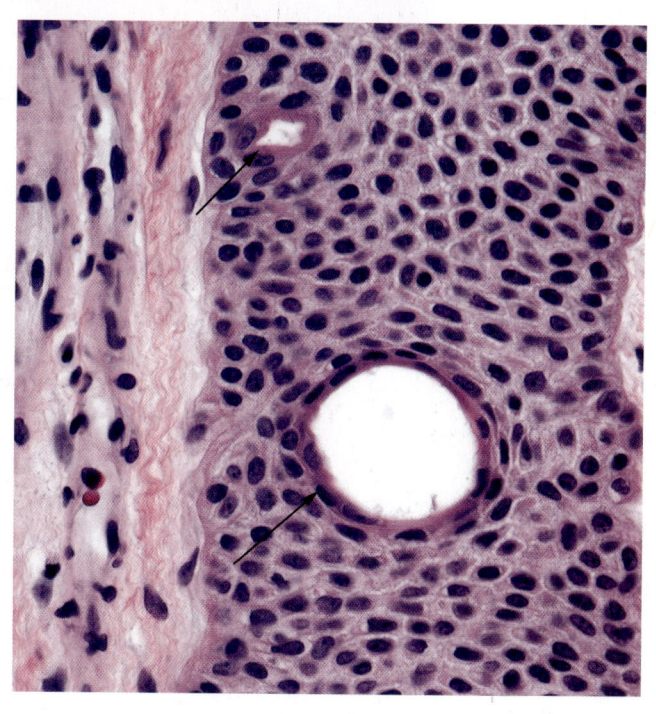

Configuração em Pequeno Aumento | Proliferação lobular 31

- Proliferação lobular (pode ser reticulada)
- Células azuis uniformes com ductos intercalados (setas)
- Estroma fibrótico ou hialinizado com vasos dilatados

Poroma

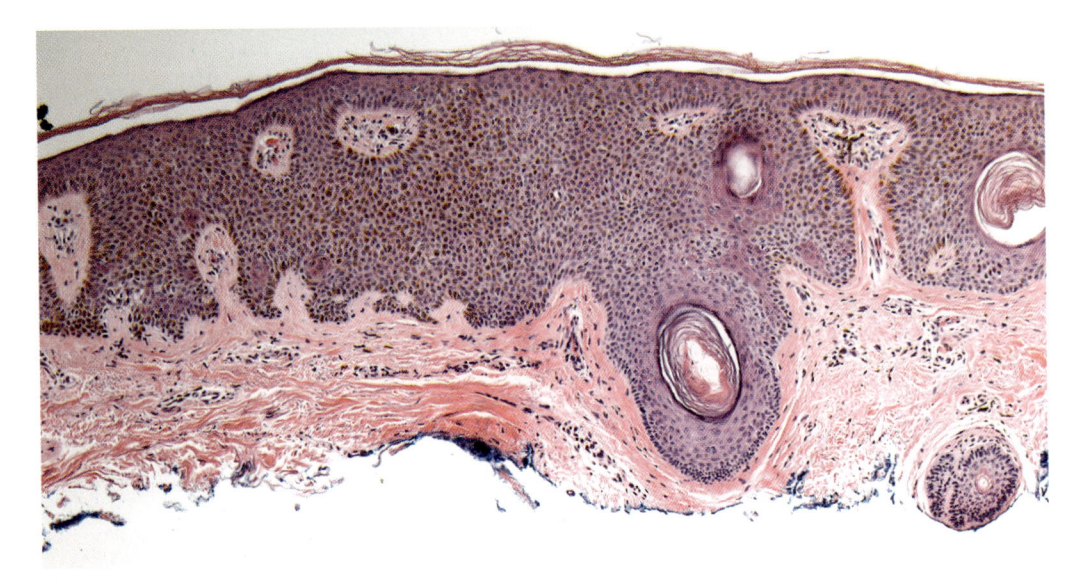

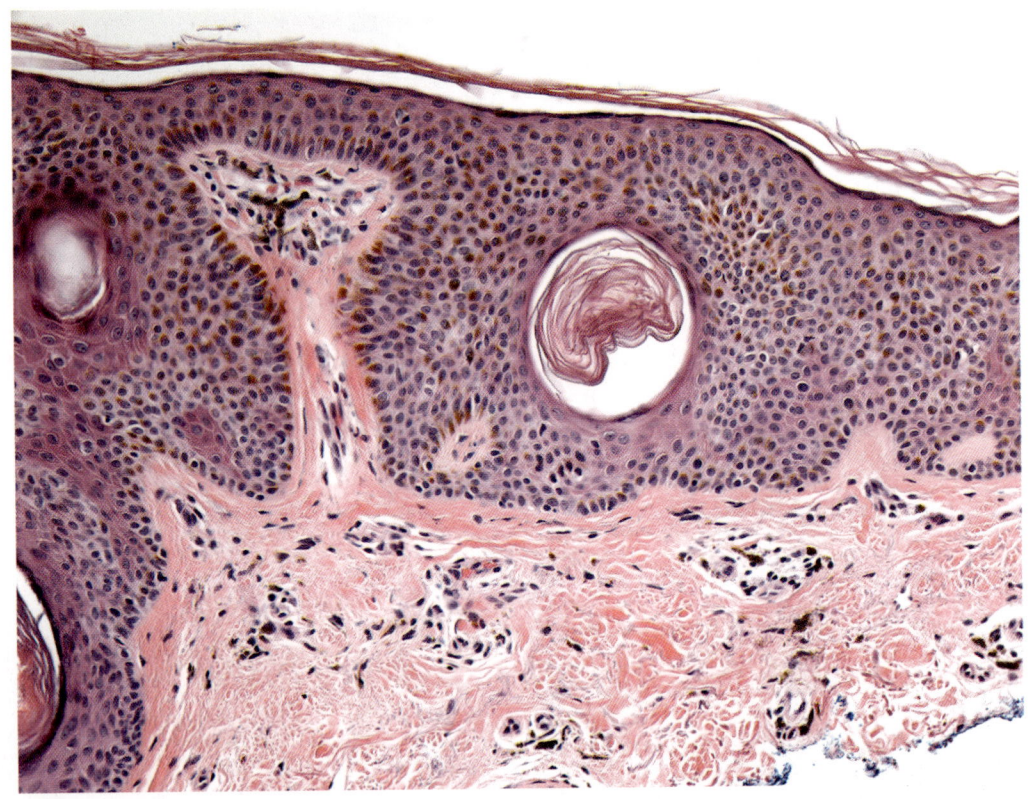

Configuração em Pequeno Aumento | Proliferação lobular

- Proliferação lobular
- Acantose da epiderme
- Pseudocistos córneos
- Ausência de ductos

Ceratose seborreica acantótica

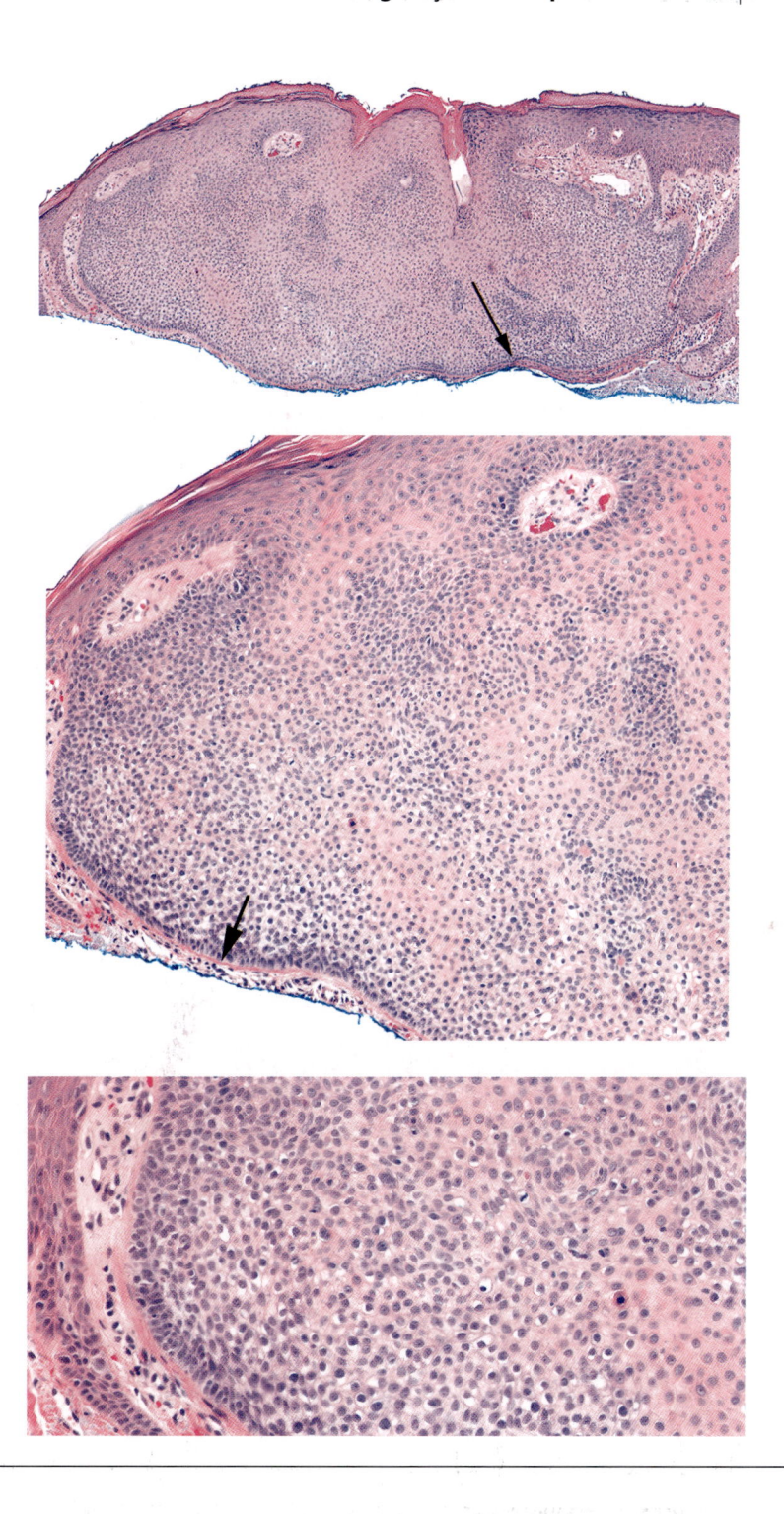

Configuração em Pequeno Aumento | Proliferação lobular 33

- Proliferação lobular
- Proliferação composta de células pálidas/claras
- Paliçada periférica (seta longa) com membrana basal espessada (seta curta)

Triquilemoma

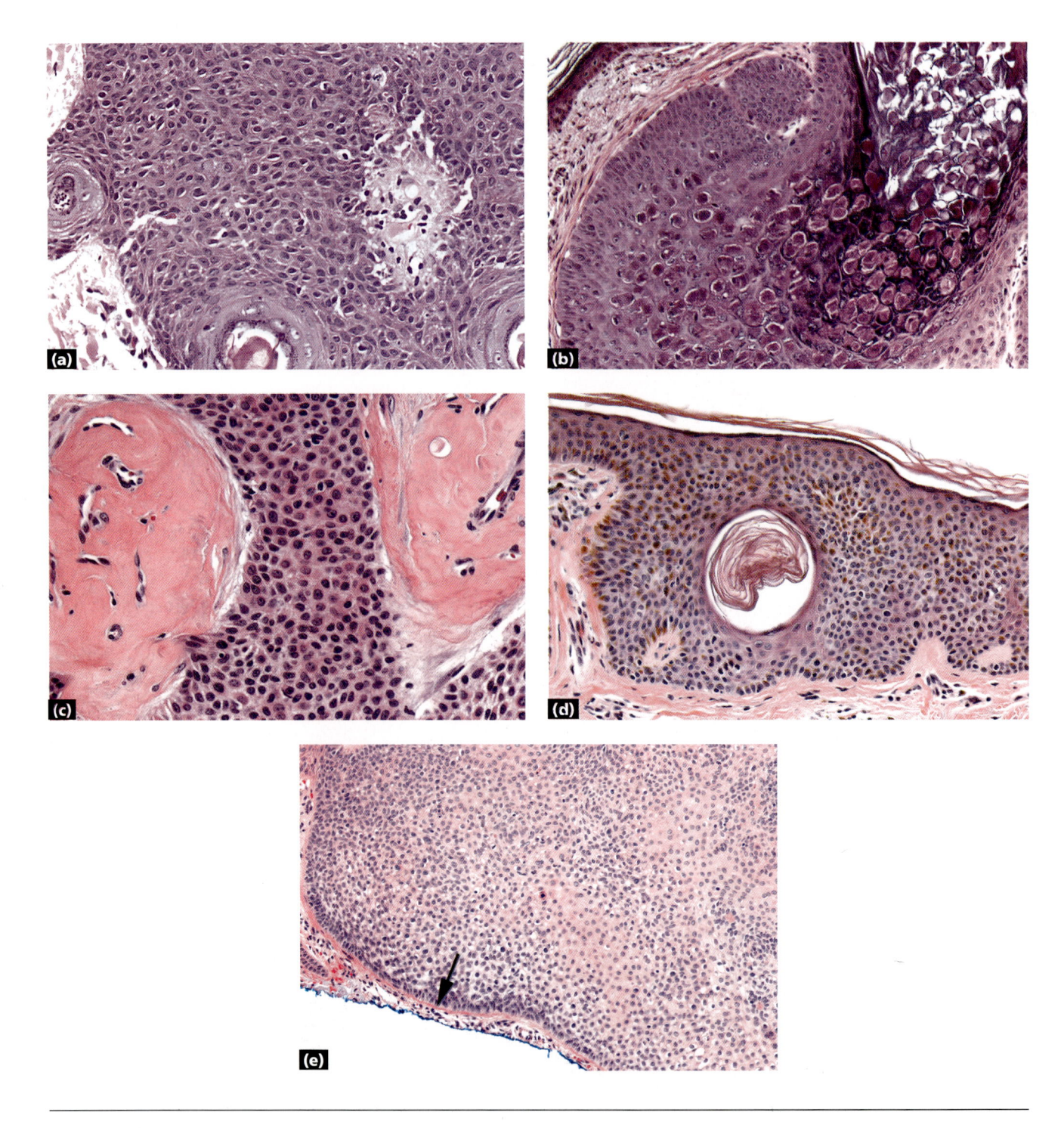

34 **Configuração em Pequeno Aumento** | Proliferação lobular

a Ceratose folicular invertida: redemoinhos escamosos de ceratinócitos normais
b Molusco contagioso: inclusões intracitoplasmáticas róseas (corpos de Henderson-Patterson)
c Poroma: células azuis uniformes com ductos intercalados, estroma hialinizado
d Ceratose seborreica: pseudocistos córneos
e Triquilemoma: ceratinócitos claros/pálidos com paliçada periférica e membrana basal espessada

Diferenças-chave

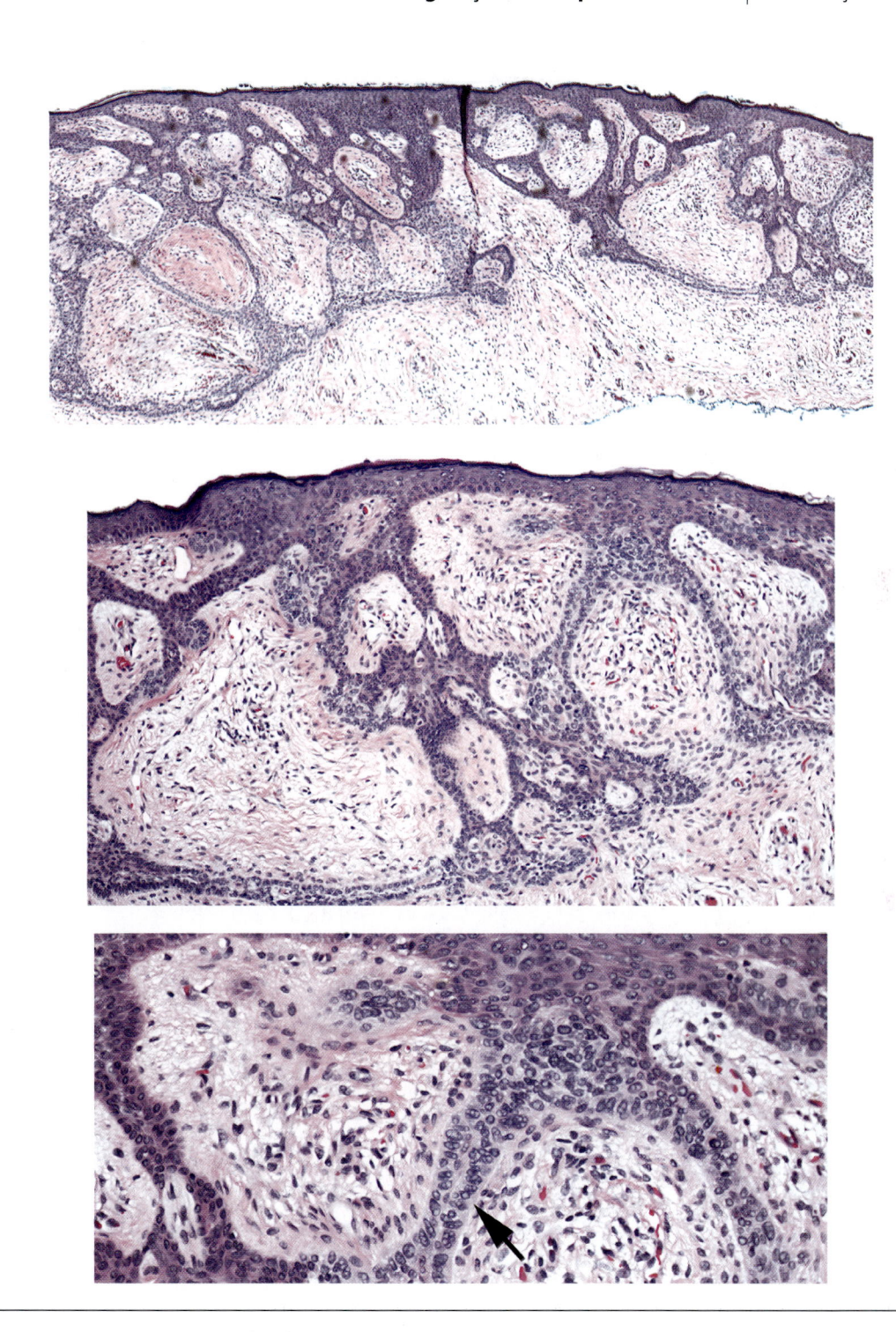

Configuração em Pequeno Aumento | Proliferação reticulada 35

- Proliferação reticulada
- Cordões de células basaloides em estroma fibrovascular
- Algumas áreas focais com células em paliçada (seta)

Fibroepitelioma de Pinkus

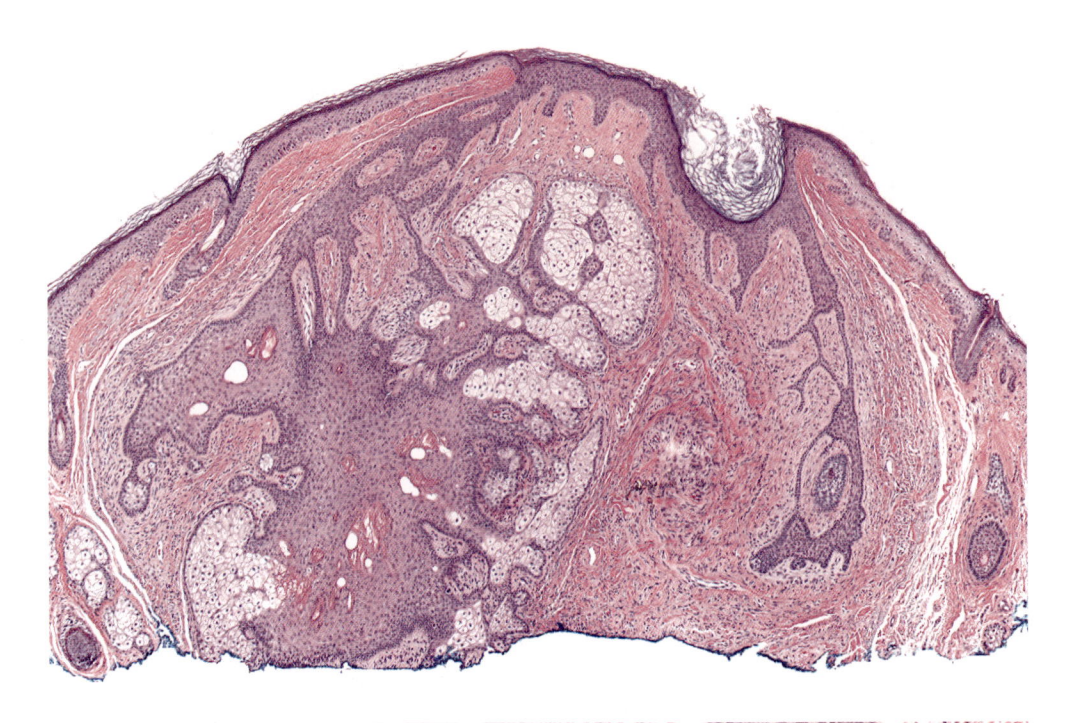

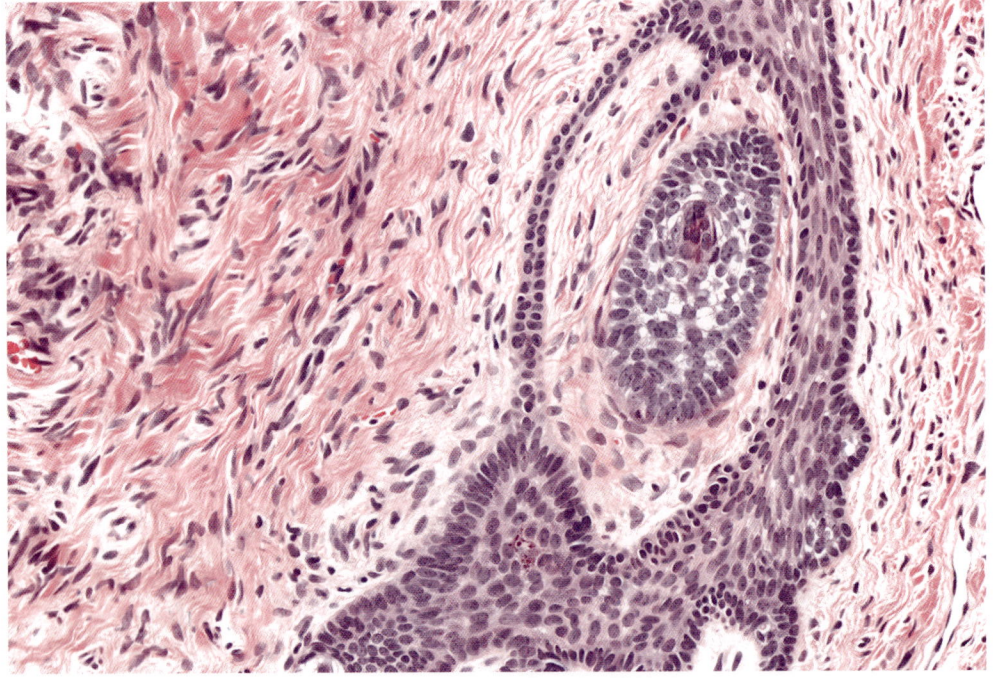

36 | **Configuração em Pequeno Aumento** | Proliferação reticulada

- Proliferação reticulada
- Estroma fibrótico adjacente ao folículo capilar exibe cordões reticulados de epitélio
- Esta entidade se sobrepõe ao tricodiscoma (muitos consideram estes como um espectro da mesma entidade)

Fibrofoliculoma

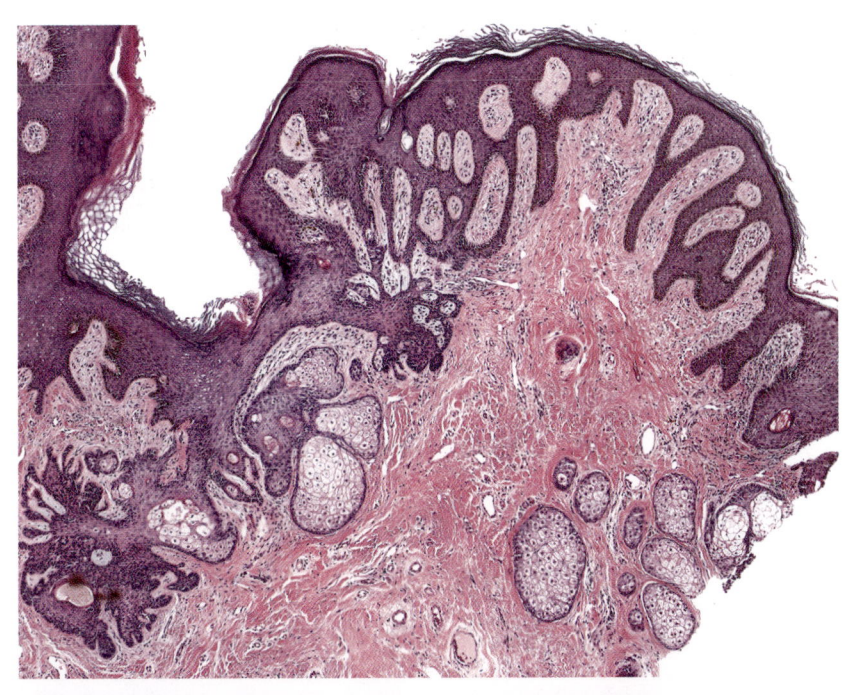

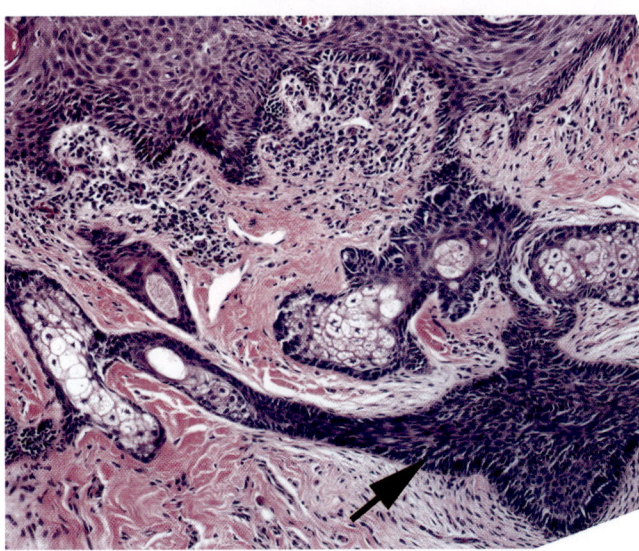

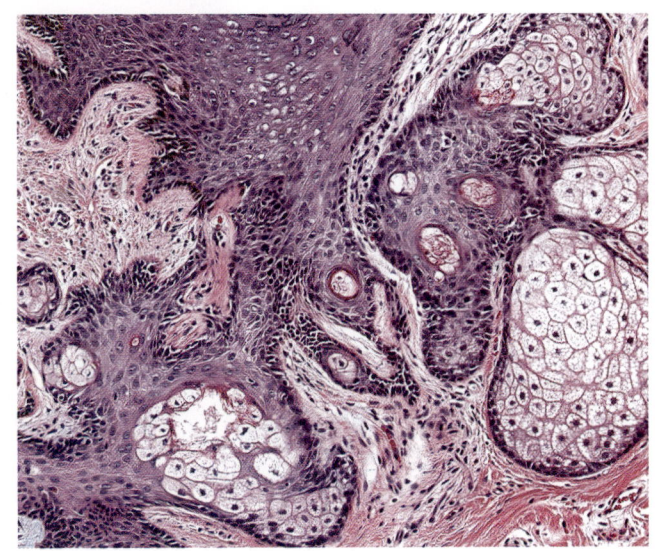

Configuração em Pequeno Aumento | Proliferação reticulada 37

- Proliferação reticulada
- Glândulas sebáceas, proliferações basaloides (seta) que se conectam à epiderme
- Glândulas apócrinas podem ser vistas profundamente
- Ausência de cabelos terminais em estágio maduro

Nevo sebáceo de Jadassohn

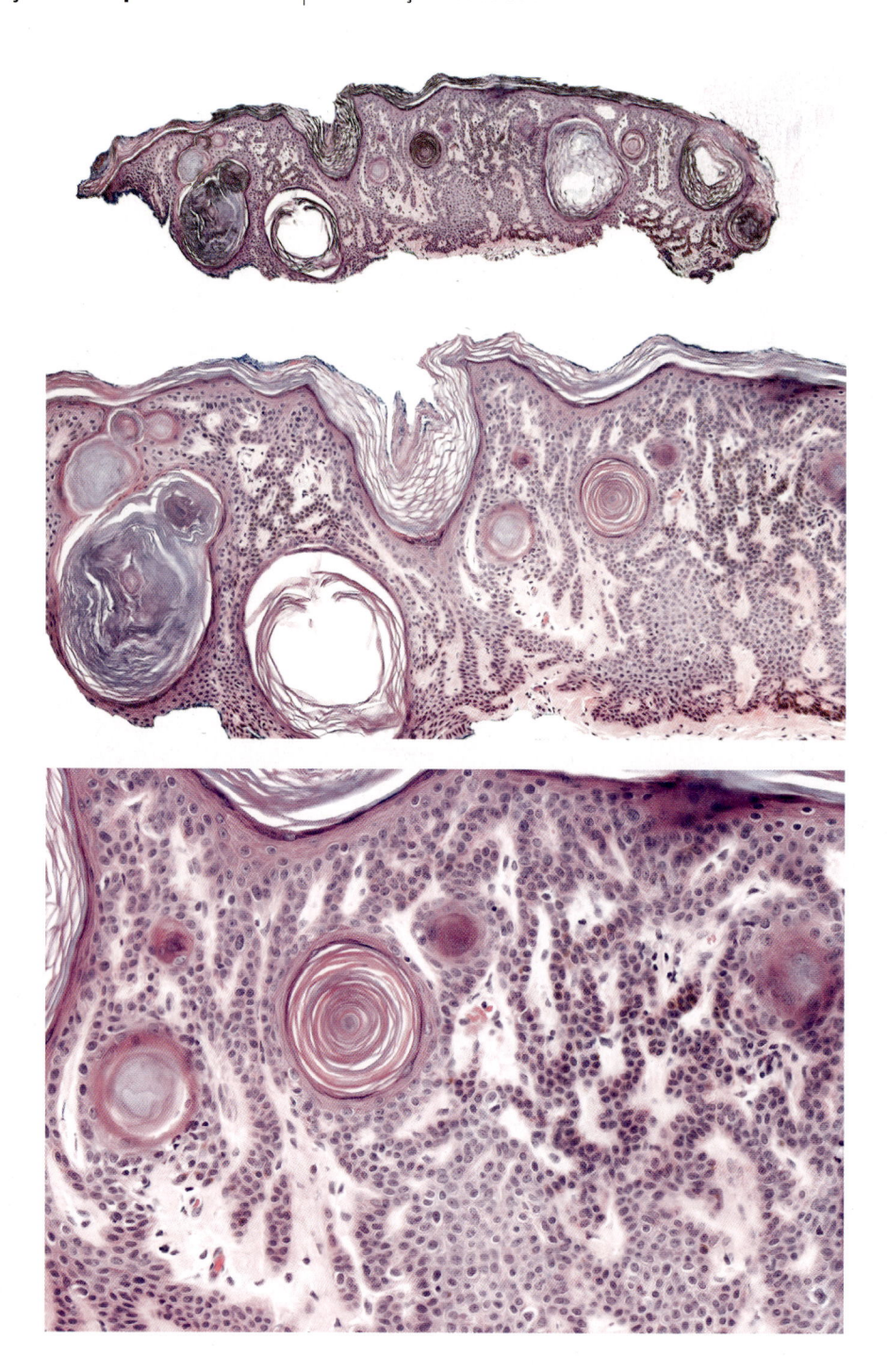

38 **Configuração em Pequeno Aumento** | Proliferação reticulada

- Proliferação reticulada
- Cordões de ceratinócitos comuns, frequentemente pigmentados
- Pseudocistos córneos entremeados

Ceratose seborreica reticulada

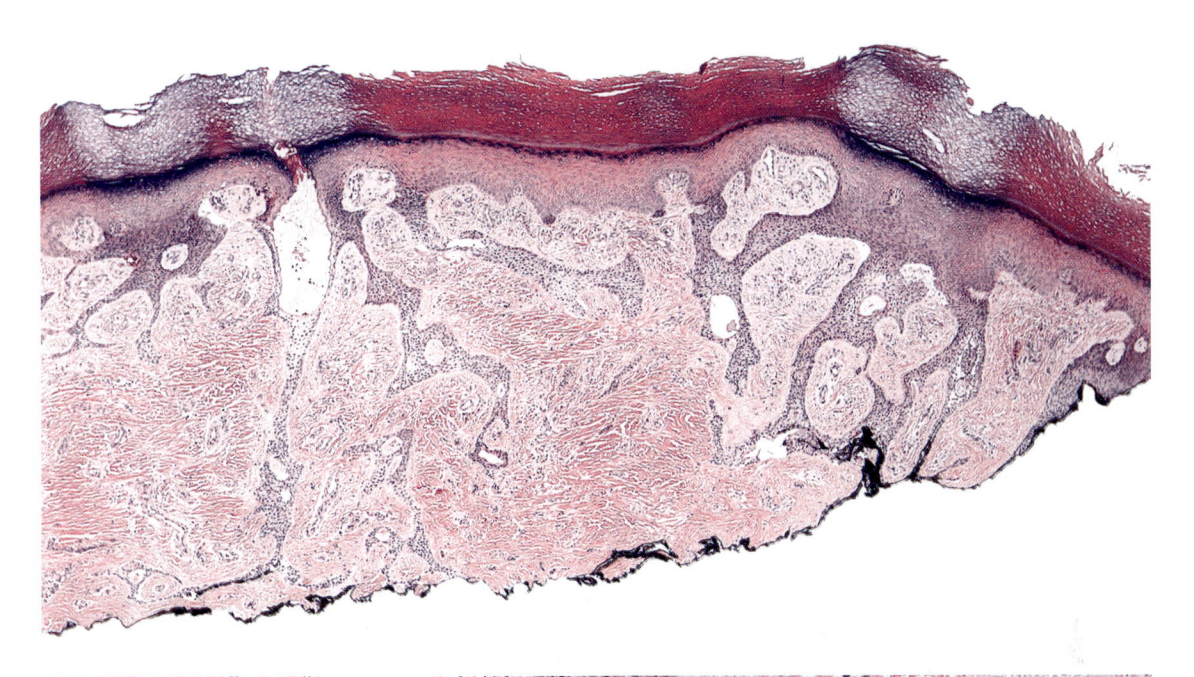

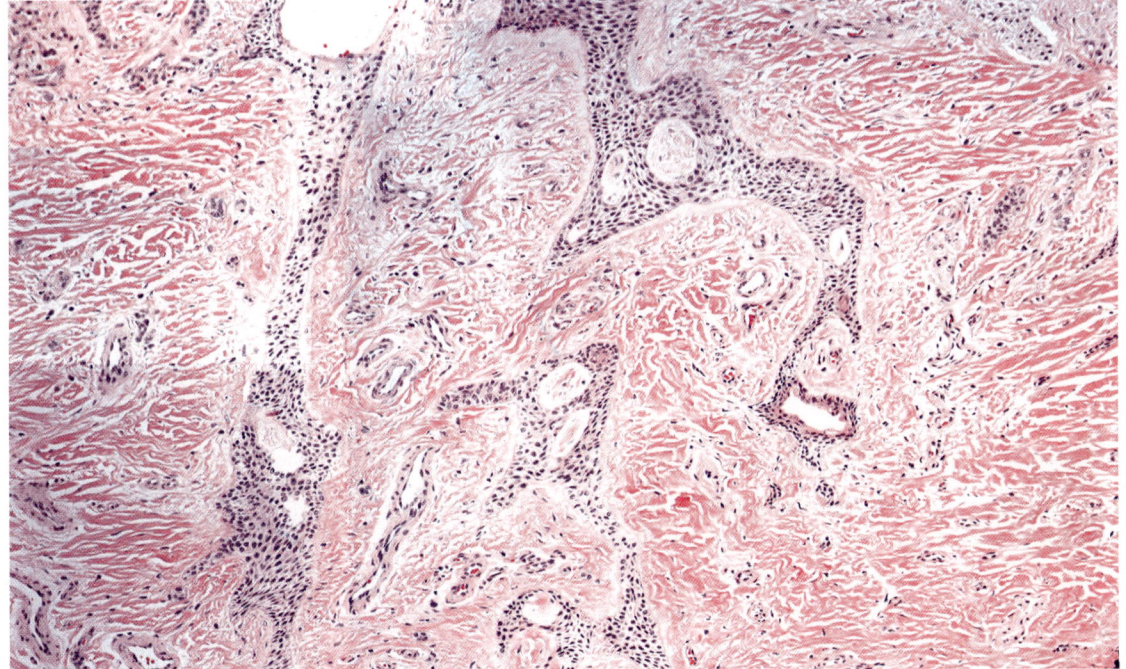

Configuração em Pequeno Aumento | Proliferação reticulada 39

- Proliferação reticulada
- Cordões de células redondas comuns
- Ductos transversais

Siringofibroadenoma

Configuração em Pequeno Aumento | Proliferação reticulada

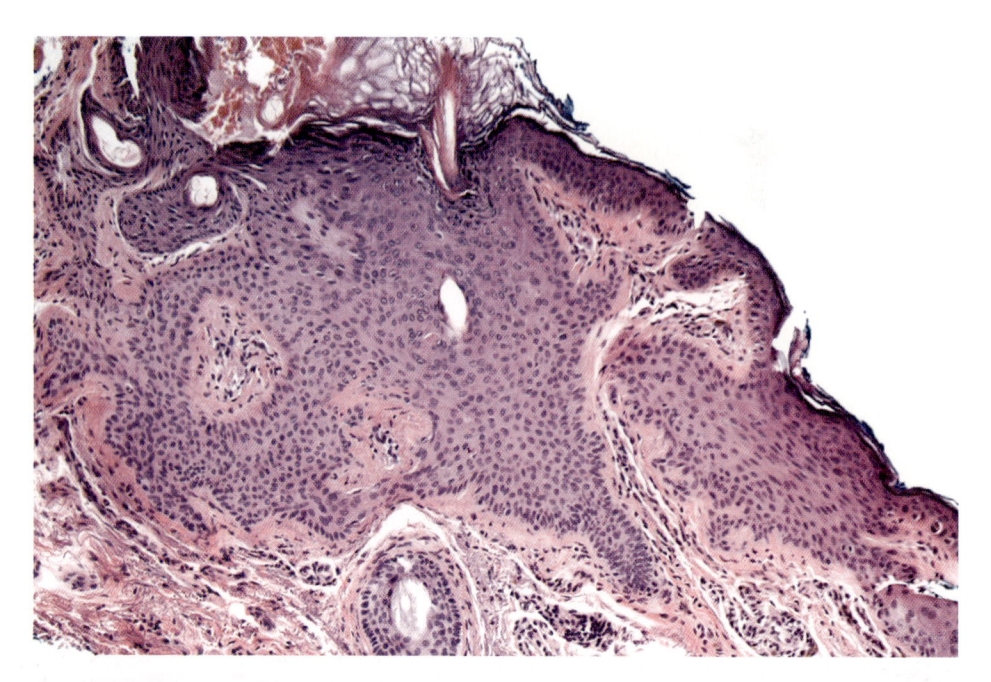

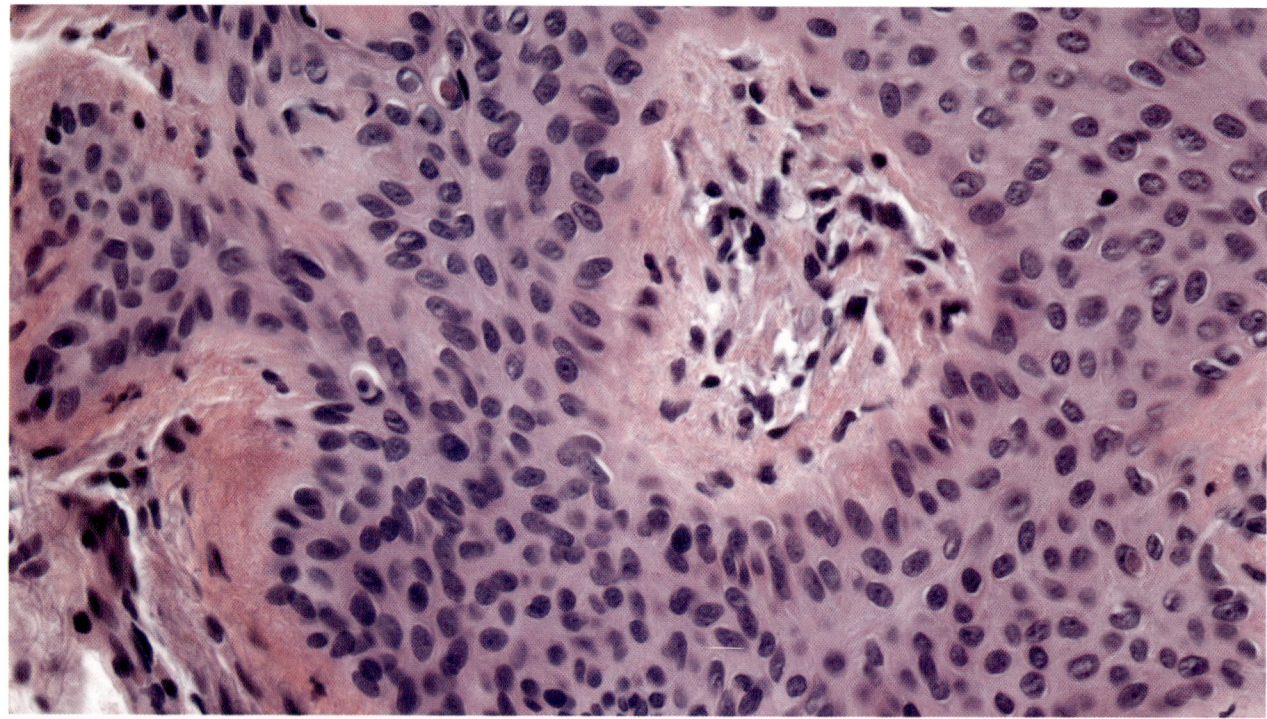

- Proliferação reticulada
- Células pálidas em colunas largas intercaladas por "janelas" de derme
- Paliçada periférica

Tumor do infundíbulo folicular

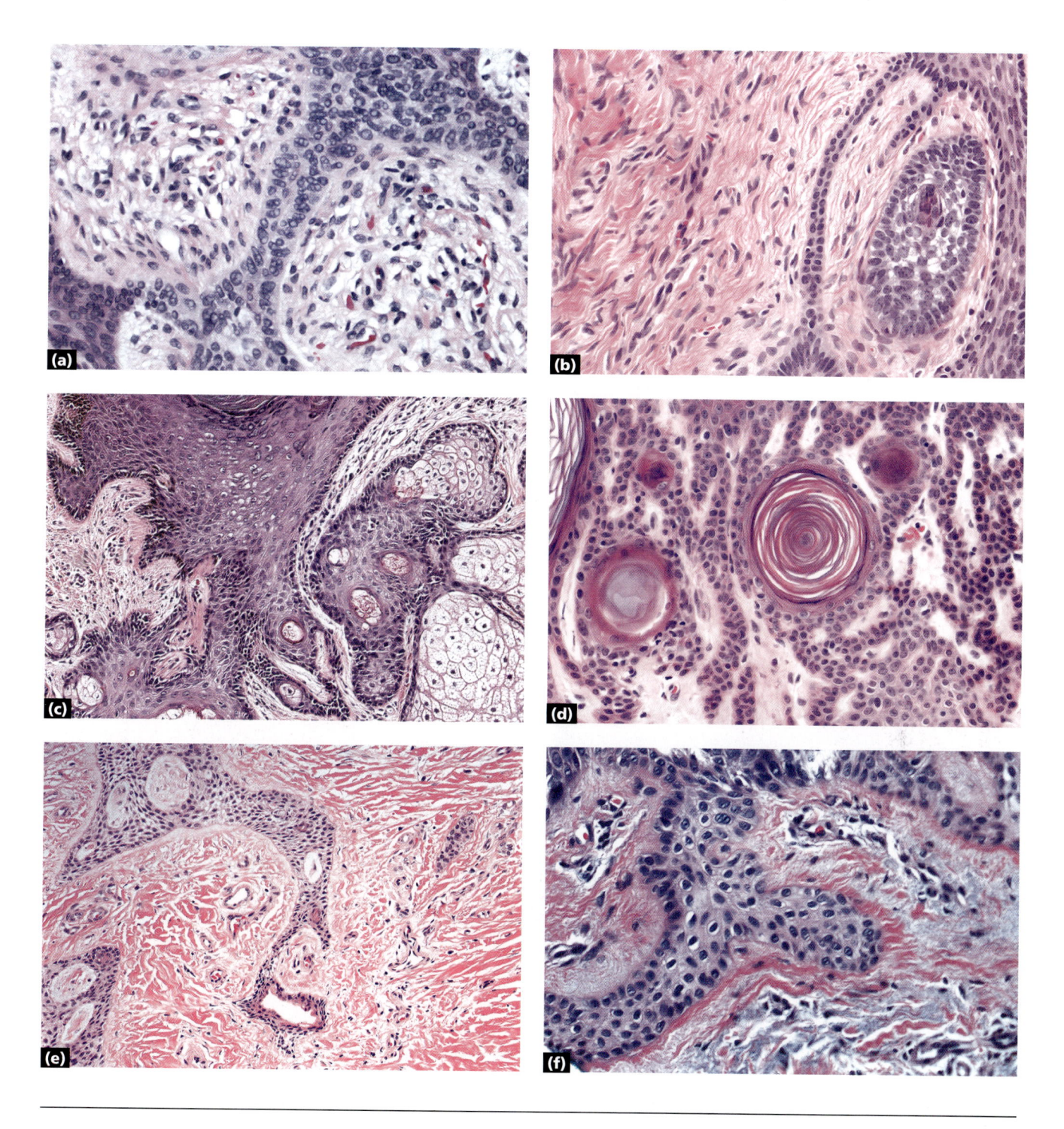

Configuração em Pequeno Aumento | Proliferação reticulada   41

a Fibroepitelioma de Pinkus: Cordões de epitélio basaloide em estroma fibrovascular
b Fibrofoliculoma: folículo piloso com estroma fibrótico adjacente e epitélio reticulado
c Nevo sebáceo: proliferação de epiderme que se conecta a lóbulos sebáceos e proliferações basaloides
d Ceratose seborreica, reticulada: Cordões reticulados de ceratinócitos comuns, frequentemente pigmentados; pseudocistos córneos intercalados
e Siringofibroadenoma: Cordões de uniformes, células redondas com ductos intercalados
f Tumor do infundíbulo folicular: células pálidas em colunas intercaladas por "janelas" de derme

Diferenças-chave

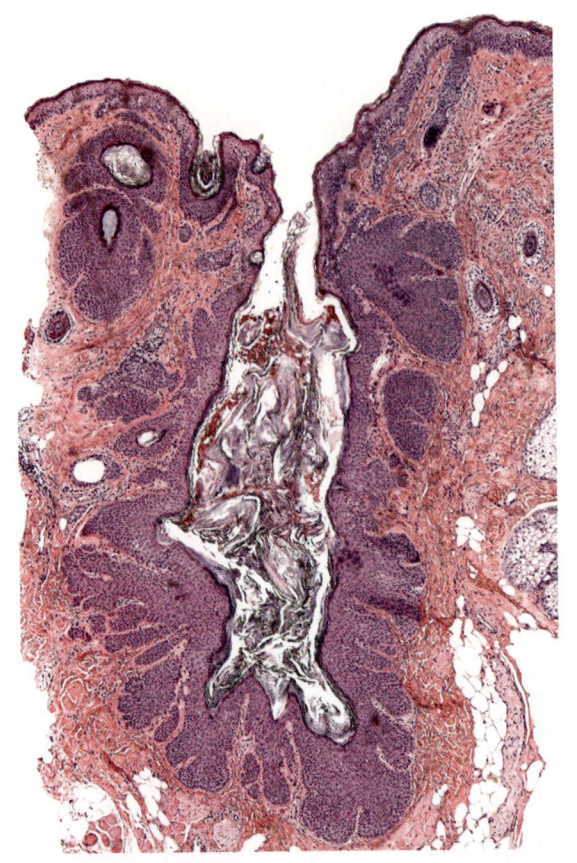

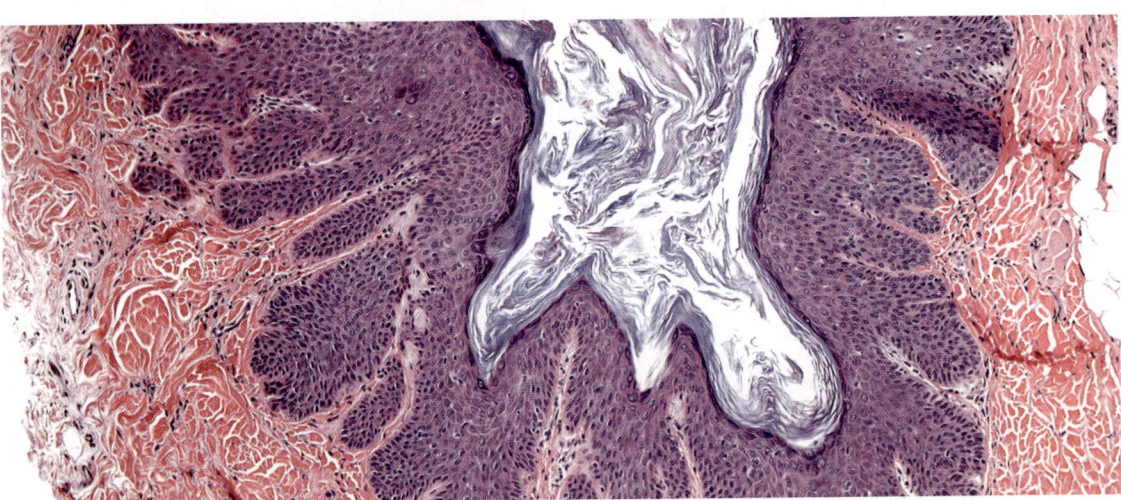

42 **Configuração em Pequeno Aumento** | Poro central

- Poro central
- A epiderme invaginada é acantótica

Poro dilatado de Winer

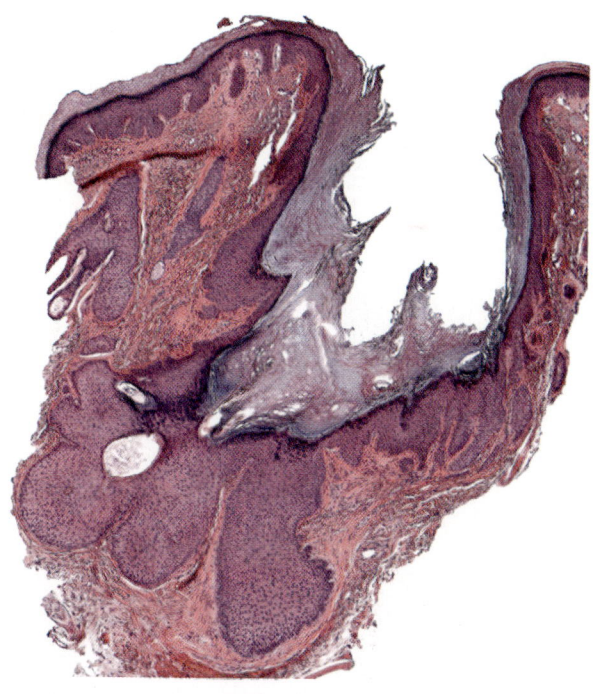

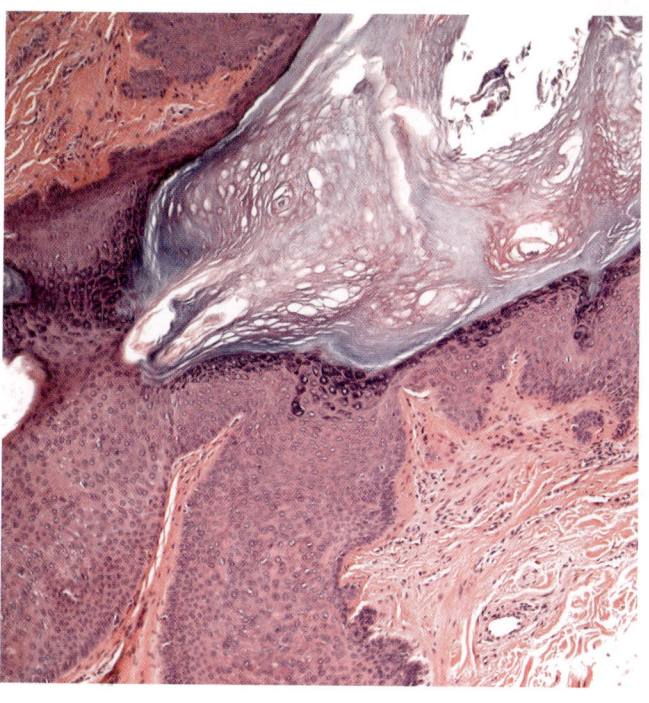

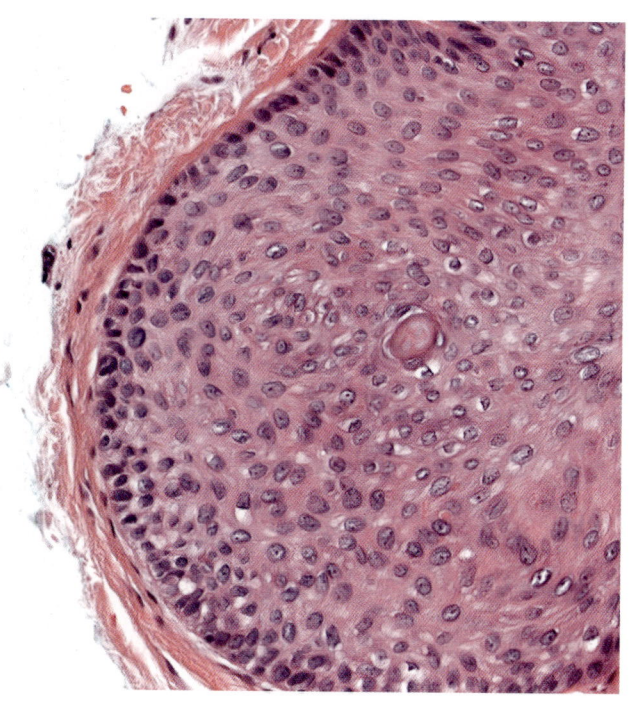

Configuração em Pequeno Aumento | Poro central 43

- Poro central
- A epiderme invaginada é acantótica e apresenta áreas que se assemelham a bainha externa da raiz do pelo com paliçada periférica ao redor de células ligeiramente pálidas

Acantoma da bainha pilar

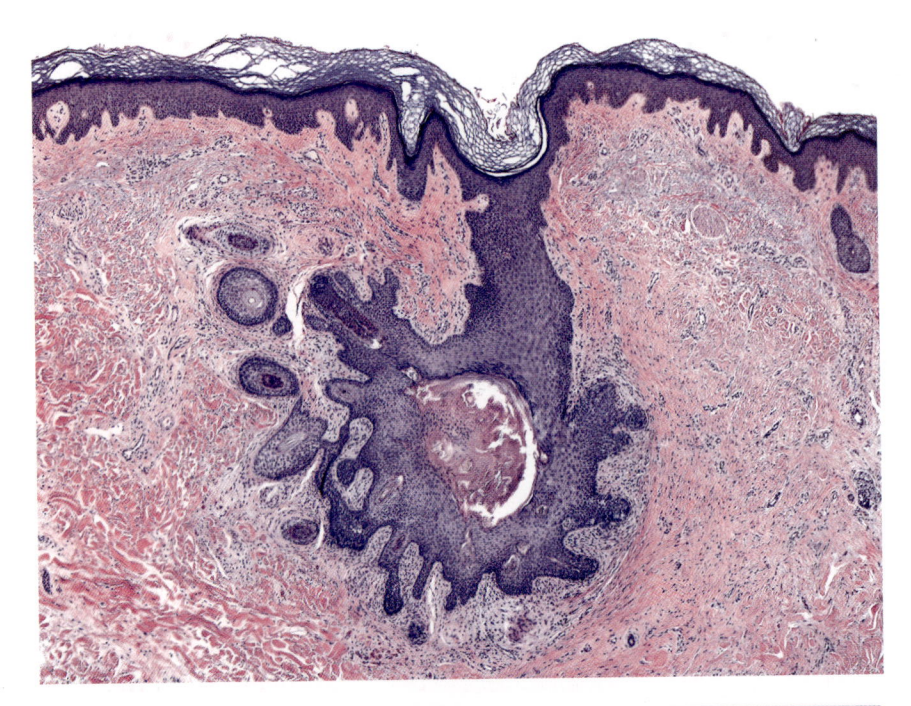

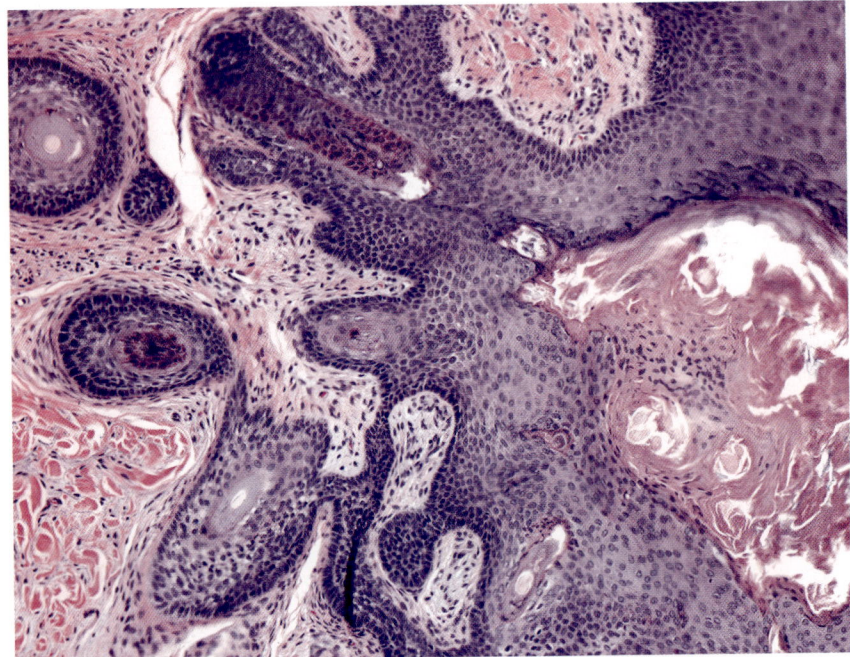

44 | Configuração em Pequeno Aumento | Poro central

- Poro central
- Epiderme invaginada conecta-se a um folículo capilar primário
- Múltiplos folículos pilosos secundários que se irradiam a partir do folículo central

Tricofoliculoma

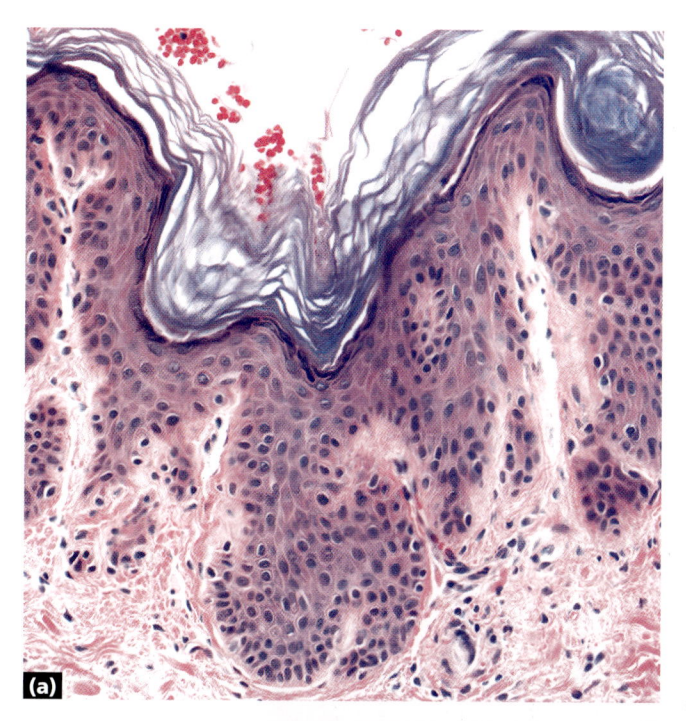

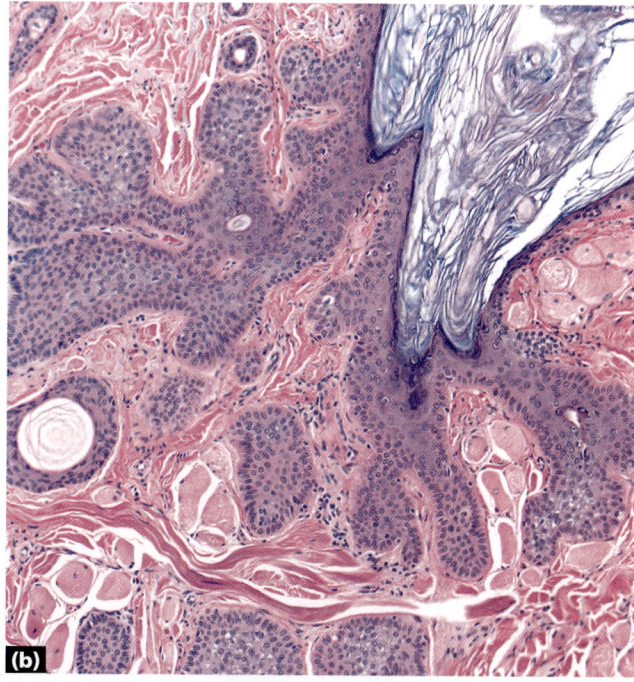

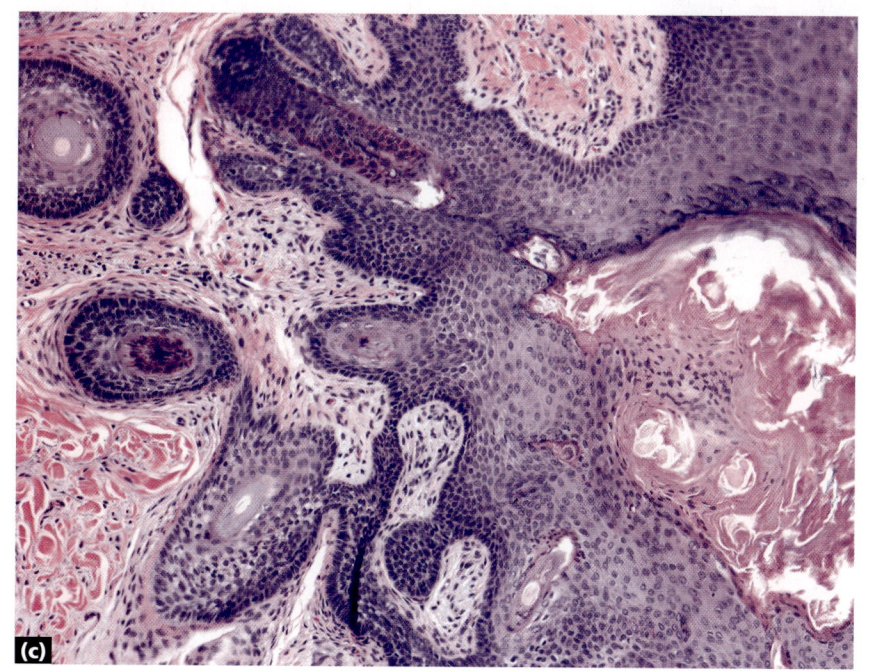

Configuração em Pequeno Aumento | Poro central 45

a Poro dilatado de Winer: epiderme acantótica
b Acantoma da bainha pilar: acantose epidérmica e áreas que se assemelham a bainha externa da raiz do pelo
c Tricofoliculoma: folículo primário e folículos secundários circundantes

Diferenças-chave

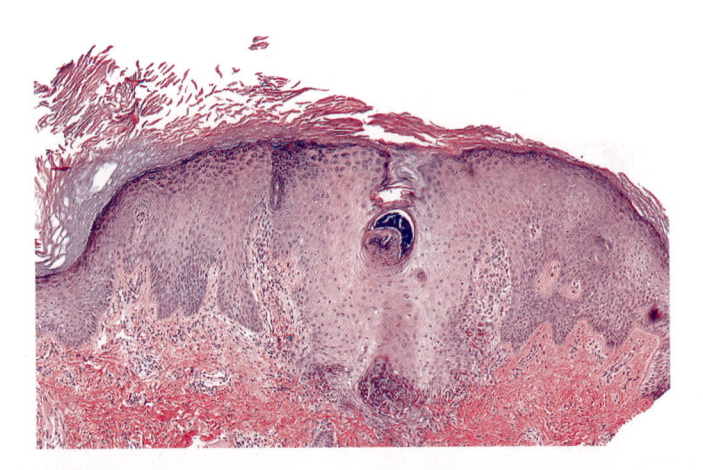

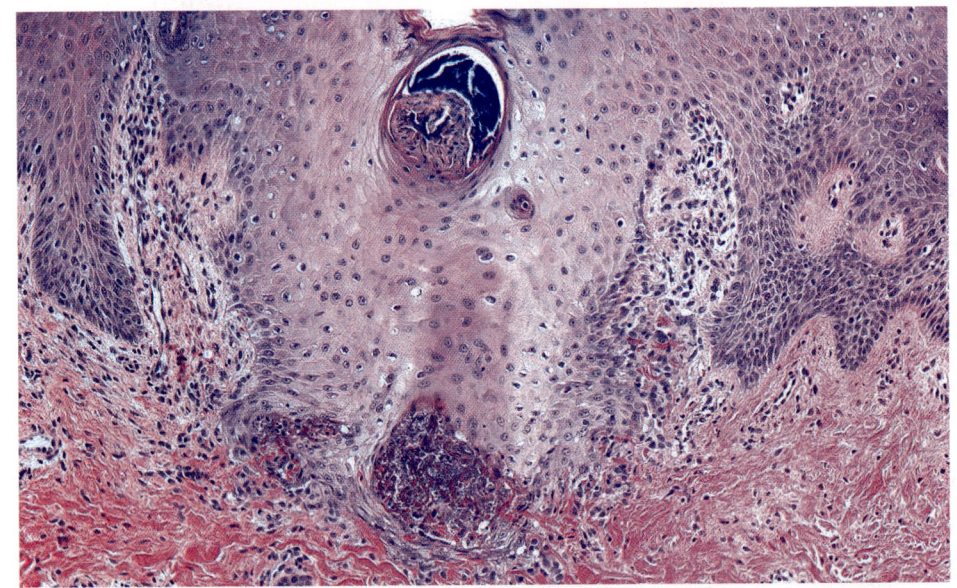

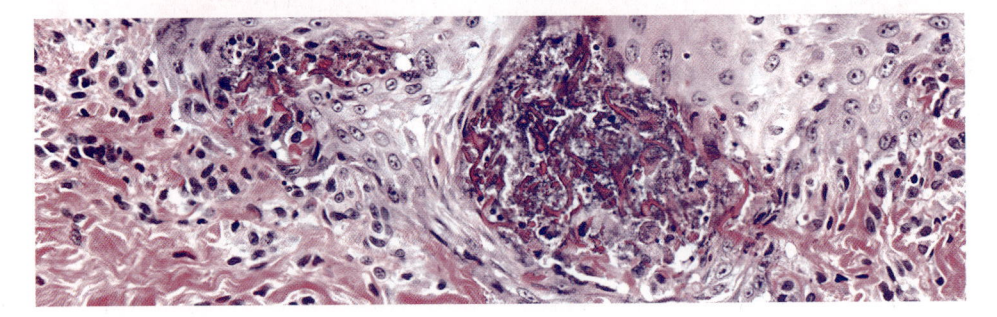

Configuração em Pequeno Aumento | Perfuração epidérmica

- Perfuração epidérmica
- Projeções alongadas (cones interpapilares) em contato com *debris* e fibras elásticas finas, vítreas, eosinofílicas
- As fibras elásticas alteradas são mais finas do que as fibras colágenas na derme

Elastose perfurante serpiginosa

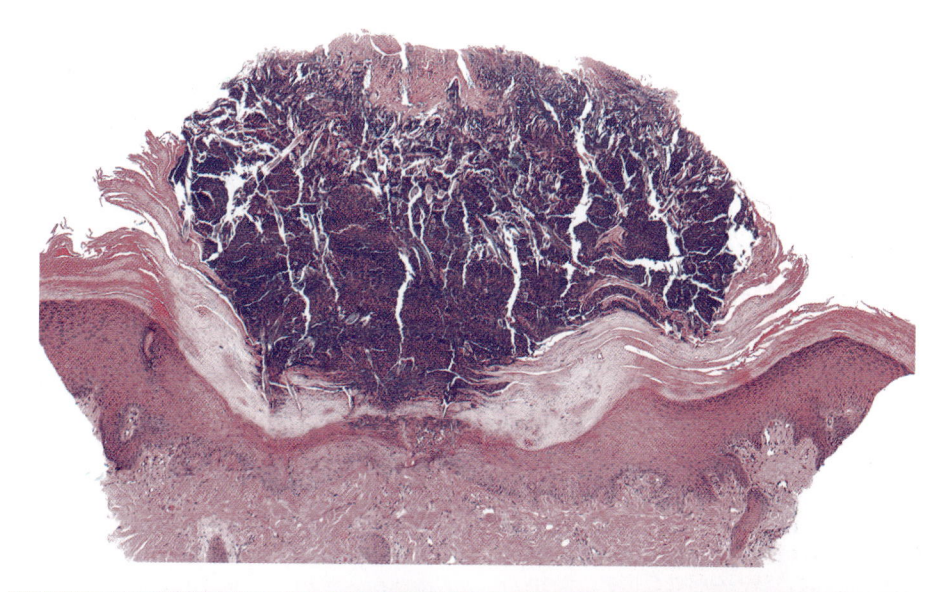

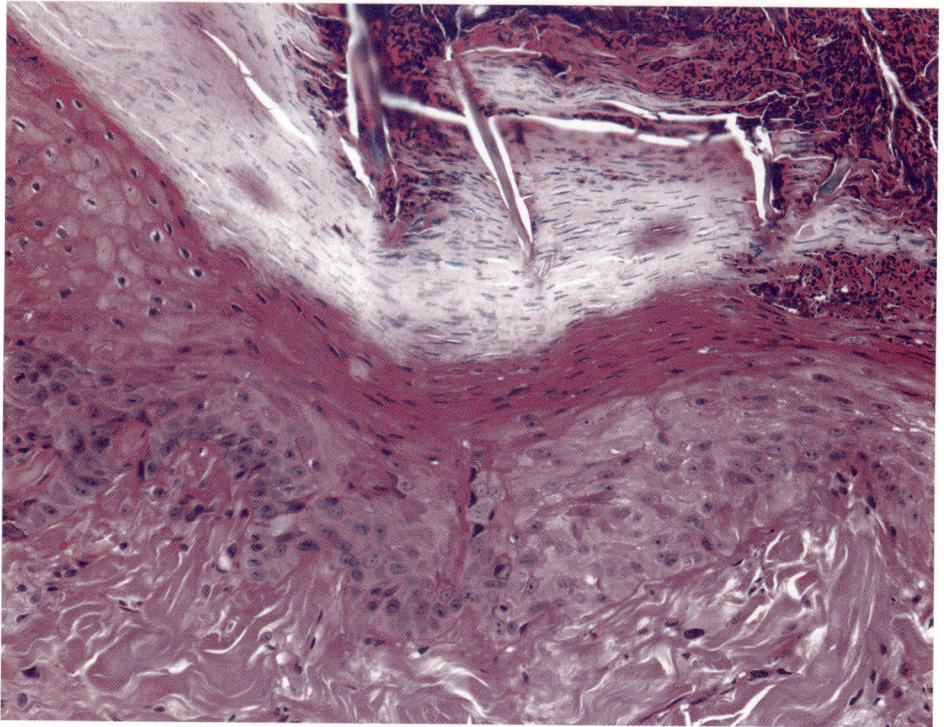

Configuração em Pequeno Aumento | Perfuração epidérmica 47

- Perfuração epidérmica
- Arquitetura superficial em forma de taça
- Fibras de colágeno rosa estendem-se verticalmente através da epiderme

Colagenose perfurante reativa

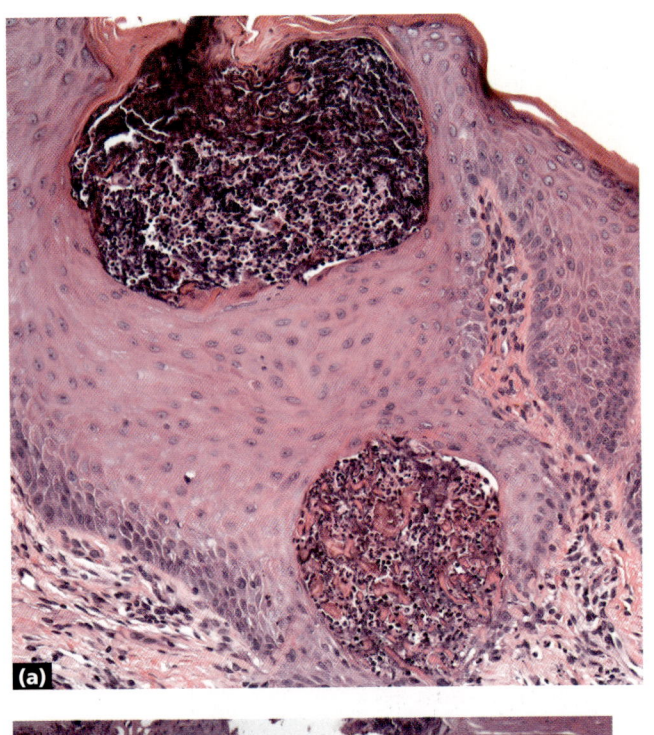

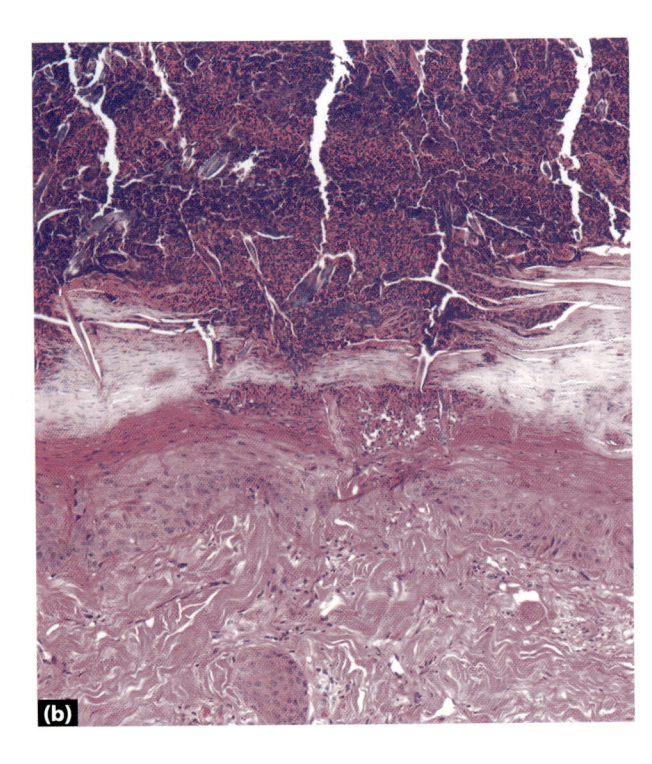

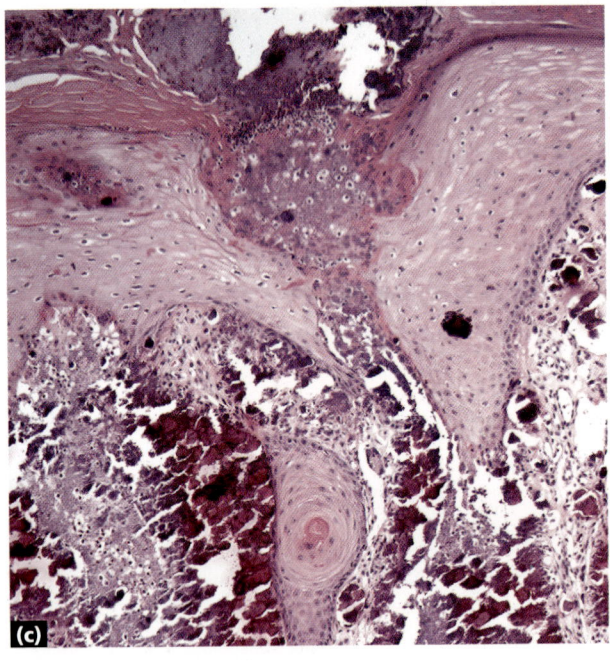

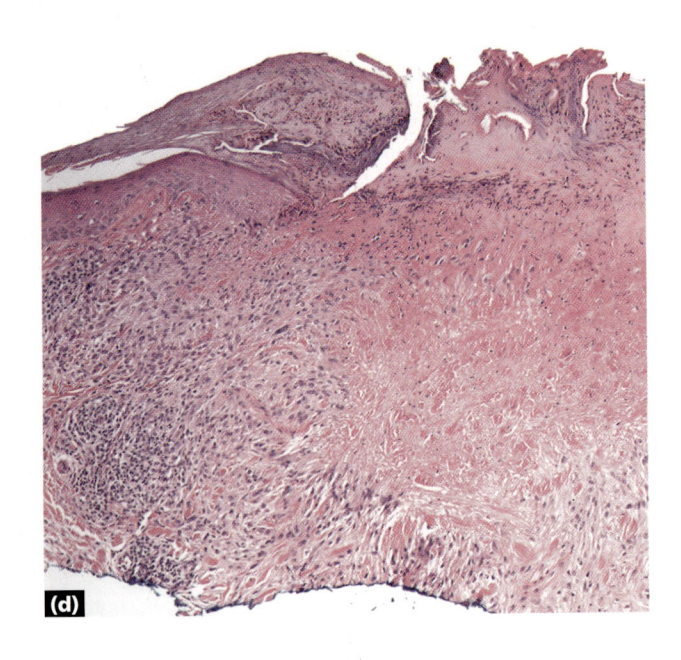

Configuração em Pequeno Aumento | Perfuração epidérmica

a Elastose perfurante serpiginosa: cone interpapilar alongado formando uma garra (tubo tortuoso). *Fonte:* Caso cedido por Whitney High, MD, JD

b Colagenose perfurante reativa: arquitetura rasa e larga em forma de taça

c Calcinose cutânea perfurante: material grumoso e azulado (ver página 264) na base de uma úlcera

d Granuloma anular, perfurante: histiócitos em paliçada ao redor do colágeno com mucina (ver página 89)

Nota: Outras entidades também podem perfurar a epiderme, por exemplo, condrodermatite nodular da hélice, pseudoxantoma elástico.

Diferenças-chave

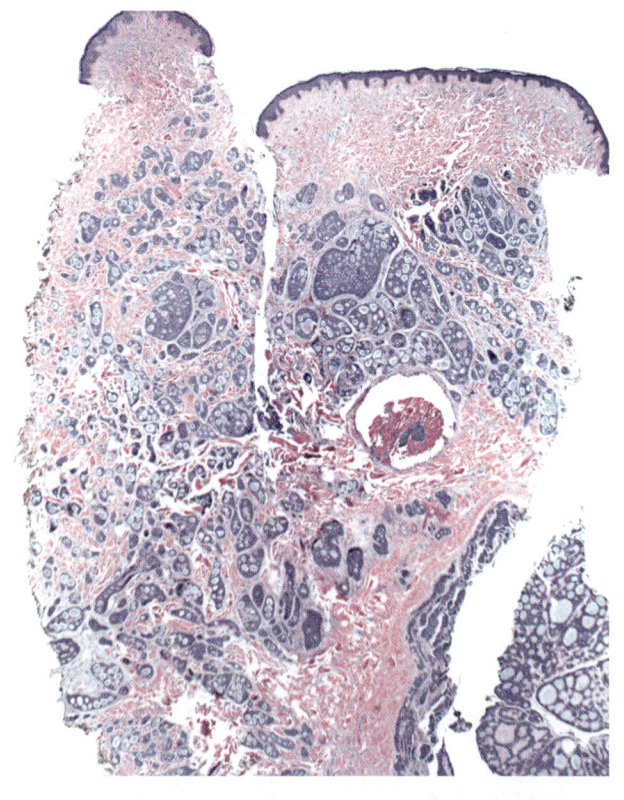

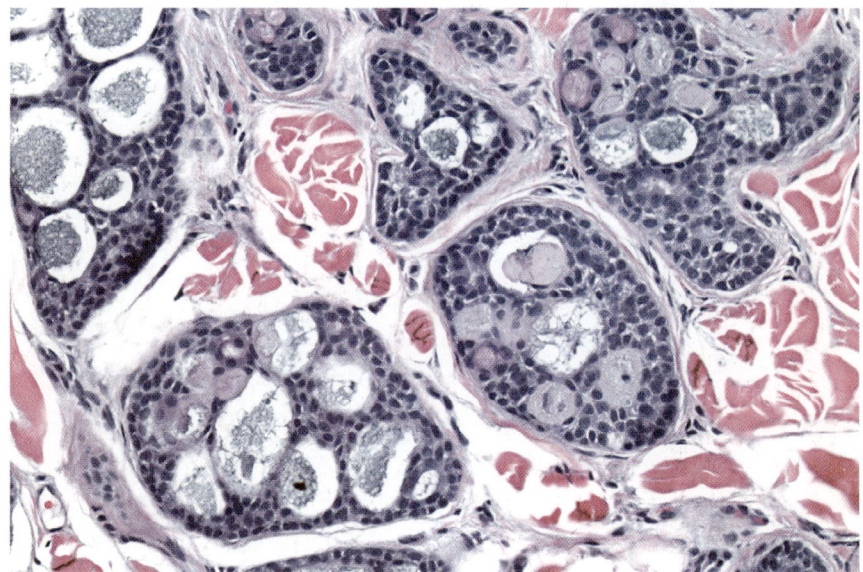

Configuração em Pequeno Aumento | Ilhas circulares 49

- Ilhas circulares dérmicas
- As ilhas contêm células basaloides com padrão cribriforme de espaços semelhantes a ductos preenchidos com material amorfo

Carcinoma adenoide cístico

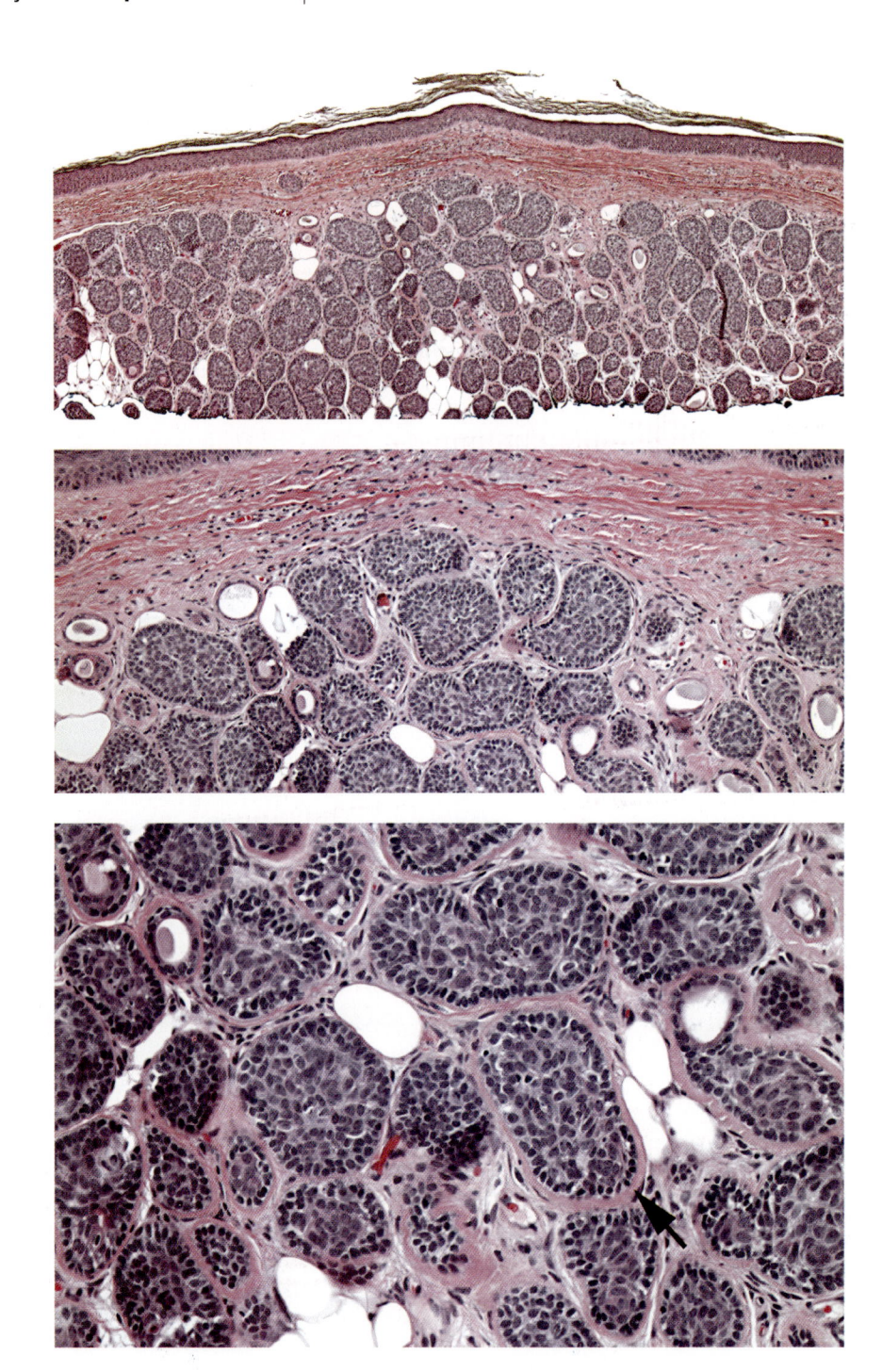

Configuração em Pequeno Aumento | Ilhas circulares

- Ilhas circulares dérmicas
- As ilhas contêm células basaloides cercadas por uma membrana basal rosa densa (seta)
- As ilhas estão organizadas como um "quebra-cabeça"

Cilindroma

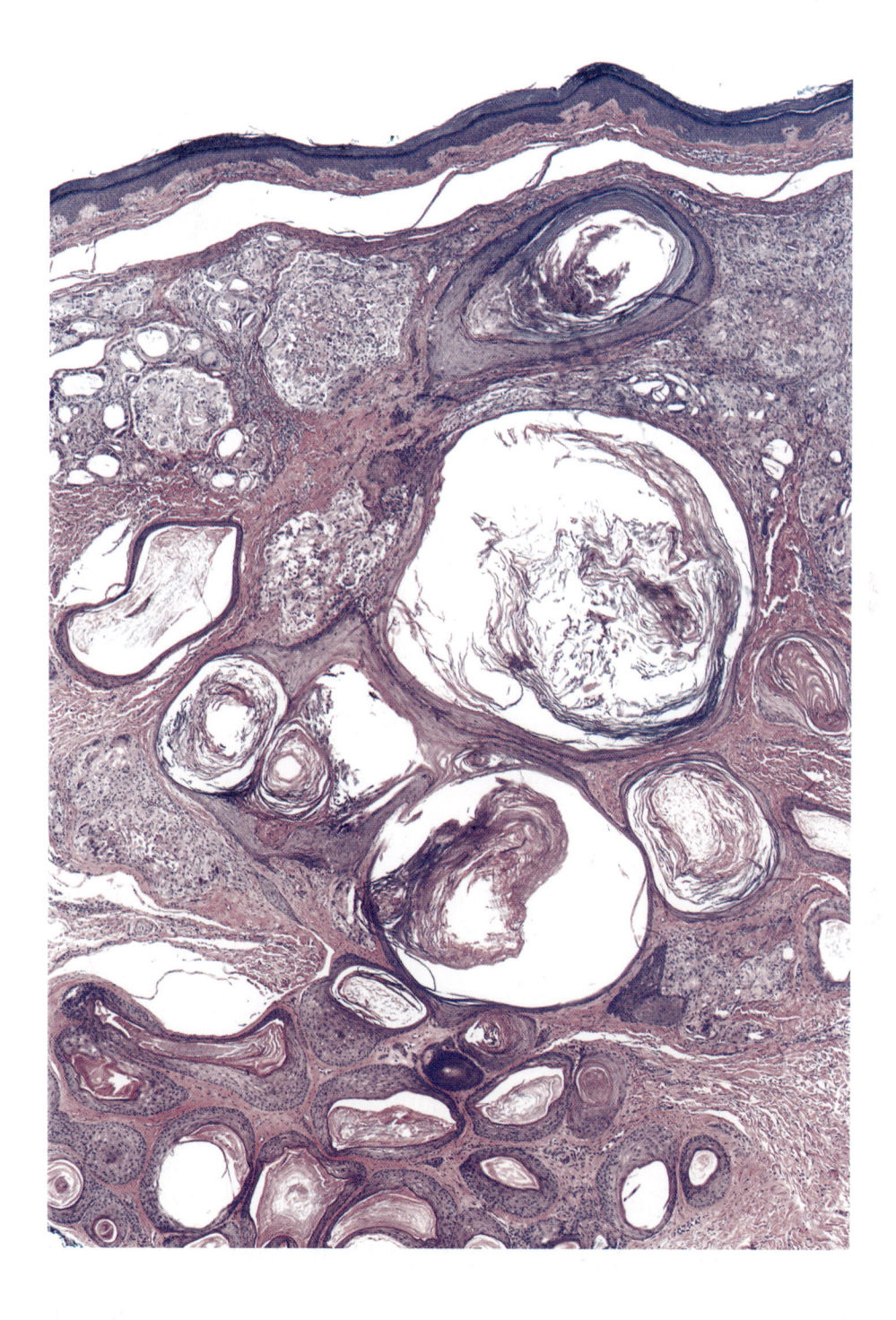

Configuração em Pequeno Aumento | Ilhas circulares 51

- Ilhas circulares dérmicas
- Ilhas de epitélio com ceratina central e escamosa (cistos córneos)
- Cordões basaloides intercalados

Tricoadenoma

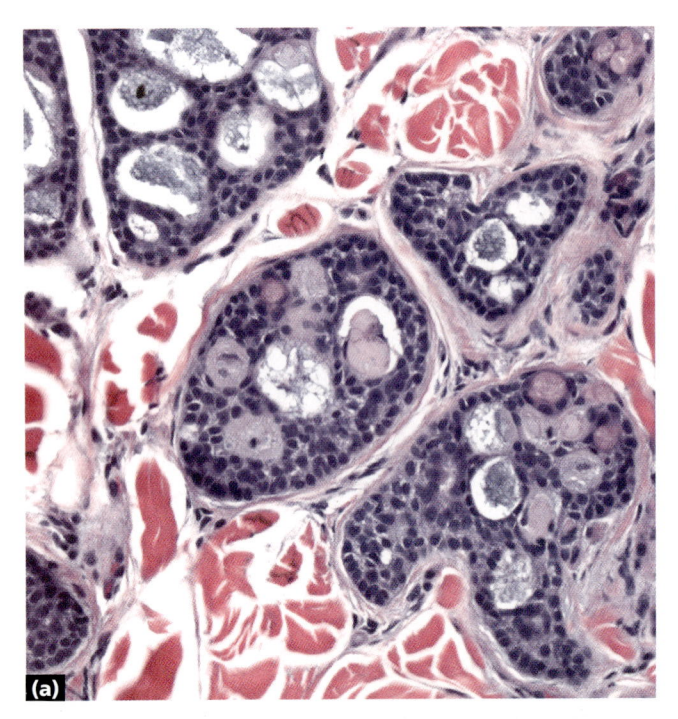

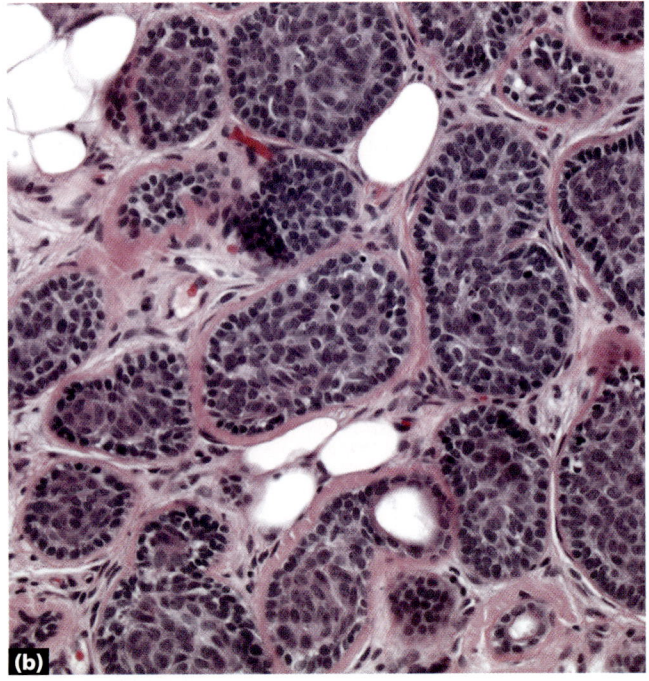

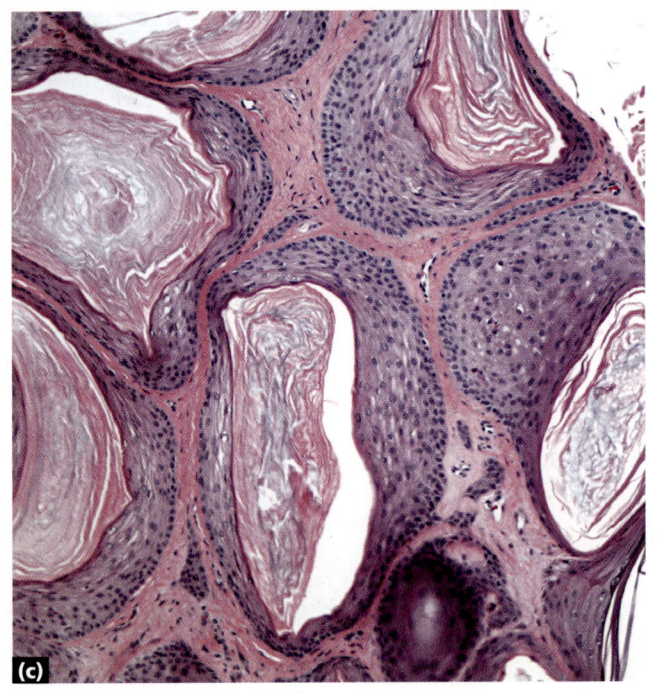

52 Configuração em Pequeno Aumento | Ilhas circulares

a Carcinoma adenoide cístico: padrão cribriforme de estruturas semelhantes a ductos
b Cilindroma: arranjo em quebra-cabeça, membrana basal rosa densa
c Tricoadenoma: numerosos cistos córneos

Diferenças-chave

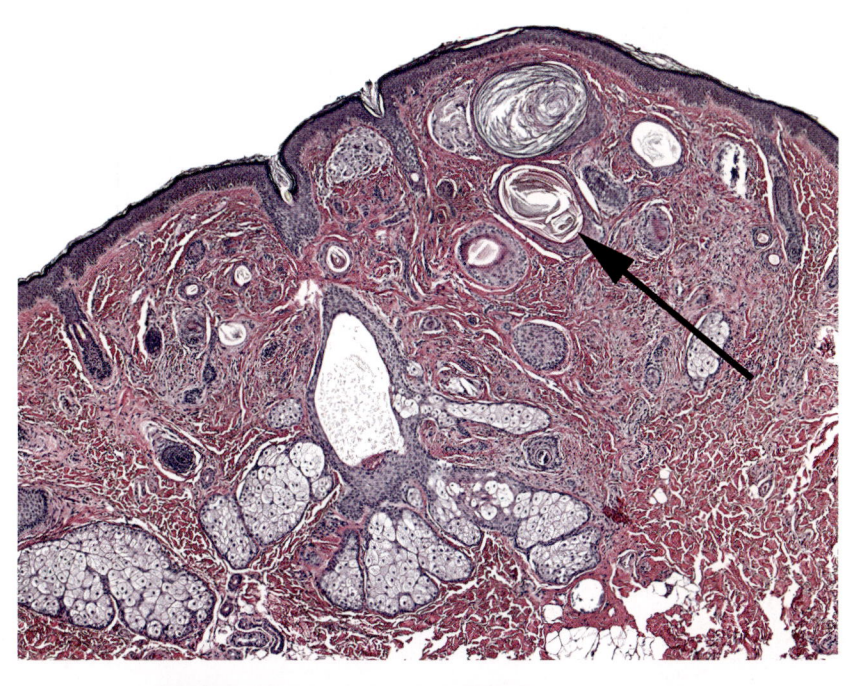

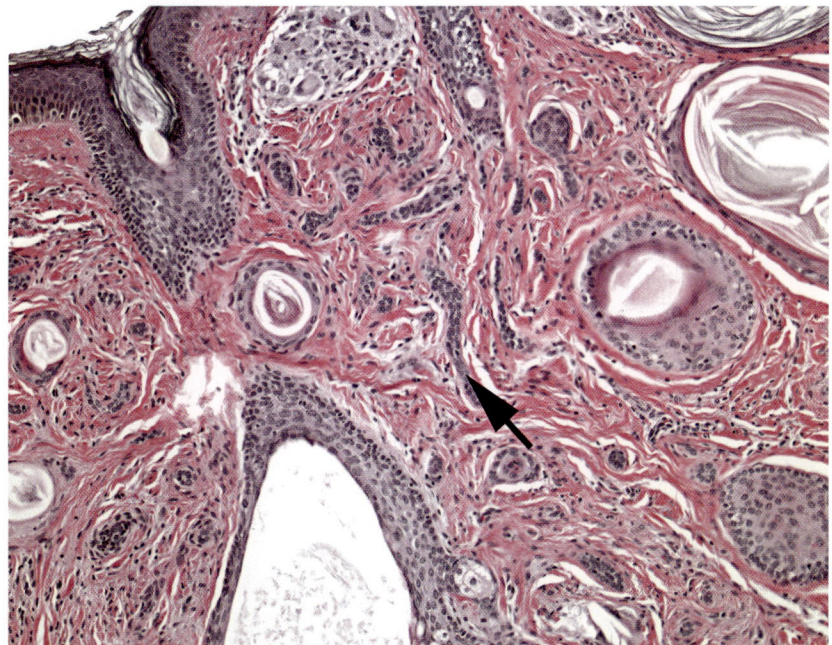

Configuração em Pequeno Aumento | Cordões/túbulos e formas de vírgula 53

- Cordões/túbulos e formas de vírgula na derme
- Numerosos cistos córneos (seta longa) no estroma fibrótico
- Túbulos com epitélio de duas camadas (seta curta)
- Calcificação frequentemente presente
- Confinado a derme

Tricoepitelioma desmoplásico

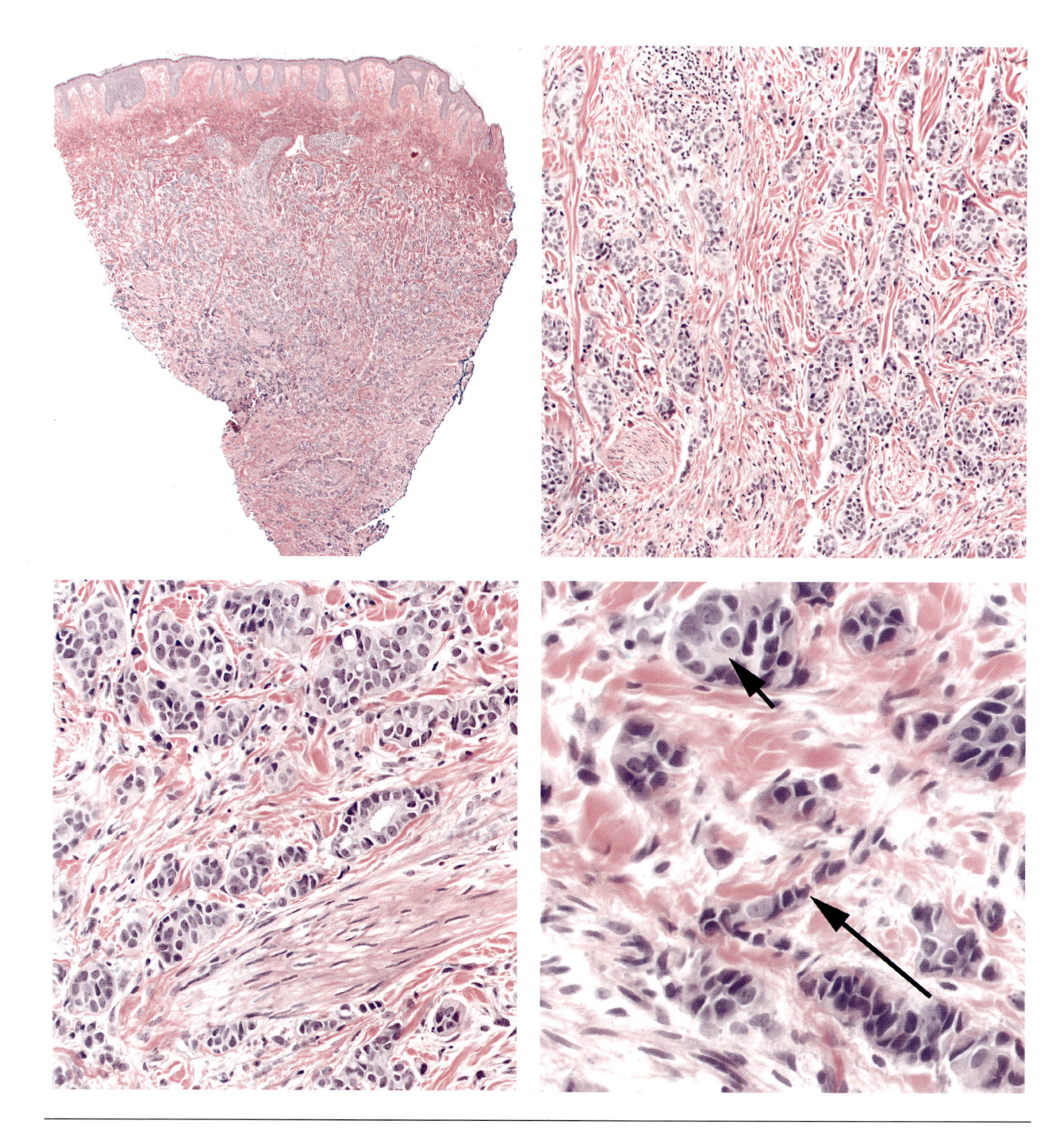

54 | **Configuração em Pequeno Aumento** | Cordões/túbulos e formas de vírgula

- Cordões/túbulos e formas de vírgula na derme e abaixo
- Túbulos de camada única (em "fila indiana" – seta longa) e epitélio de várias camadas
- Algumas células formam estruturas semelhantes a glândulas (seta curta)
- Outros carcinomas metastáticos podem exibir padrão similar – é necessária a história clínica; a imuno-histoquímica pode ser útil

Carcinoma de mama metastático

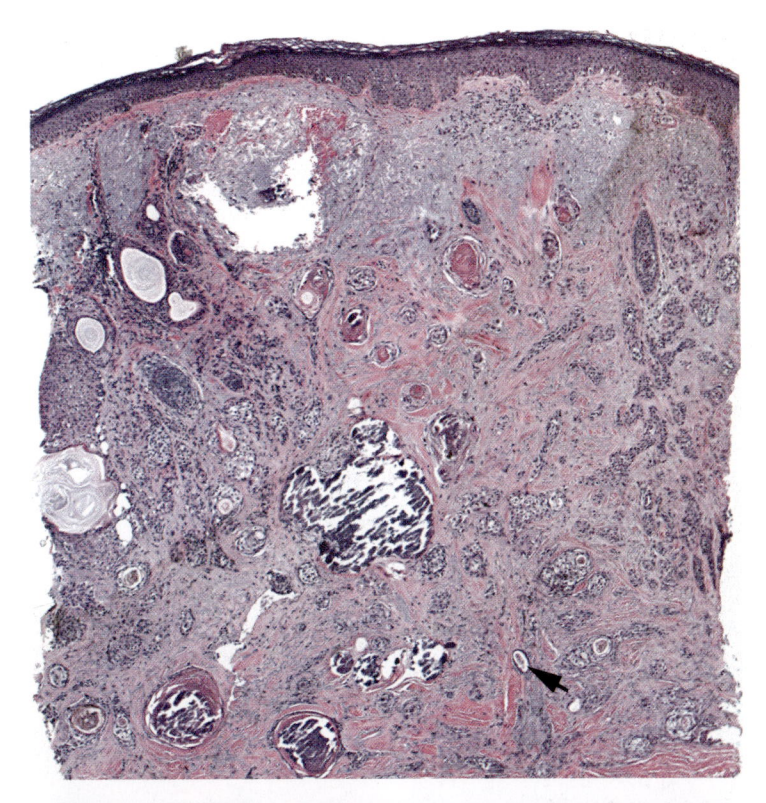

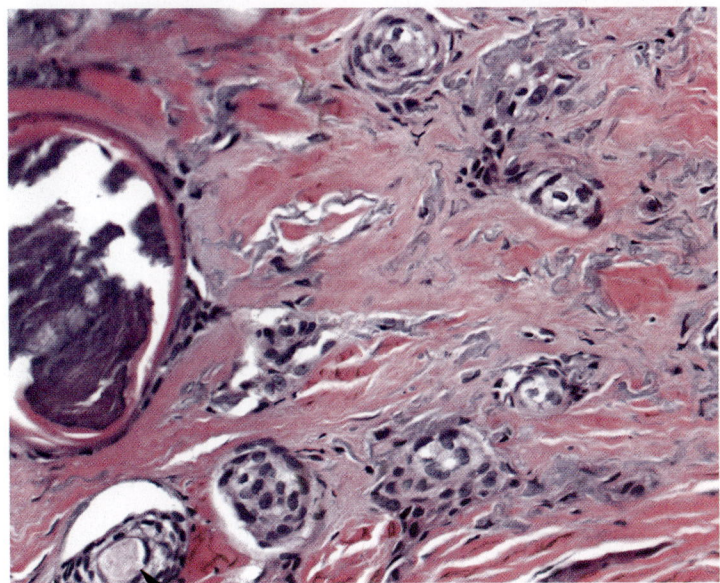

Configuração em Pequeno Aumento | Cordões/túbulos e formas de vírgula 55

- Cordões/túbulos e formas de vírgula na derme
- Formas de vírgula com espaços tipo ducto
- Profundamente infiltrativo (preenche a derme)
- Envolvimento perineural

Carcinoma anexial microcístico

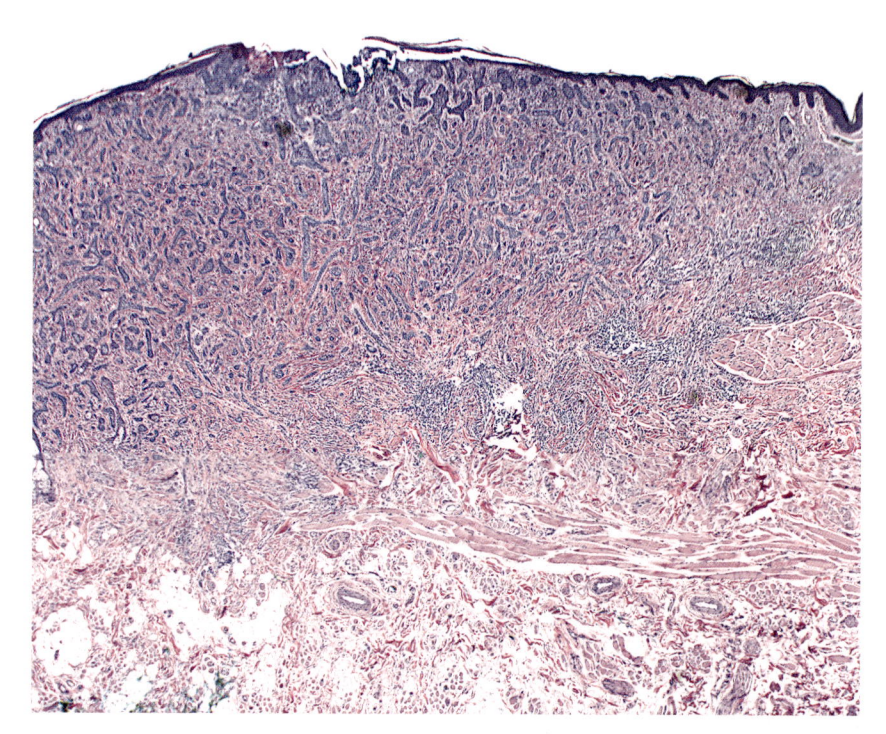

Configuração em Pequeno Aumento | Cordões/túbulos e formas de vírgula

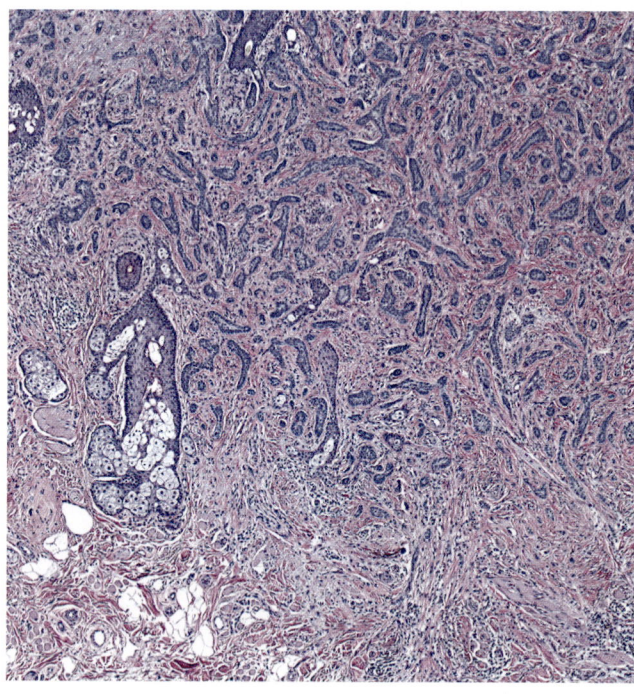

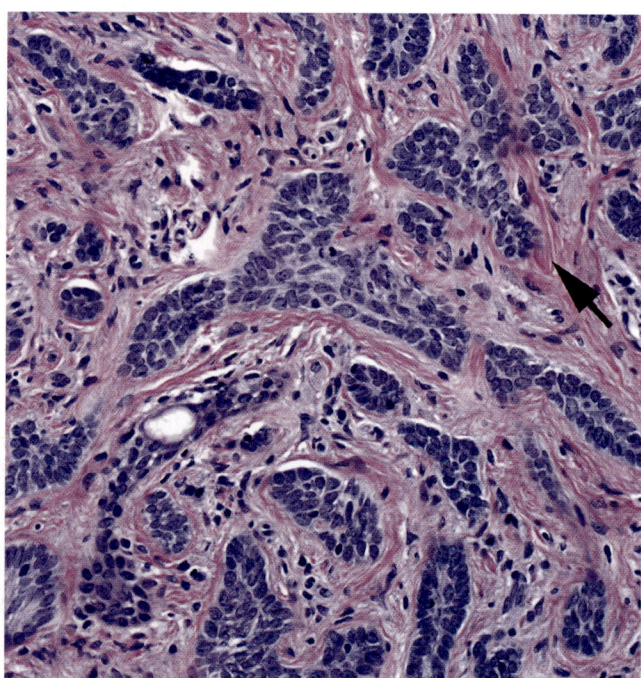

- Cordões/túbulos e formas de vírgula na derme
- Túbulos de epitélio compostos de células basaloides com áreas focais de paliçada periférica
- Neocolagênese em torno de ilhas (seta)
- Profundamente infiltrativo

Carcinoma basocelular esclerodermiforme

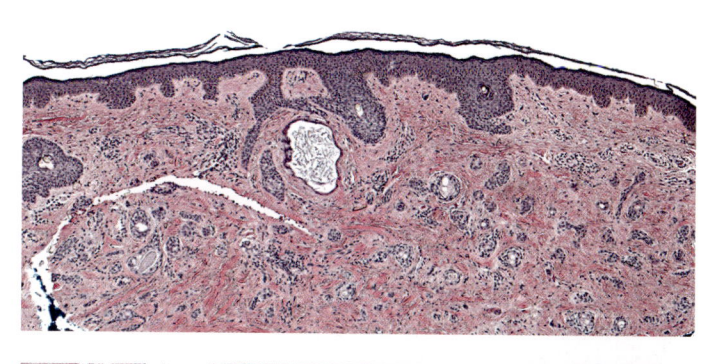

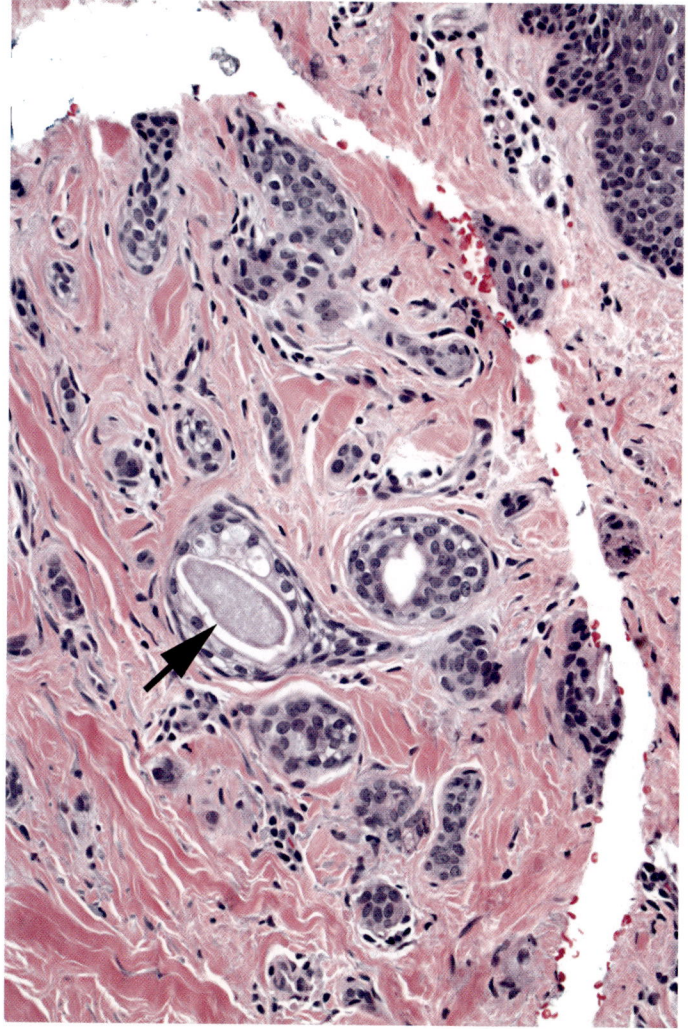

Configuração em Pequeno Aumento | Cordões/túbulos e formas de vírgula

- Cordões/túbulos e formas de vírgula na derme
- Restrito à derme superior
- Formas em "girinos" do epitélio com estruturas semelhantes a ductos nas cabeças (seta)
- Células mais escuras na periferia, células claras no centro
- Cutícula eosinofílica reveste lúmens
- Ausência de cistos córneos

Siringoma

Configuração em Pequeno Aumento | Cordões/túbulos e formas de vírgula

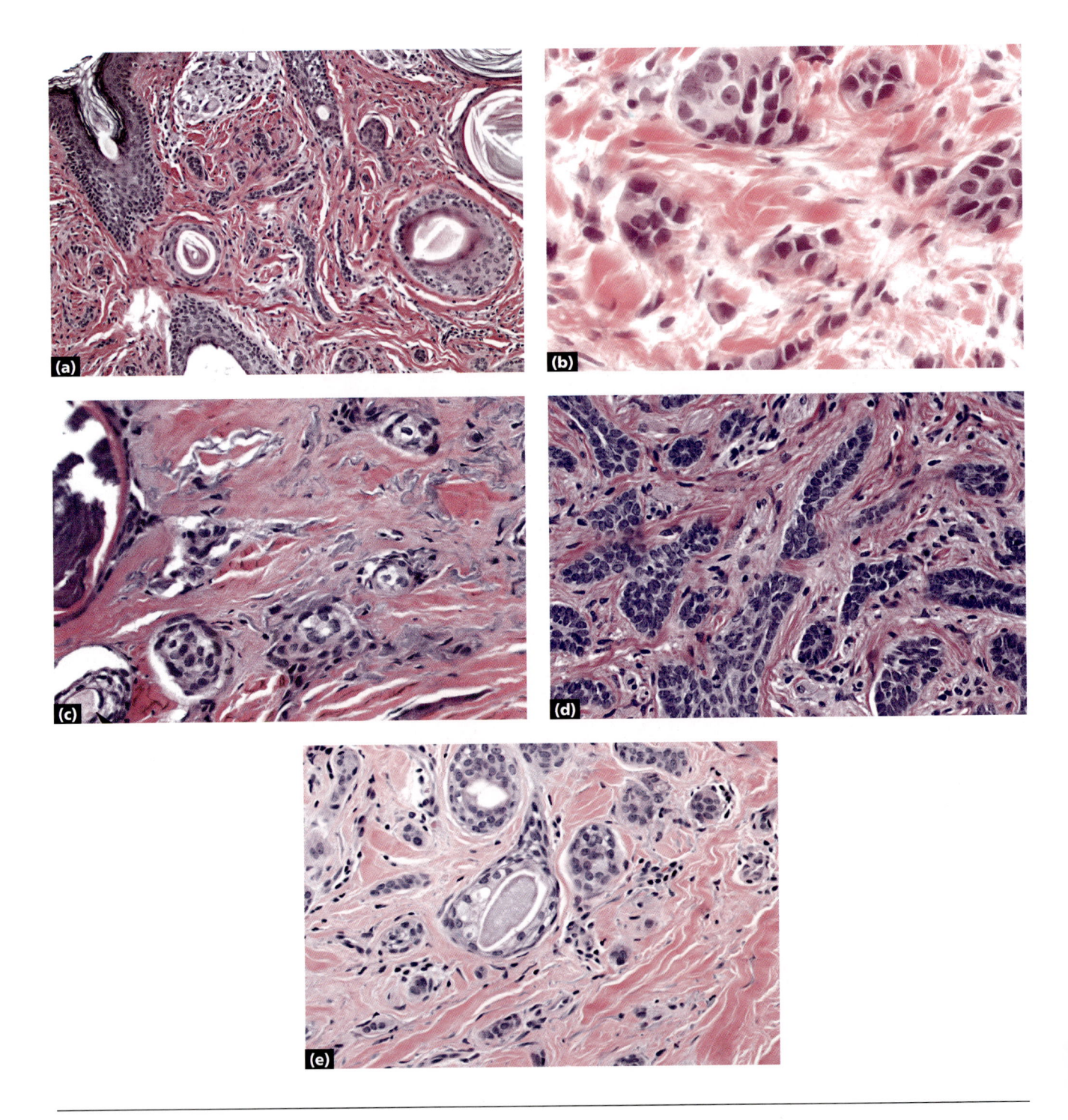

Diferenças-chave

a Tricoepitelioma desmoplásico: cistos córneos, ausência de células claras, áreas circulares do epitélio envolvem a ceratina

b Carcinoma de mama metastático: depósitos focais de células atípicas, profundamente infiltrativo

c Carcinoma anexial microcístico: assemelha-se ao siringoma com estruturas em girino, mas profundamente infiltrativo, envolvimento perineural

d Carcinoma basocelular esclerodermiforme: cordões infiltrativos de células basaloides com áreas focais de paliçada periférica; Pode exibir algumas estruturas tipo ducto (mas menos do que **c**)

e Siringoma: formas em girinos superficiais com células claras

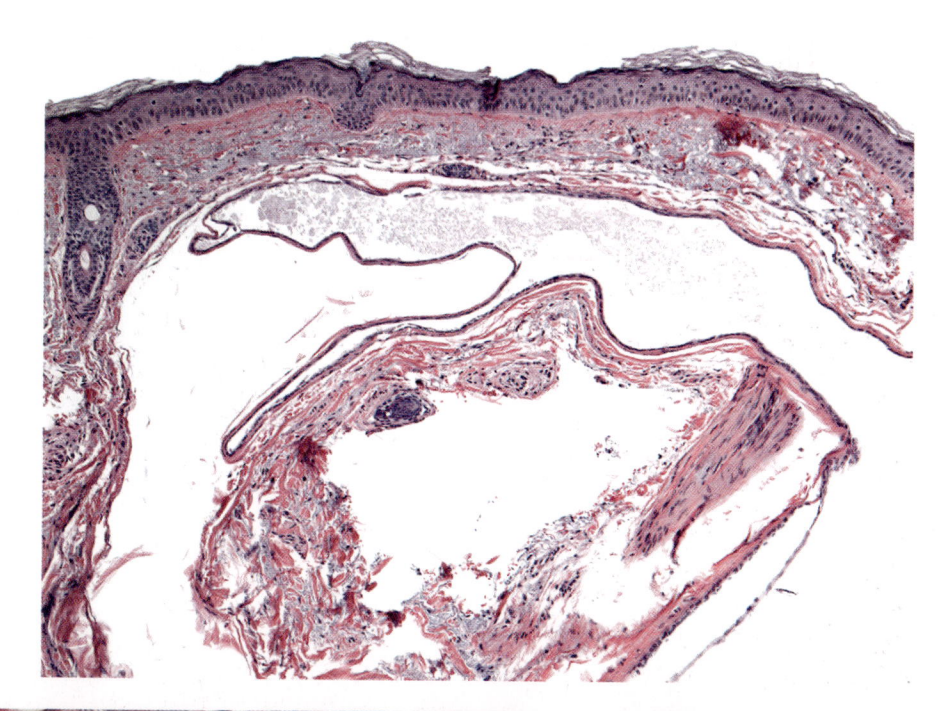

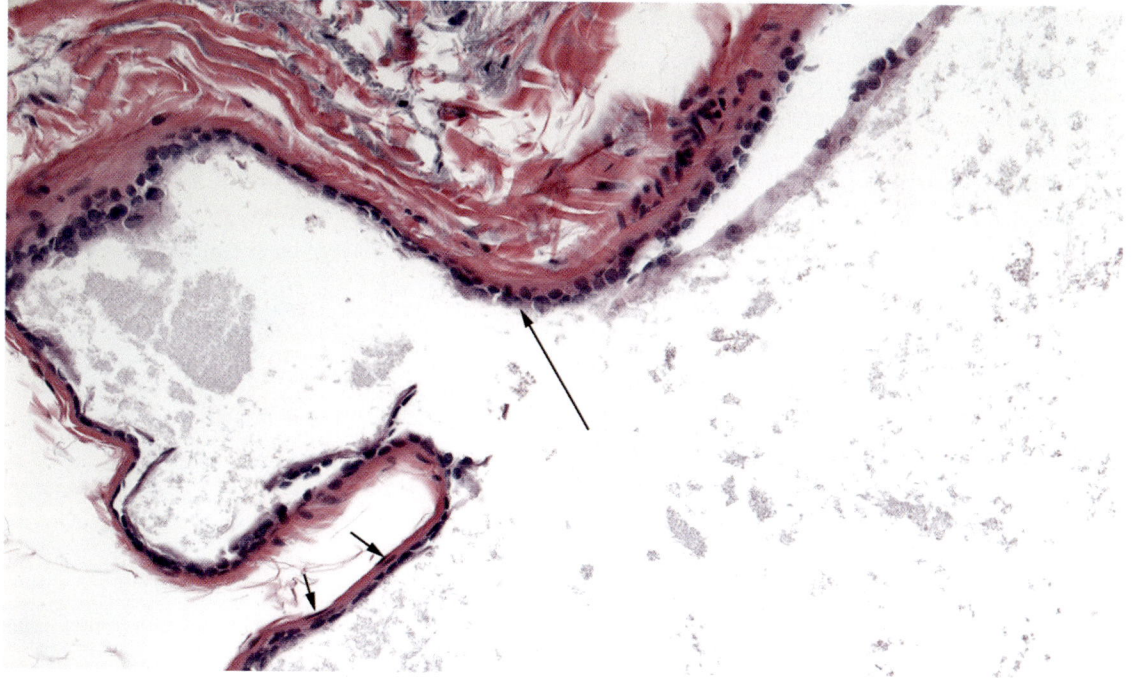

Configuração em Pequeno Aumento | Espaços com revestimento 59

- Espaços com revestimento
- Revestimento composto por uma camada interna de células com secreção por decapitação (seta longa) e uma camada achatada de células mioepiteliais (seta curta)

Hidrocistoma apócrino

| **Configuração em Pequeno Aumento** | Espaços com revestimento

---

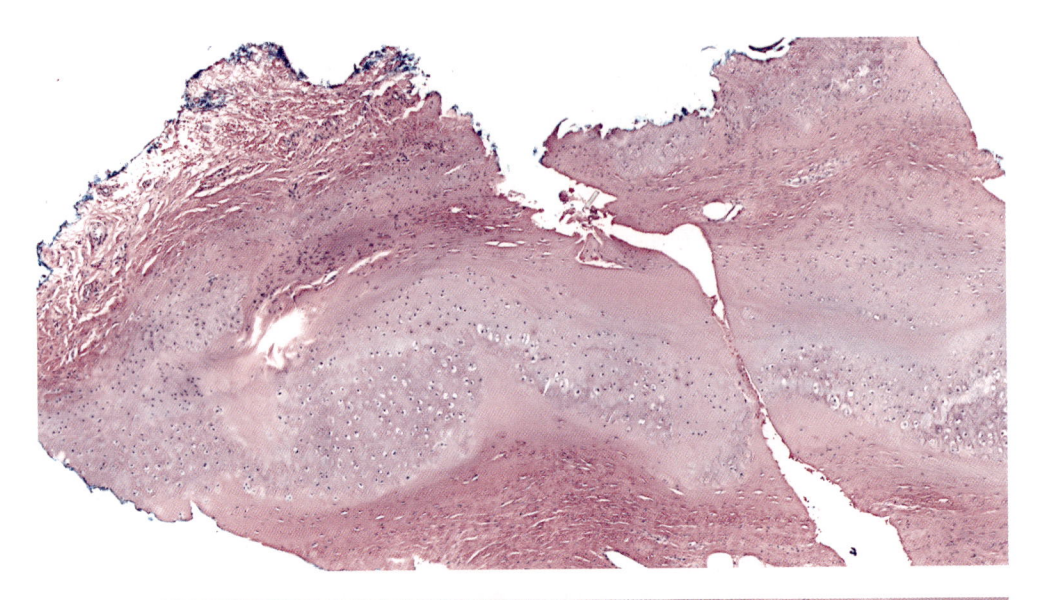

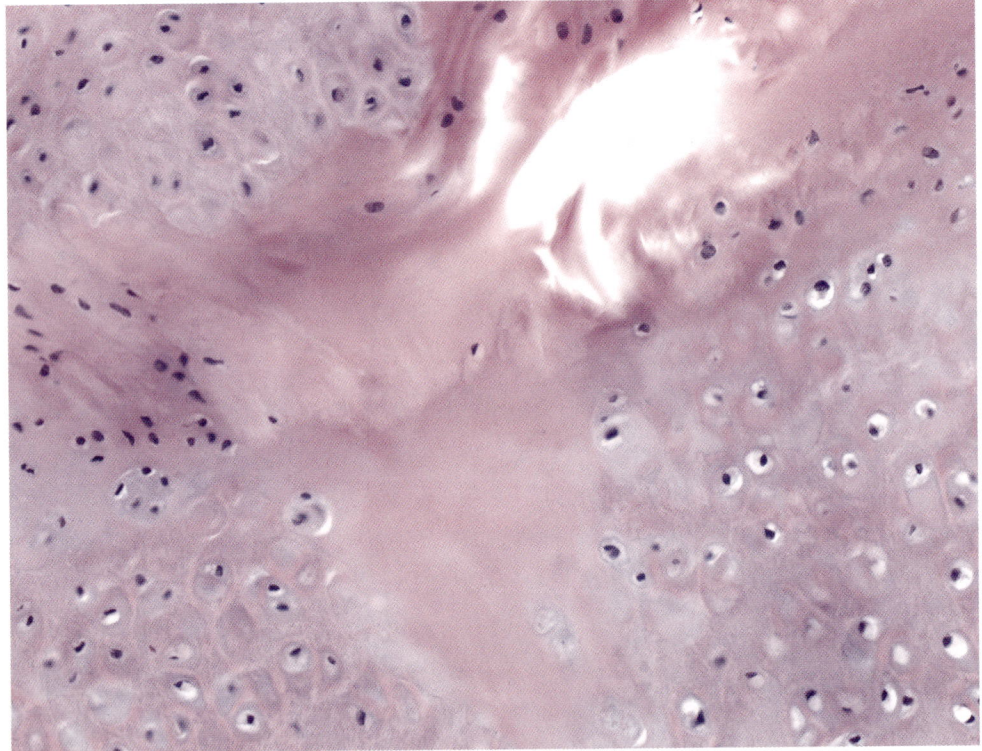

- Espaços com revestimento
- O revestimento não é uma verdadeira camada epitelial e sim cartilagem
- Centralmente, há degeneração da cartilagem

Pseudocisto auricular

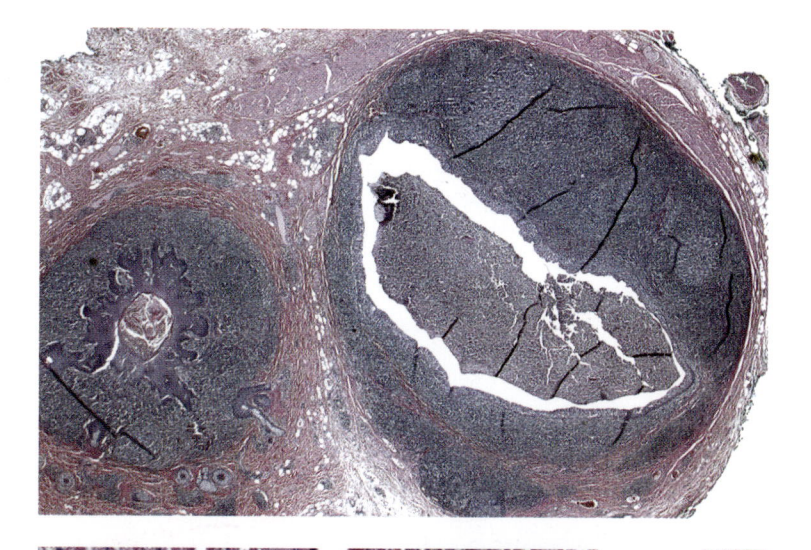

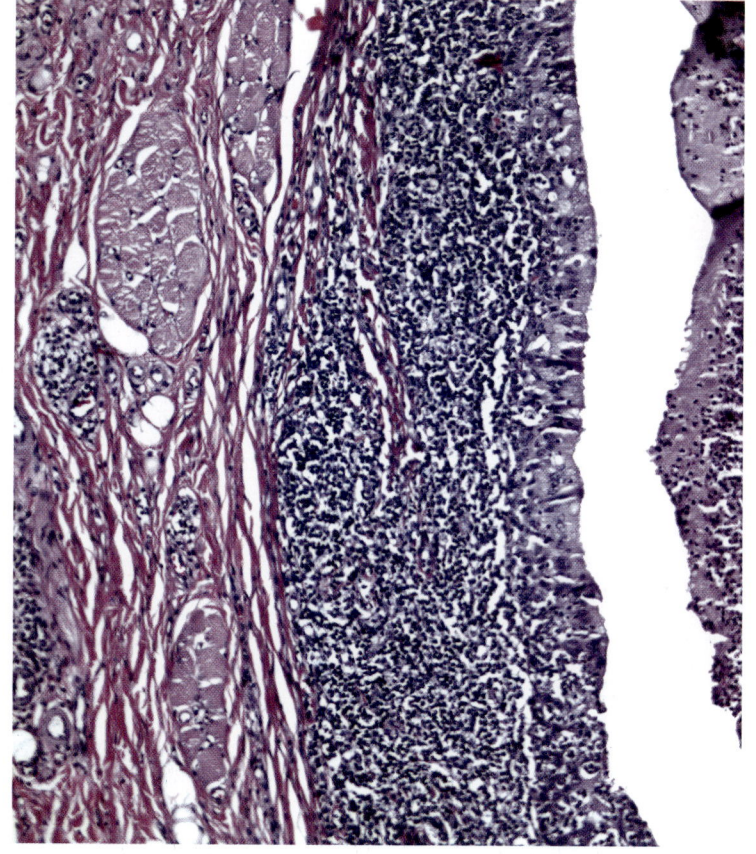

Configuração em Pequeno Aumento | Espaços com revestimento 61

- Espaços com revestimento
- Revestimento composto de epitélio escamoso ou, às vezes, cúbico/colunar frequentemente com metaplasia escamosa
- Folículos linfoides proeminentes na parede

Cisto da fenda branquial

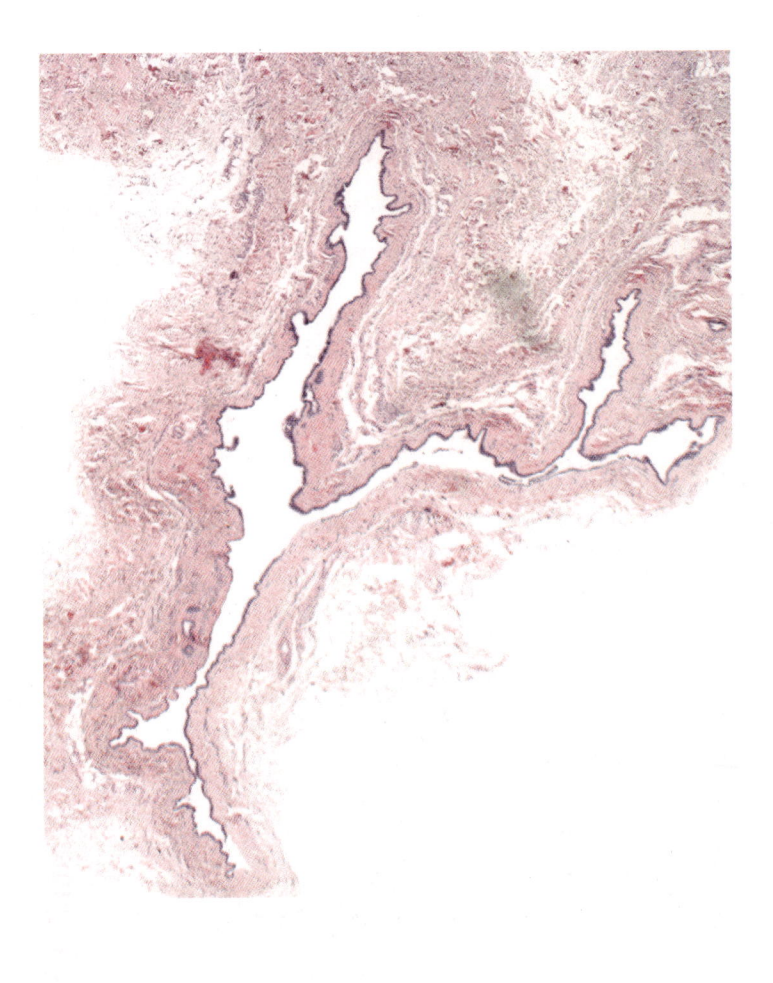

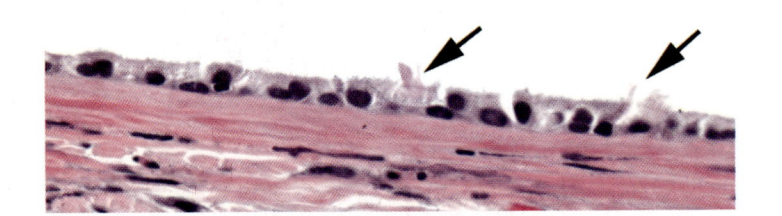

- Espaços com revestimento
- Revestimento composto de epitélio cúbico/colunar com cílios (setas)

Cisto cutâneo ciliado

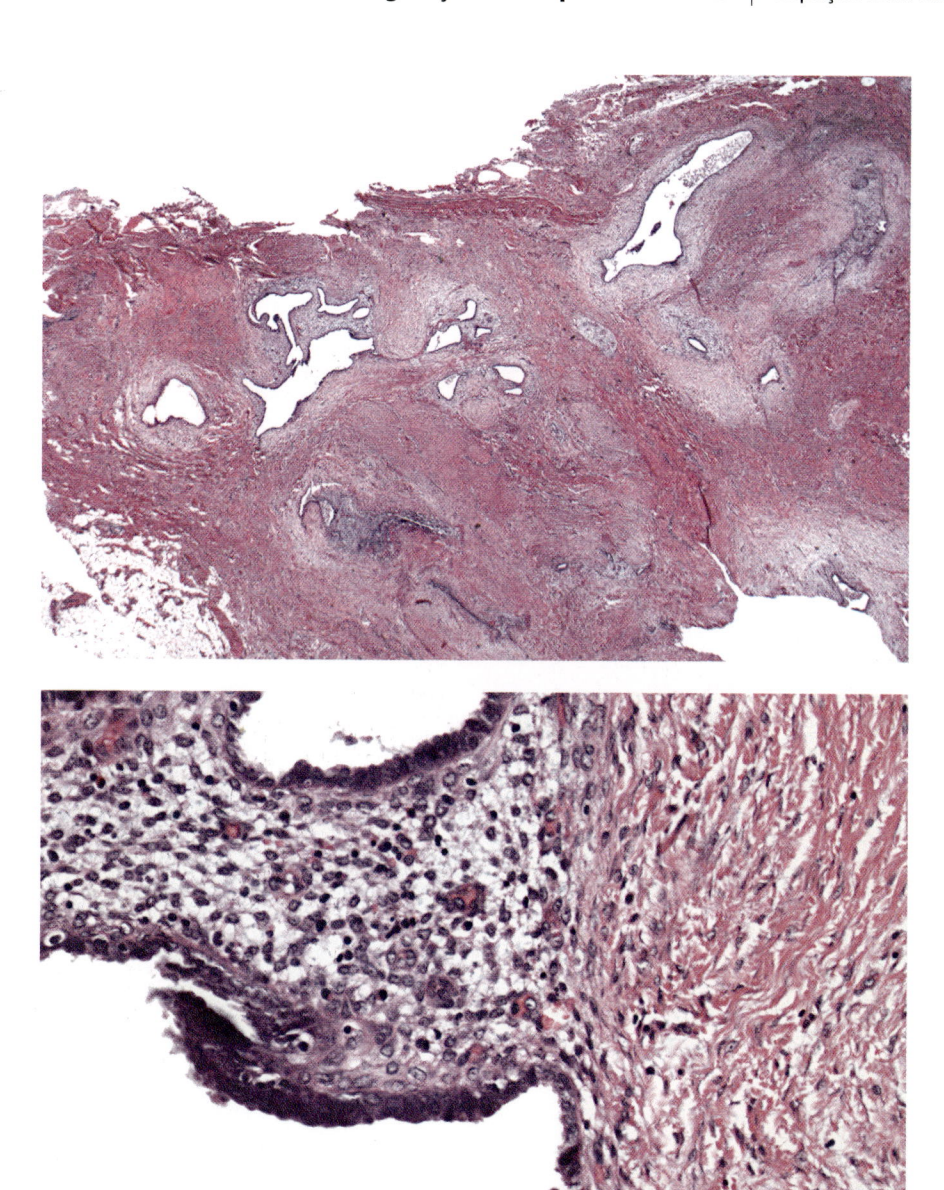

Configuração em Pequeno Aumento | Espaços com revestimento

- Espaços com revestimento
- Espaços embebidos em um estroma fibrovascular (estroma endometrial)
- Revestimento composto de células azuis justapostas
- Depósitos de hemossiderina são comuns no estroma

Endometriose cutânea

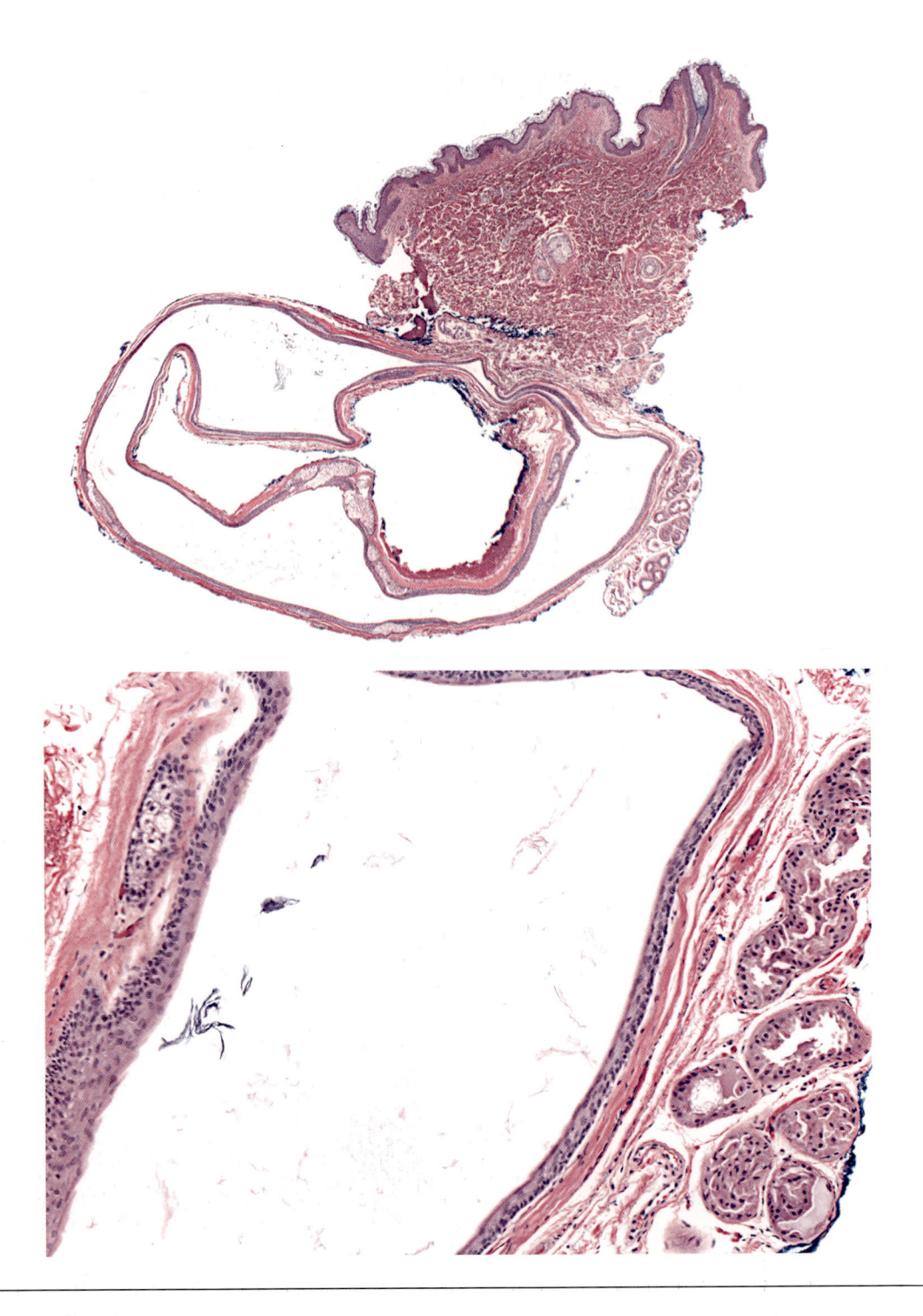

- Espaços com revestimento
- Revestimento composto por epitélio escamoso
- As paredes contêm estruturas anexiais

Cisto dermoide

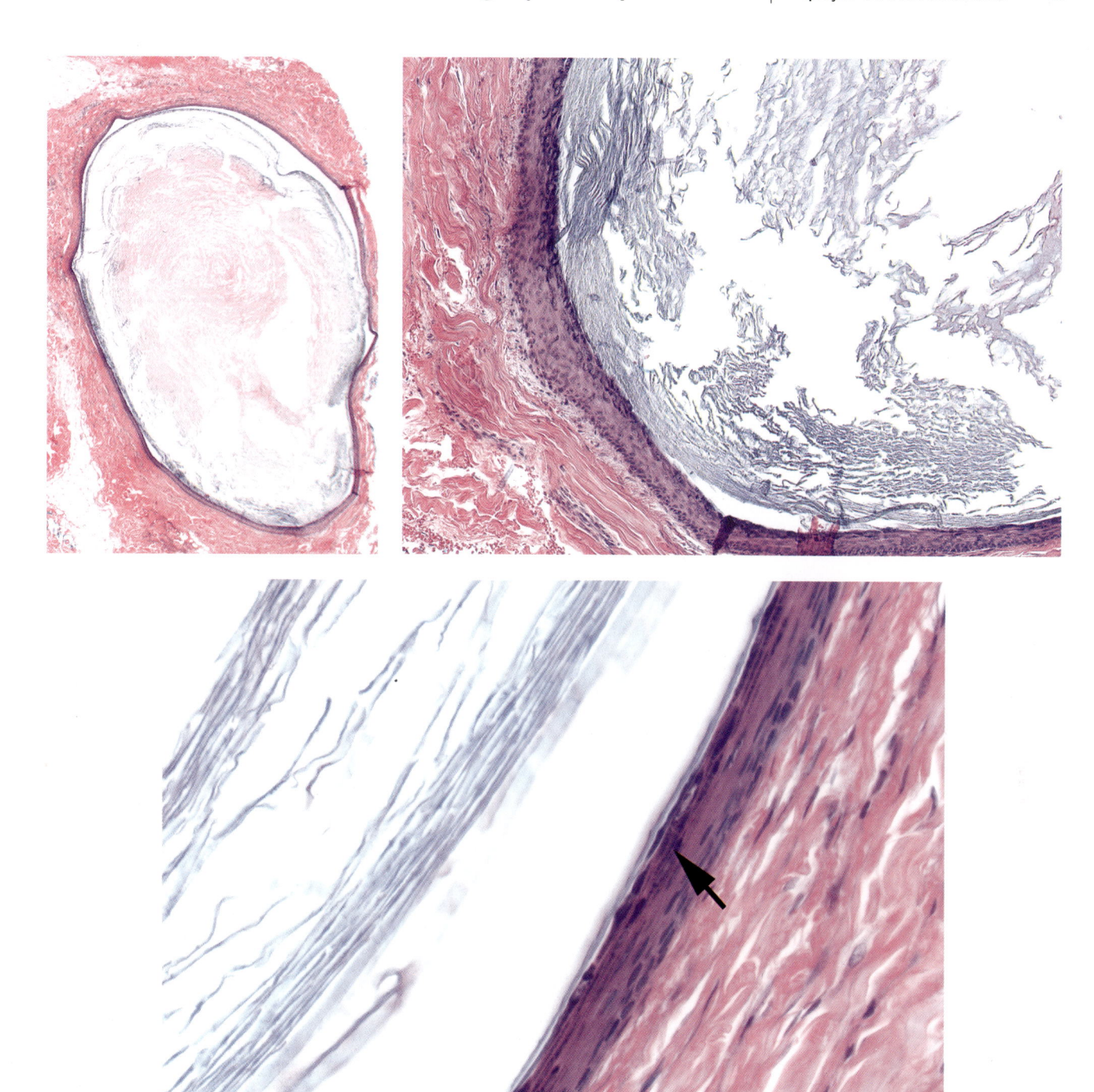

Configuração em Pequeno Aumento | Espaços com revestimento 65

- Espaços com revestimento
- Revestimento composto de epitélio escamoso com camada granulosa (seta)
- Conteúdo do cisto composto por lâminas de ceratina

Cisto epidermoide

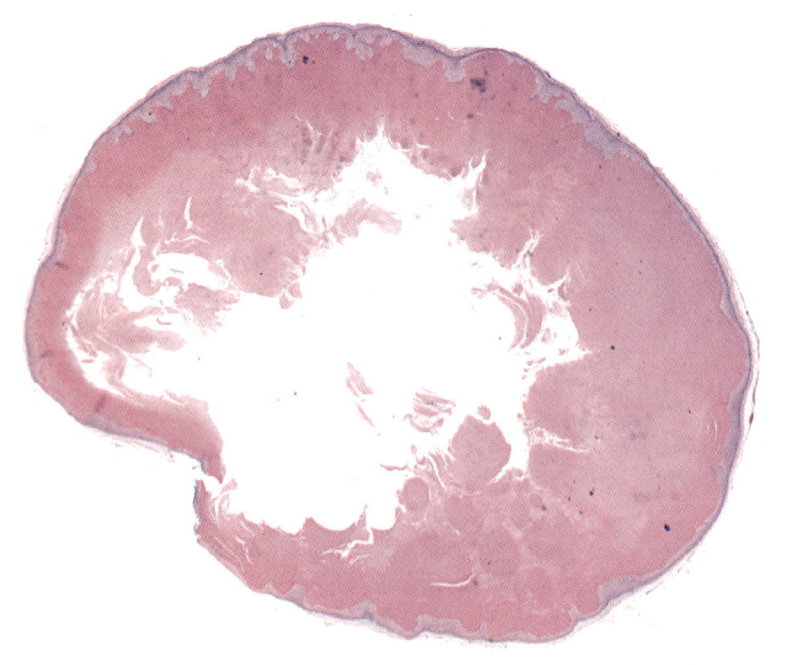

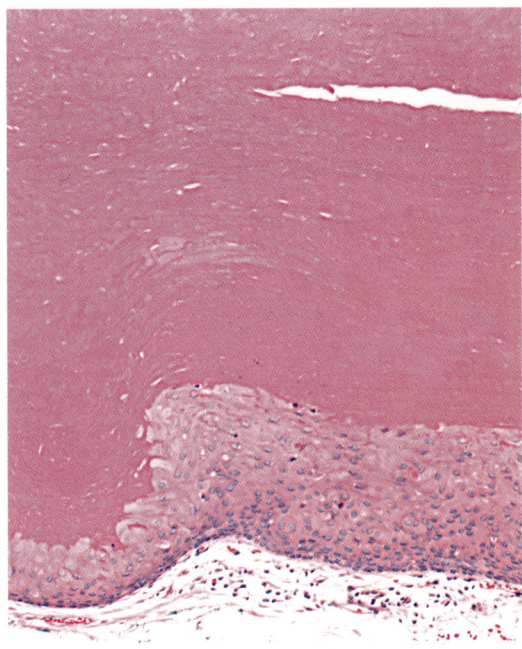

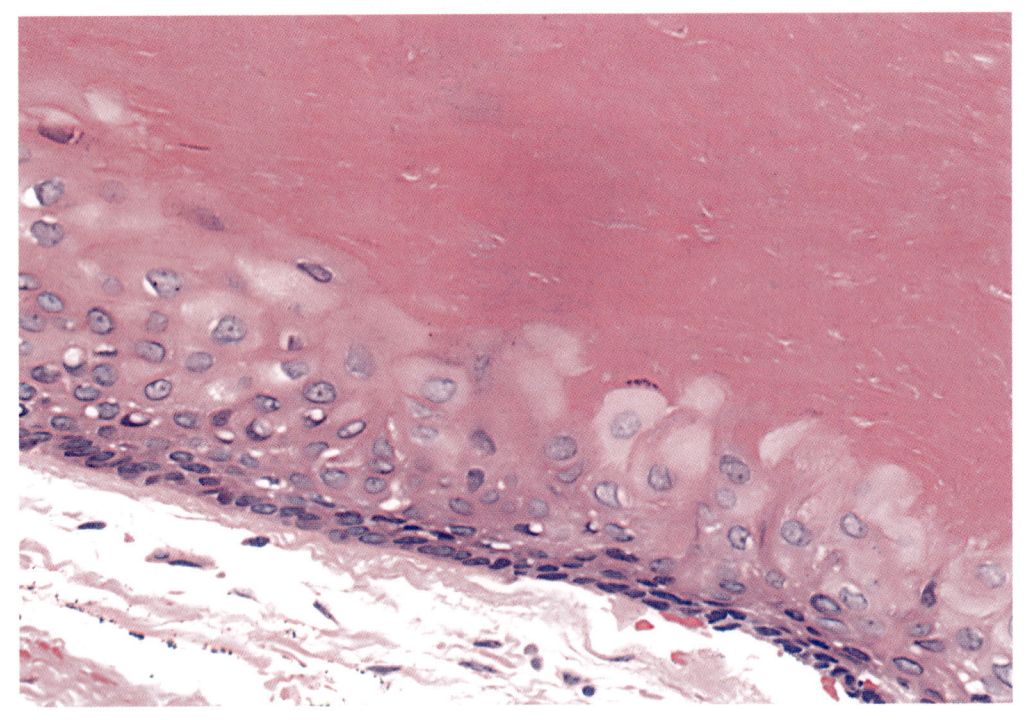

66 **Configuração em Pequeno Aumento** | Espaços com revestimento

---

- Espaços com revestimento
- Revestimento composto de epitélio escamoso sem camada granulosa
- Conteúdo do cisto composto por ceratina rosa densa

Cisto pilar

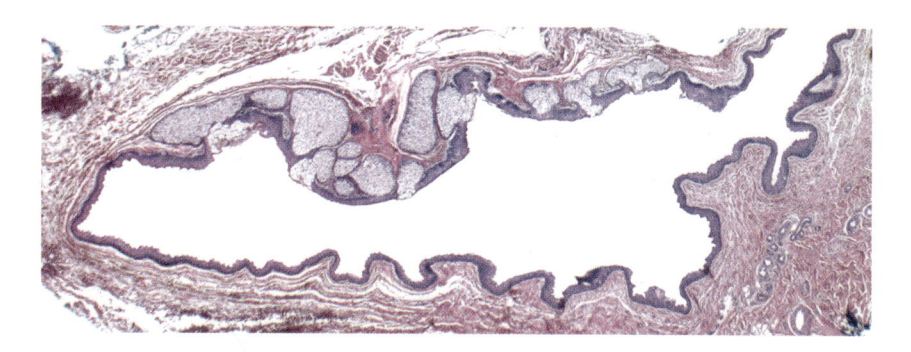

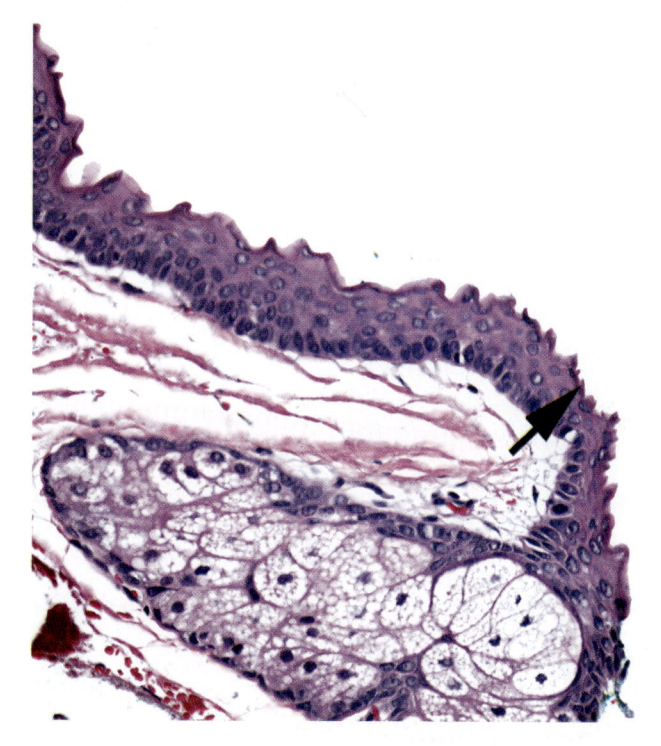

Configuração em Pequeno Aumento | Espaços com revestimento

- Espaços com revestimento
- Revestimento composto de epitélio estratificado com ceratina crenulada rosa brilhante (seta)
- Presença de glândulas sebáceas na parede

Esteatocistoma

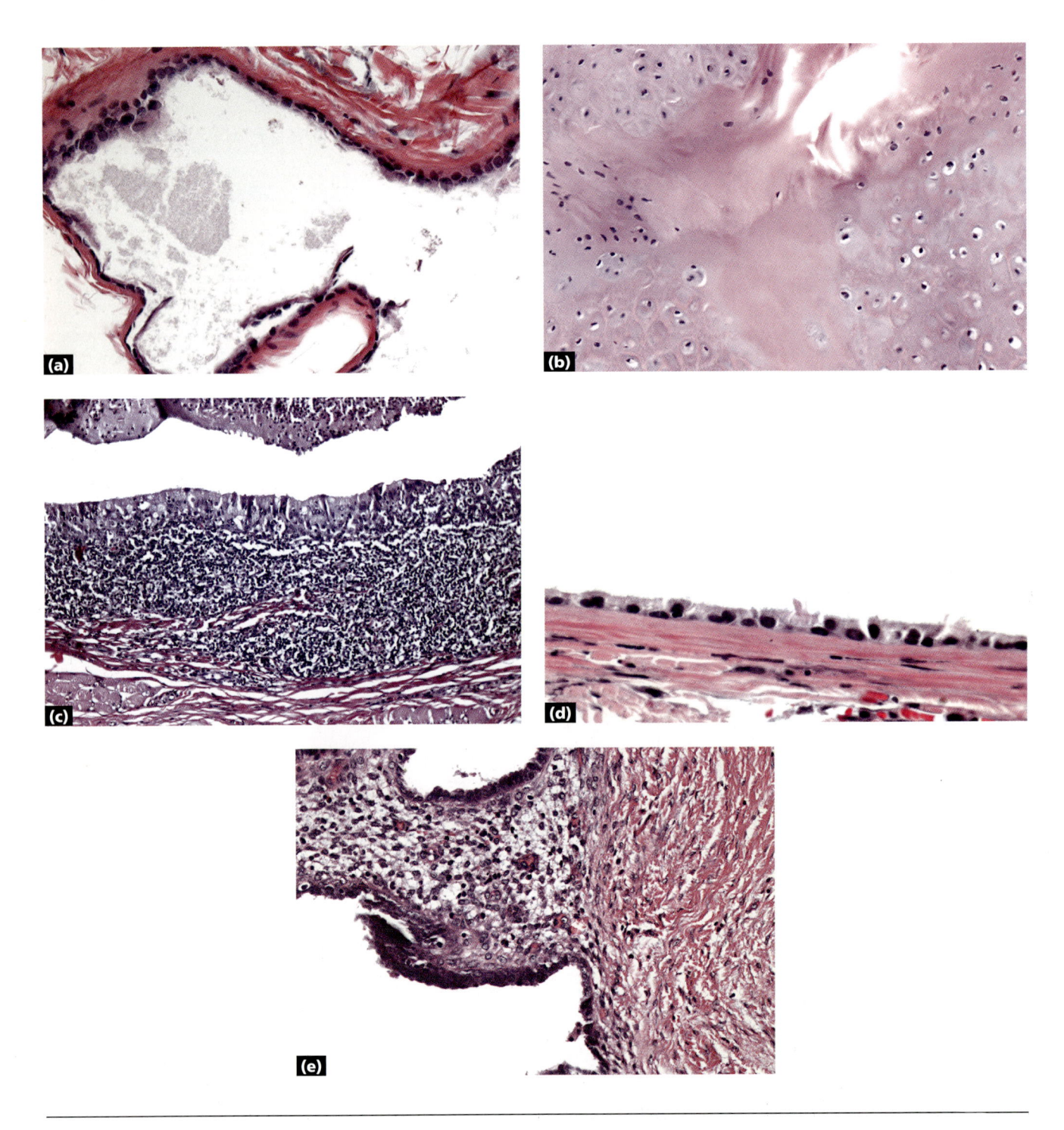

68 Configuração em Pequeno Aumento | Espaços com revestimento

a Hidrocistoma apócrino: secreção por decapitação
b Pseudocisto auricular: degeneração rodeada por cartilagem
c Cisto da fenda branquial: folículos linfoides proeminentes na parede
d Cisto cutâneo ciliado: epitélio colunar com cílios; ausência de estruturas na parede
e Endometriose cutânea: estroma fibrovascular com glândulas

Diferenças-chave

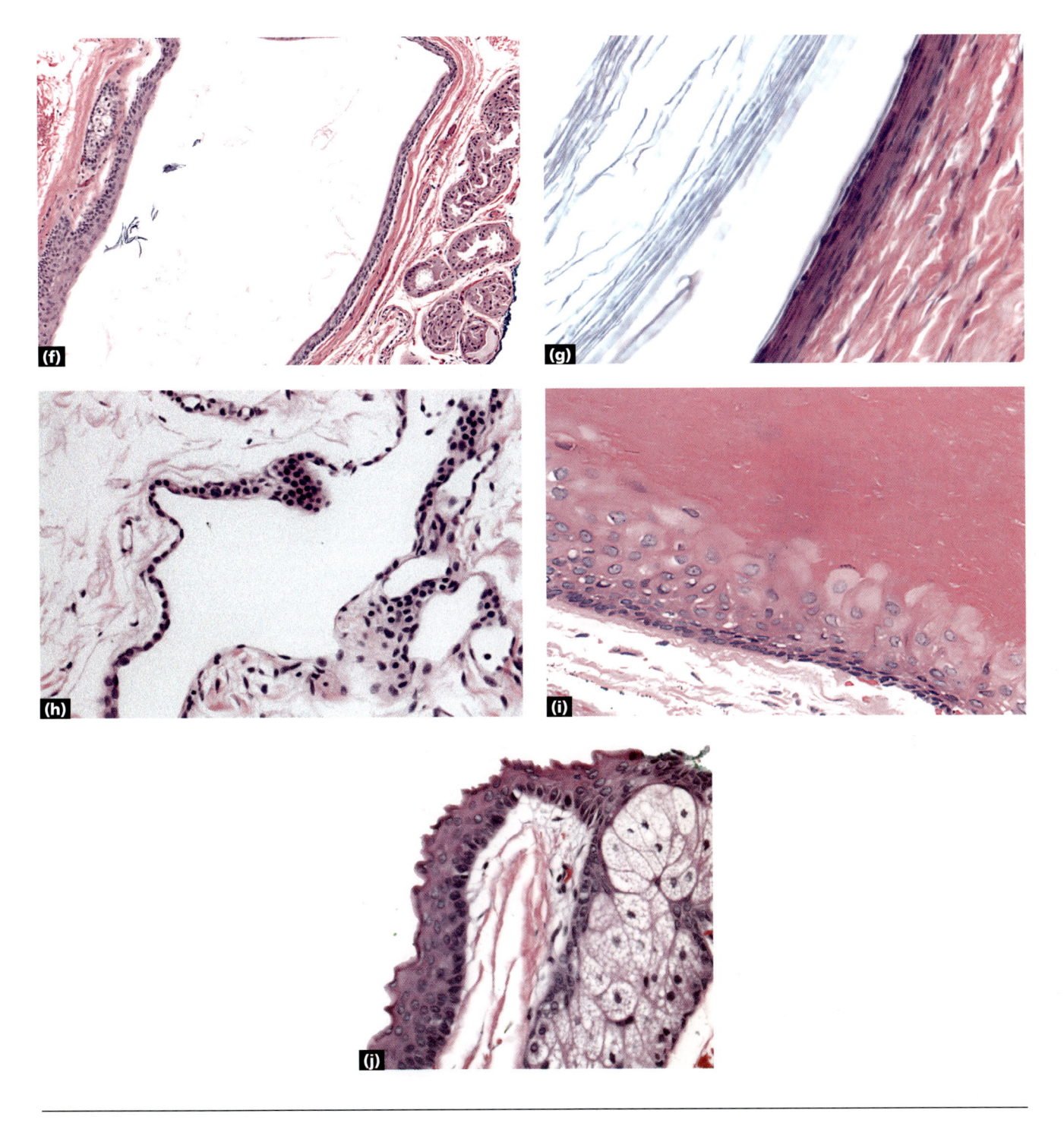

Configuração em Pequeno Aumento | Espaços com revestimento | 69

f Cisto dermoide: glândulas sebáceas e outras estruturas anexiais na parede
g Cisto de inclusão epidérmica: epitélio com camada granulosa, lâminas de ceratina no centro
h Malformação glomovenosa (glomangioma): células monomórficas, células azuis cuboidais (ver também tumor glômico na página 282)
i Cisto pilar: epitélio sem camada granulosa, ceratina densa no centro
j Esteatocistoma: ceratina crenulada que reveste o cisto; glândulas sebáceas na parede

Nota: Os cistos broncogênicos são incomuns e são diagnosticados pela história clínica e a presença de epitélio colunar +/− cílios, +/− cartilagem na parede; lagos venosos são comuns e são compostos de células endoteliais achatadas com eritrócitos no espaço vascular.

Diferenças-chave, *continuação*

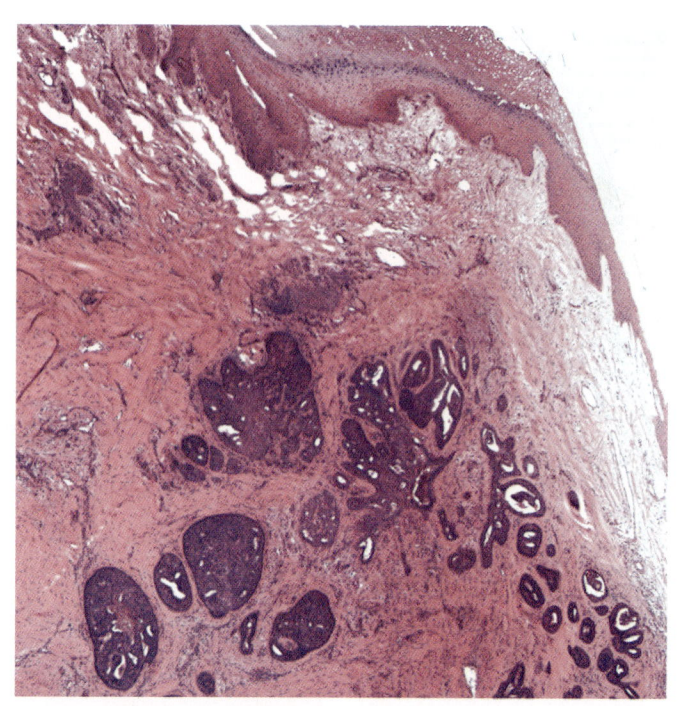

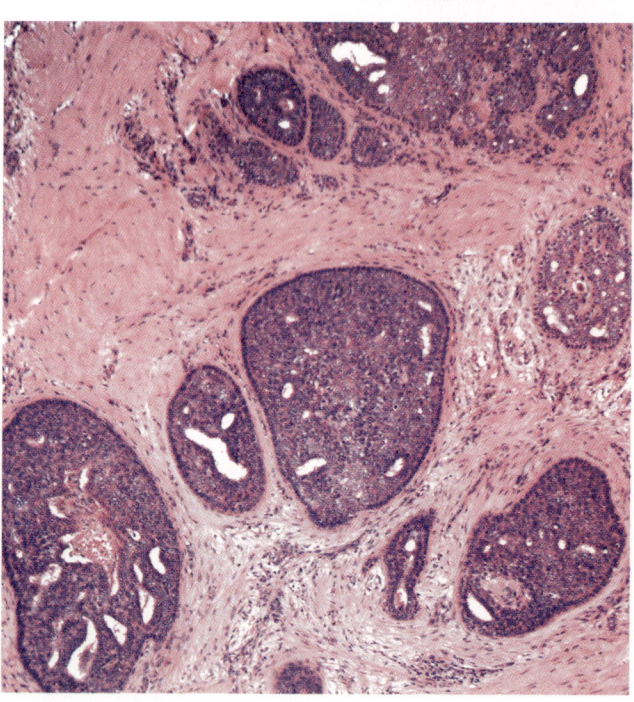

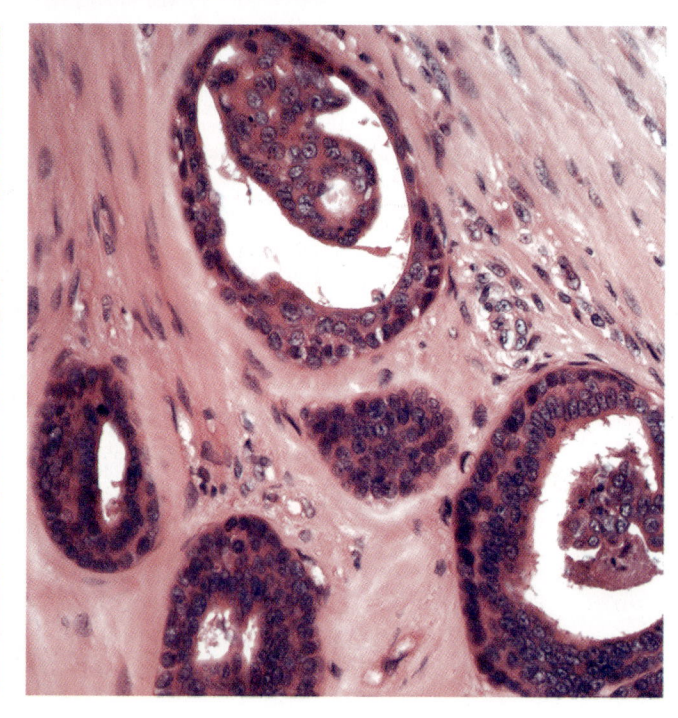

Configuração em Pequeno Aumento | Projeções papilares

- Tumor dérmico papilar
- Camadas desordenadas de epitélio em grandes papilas com alguns túbulos
- Atipias citológicas variáveis e figuras mitóticas
- localização acral

Adenocarcinoma papilar digital agressivo

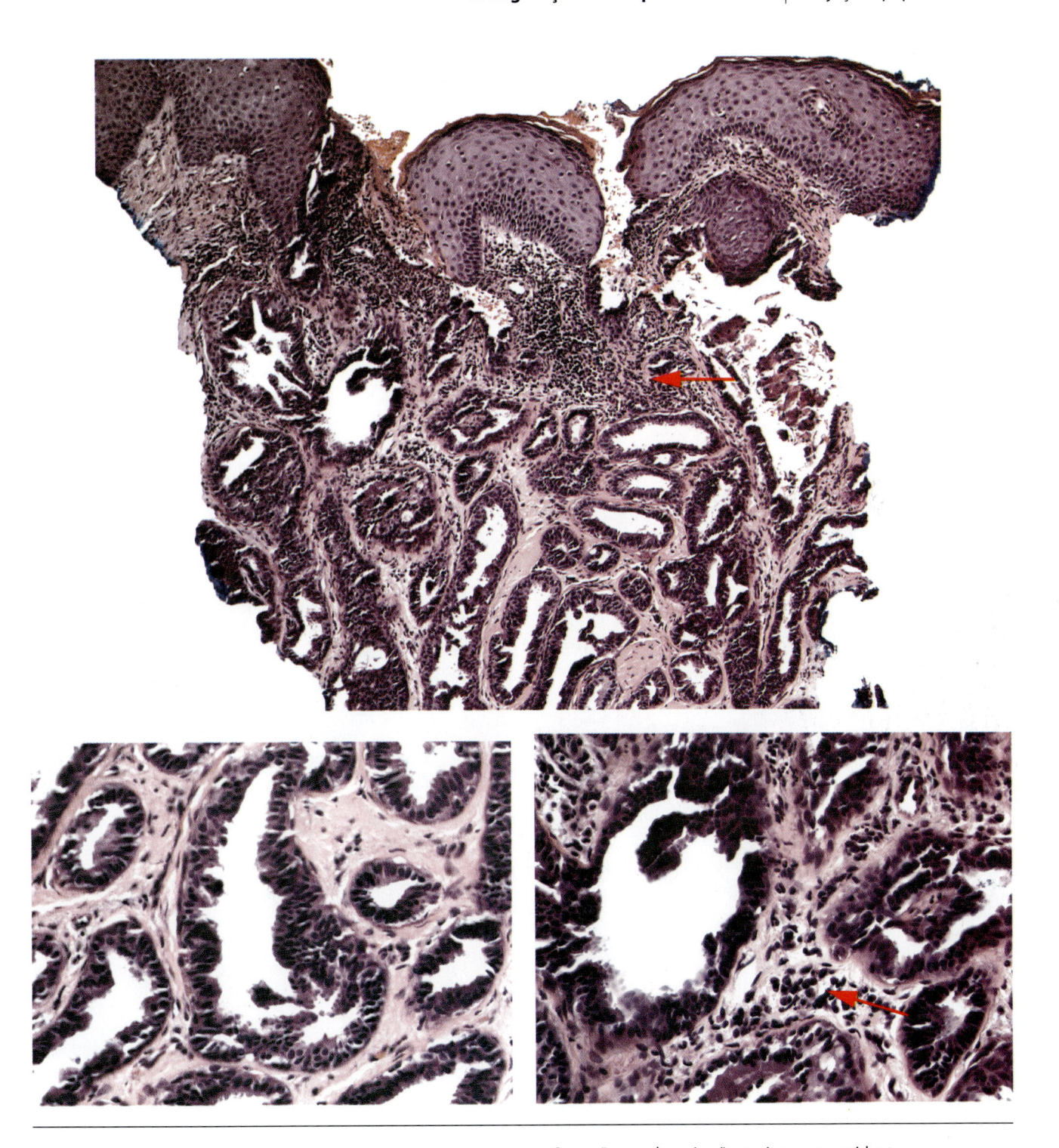

Configuração em Pequeno Aumento | Projeções papilares

- Tumor dérmico papilar
- O mamilo pode, às vezes, ser identificado por fascículos de músculo liso na derme
- Ilhas circulares, alguns císticos e túbulos
- Células mioepiteliais comprimidas na periferia das ilhas/túbulos
- Secreção por decapitação, muitas vezes, evidente
- Assemelha-se ao siringocistoadenoma papilar (plasmócitos no estroma [setas]) ou ao adenoma tubular apócrino

Adenomatose erosiva do mamilo (adenoma do mamilo)

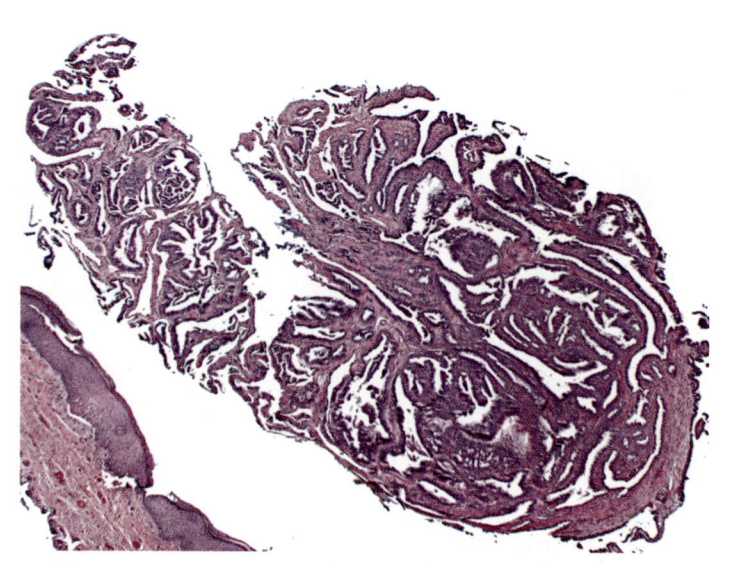

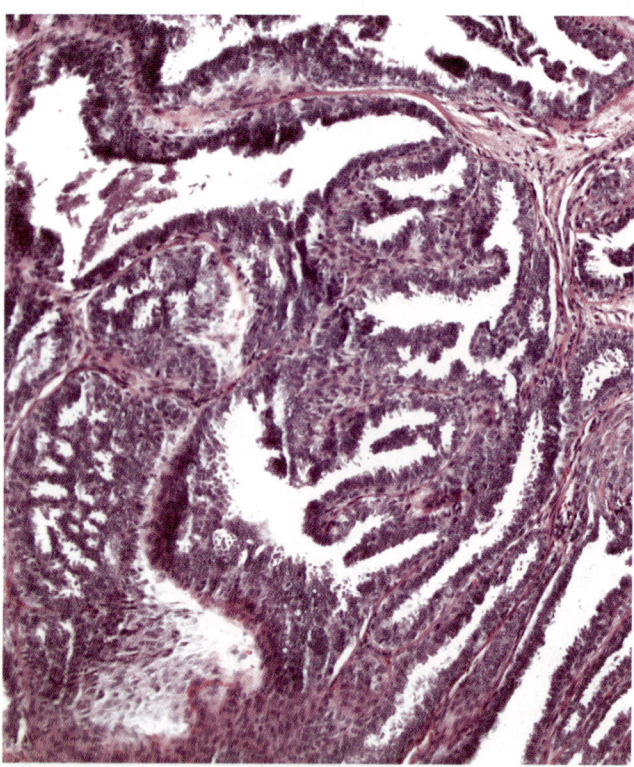

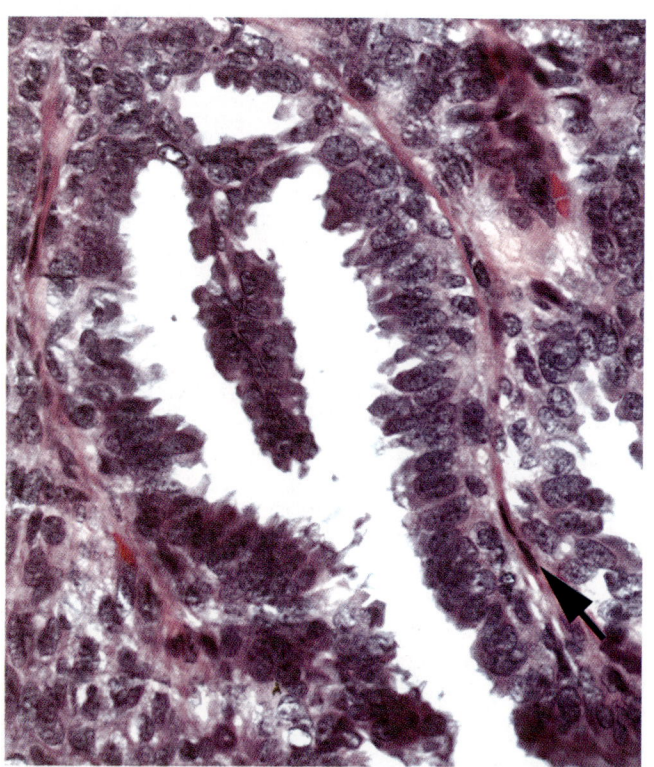

Configuração em Pequeno Aumento | Projeções papilares

- Tumor dérmico papilar
- Projeções digitiformes apresentam núcleos de colágeno/fibroblastos (seta)
- Sem conexão com a epiderme

Hidradenoma papilar

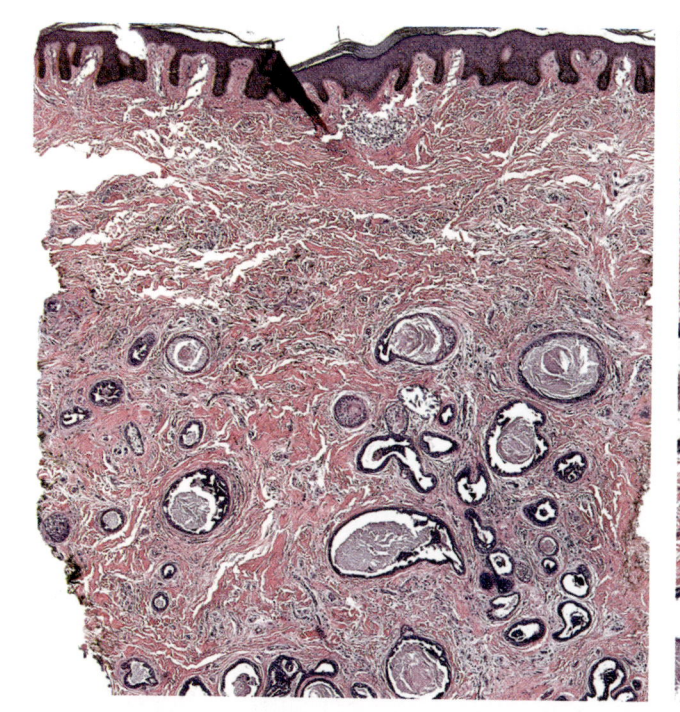

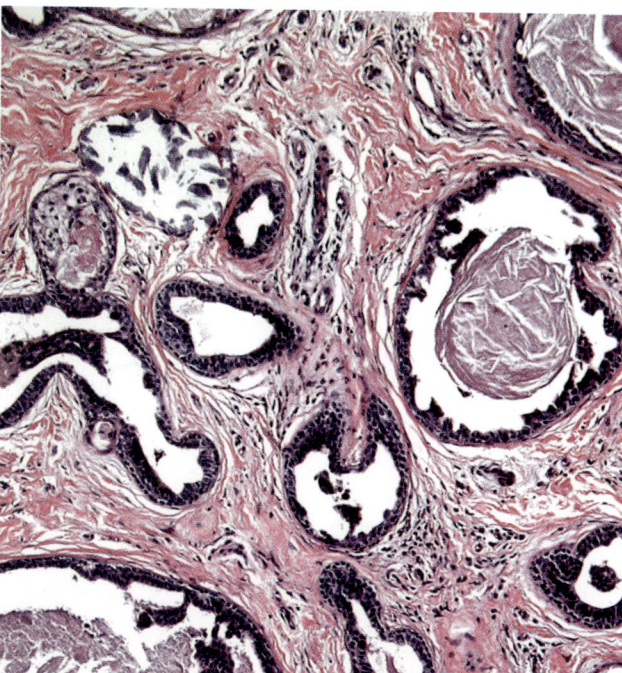

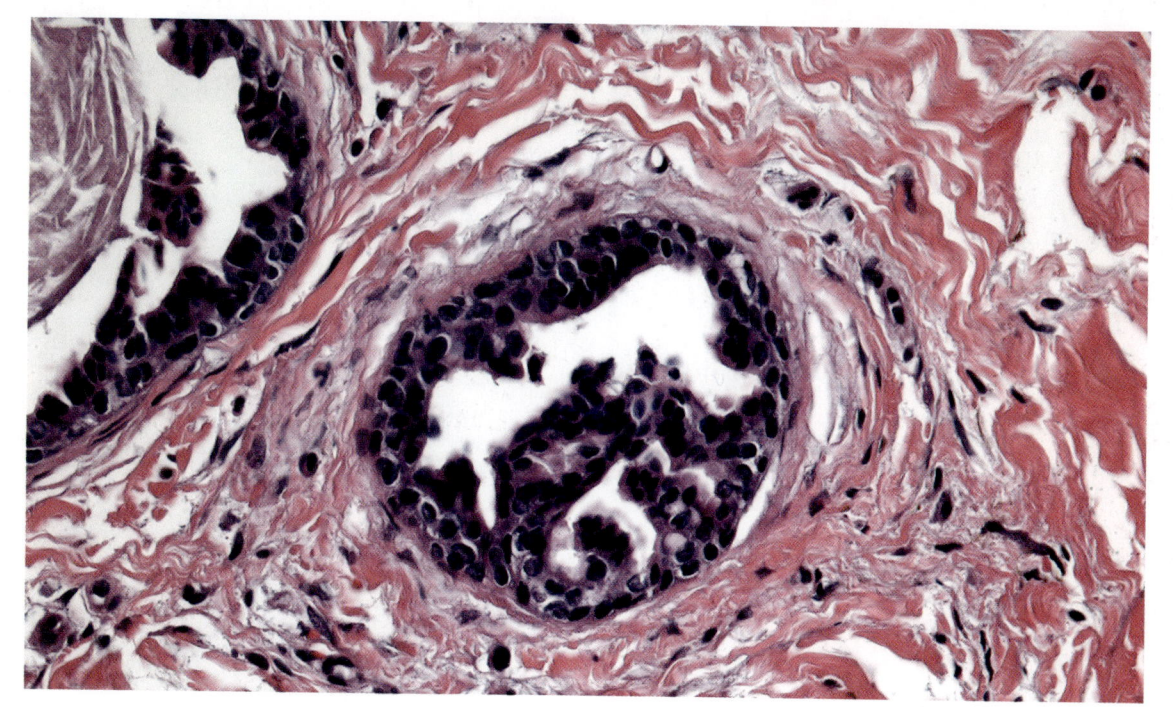

Configuração em Pequeno Aumento | Projeções papilares 73

- Ilhas do epitélio com projeções papilares
- Com ou sem conexão epidérmica
- Espaços semelhantes a ductos revestidos por cutícula eosinofílica
- Sobreposição com o adenoma tubular apócrino

Adenoma papilar écrino

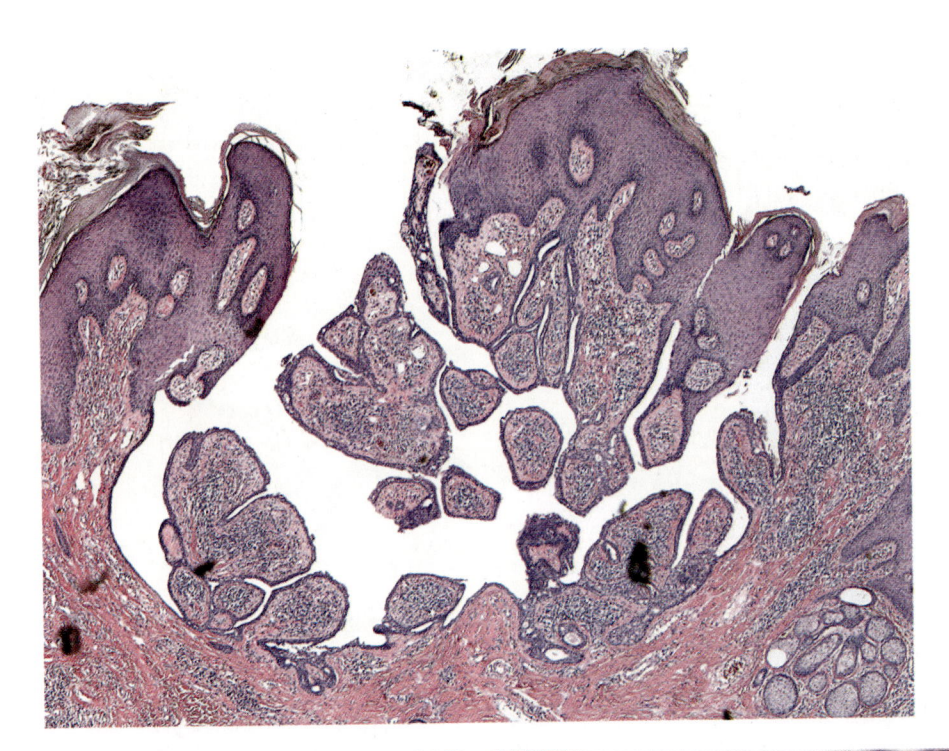

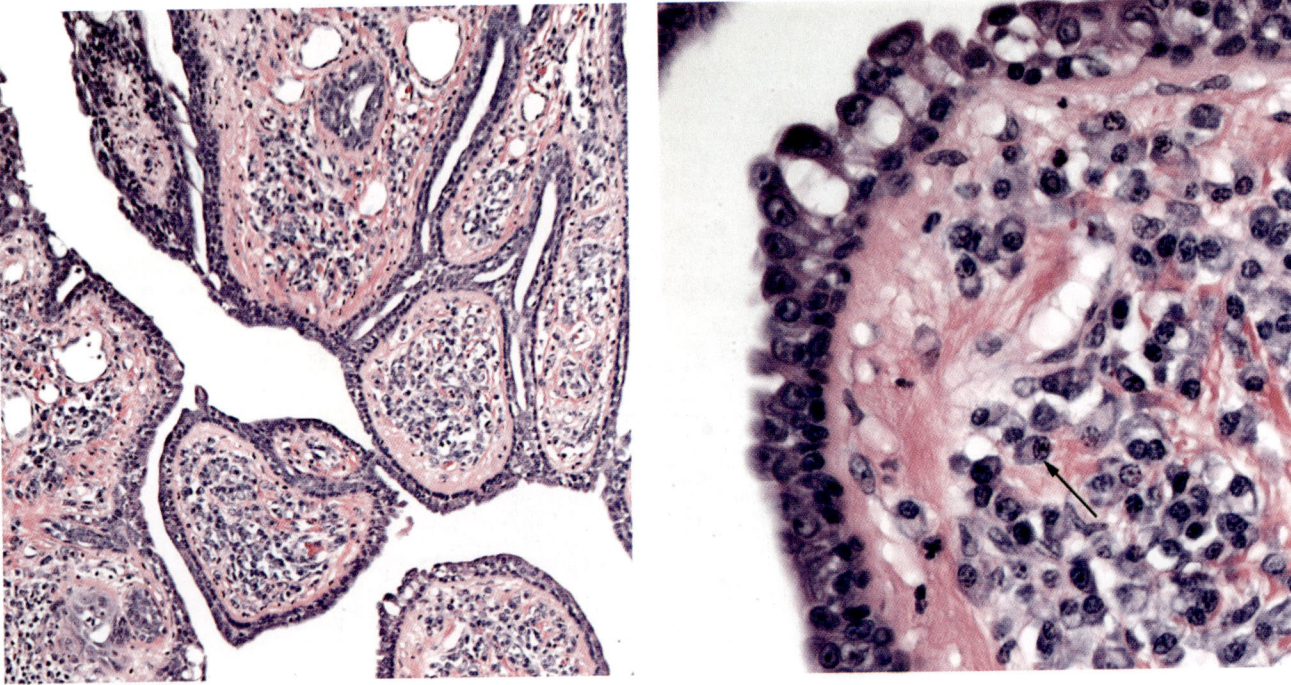

Configuração em Pequeno Aumento | Projeções papilares

- Tumor dérmico papilar
- Projeções papilares contêm numerosos plasmócitos (seta)
- Tumor frequentemente conectado à epiderme

Siringocistoadenoma papilar

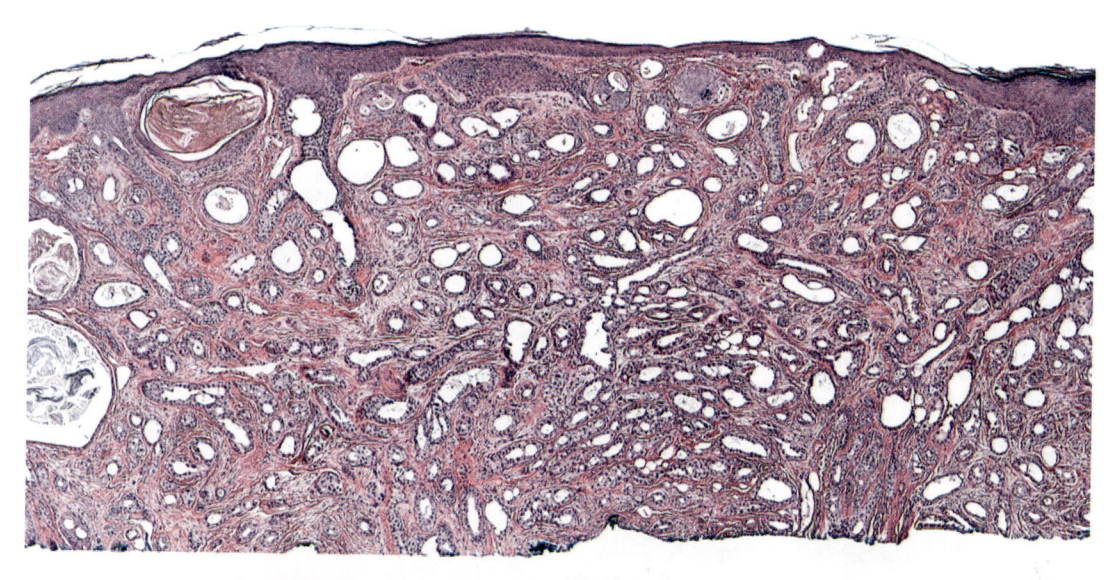

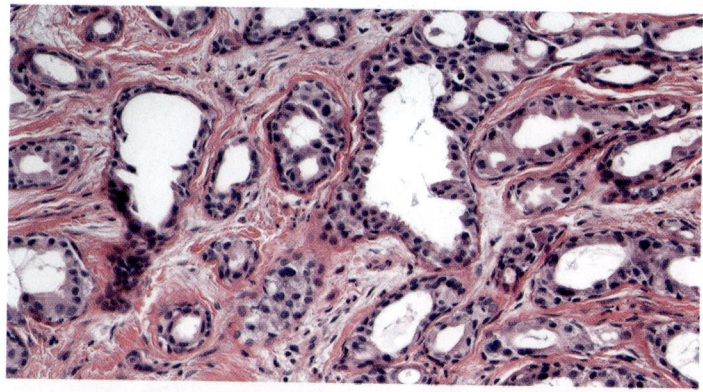

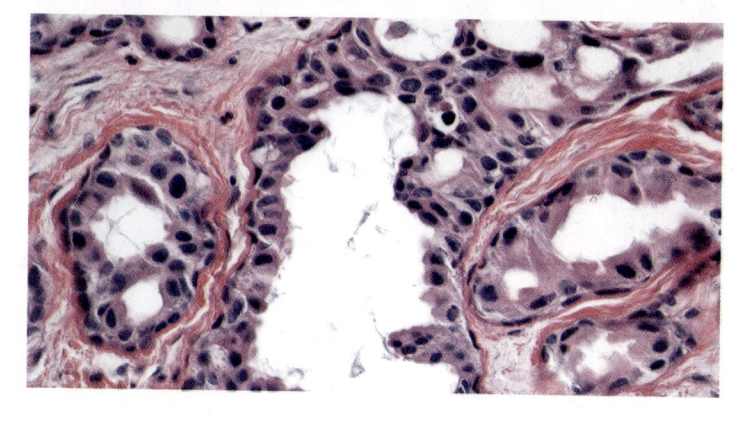

Configuração em Pequeno Aumento | Projeções papilares 75

- Tumor dérmico papilar
- Evidência de secreção por decapitação
- Sobreposição com o adenoma papilar écrino

Adenoma tubular apócrino

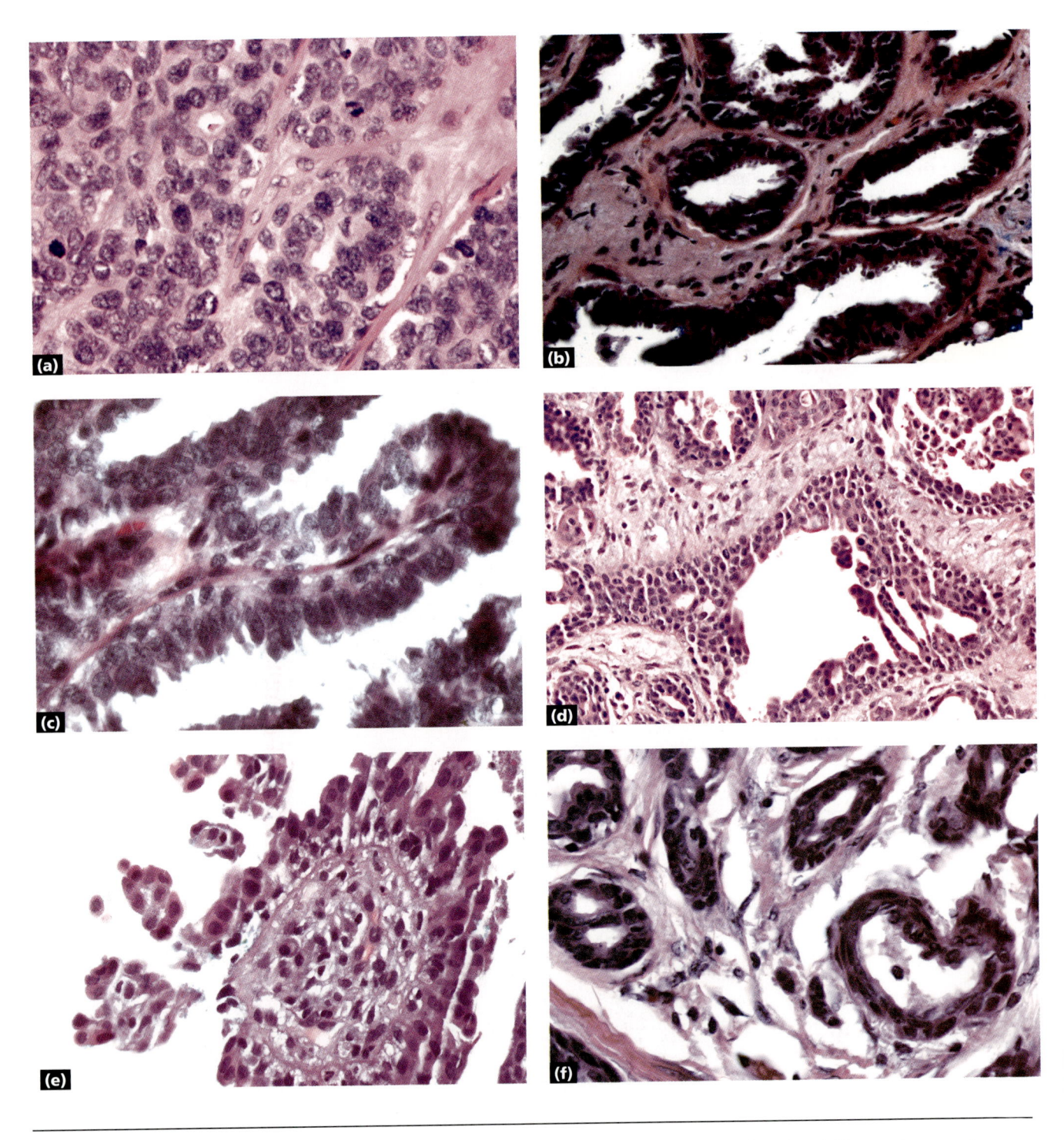

Configuração em Pequeno Aumento | Projeções papilares

a Adenocarcinoma papilar digital agressivo: tumor grande, células atípicas e mitoses agrupadas
b Papilomatose florida (adenomatose erosiva) do mamilo (adenoma do mamilo): assemelha-se ao siringocistoadenoma papilar, mas com menos plasmócitos; o mamilo pode ser identificado por feixes de músculo liso na derme
c Hidradenoma papilar: papilas finas com núcleos fibrovasculares
d Adenoma papilar écrino: ilhas do epitélio com áreas papilares
e Siringocistoadenoma papilar: projeções papilares com plasmócitos nas áreas centrais
f Adenoma tubular apócrino: secreção por decapitação e projeções papilares no interior das ilhas

Diferenças-chave

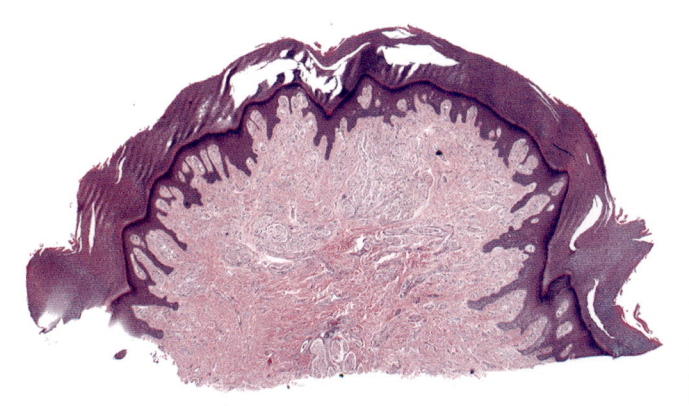

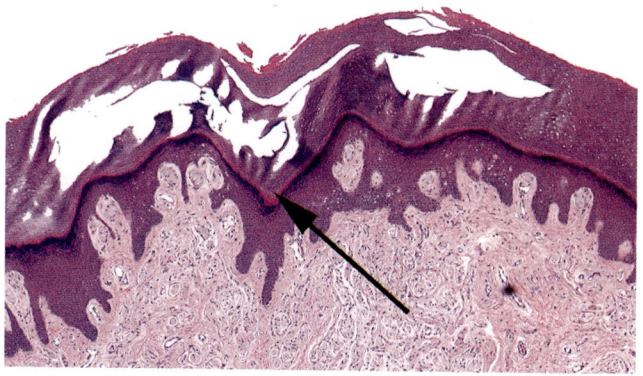

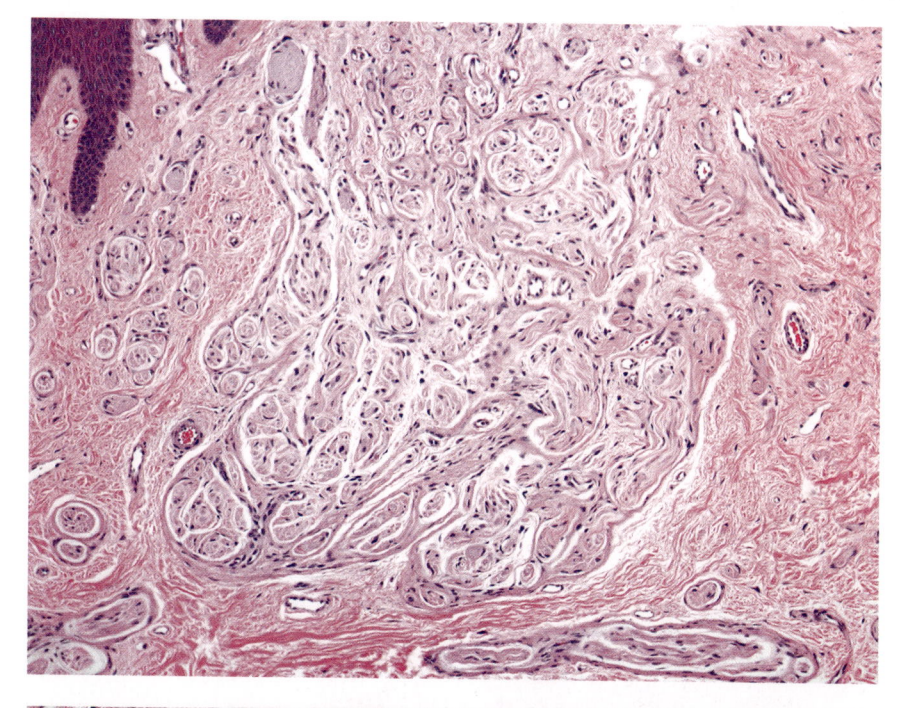

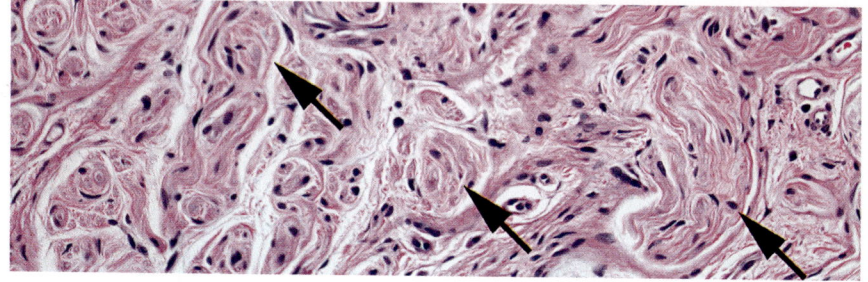

Configuração em Pequeno Aumento | Polipoide (em forma de cúpula) 77

- Forma polipoide
- Pele acral (estrato córneo espesso com estrato lúcido [seta longa])
- Feixes nervosos dérmicos (setas curtas)

Dígito acessório

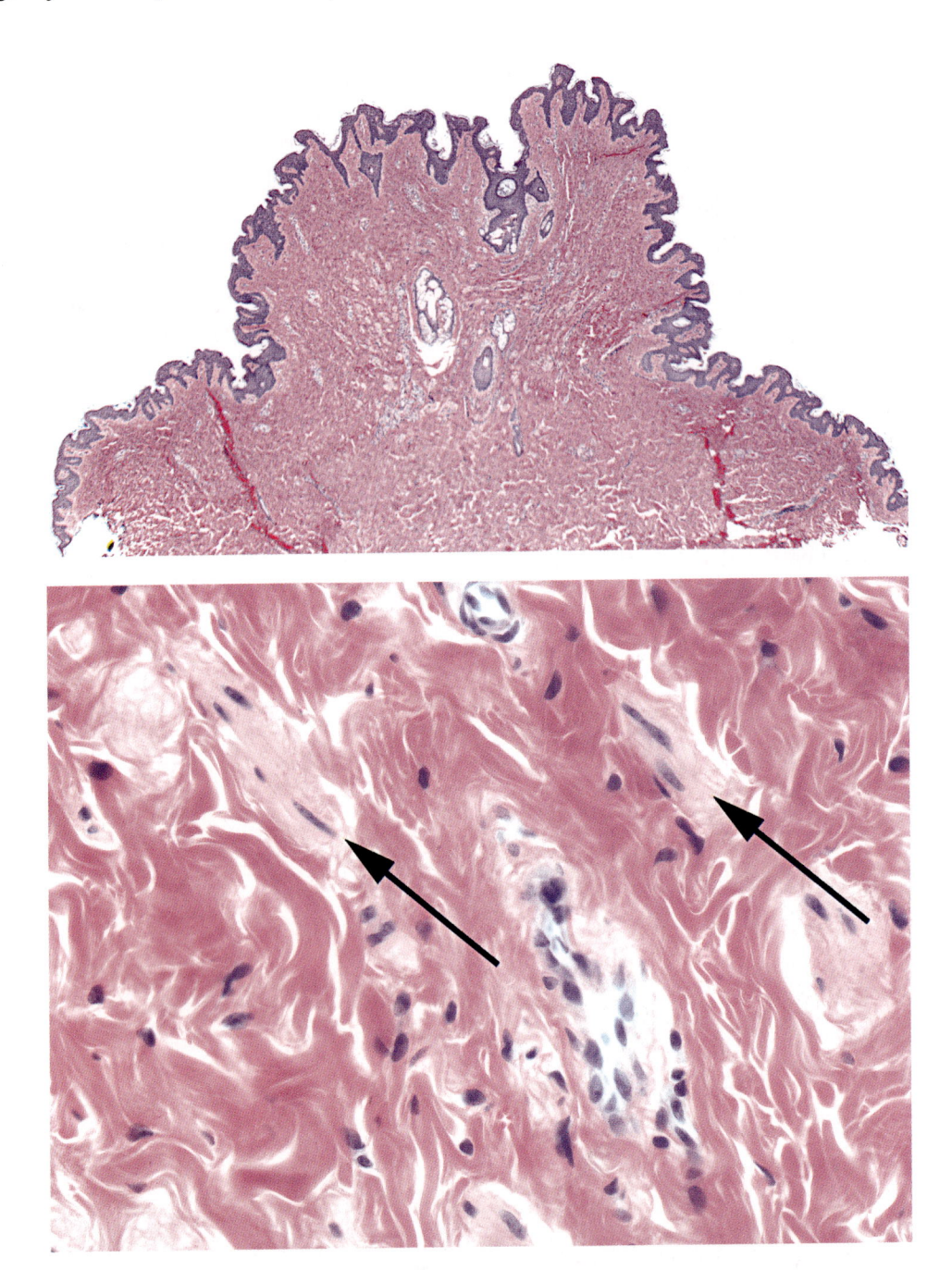

Configuração em Pequeno Aumento | Polipoide (em forma de cúpula)

- Forma polipoide
- Pode-se ver uma ligeira invaginação da epiderme superficial com glândulas sebáceas subjacentes
- Epiderme da superfície, muitas vezes, ligeiramente acantótica e hiperpigmentada
- Pode-se ver os ductos mamários ou glândulas apócrinas profundamente
- Derme com vários feixes de músculo liso (setas)

Mamilo acessório

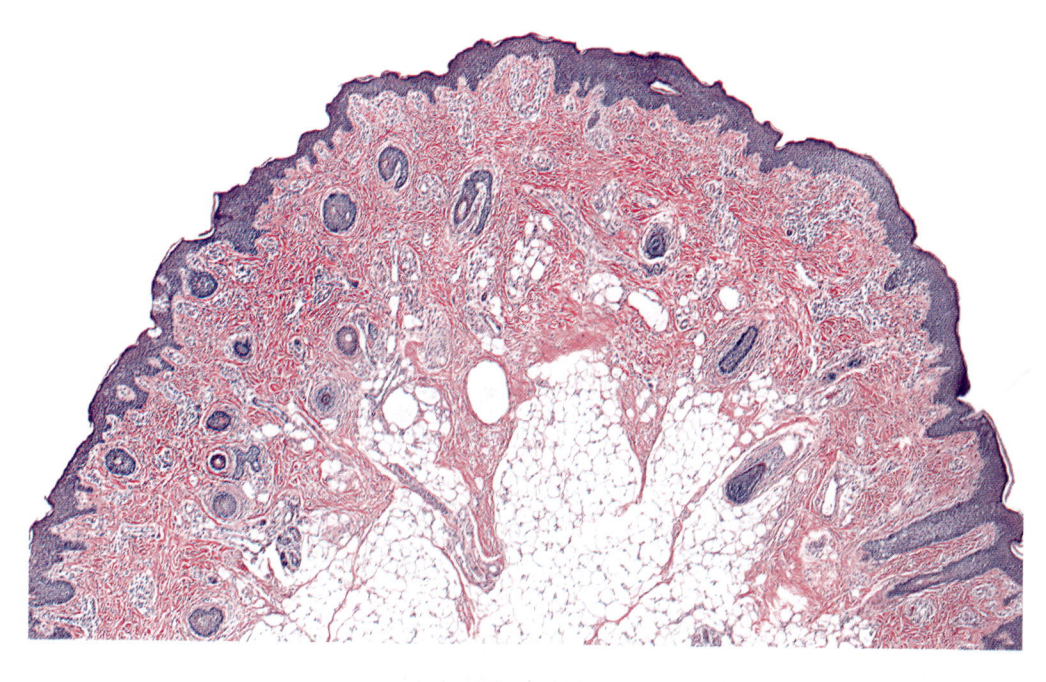

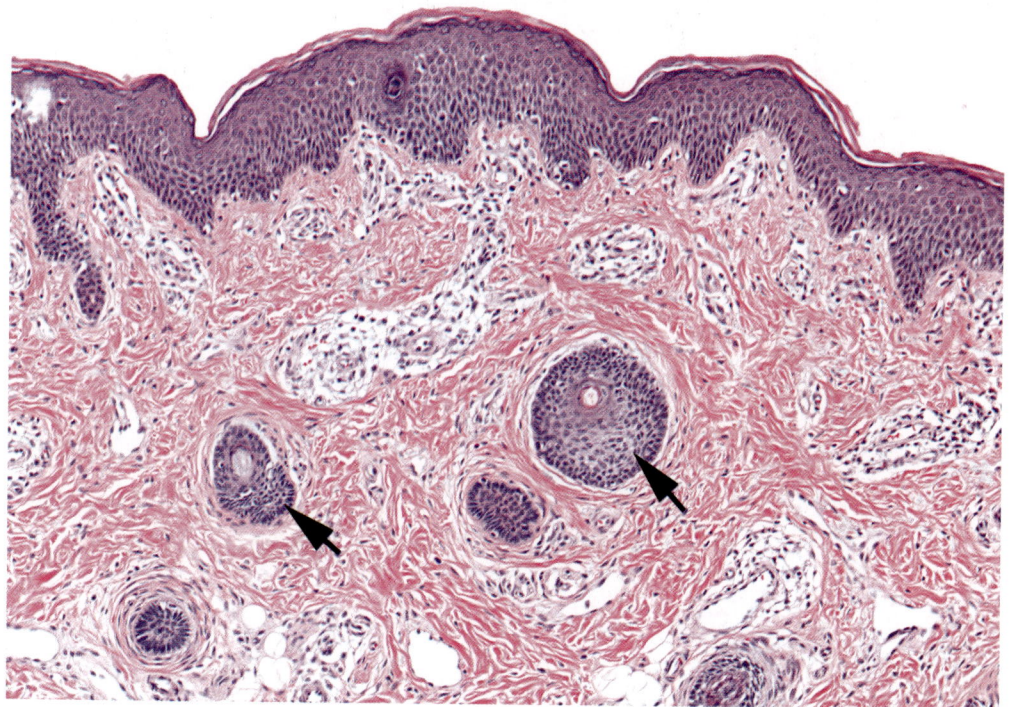

Configuração em Pequeno Aumento | Polipoide (em forma de cúpula) 79

- Forma polipoide
- Epiderme fina
- Pelos velos (setas)
- Cartilagem nem sempre presente

- Diagnóstico diferencial de numerosos pelos velos
  - Pálpebra/lóbulo da orelha/às vezes pele facial
  - Nevo do folículo piloso

Trago acessório

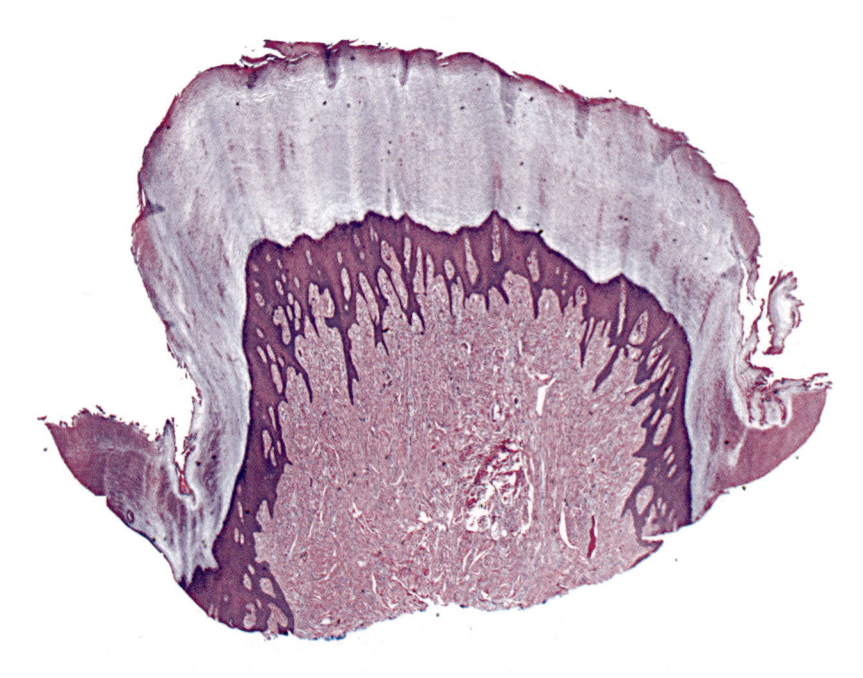

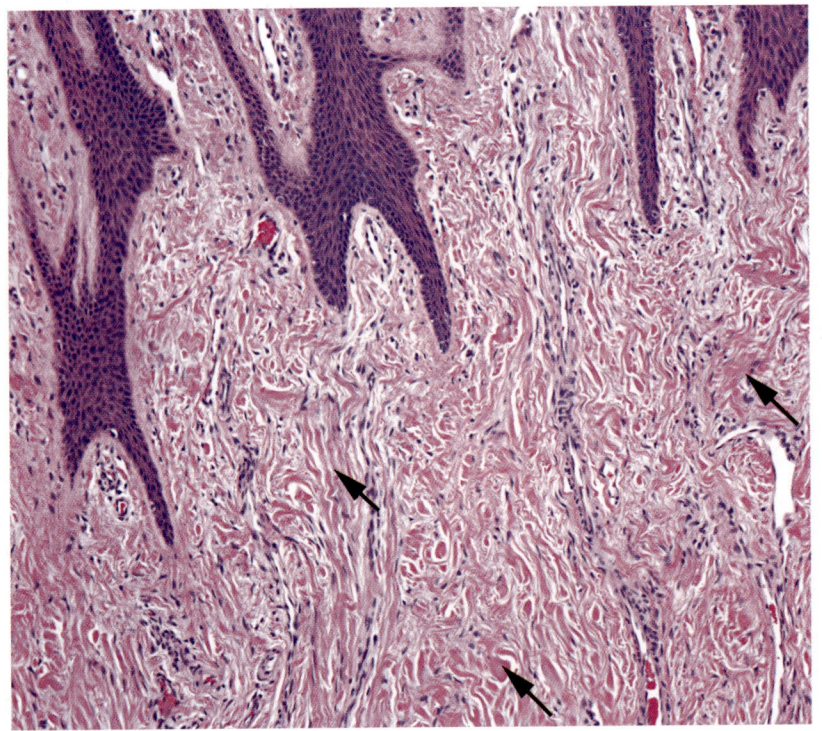

Configuração em Pequeno Aumento | Polipoide (em forma de cúpula)

- Forma polipoide
- Pele acral
- Estroma fibrovascular (colágeno espesso [setas])

Fibroceratoma digital

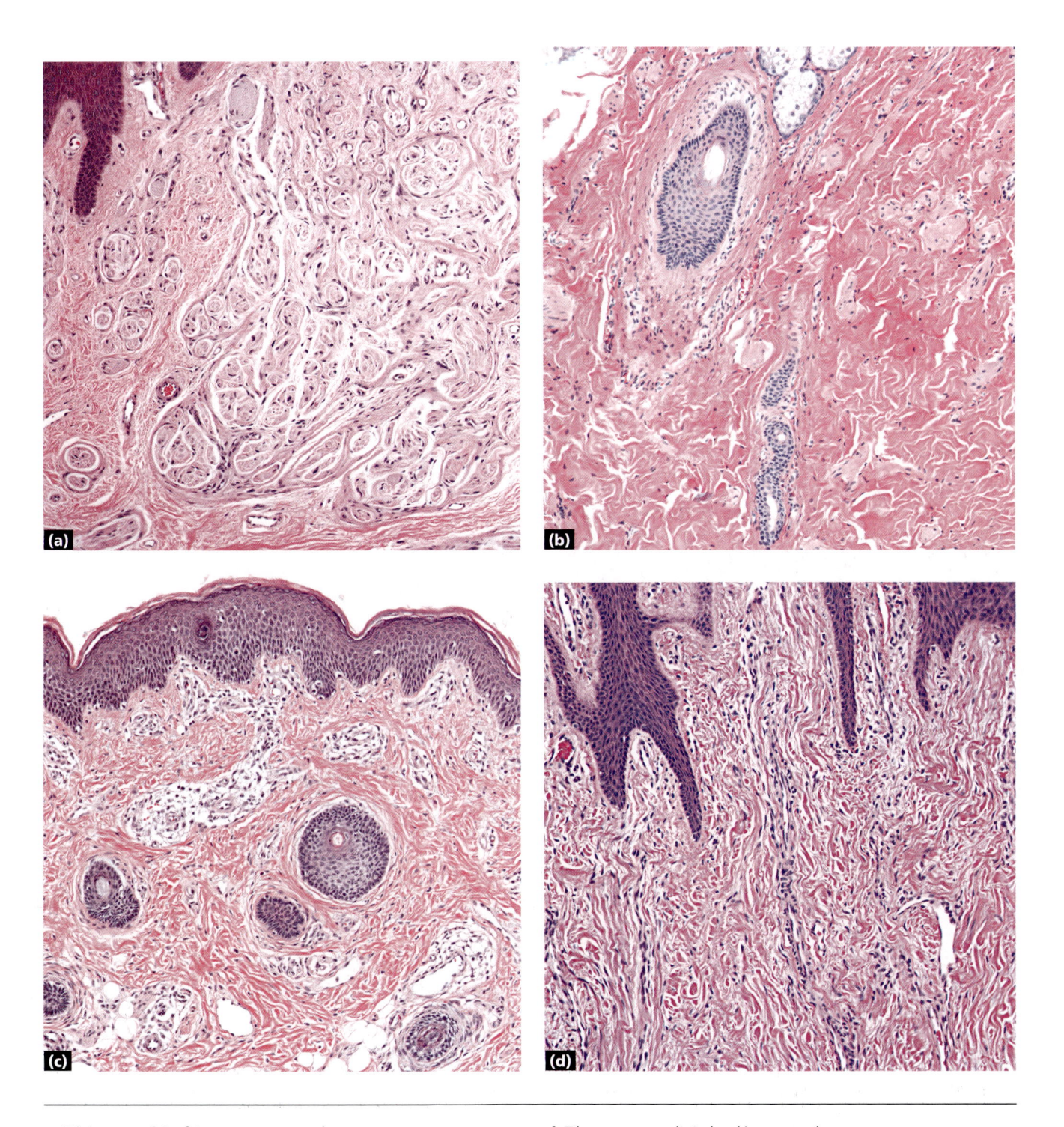

Configuração em Pequeno Aumento | Polipoide (em forma de cúpula) 81

a Dígito acessório: feixes nervosos na derme
b Mamilo acessório: glândulas sebáceas, ductos mamários ou glândulas apócrinas, feixes de músculo liso na derme
c Trago acessório: pelos velos na derme
d Fibroceratoma digital: colágeno na derme
Nota: Outras entidades também podem ser polipoides; Por exemplo, nevo intradérmico, neurofibroma, pápula fibrosa, etc.

Diferenças-chave

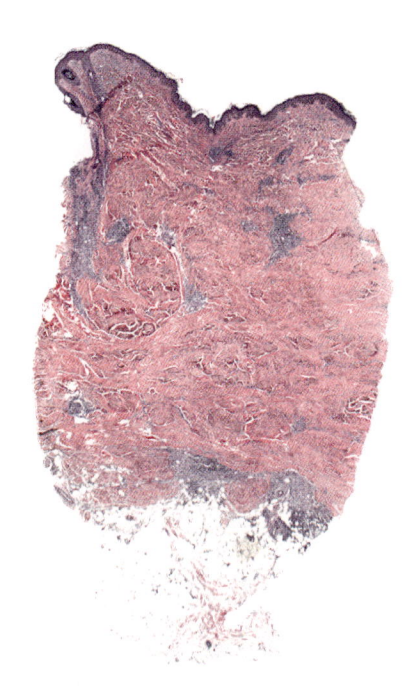

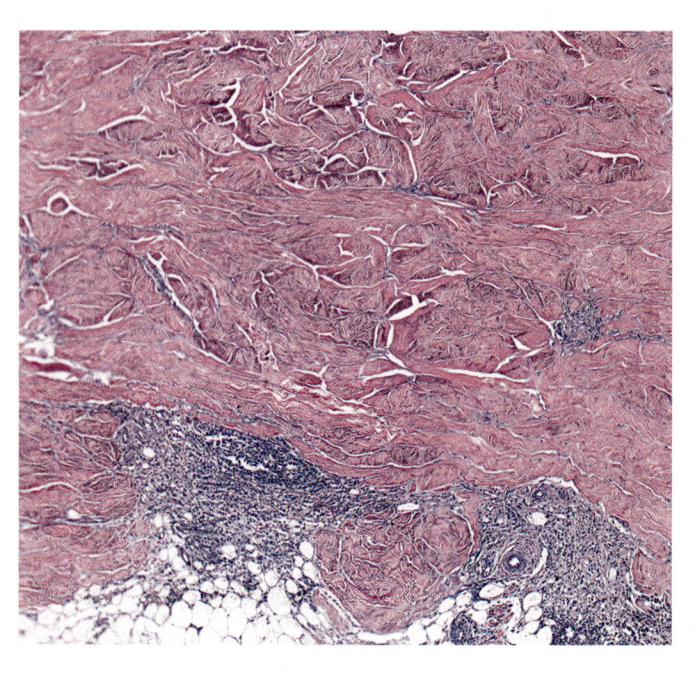

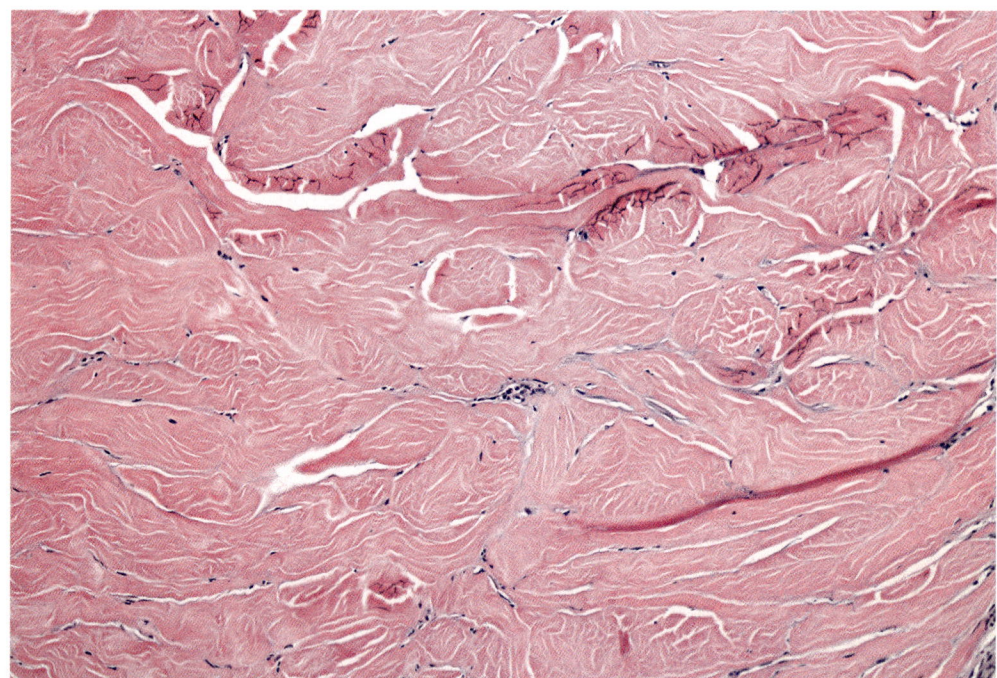

Configuração em Pequeno Aumento | Quadrado/retangular

- Forma quadrada/retangular
- Colágeno espesso e borrado, cor-de-rosa na derme
- Plasmócitos ao redor dos vasos
- Estruturas anexiais atróficas ou ausentes

Morfeia

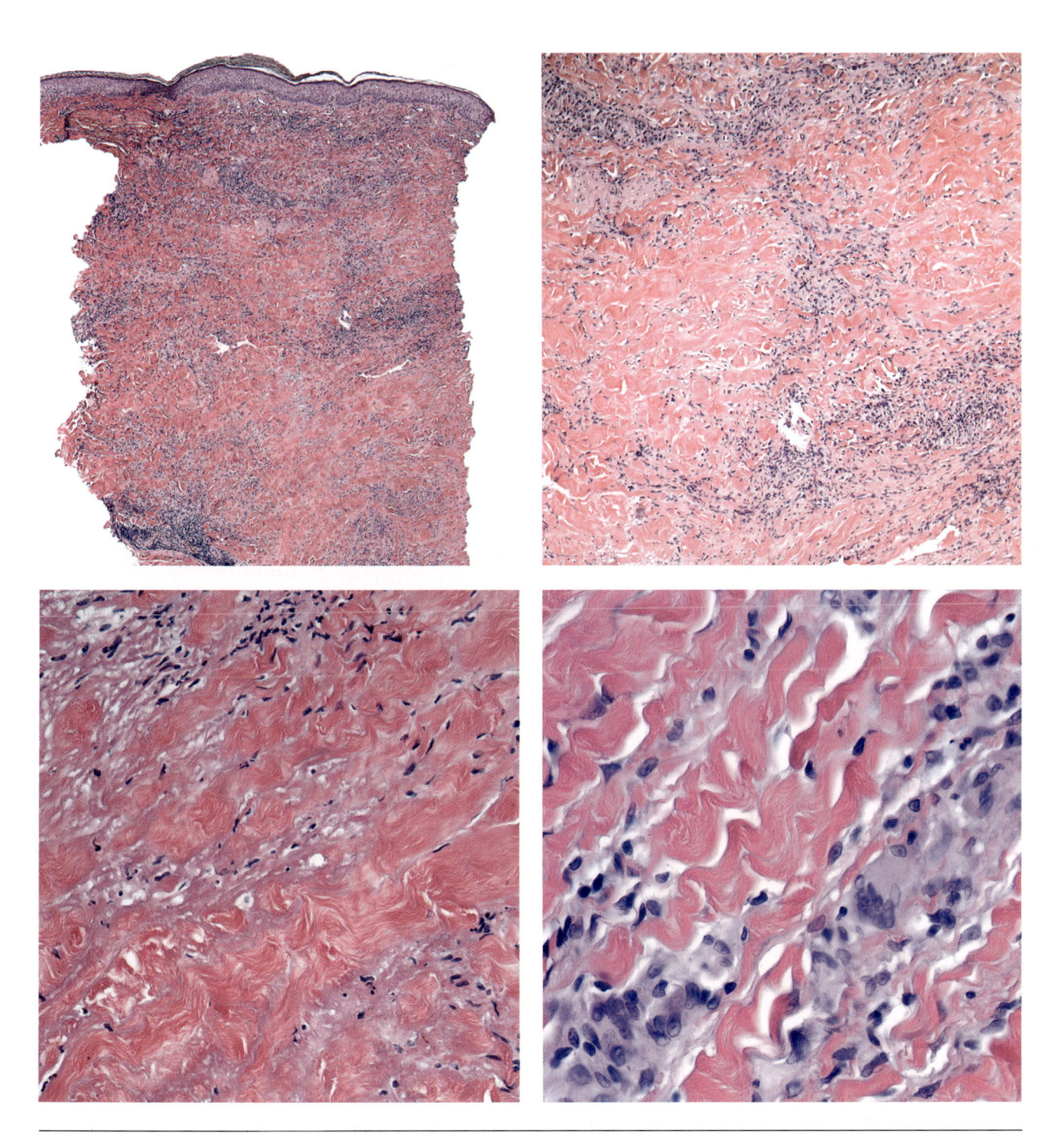

Configuração em Pequeno Aumento | Quadrado/retangular 83

- Forma quadrada/retangular
- Colágeno alterado, avermelhado (necrobiose) intercalado em camadas com inflamação
- Células gigantes e plasmócitos são proeminentes

Necrobiose lipóidica

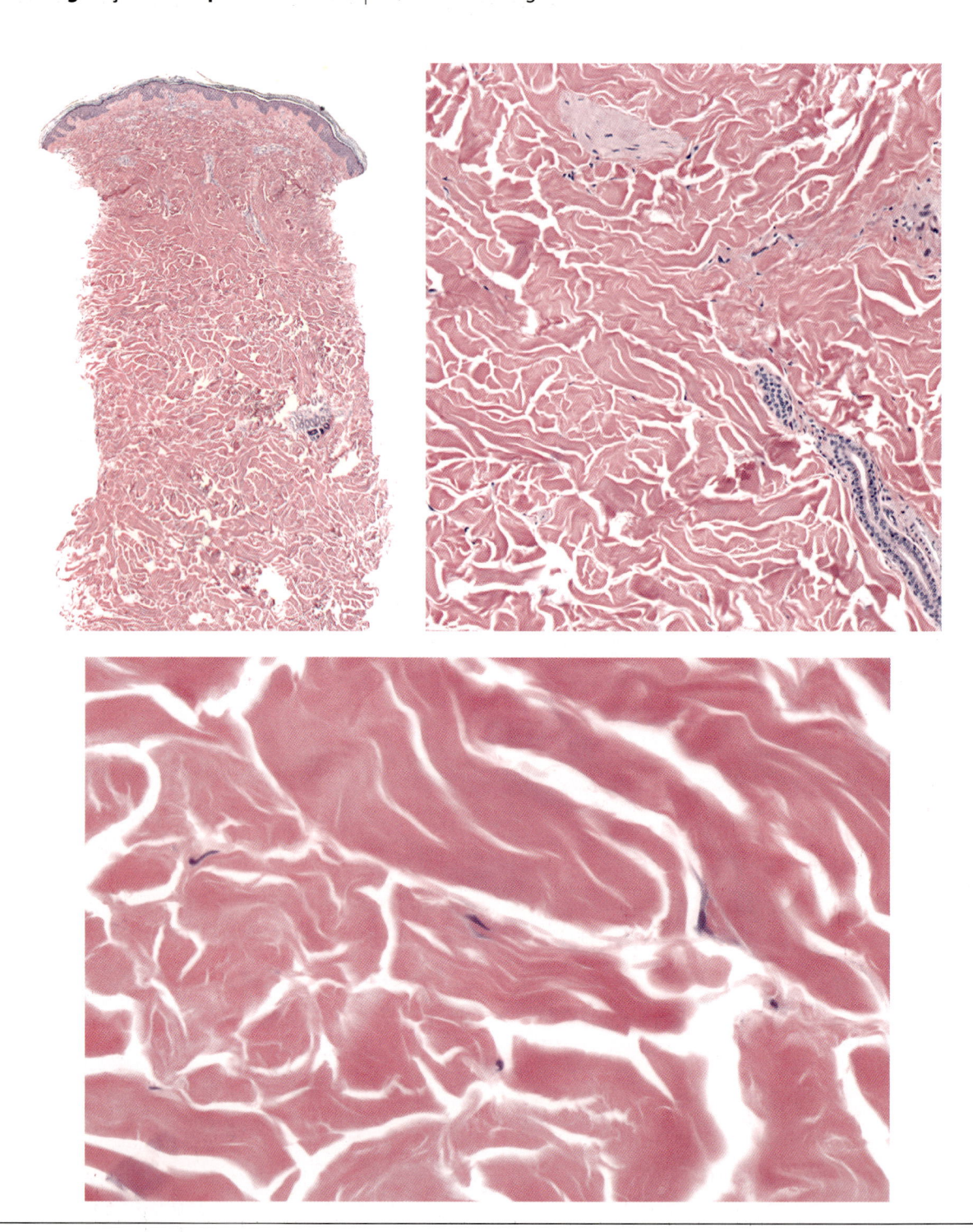

84 **Configuração em Pequeno Aumento** | Quadrado/retangular

- Forma quadrada/retangular
- Feixes de colágeno de aparência normal na derme
- Sem aumento da mucina

Pele normal do dorso

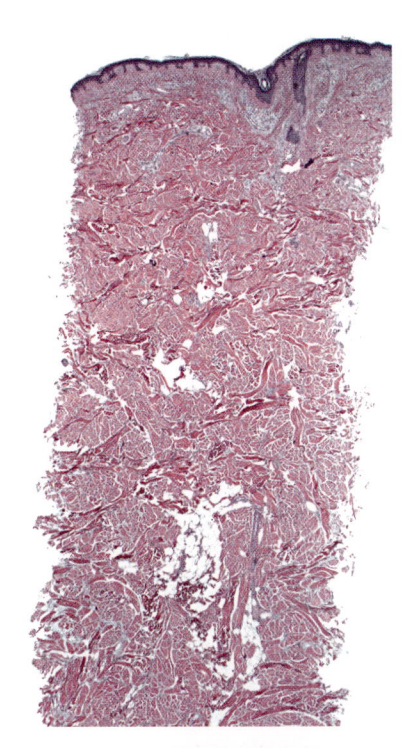

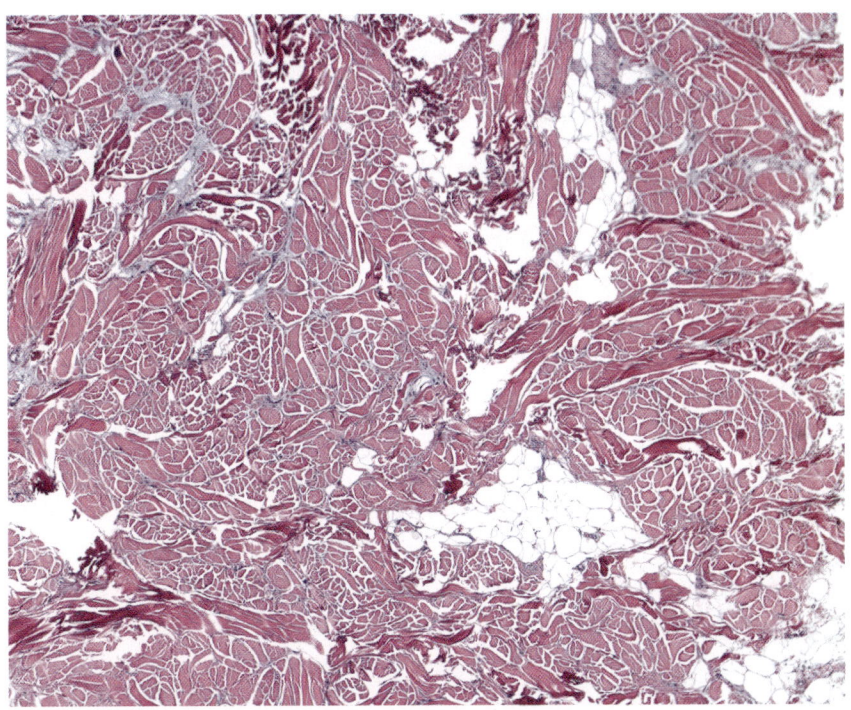

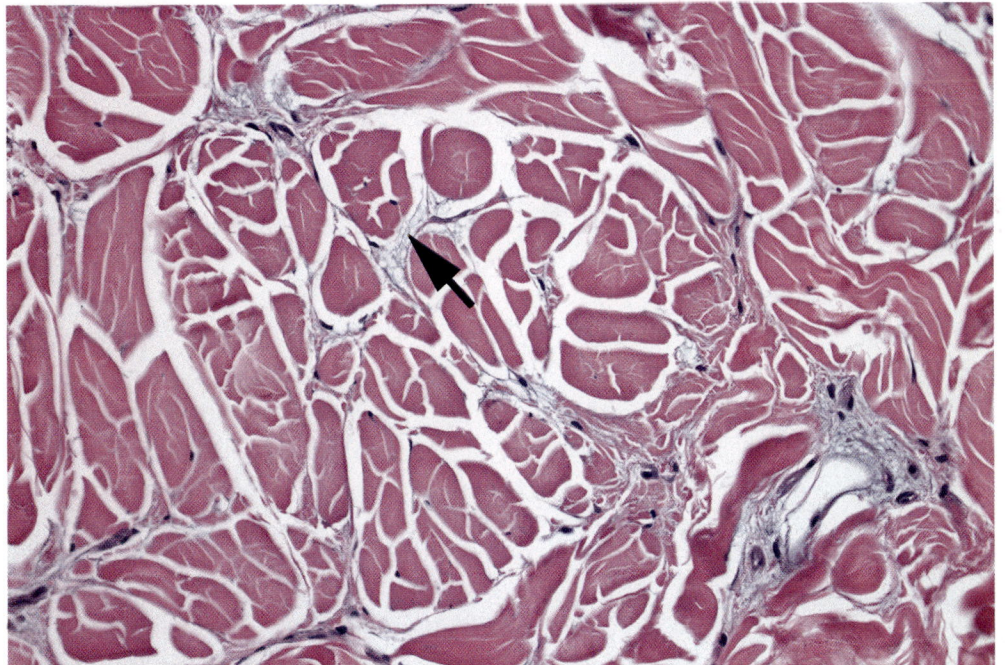

Configuração em Pequeno Aumento | Quadrado/retangular | 85

- Forma quadrada/retangular
- Discreto aumento do espaço entre as fibras colágenas por causa da mucina (seta)
- Não há aumento de fibroblastos

Escleredema

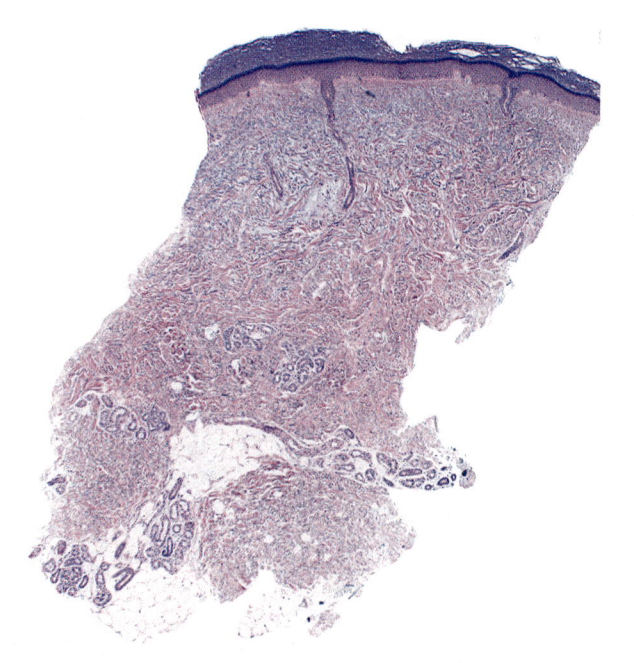

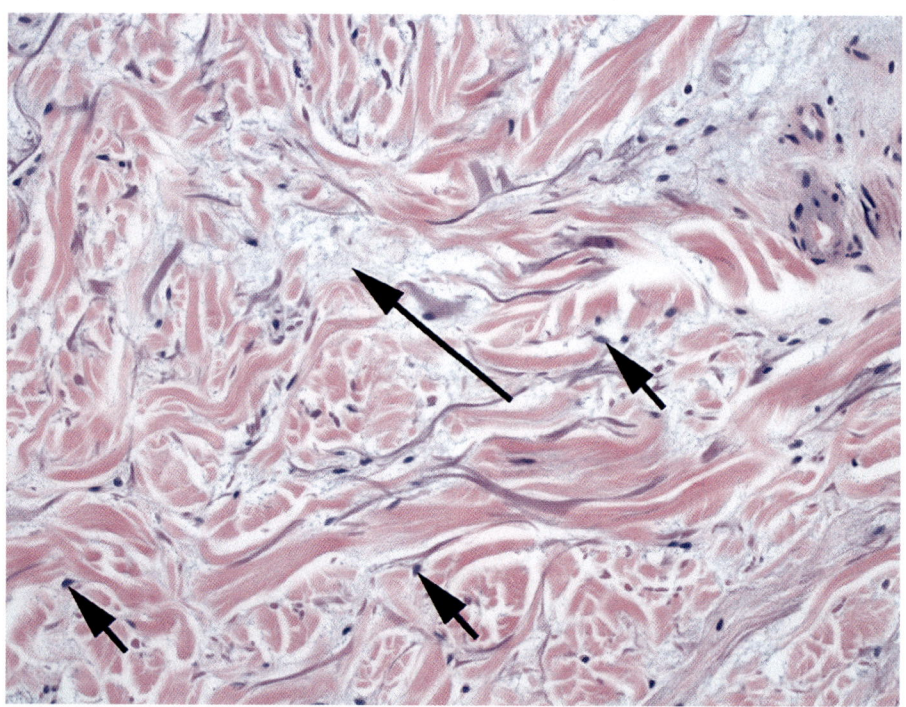

86 **Configuração em Pequeno Aumento** | Quadrado/retangular

- Forma quadrada/retangular
- Discreto aumento do espaço entre as fibras colágenas por causa da mucina (seta longa)
- Fibroblastos aumentados (setas curtas)

Nota: Líquen mixedematoso é histologicamente semelhante, mas clinicamente diferente.
Nota: Fibrose sistêmica nefrogênica pode apresentar alterações similares, mas com um envolvimento mais profundo.

Escleromixedema

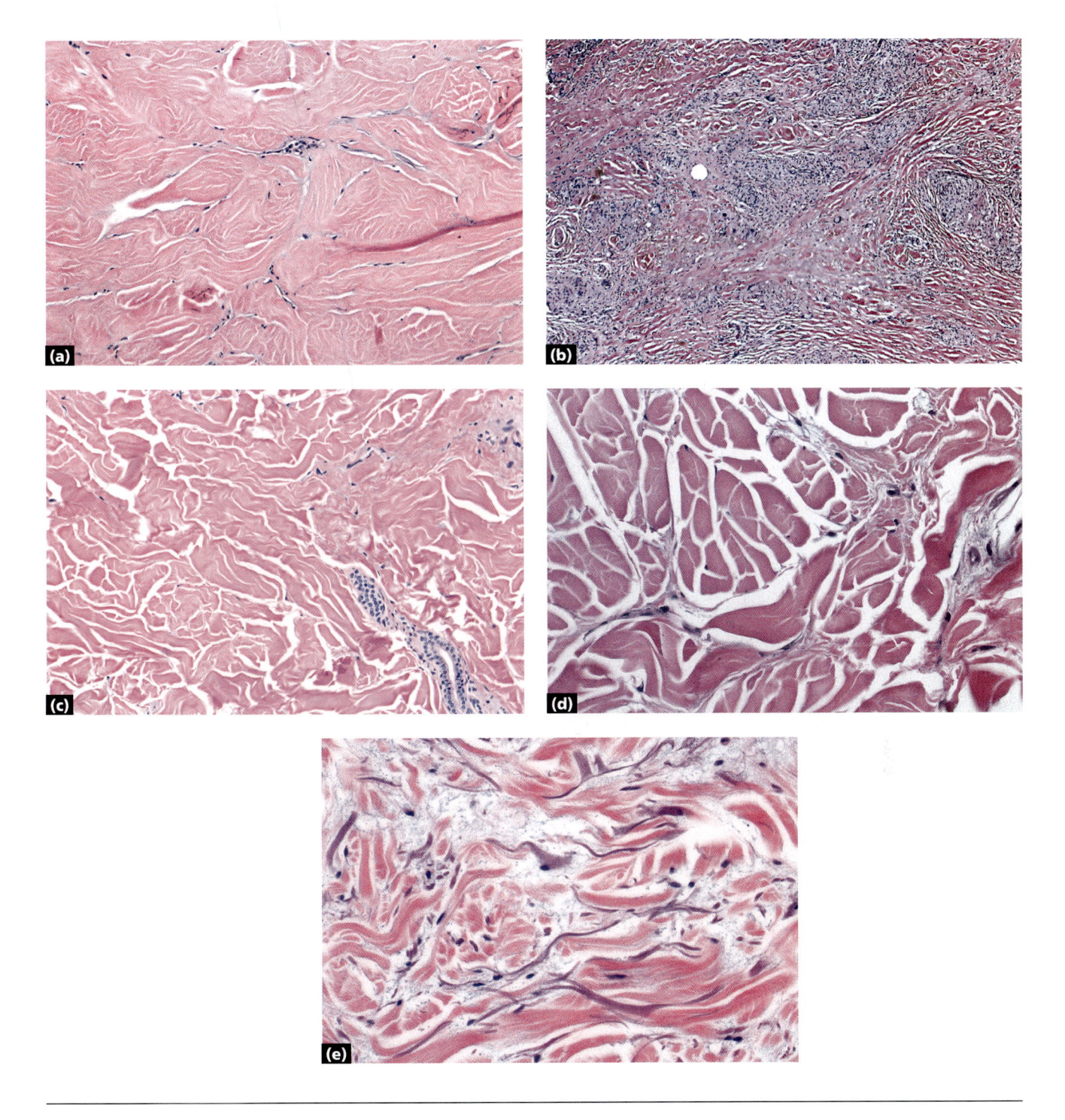

Configuração em Pequeno Aumento | Quadrado/retangular   87

a Morfeia: feixes espessados de colágeno com perda das fenestrações entre os feixes de colágeno
b Necrobiose lipóidica: colágeno avermelhado interposto entre camadas de células inflamatórias (células gigantes, plasmócitos)
c Parte normal do dorso: feixes de colágeno de tamanho normal, não há aumento de mucina
d Escleredema: deposição de mucina entre os feixes de colágeno
e Escleromixedema: mucina e fibroblastos aumentados

Diferenças-chave

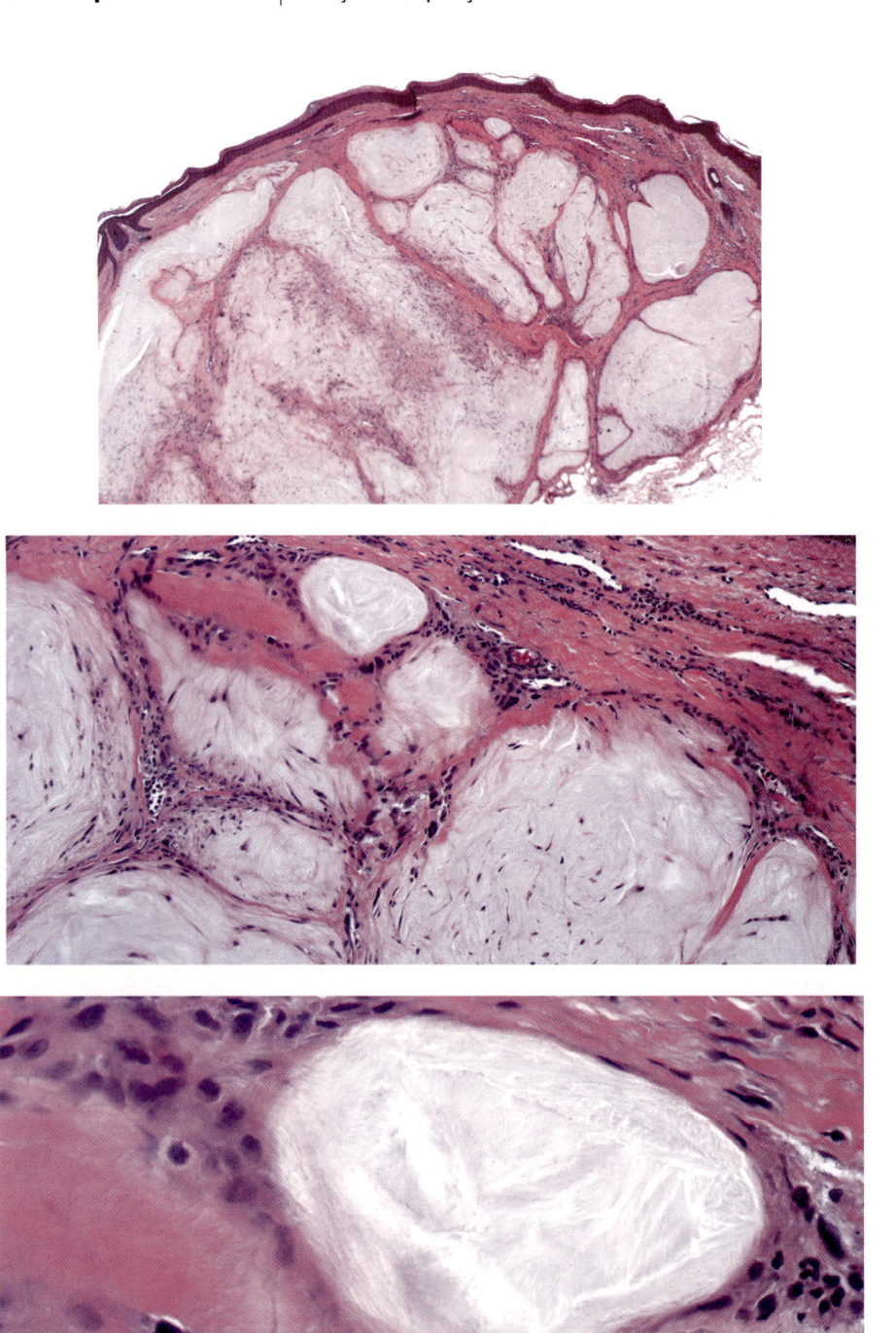

88 Configuração em Pequeno Aumento | Reações em paliçada

- Paliçada de histiócitos em torno de substância amorfa branca-acinzentada com uma borda "felpuda" (*feathery*)

Gota

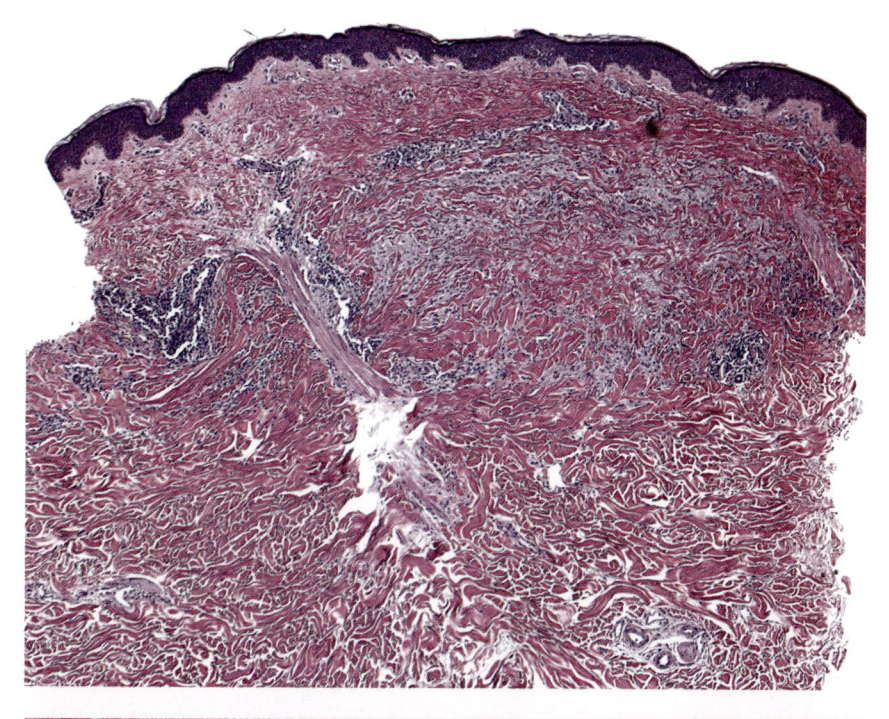

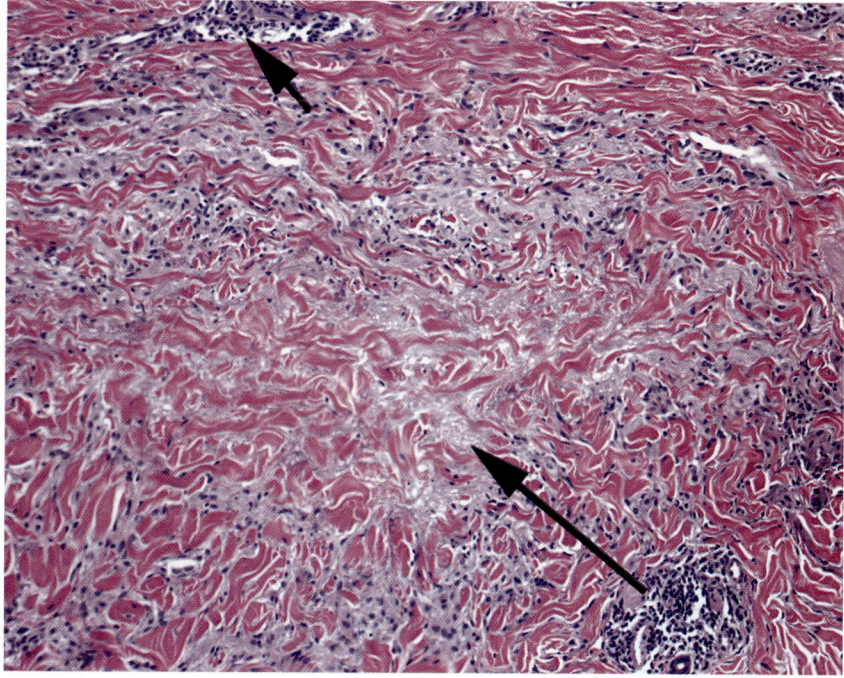

Configuração em Pequeno Aumento | Reações em paliçada   89

- Paliçada de histiócitos em torno de áreas de colágeno alterado e mucina basofílica (seta longa)
- Linfócitos ao redor dos vasos (seta curta)

Granuloma anular

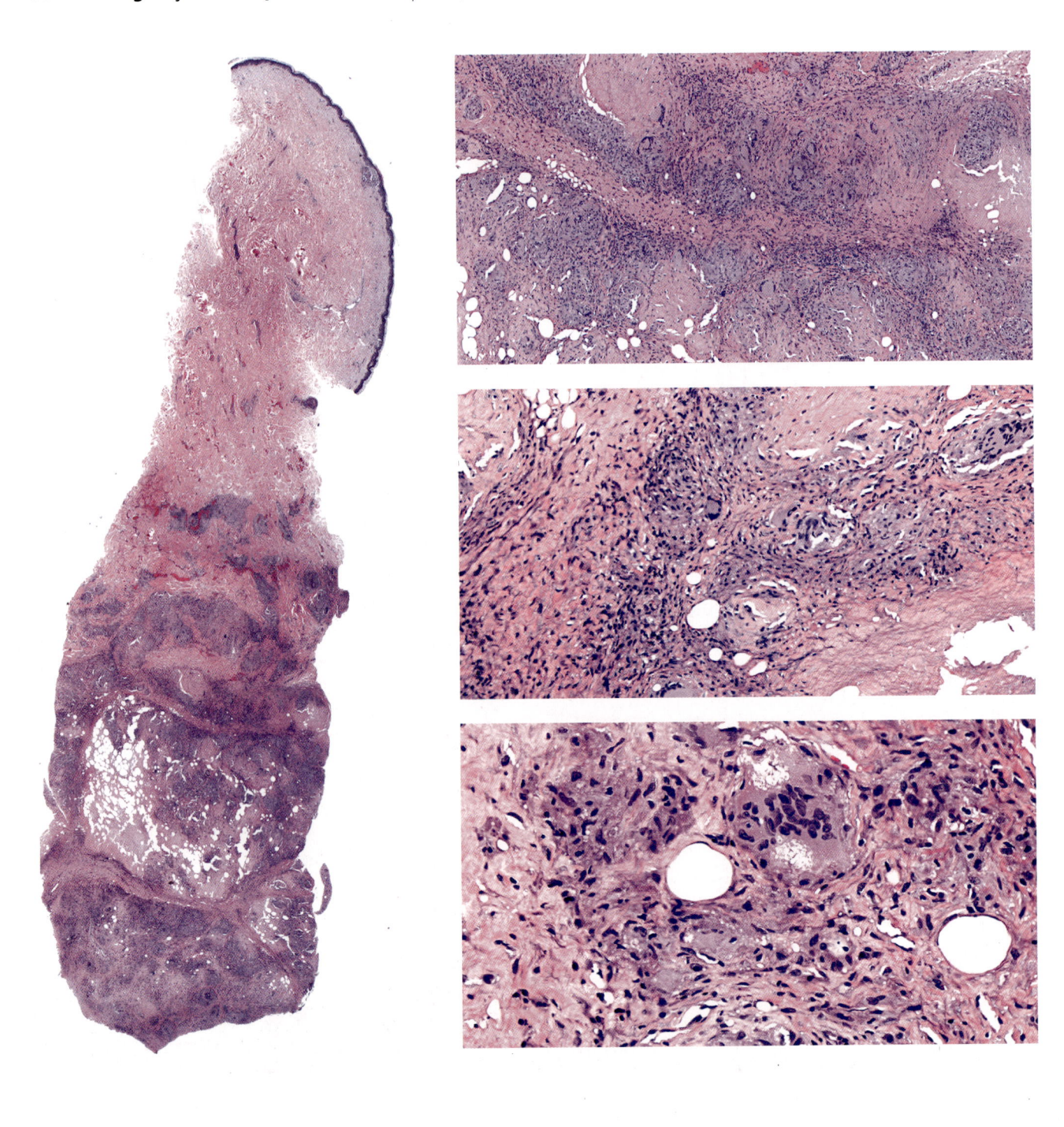

Configuração em Pequeno Aumento | Reações em paliçada

- Paliçada de histiócitos e células gigantes multinucleadas bizarras em torno de focos de necrose
- Células gigantes de Touton dispersas
- Fendas de colesterol, plasmócitos e/ou folículos linfoides podem estar presentes

Xantogranuloma necrobiótico

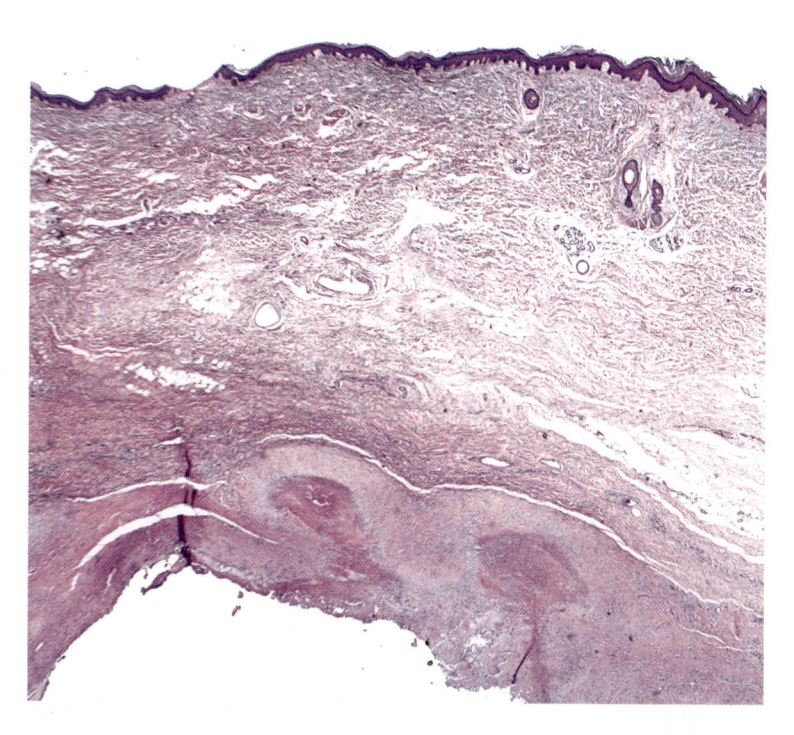

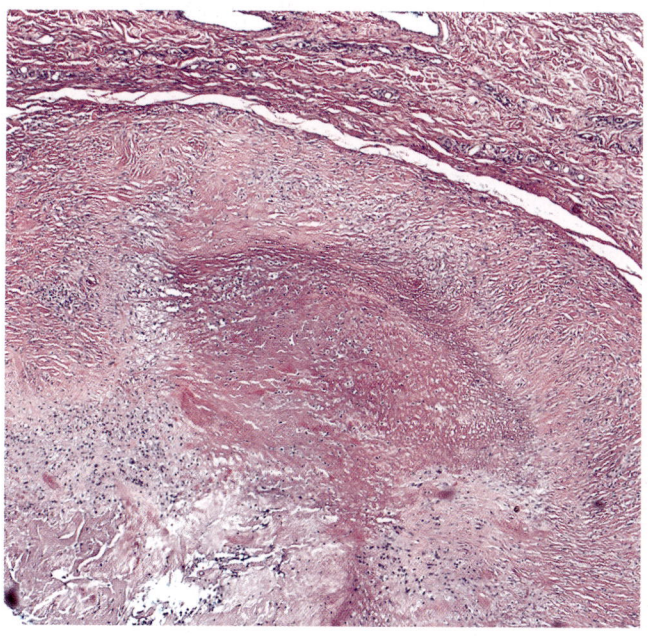

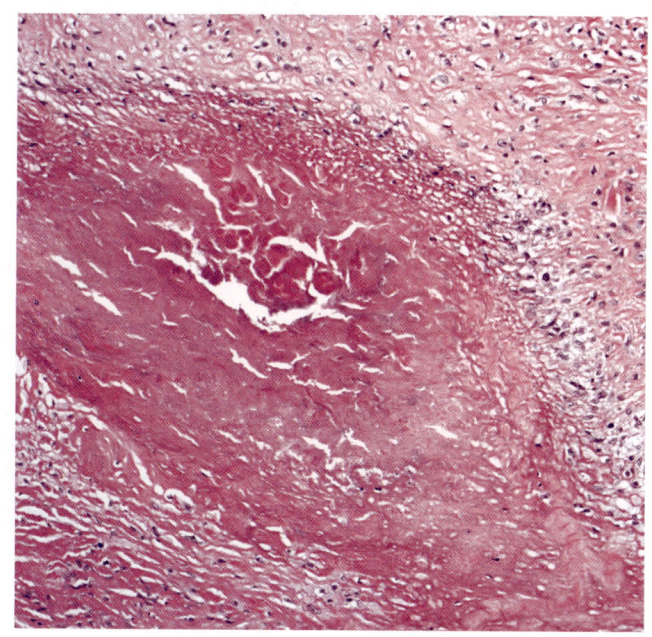

Configuração em Pequeno Aumento | Reações em paliçada 91

- Paliçada de histiócitos em torno de área central de fibrina rósea
- A reação é frequentemente profunda

Nódulo reumatoide

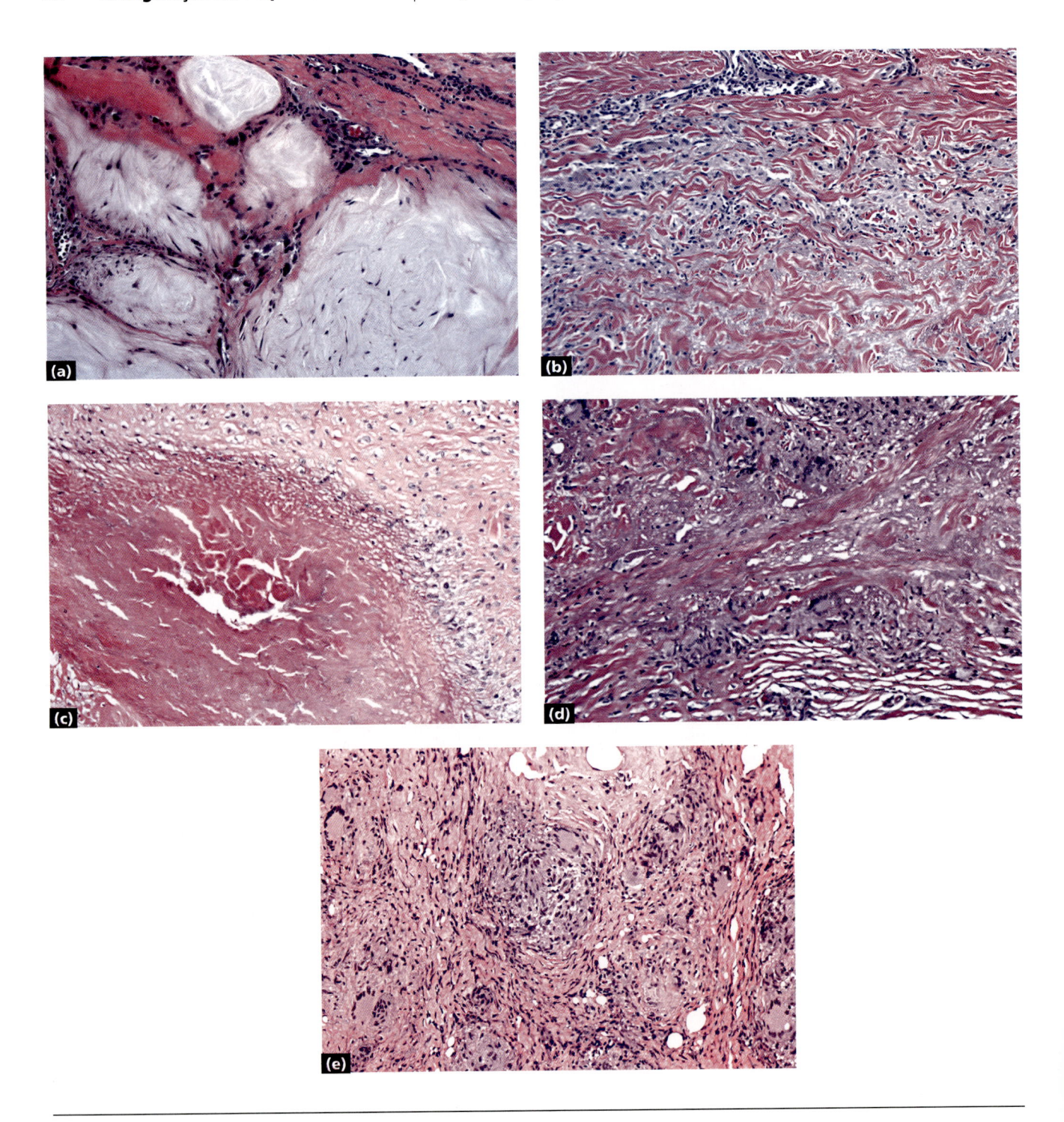

Configuração em Pequeno Aumento | Reações em paliçada

a Gota: material "felpudo" branco-acinzentado central
b Granuloma anular: colágeno alterado na área central intercalado com mucina azul
c Nódulo reumatoide: fibrina rosa central
d Necrobiose lipóidica: colágeno "vermelho" alterado cercado por células gigantes e plasmócitos (ver página 83)
e Xantogranuloma necrobiótico: estranhas células gigantes multinucleadas; células gigantes de Touton

Diferenças-chave

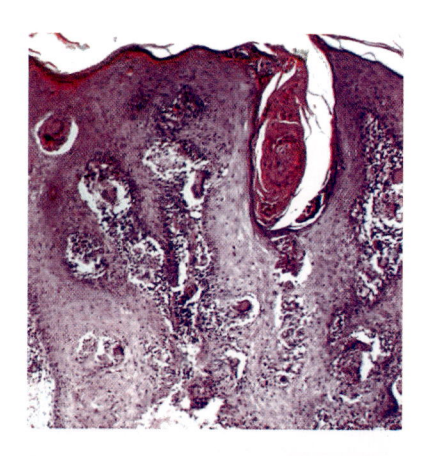

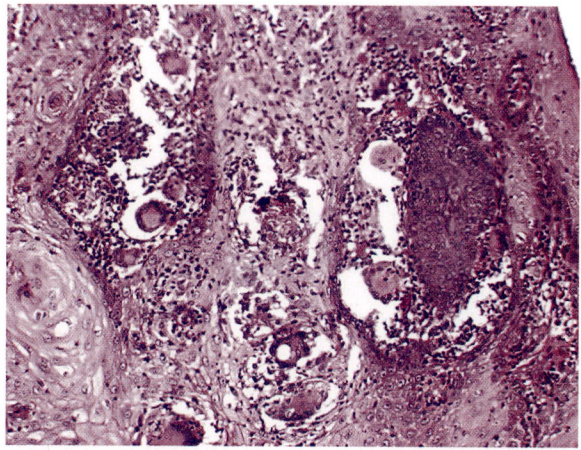

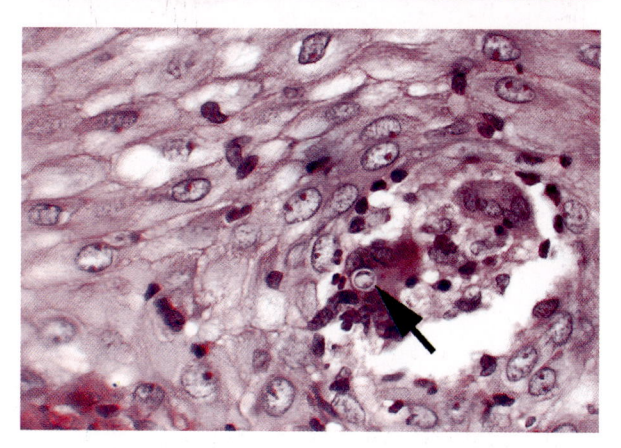

Configuração em Pequeno Aumento | Hiperplasia pseudoepiteliomatosa acima dos abscessos

- Hiperplasia pseudoepiteliomatosa acima dos abscessos
- Formas de levedura (seta) que mostram classicamente brotamento de base ampla

Blastomicose

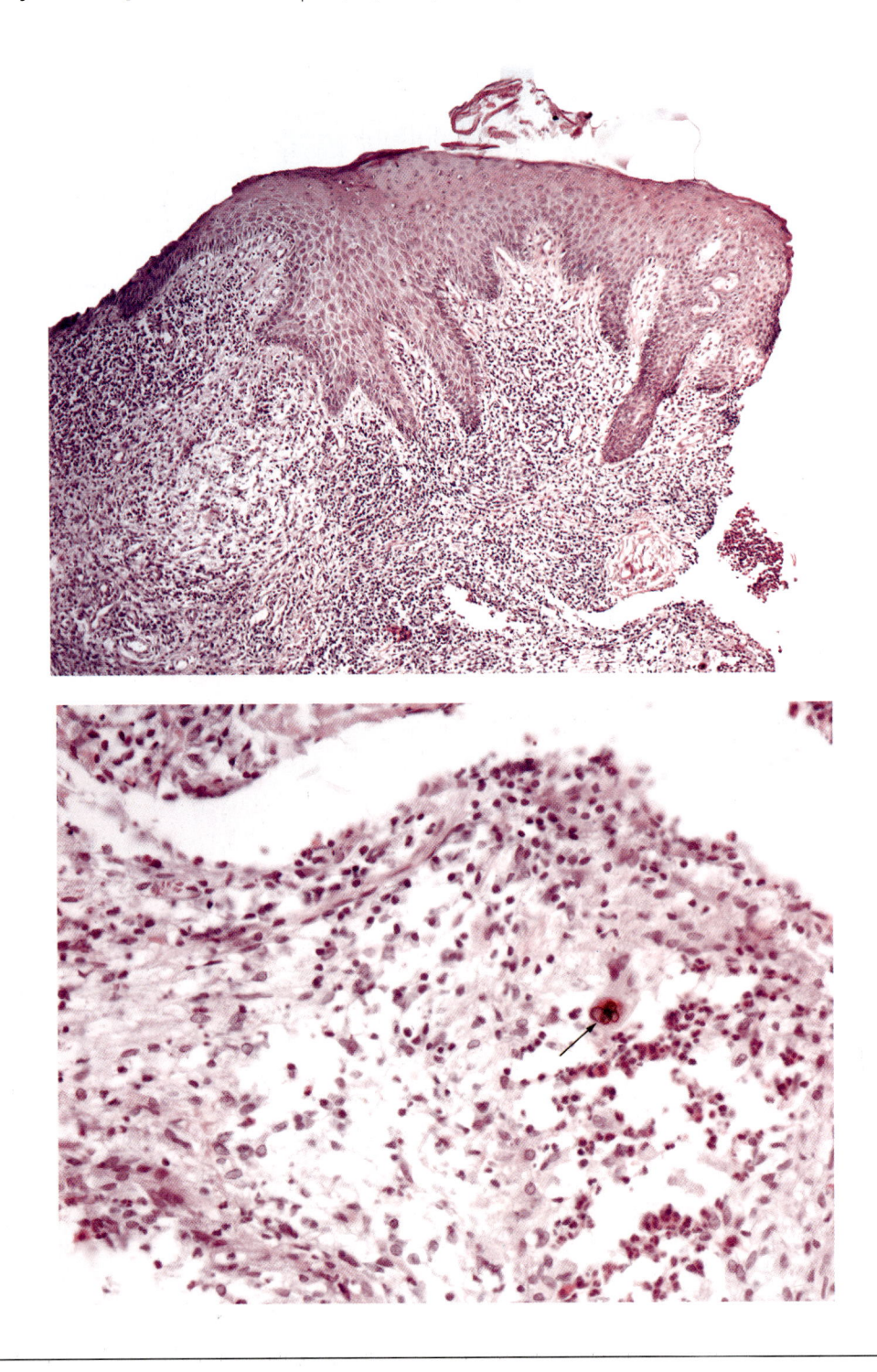

Configuração em Pequeno Aumento | Hiperplasia pseudoepiteliomatosa acima dos abscessos

- Hiperplasia pseudoepiteliomatosa acima dos abscessos
- Corpos arredondados, septados e castanhos – "*hot cross buns*" (corpos de Medlar, corpos escleróticos, centavos de cobre) (seta)

Cromomicose

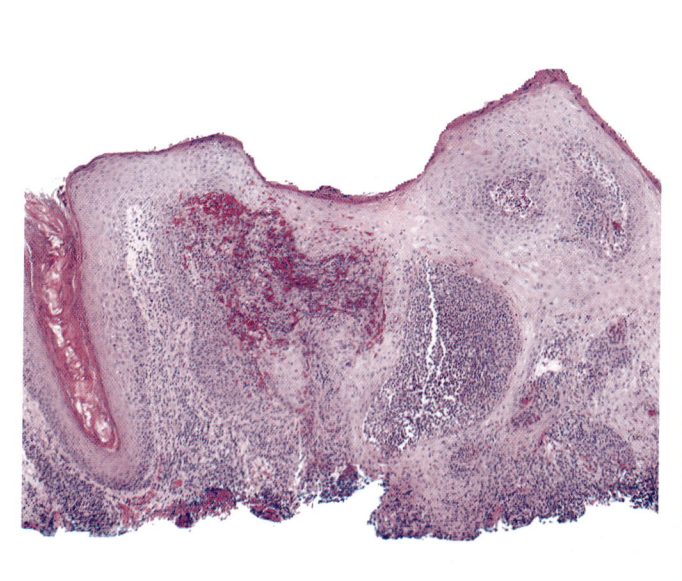

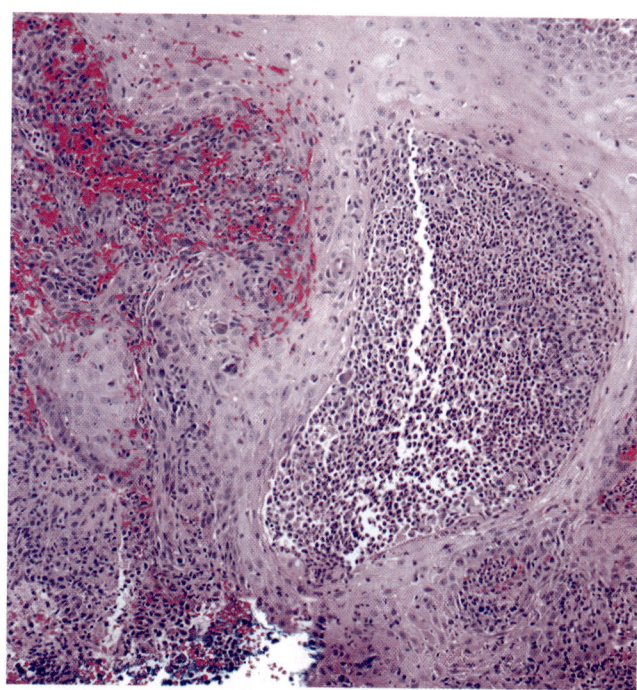

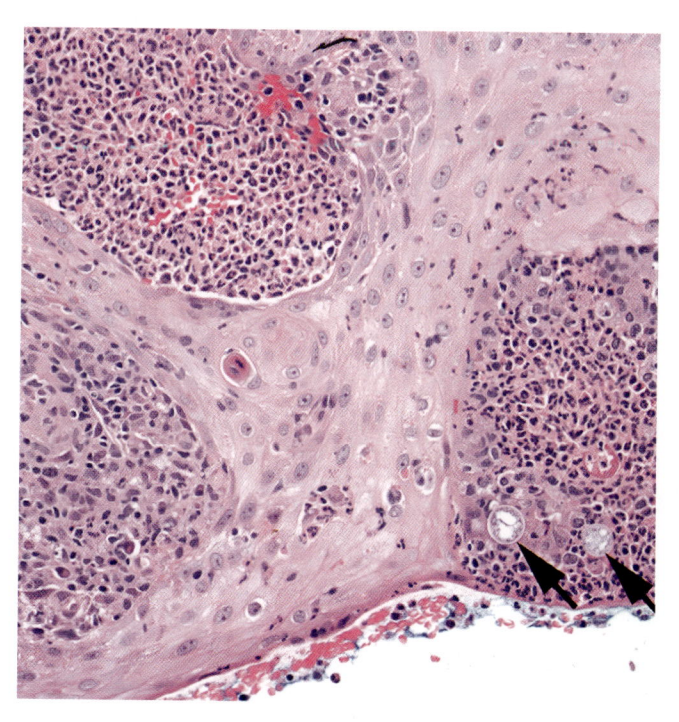

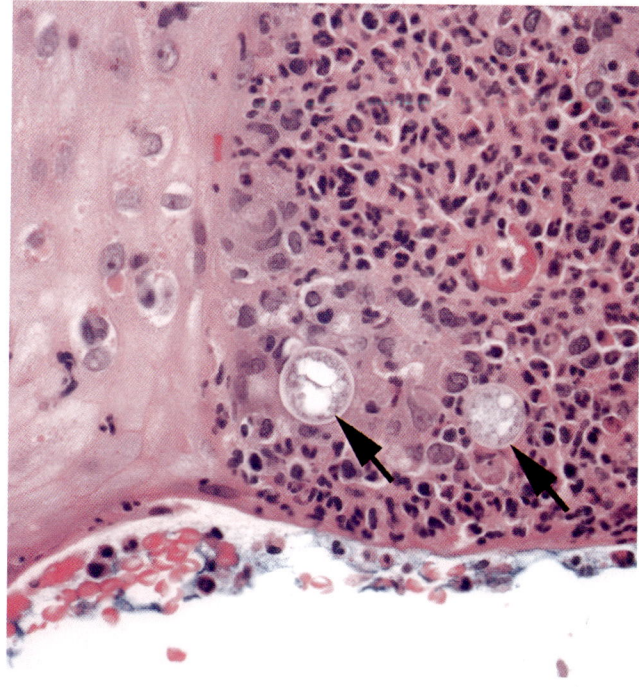

Configuração em Pequeno Aumento | Hiperplasia pseudoepiteliomatosa acima dos abscessos

- Hiperplasia pseudoepiteliomatosa acima dos abscessos
- Esférulas grandes (~ 80-200 mícrons) contendo endosporos (setas)

Coccidioidomicose

Configuração em Pequeno Aumento | Hiperplasia pseudoepiteliomatosa acima dos abscessos

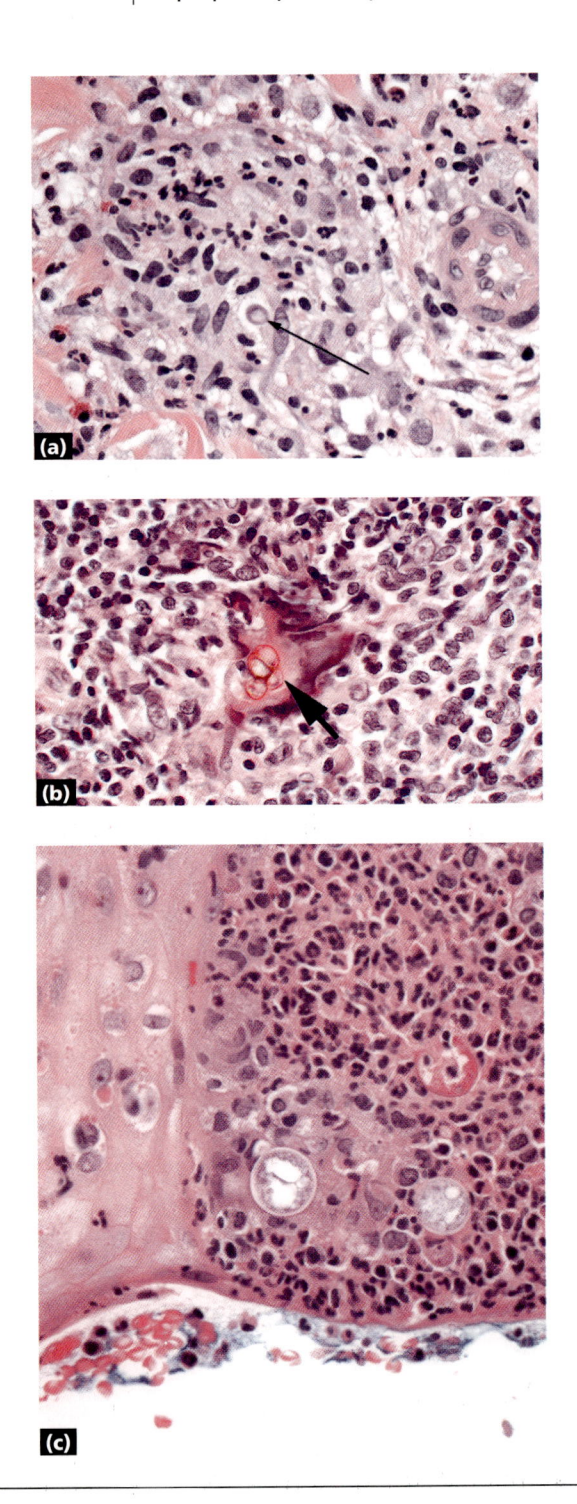

a Blastomicose: forma de levedura de ~ 8-30 mícrons (seta)
b Cromomicose: corpos de Medlar de ~ 5-12 mícrons
c Coccidioidomicose: esférulas com endósporos: de ~ 80-200 mícrons

Nota: Paracoccidioidomicose (roda de leme ~ 6-60 mícrons; uma infecção incomum nos Estados Unidos), esporotricose (organismos geralmente não evidentes nas biópsias) e tuberculose verrucosa cutânea também podem mostrar este padrão.

Diferenças-chave

2 *Gestalt*: Erupção Cutânea/ Lesão Inflamatória

- Alterações epidérmicas
  - Paraceratose, 99
  - Espongiose, 102
  - Papuloescamosa (psoriasiforme), 106
  - Interface (vacuolar), 112
  - Interface (liquenoide), 117
- Inflamação: padrões específicos e tipo celular
  - Eosinófilos na epiderme, 123
  - Perivascular, 127
  - Infiltrado dérmico papilar/dérmico em faixa, 131
  - Difusa/nodular, 137
  - Subcutânea, 144

Gestalt: **Erupção Cutânea/Lesão Inflamatória** | Paraceratose

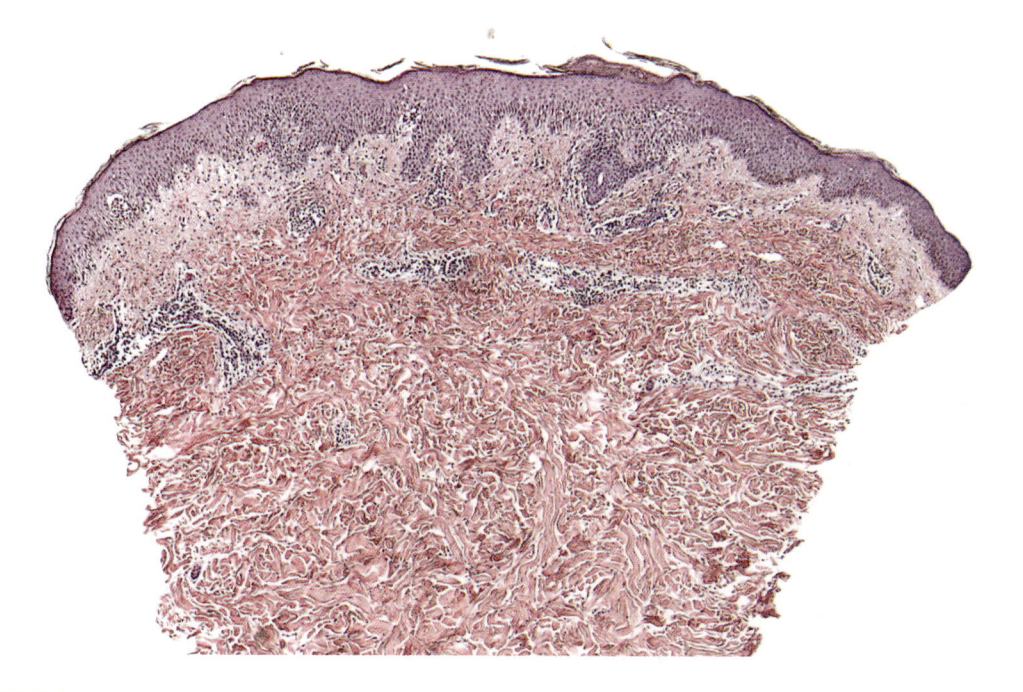

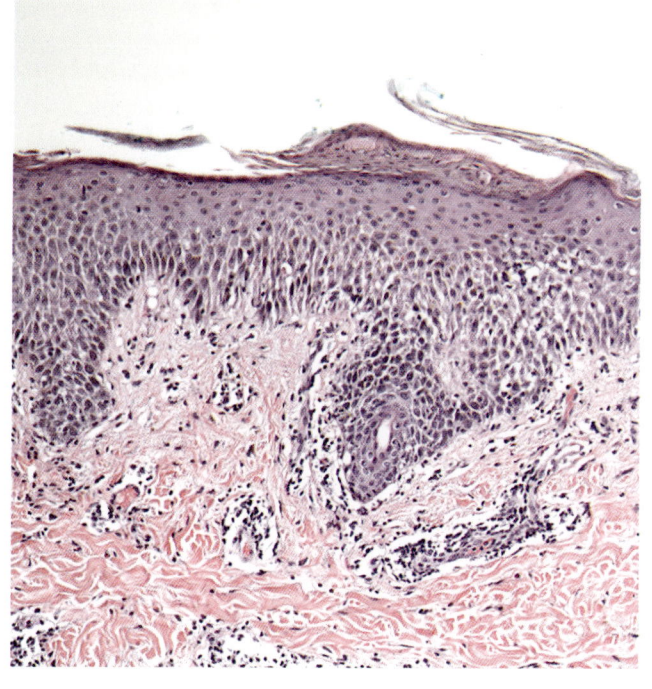

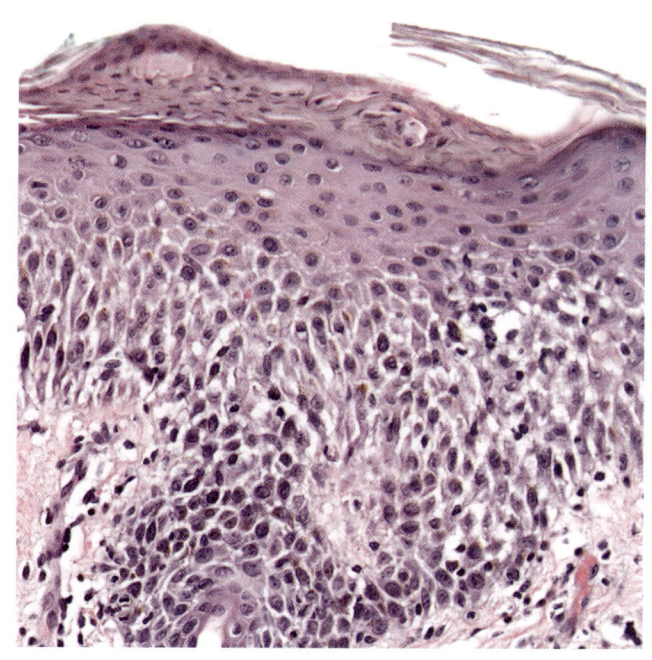

- Paraceratose "úmida" (paraceratose com soro)
- Maior espaço entre os ceratinócitos
- Vesículas podem estar presentes
- Exocitose de linfócitos
- Inflamação perivascular

Dermatite espongiótica

100 | *Gestalt:* **Erupção Cutânea/Lesão Inflamatória** | Paraceratose

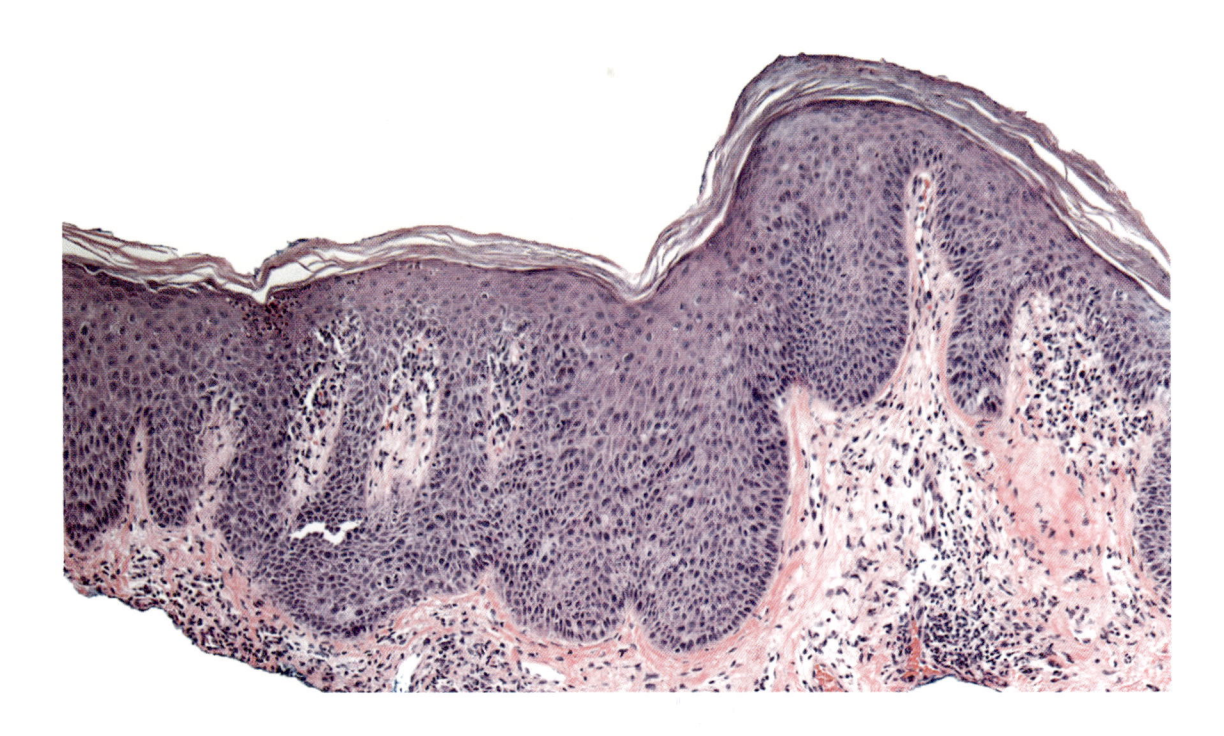

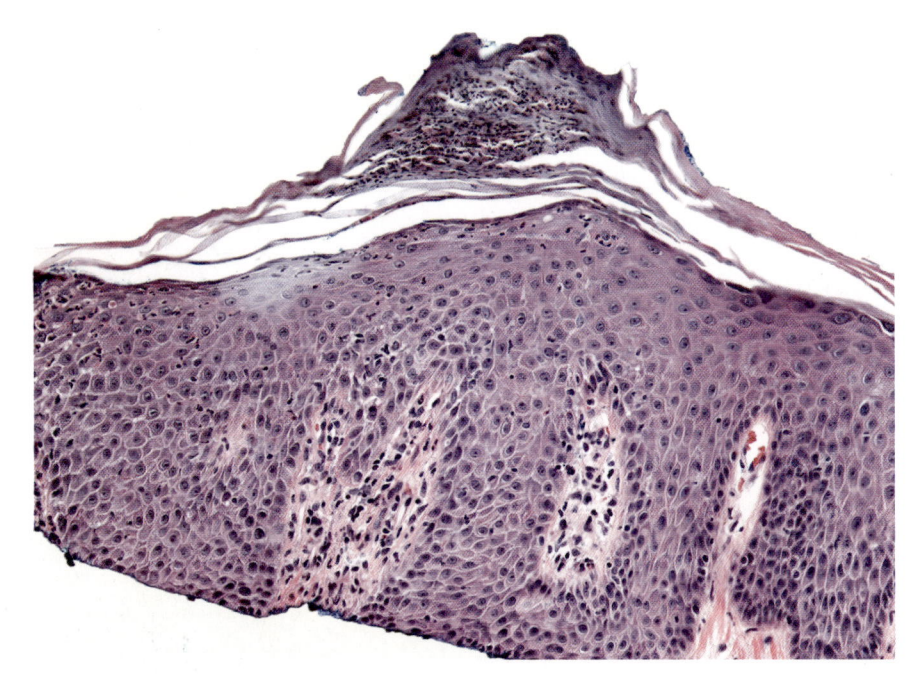

- Paraceratose seca com neutrófilos
- Acantose regular
- Hipogranulose
- Neutrófilos podem estar presentes na camada espinhosa
- Vasos proeminentes na derme papilar
- Inflamação perivascular

Psoríase

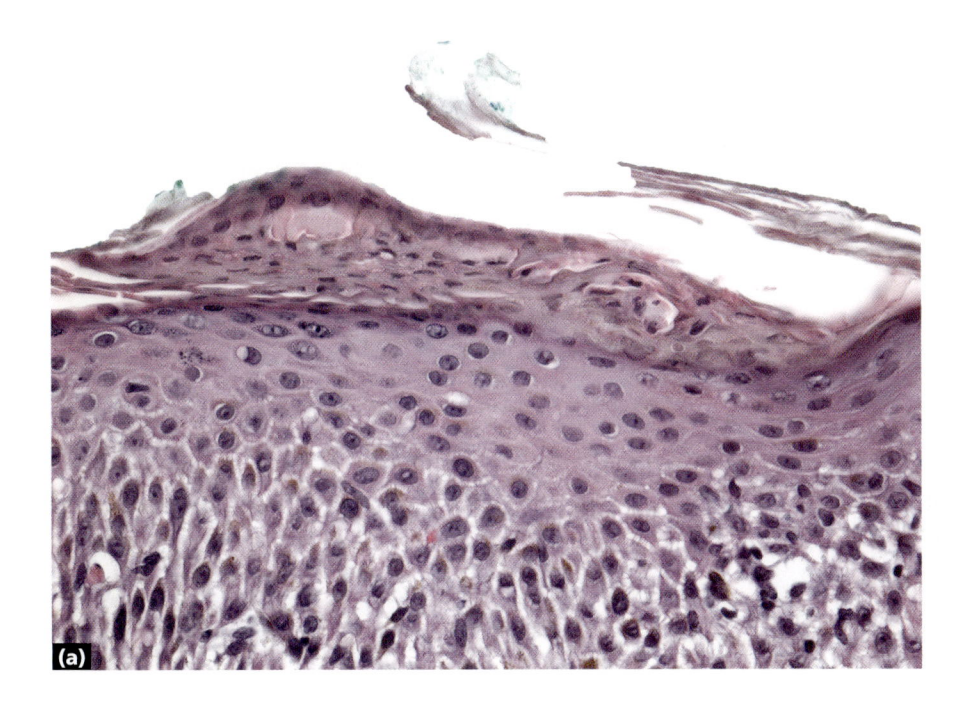

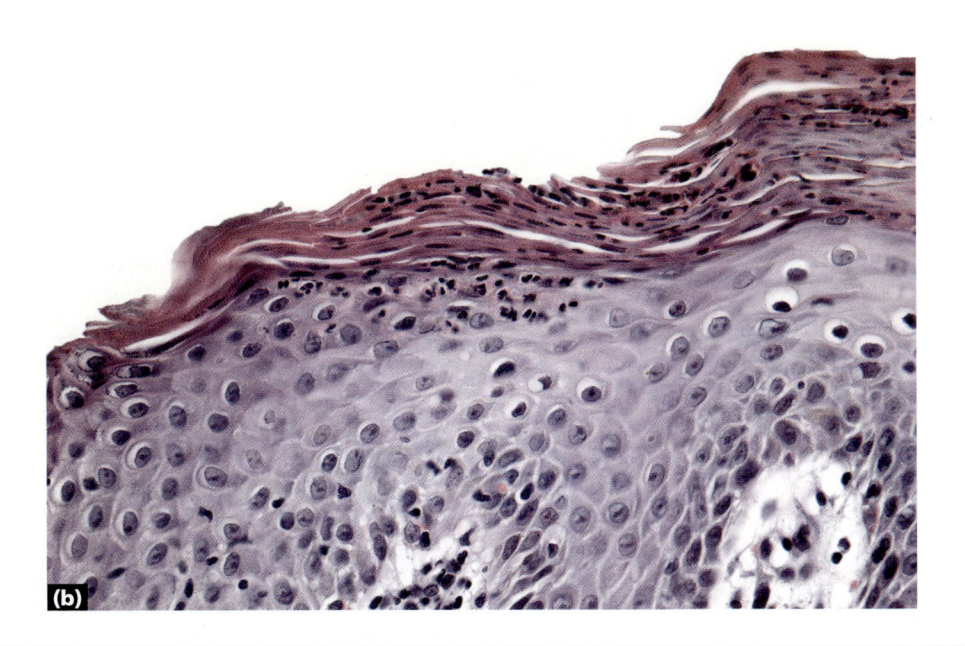

Gestalt: **Erupção Cutânea/Lesão Inflamatória** | Paraceratose

a Dermatite espongiótica: paraceratose úmida, aumento do espaço entre ceratinócitos, camada granulosa preservada
b Psoríase: paraceratose seca com neutrófilos, acantose regular, hipogranulose, vasos sanguíneos proeminentes na derme papilar

Diferenças-chave

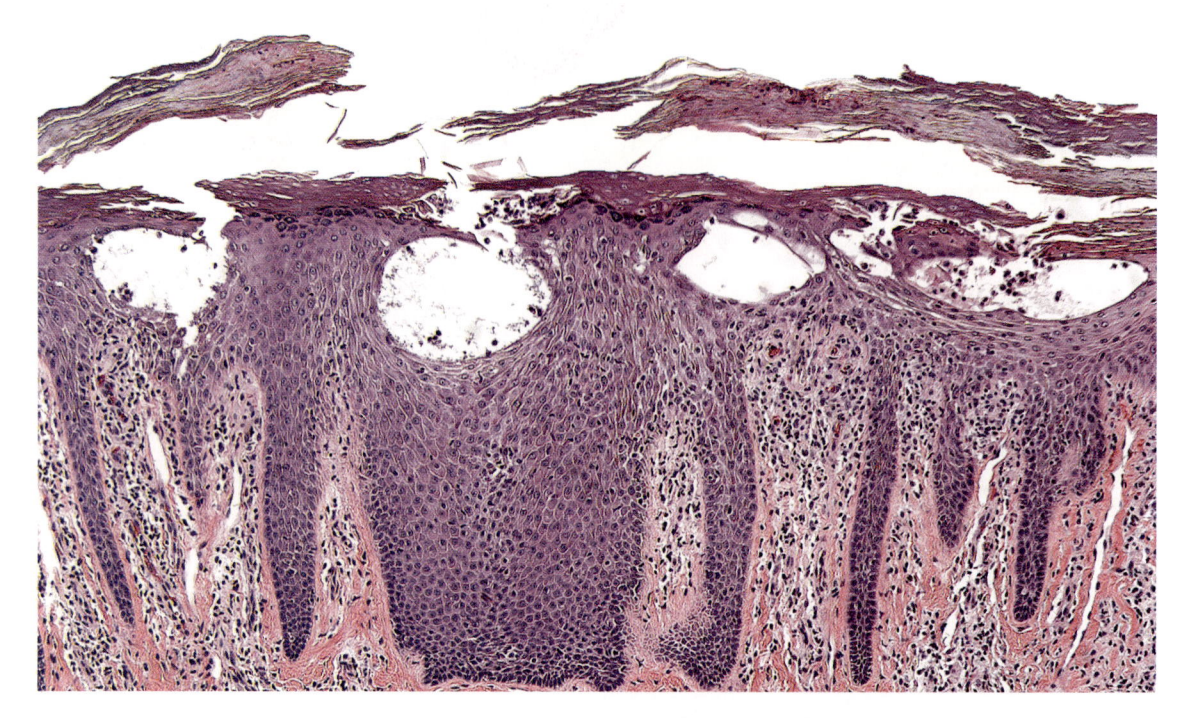

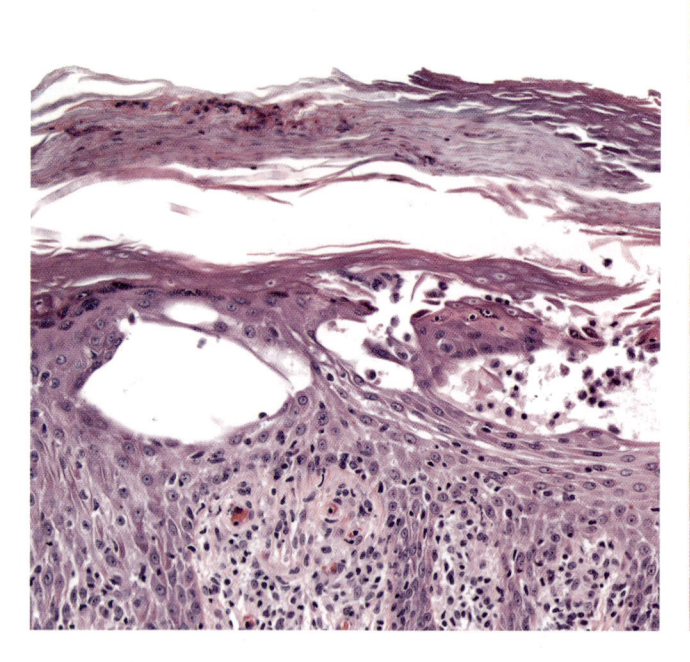

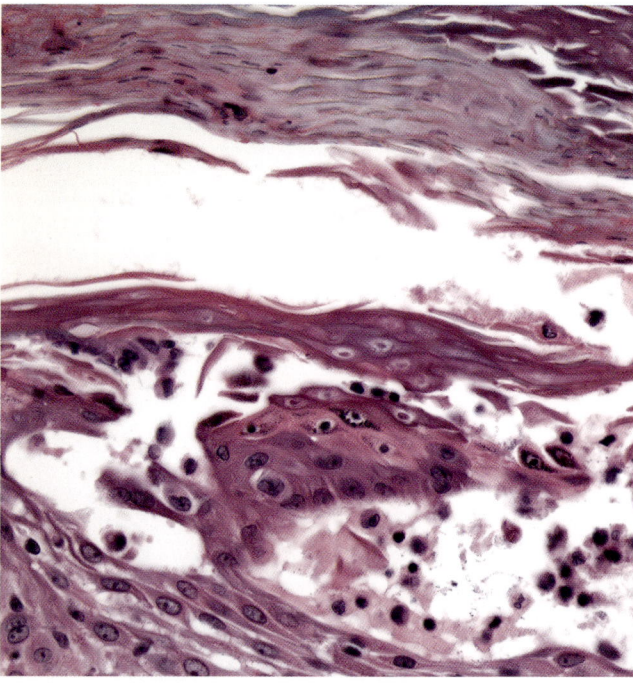

102 *Gestalt:* **Erupção Cutânea/Lesão Inflamatória** | Espongiose

- Espongiose
- Vesículas no interior da epiderme podem ser proeminentes

Dermatite de contato alérgica

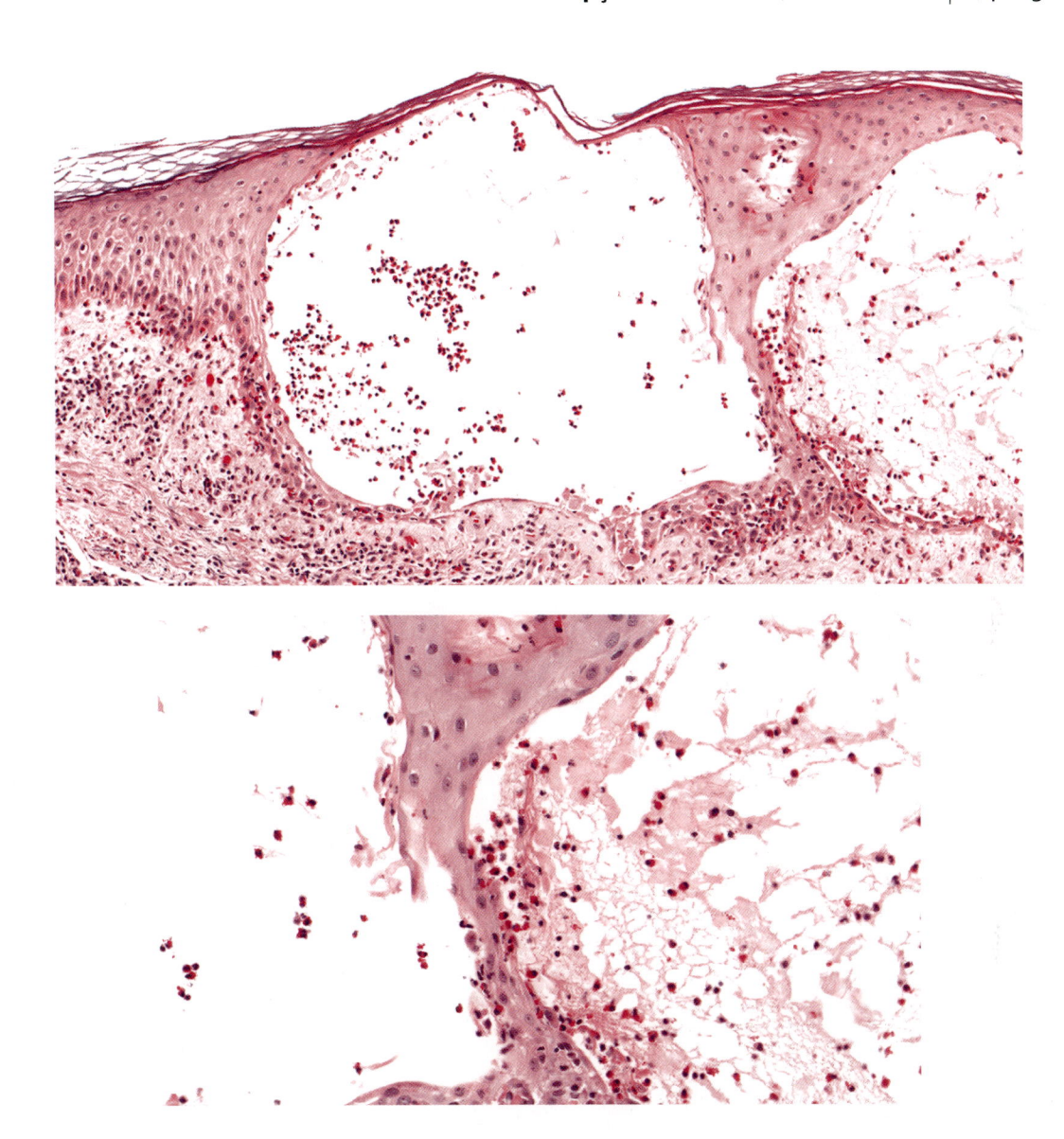

Gestalt: **Erupção Cutânea/Lesão Inflamatória** | Espongiose 103

- Espongiose eosinofílica
- Padrão de inflamação em forma de cunha em pequeno aumento
- Vesículas dentro da epiderme podem ser proeminentes

Reação à picada de artrópode

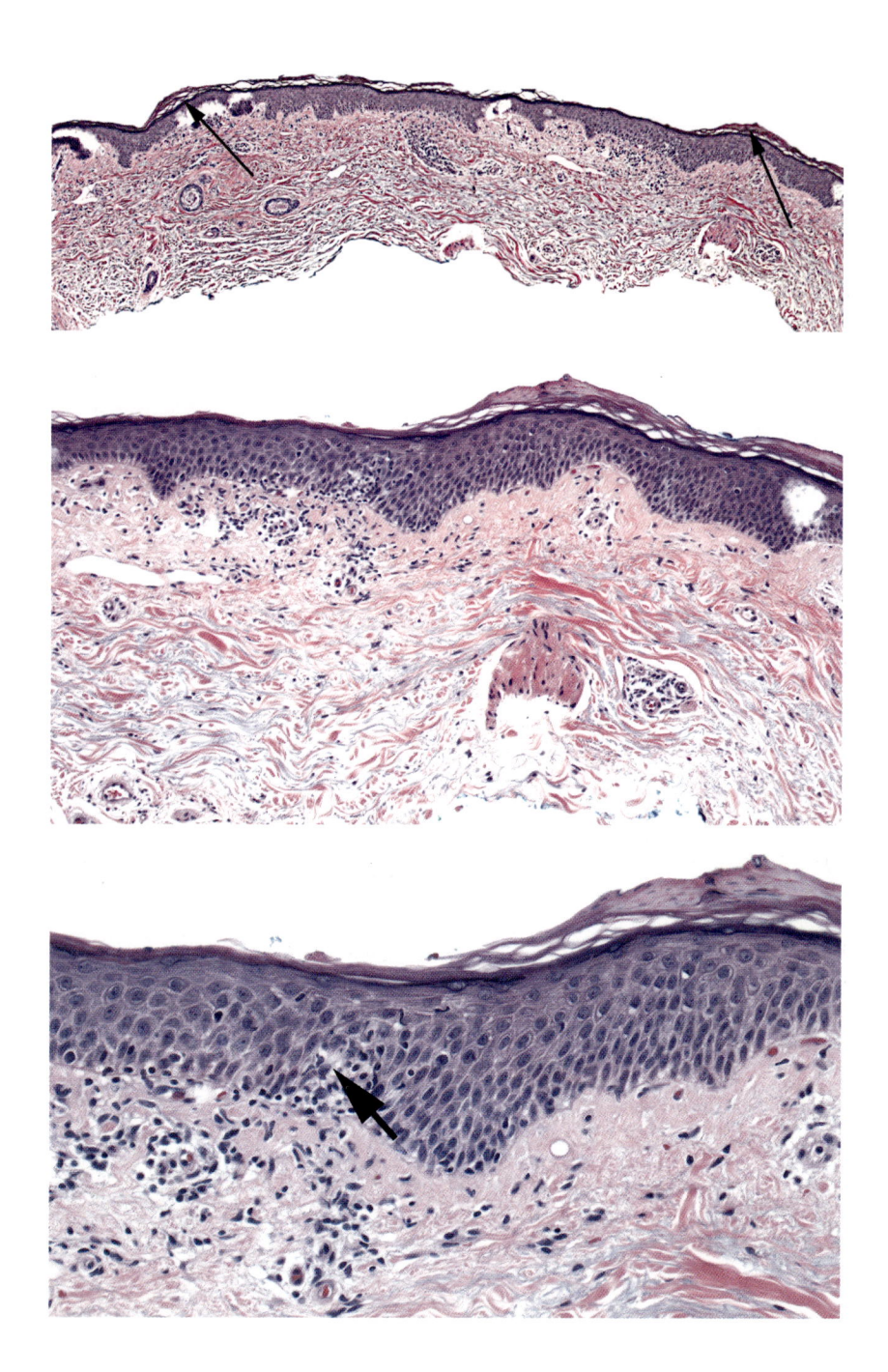

104 *Gestalt:* **Erupção Cutânea/Lesão Inflamatória** | Espongiose

- Espongiose epidérmica branda (seta curta)
- Montículos de paraceratose (setas longas)
- Infiltração perivascular superficial de linfócitos
- Eritrócitos extravasados

Nota: A psoríase gutata é um diagnóstico diferencial; a psoríase gutata é sugerida se houver neutrófilos nos montículos da paraceratose.

Pitiríase rósea

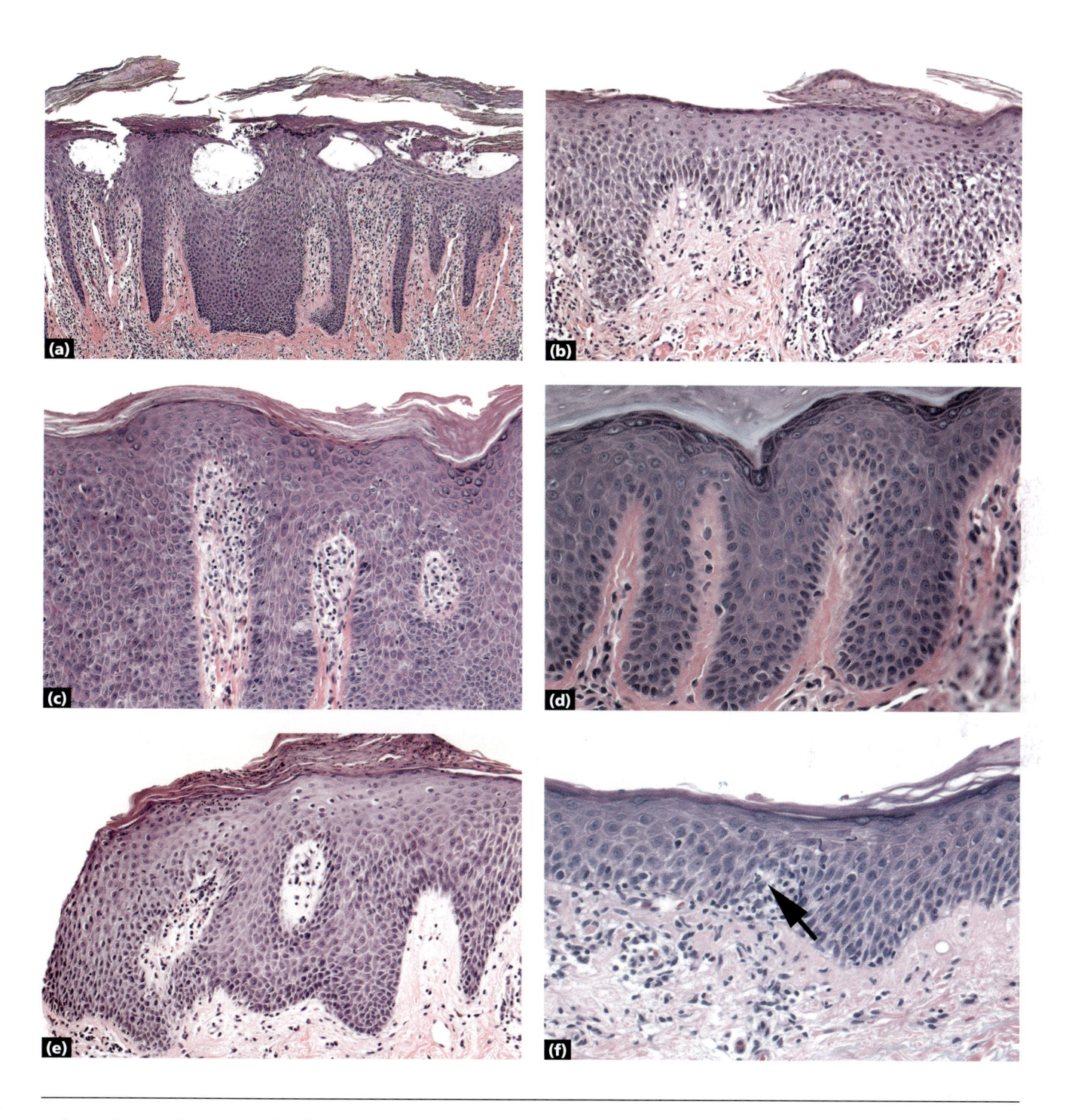

Gestalt: **Erupção Cutânea/Lesão Inflamatória** | Espongiose

a Espongiose aguda com vesículas (dermatite de contato alérgica): paraceratose, vesículas intraepidérmicas, edema intercelular
b Espongiose aguda a subaguda: paraceratose com soro (paraceratose "úmida"), edema intercelular
c Espongiose crônica: paraceratose, camada granulosa preservada, acantose, edema intercelular sutil (ver página 106)
d Líquen simples crônico: muitas vezes estrato lúcido, edema intercelular mínimo, depósitos verticais de colágeno na derme papilar (ver página 107)
e Psoríase: paraceratose seca (paraceratose em geral sem soro) frequentemente com neutrófilos, hipogranulose, neutrófilos no estrato espinhoso, acantose regular, vasos proeminentes na derme papilar (ver páginas 100, 109).
f Pitiríase rosa: focos interrompidos de paraceratose, coleções de eritrócitos/linfócitos na epiderme e derme papilar

Diferenças-chave

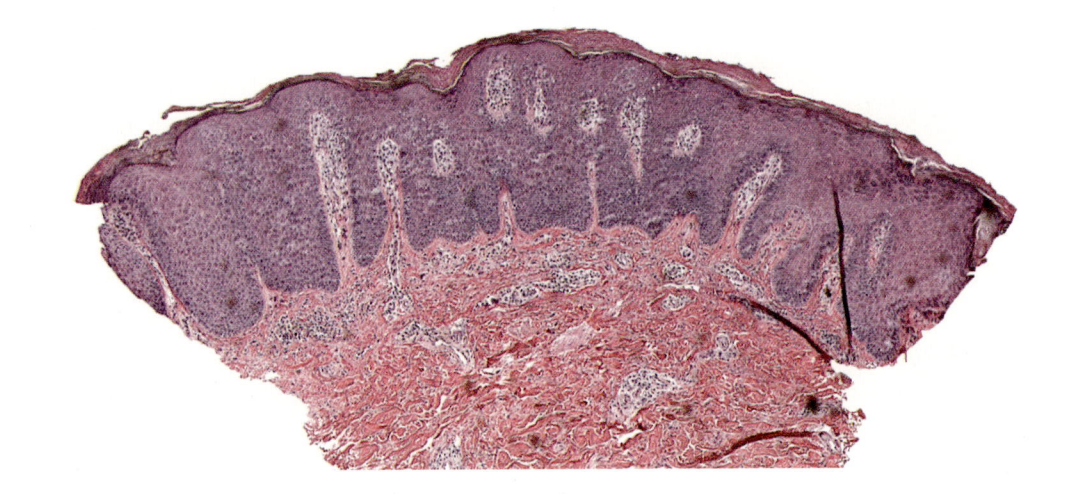

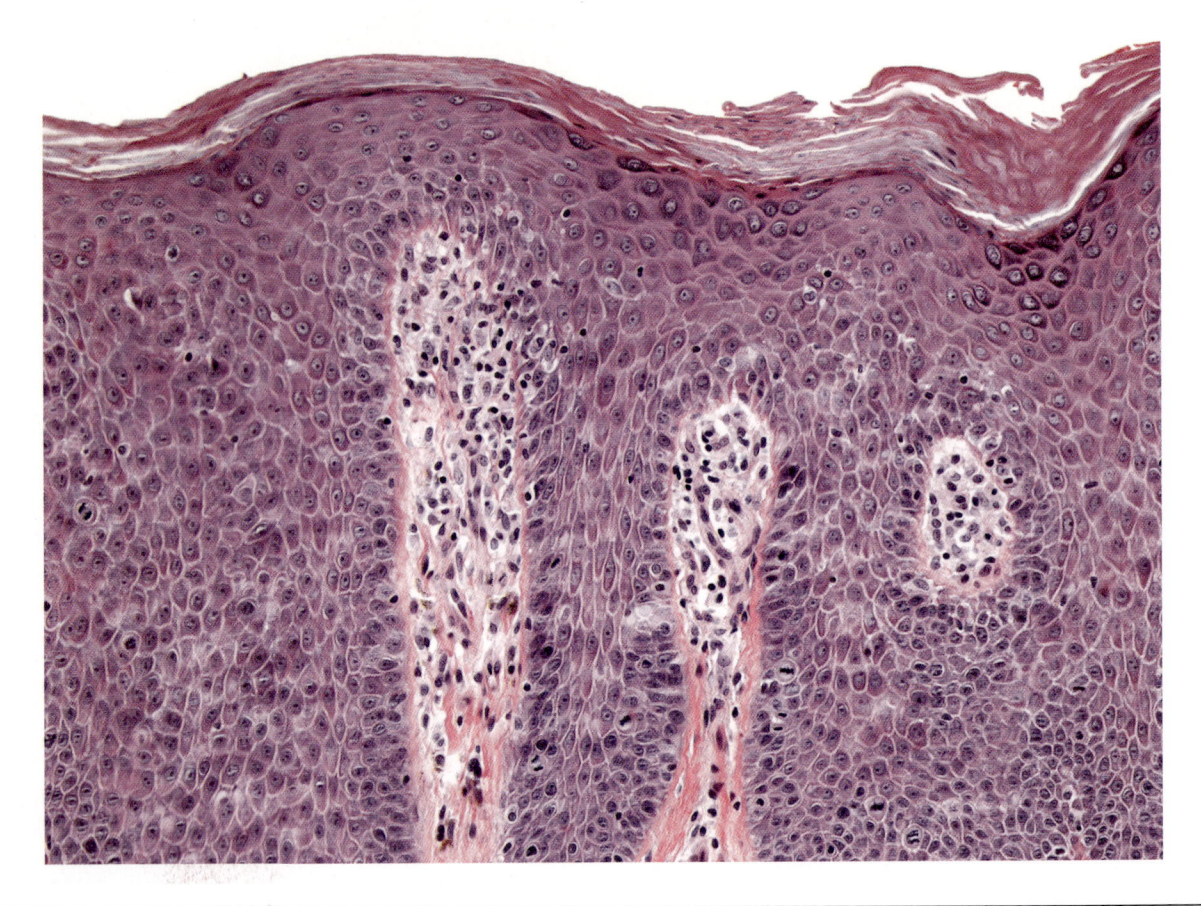

106 *Gestalt:* **Erupção Cutânea/Lesão Inflamatória** | Papuloescamosa (psoriasiforme)

- Erupção papuloescamosa (psoriasiforme)
- Focos de paraceratose
- Focos sutis de edema entre os ceratinócitos
- Acantose irregular com camada granulosa preservada
- Inflamação perivascular

Nota: Há alguma sobreposição de dermatite espongiótica crônica com líquen simples crônico, faltando classicamente no último paraceratose e espongiose, enquanto apresenta fibrose dérmica.

Dermatite espongiótica crônica

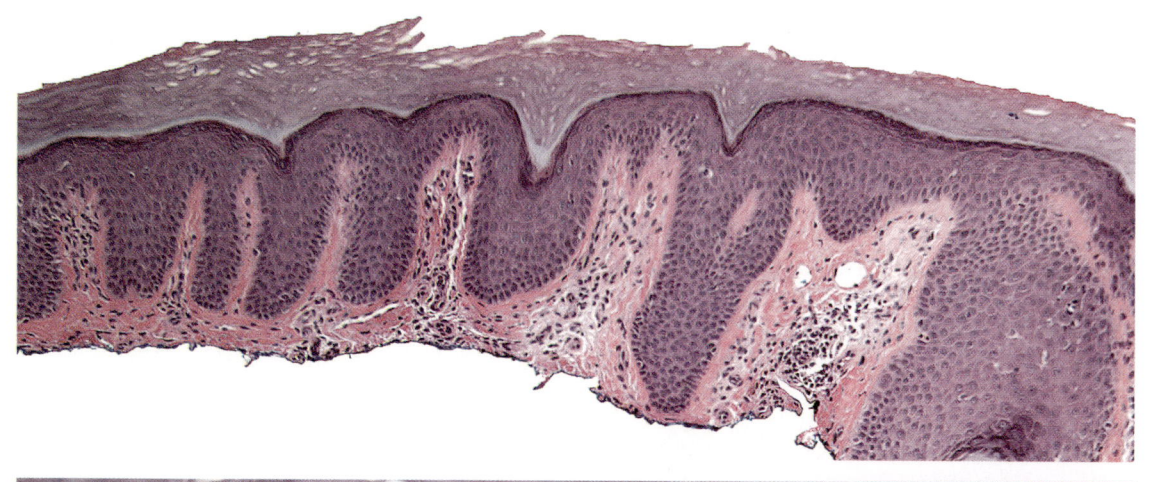

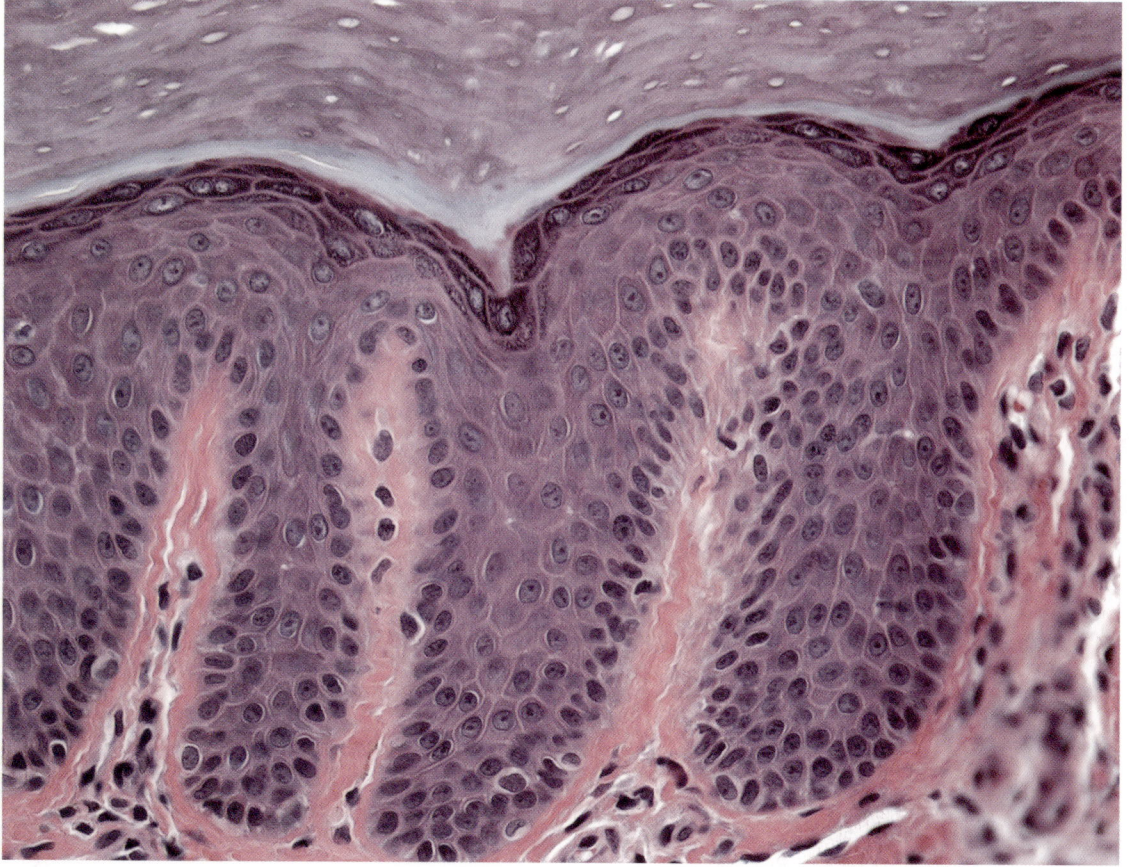

Gestalt: **Erupção Cutânea/Lesão Inflamatória** | Papuloescamosa (psoriasiforme) 107

- Erupção papuloescamosa (psoriasiforme)
- Hiperceratose com presença de estrato lúcido
- Acantose irregular com hipergranulose
- Depósitos verticais de colágeno na derme papilar

Líquen simples crônico

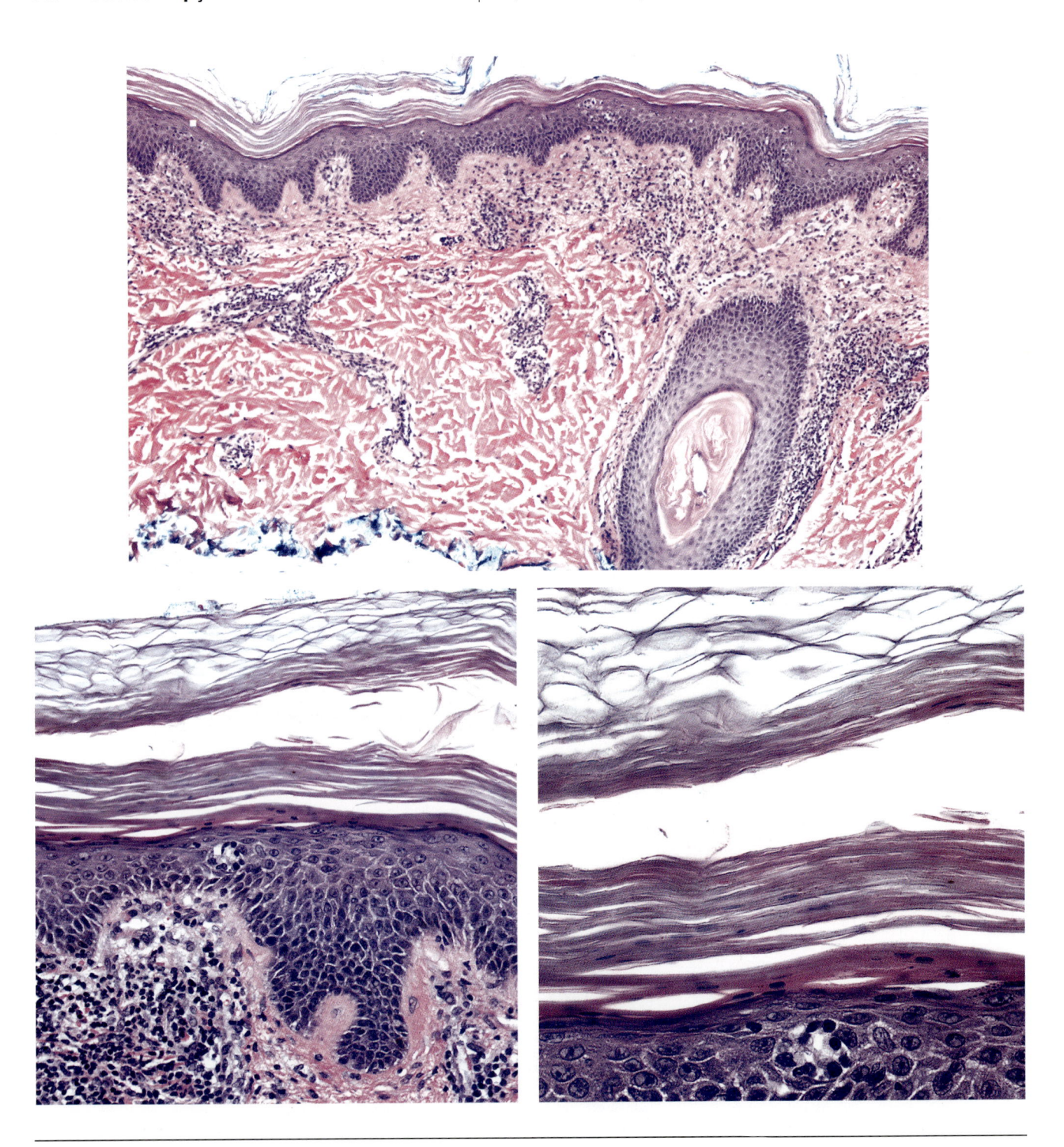

Gestalt: Erupção Cutânea/Lesão Inflamatória | Papuloescamosa (psoriasiforme)

- Erupção papuloescamosa (psoriasiforme)
- Hiperceratose alternada com paraceratose seca em padrão xadrez
- Tampões foliculares
- Acantose irregular da epiderme

Pitiríase rubra pilar

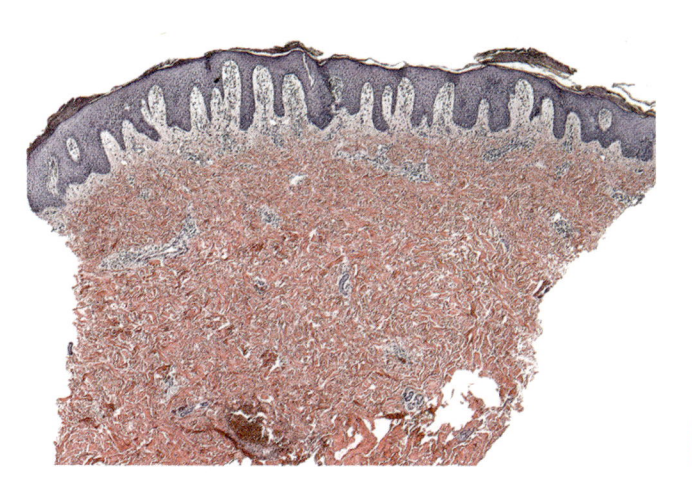

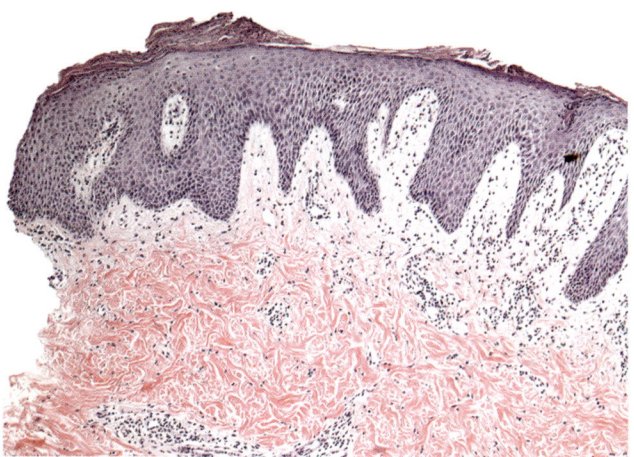

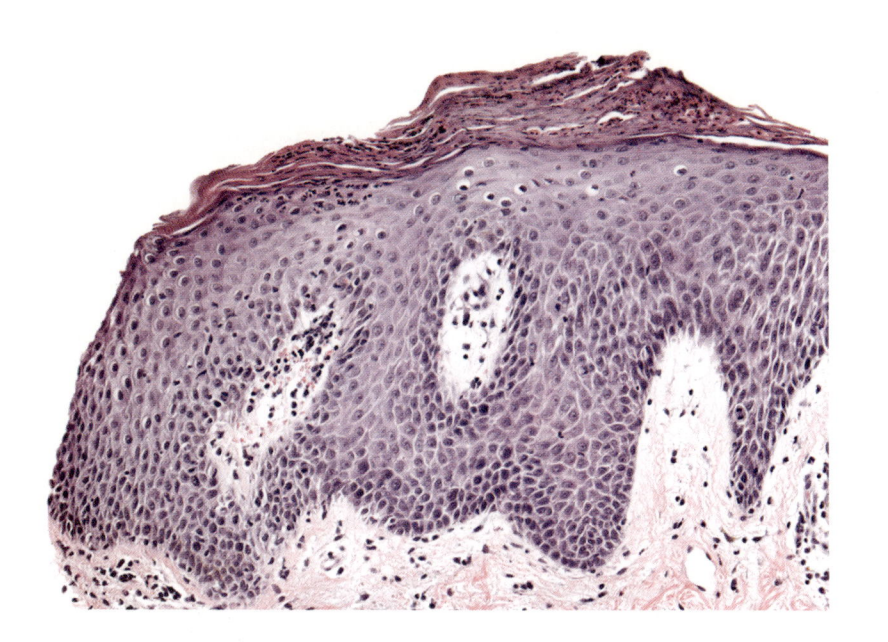

Gestalt: **Erupção Cutânea/Lesão Inflamatória** | Papuloescamosa (psoriasiforme)

- Erupção papuloescamosa
- Paraceratose seca com neutrófilos
- Acantose regular com hipogranulose
- Vasos sanguíneos proeminentes nas papilas dérmicas

Psoríase

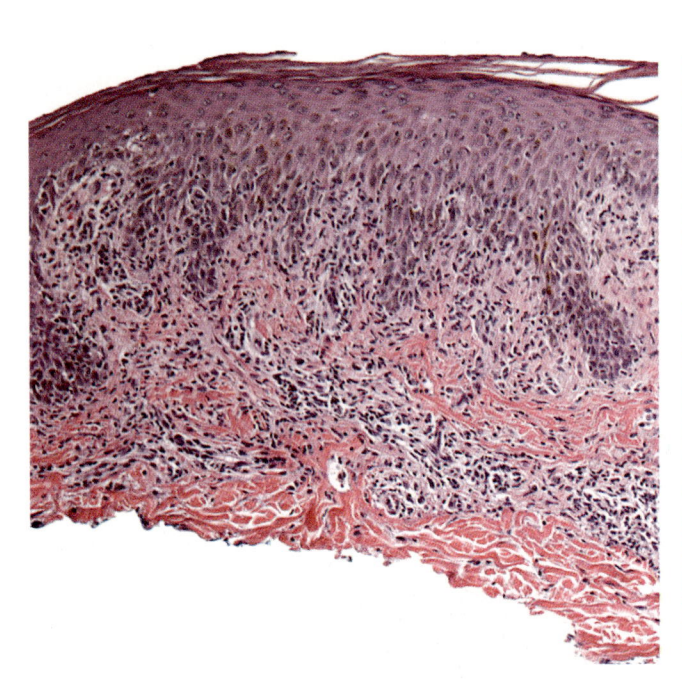

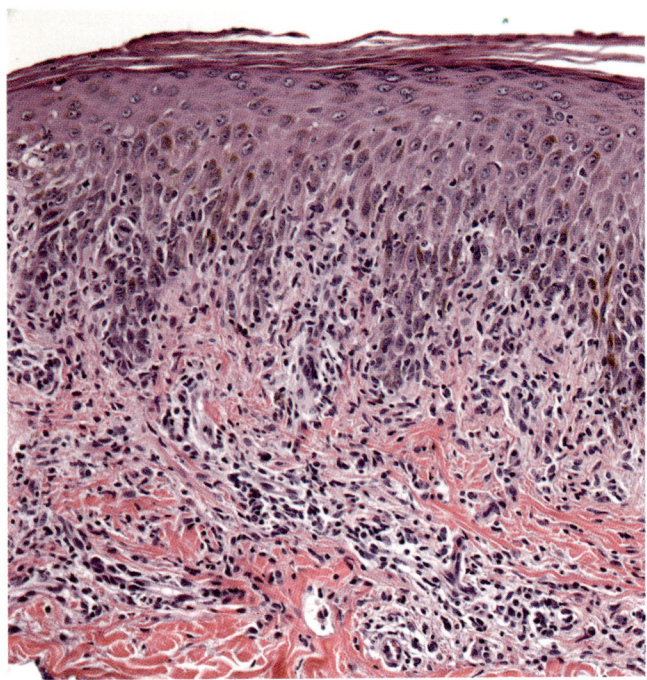

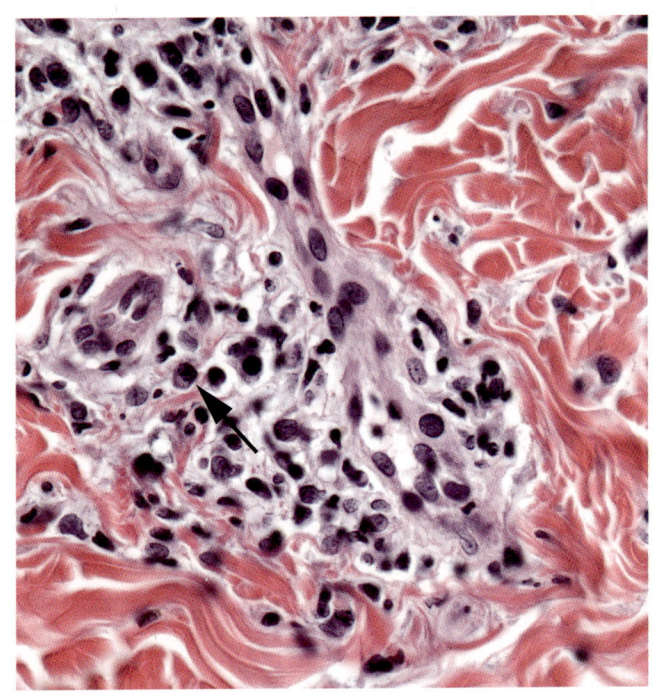

110 **Gestalt: Erupção Cutânea/Lesão Inflamatória** | Papuloescamosa (psoriasiforme)

- Erupção papuloescamosa (psoriasiforme)
- Semelhante à pitiríase liquenoide e varioliforme aguda com plasmócitos (seta)
- Paraceratose, às vezes, com neutrófilos
- Acantose com prolongamentos delgados
- Infiltrado linfoplasmocitário liquenoide e perivascular profundo
- Células endoteliais inflamadas

Sífilis secundária

Gestalt: **Erupção Cutânea/Lesão Inflamatória** | Papuloescamosa (psoriasiforme)

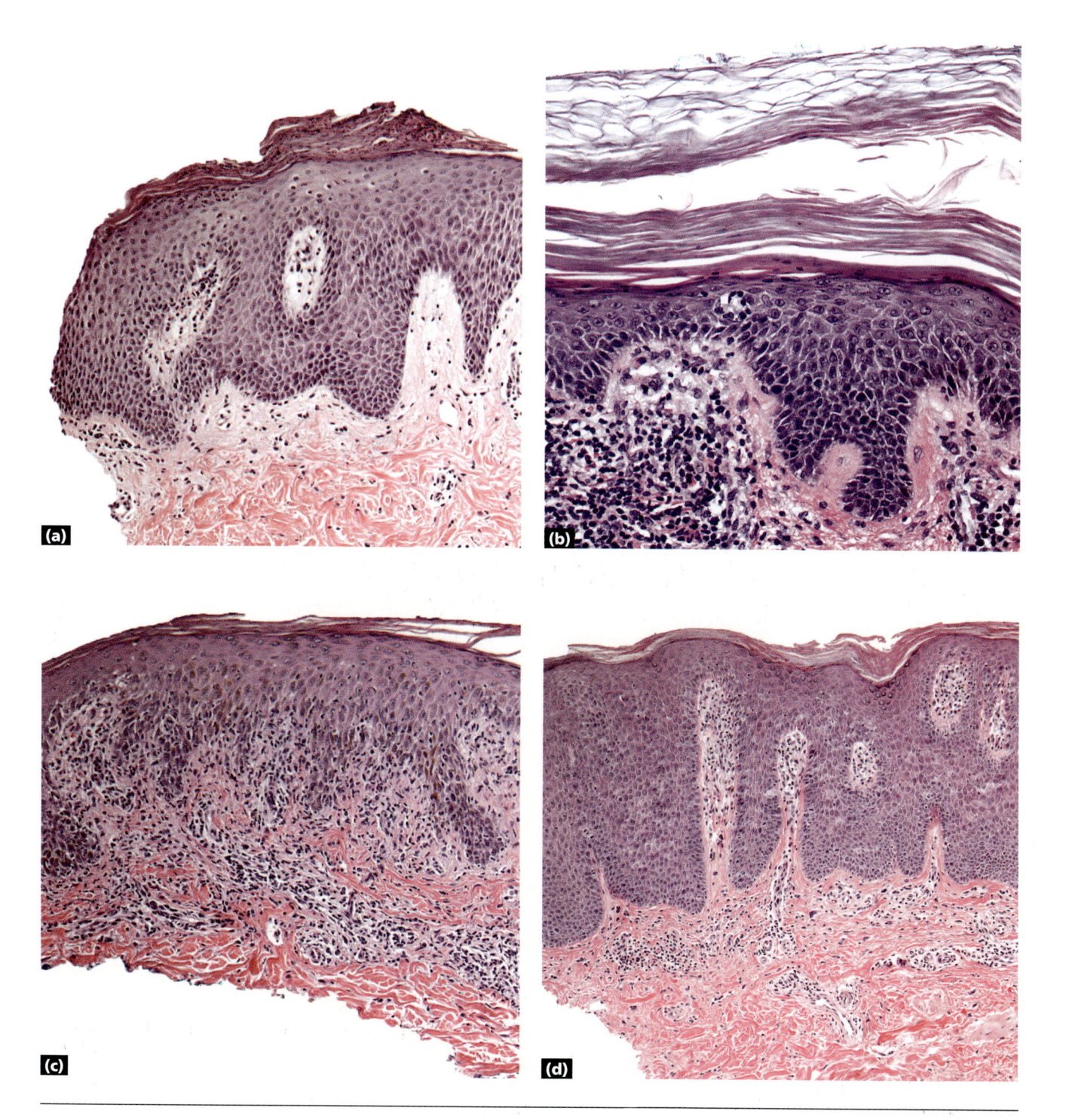

a Psoríase: neutrófilos na epiderme, acantose regular, vasos sanguíneos proeminentes nas papilas dérmicas
b Pitiríase rubra pilar: hiperceratose e paraceratose em padrão xadrez, tampões foliculares
c Sífilis secundária: acantose com prolongamentos delgados, inflamação liquenoide, células endoteliais edemaciadas, plasmócitos podem ser evidentes
d Dermatite espongiótica crônica: paraceratose e focos de espongiose, acantose irregular

Nota: Alguns especialistas reservam o termo "psoriasiforme" para processos que são difíceis/impossíveis de distinguir da psoríase.

Diferenças-chave

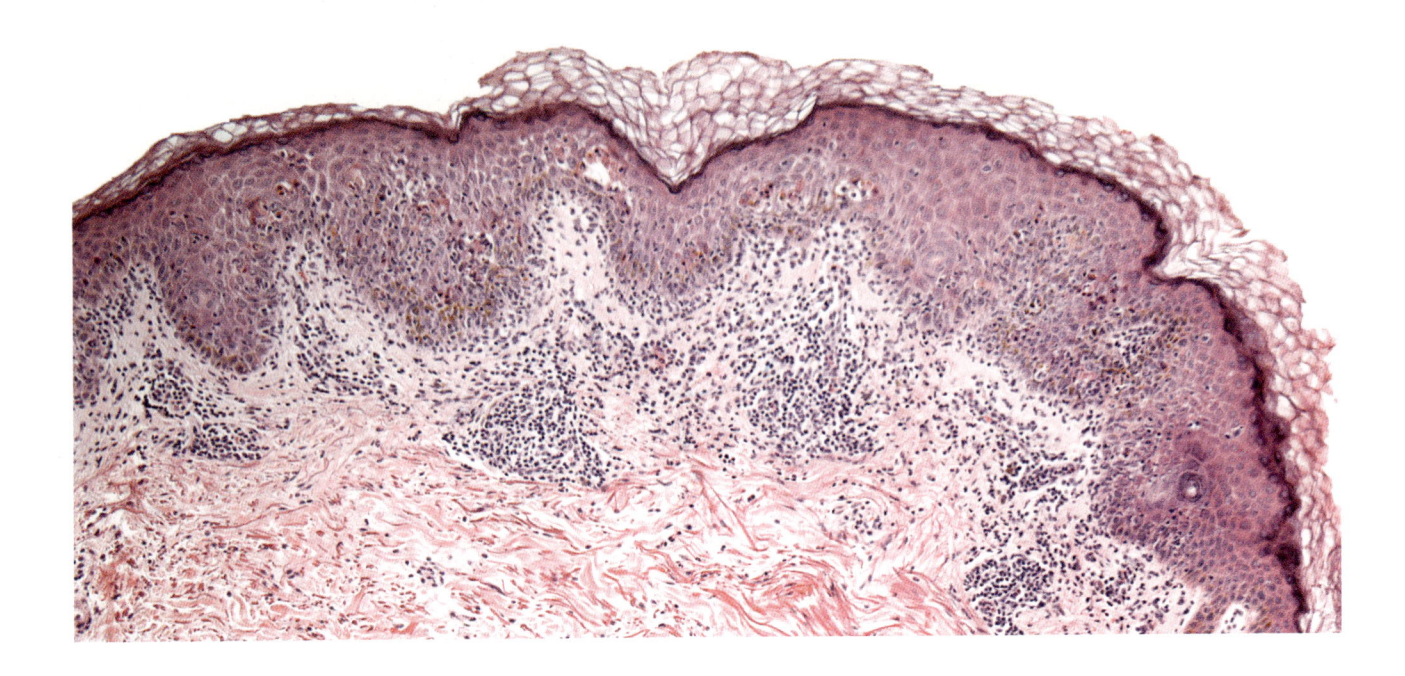

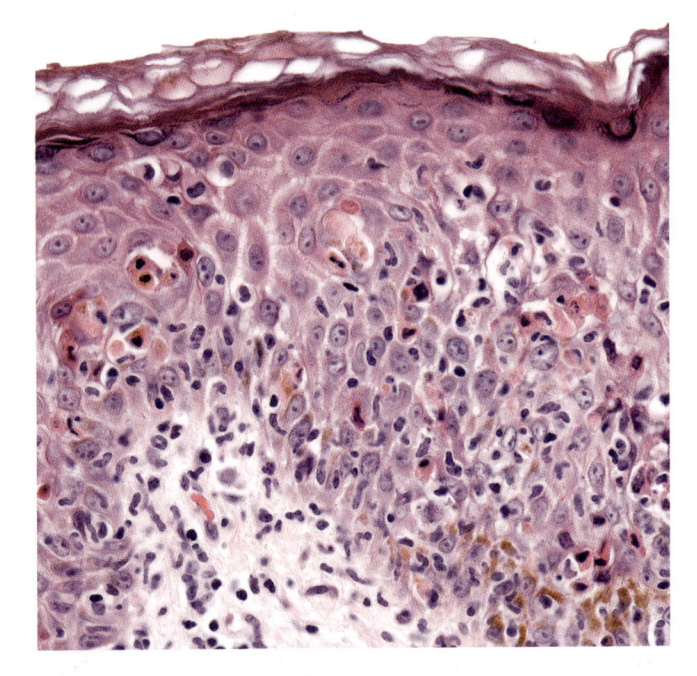

112 | *Gestalt:* **Erupção Cutânea/Lesão Inflamatória** | Interface (vacuolar)

- Alteração de interface (vacuolar) com ceratinócitos necróticos na epiderme inferior
- Estrato córneo com hiperceratose em "cesta de basquete"
- Infiltrado linfocitário relativamente disperso

Eritema polimorfo

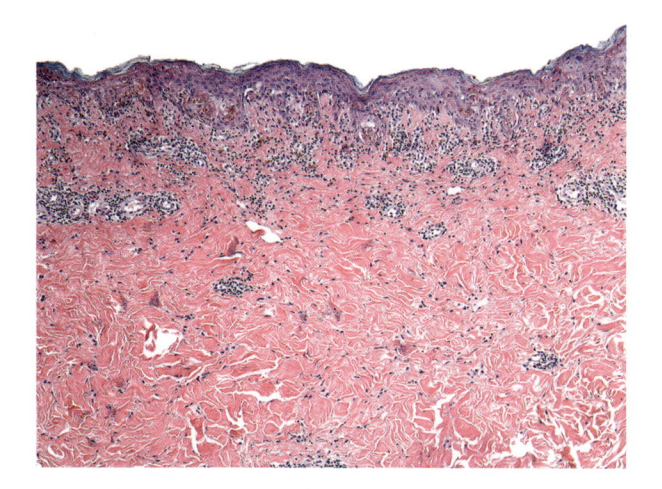

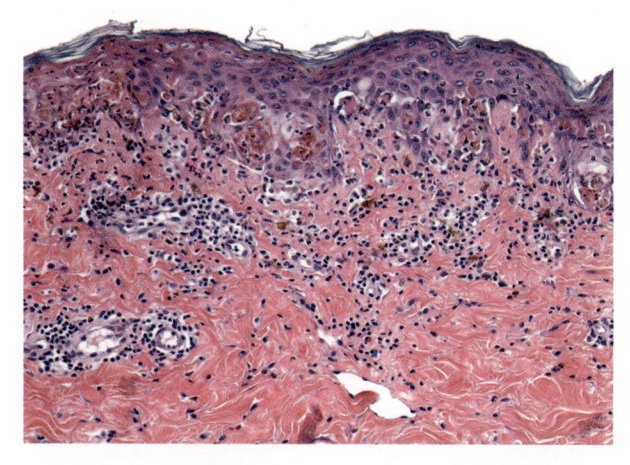

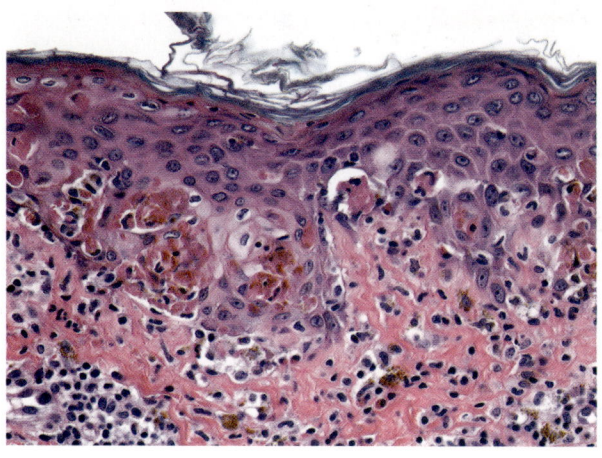

Gestalt: **Erupção Cutânea/Lesão Inflamatória** | Interface (vacuolar)

- Alteração de interface vacuolar
- Estrato córneo em "cesta de basquete" e incontinência pigmentar na derme
- Numerosas células epidérmicas necróticas podem estar presentes, simulando o eritema polimorfo
- Infiltrado inflamatório perivascular superficial e profundo
- Infiltrado misto com eosinófilos e neutrófilos

Eritema pigmentar fixo medicamentoso

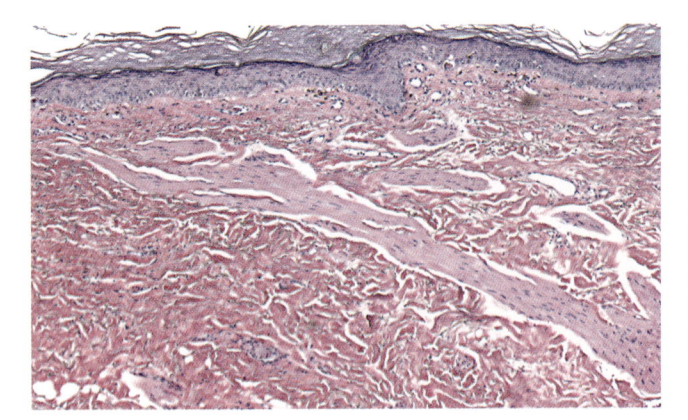

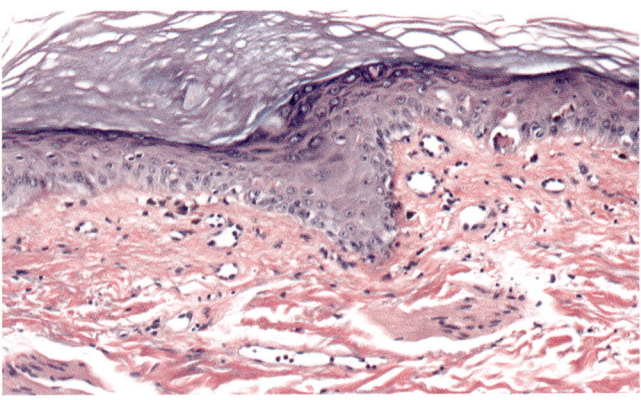

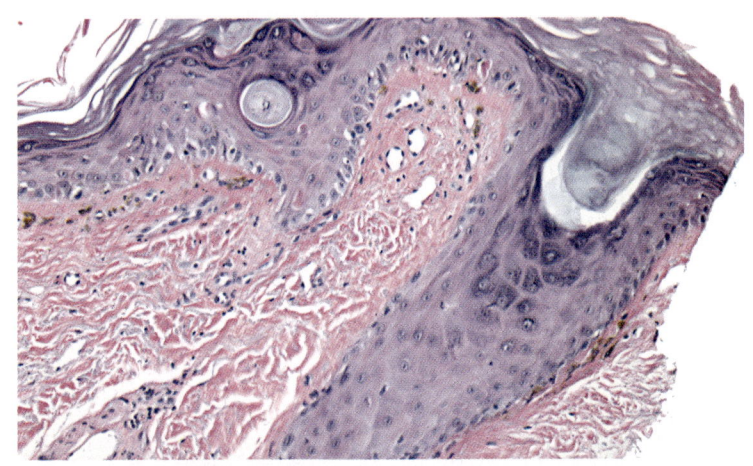

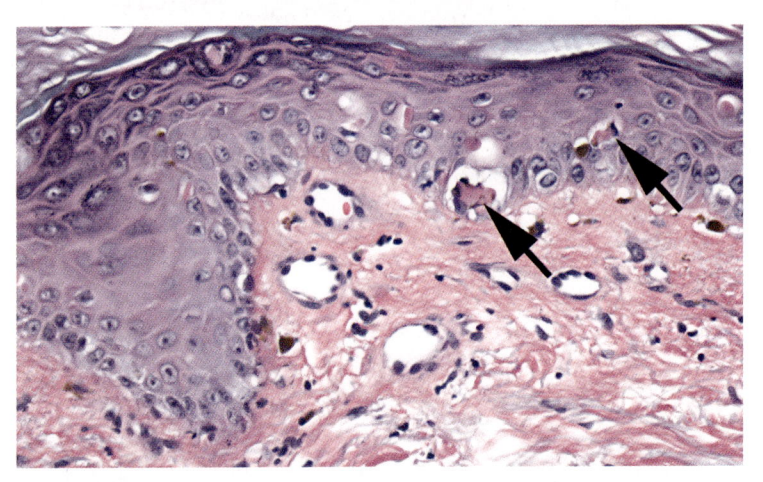

114 *Gestalt:* **Erupção Cutânea/Lesão Inflamatória** | Interface (vacuolar)

- Alteração vacuolar na junção dermoepidérmica
- Ceratinócitos necróticos (setas) na epiderme e folículos com linfócitos adjacentes (necrose celular satélite)

Doença enxerto *versus* hospedeiro

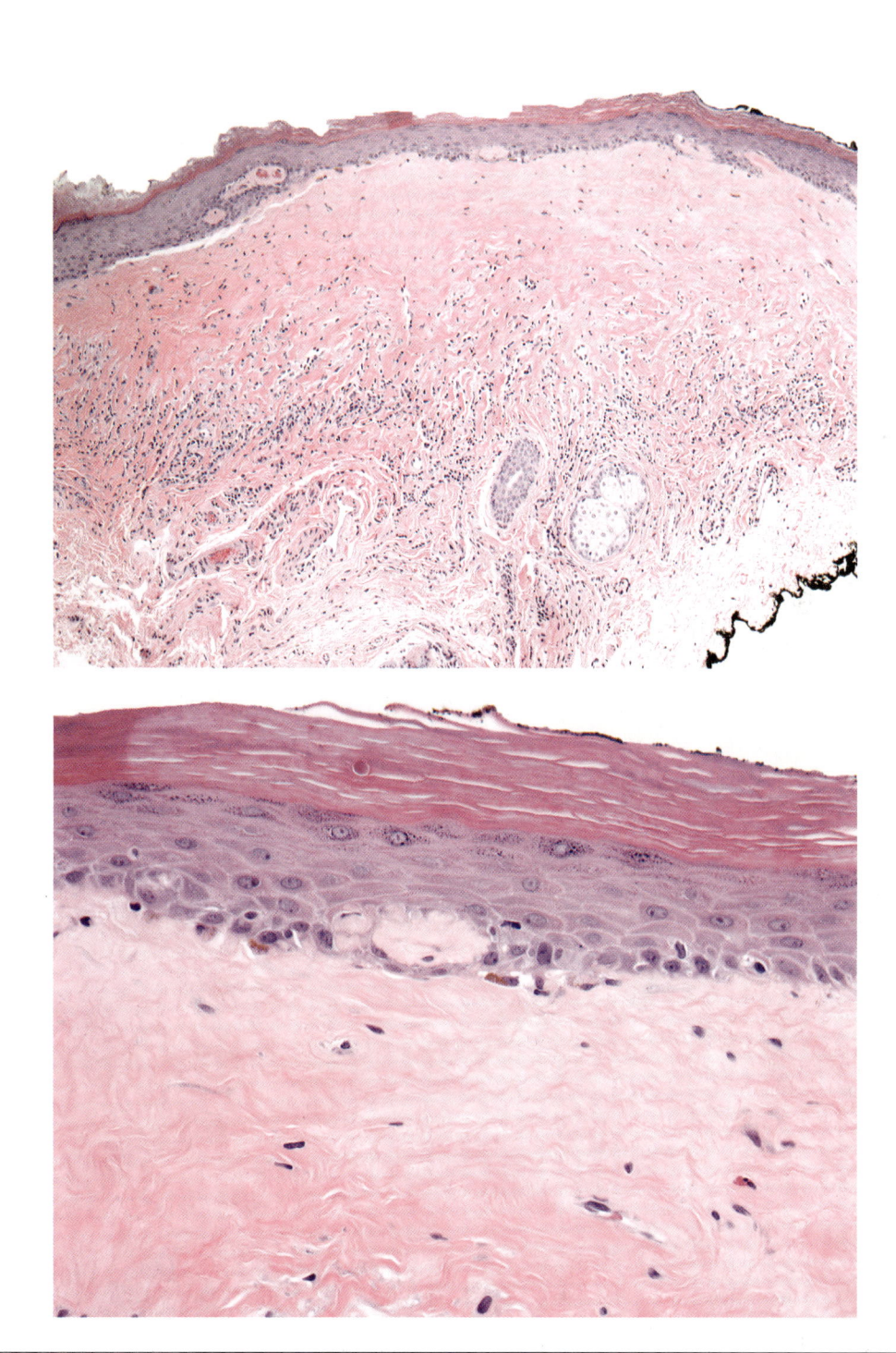

Gestalt: **Erupção Cutânea/Lesão Inflamatória** | Interface (vacuolar)

- Hiperceratose e infiltrado linfocítico
- Alteração vacuolar na junção dermoepidérmica
- Homogeneização rosa da derme papilar
- Infiltrado inflamatório em faixa subjacente

Líquen escleroso

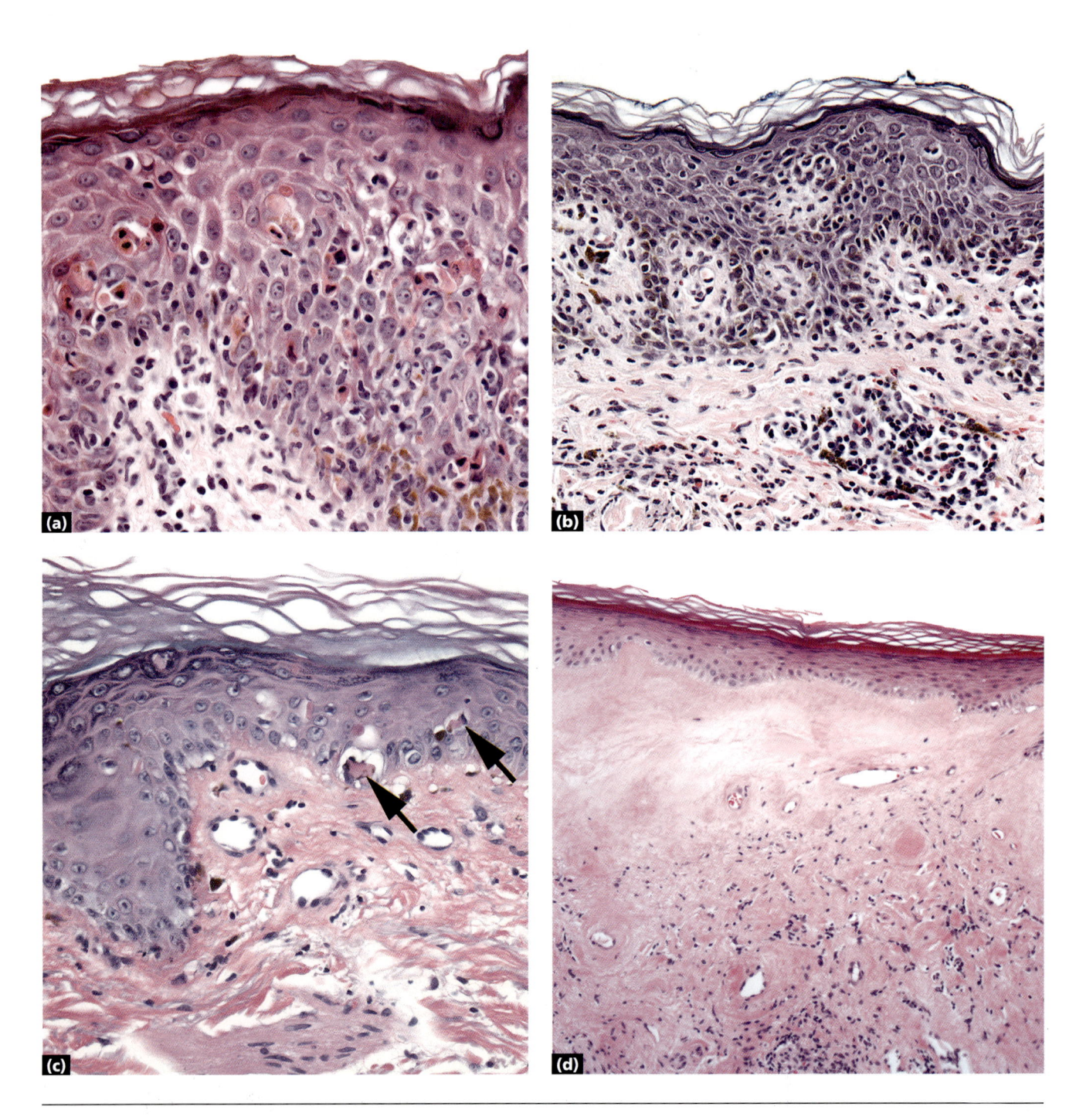

Gestalt: Erupção Cutânea/Lesão Inflamatória | Interface (vacuolar)

a Eritema polimorfo: estrato córneo em "cesta de basquete", muitos ceratinócitos necróticos na epiderme inferior, linfócitos em disposição perivascular superficial
b Eritema pigmentar fixo medicamentoso: estrato córneo em "cesta de basquete", infiltrado inflamatório superficial e profundo, incontinência pigmentar
c Doença enxerto *versus* hospedeiro: ceratinócitos necróticos ao redor de folículos capilares, inflamação relativamente escassa
d Líquen escleroso: hiperceratose, hialinização da derme superficial, faixa de linfócitos abaixo da derme hialinizada

Diferenças-chave

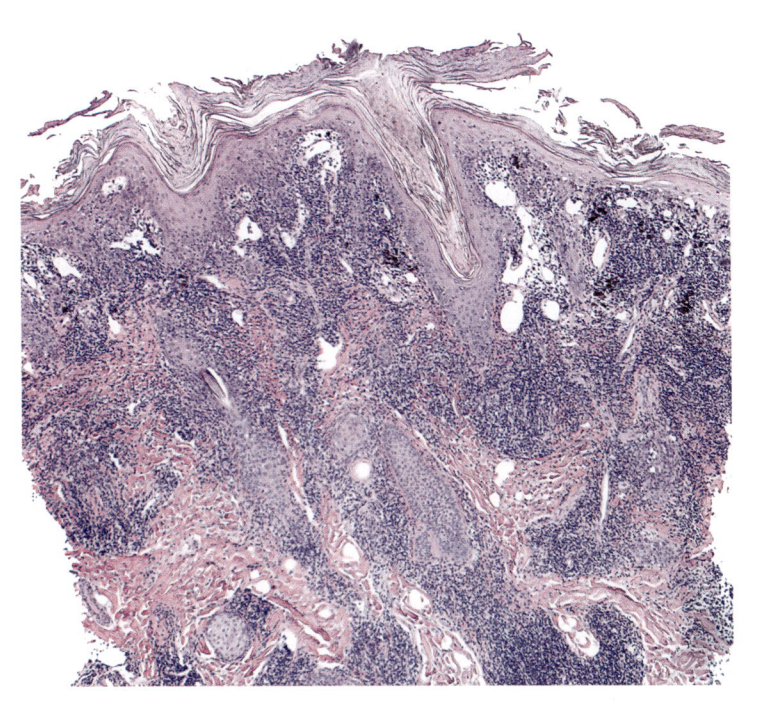

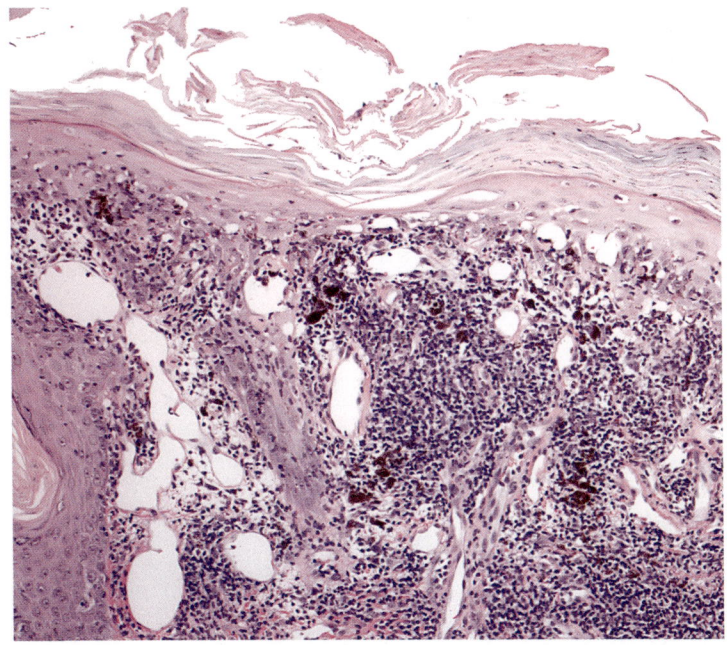

Gestalt: **Erupção Cutânea/Lesão Inflamatória** | Interface (liquenoide)

- Infiltrado liquenoide (nota: o lúpus discoide, por vezes, mostra a alteração vacuolar da interface)
- Tamponamento folicular
- Epiderme atrófica
- Membrana basal espessada
- Incontinência pigmentar
- Infiltrado linfocítico perivascular e perianexial

Lúpus eritematoso discoide

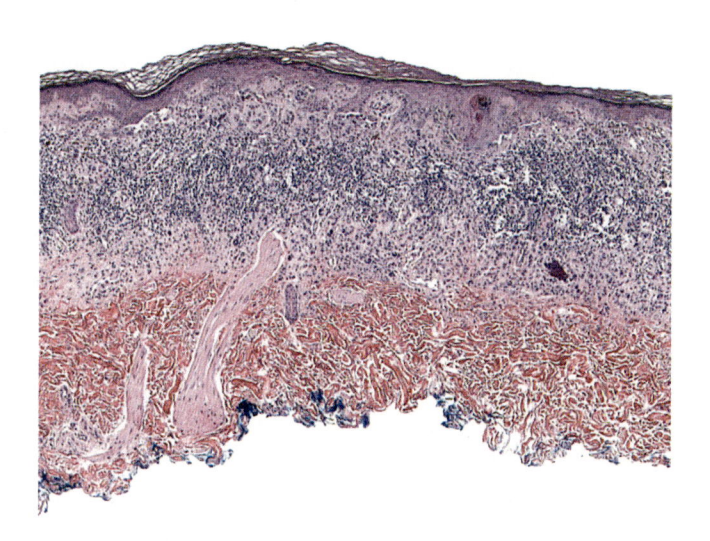

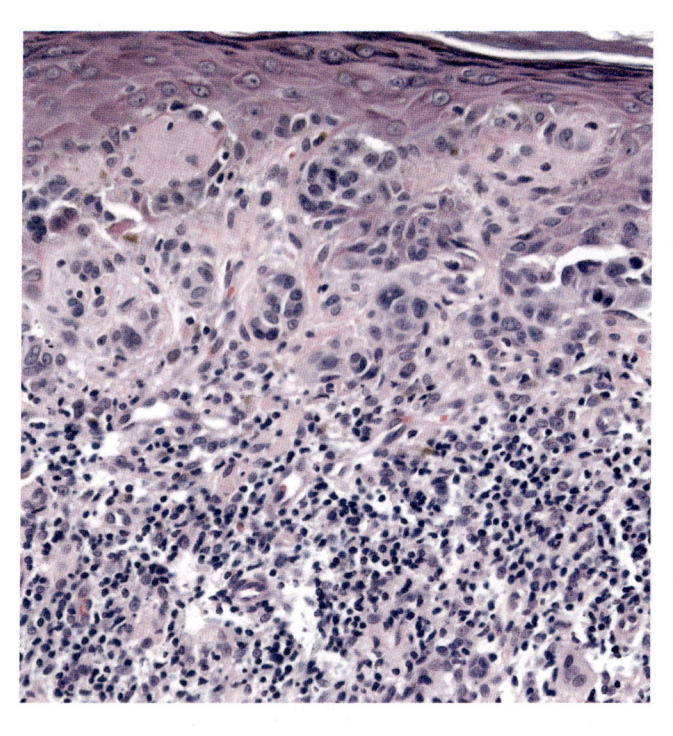

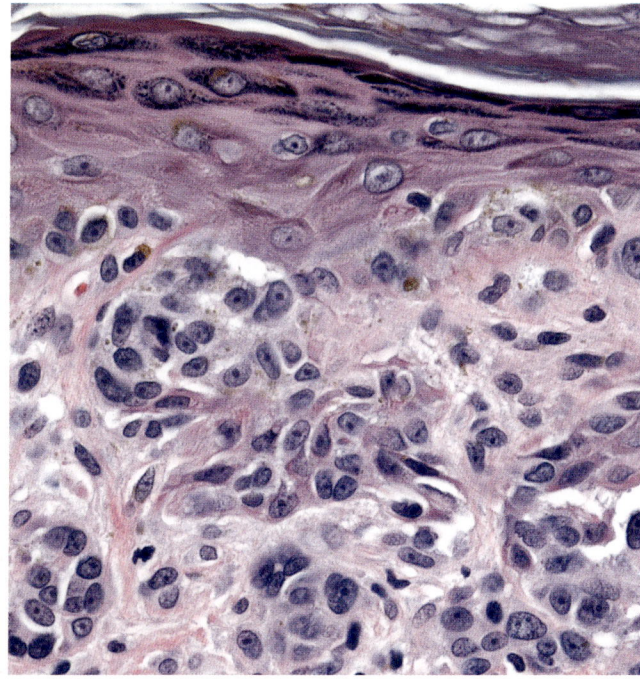

118 *Gestalt:* **Erupção Cutânea/Lesão Inflamatória** | Interface (liquenoide)

- Infiltrado liquenoide
- Ninhos de melanócitos na junção e/ou na derme (obscurecidos por linfócitos)

Nevo com halo

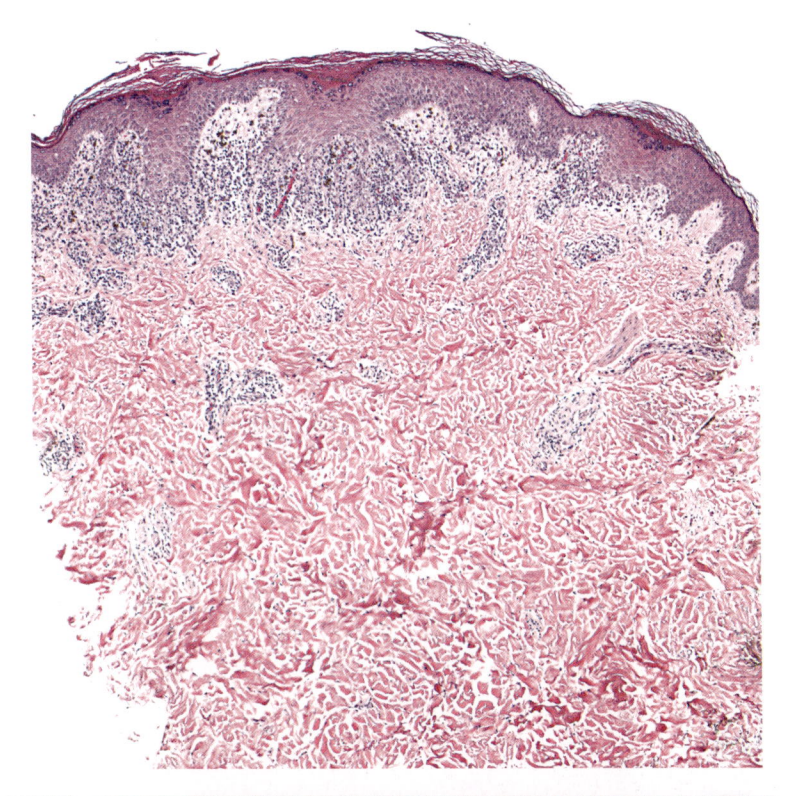

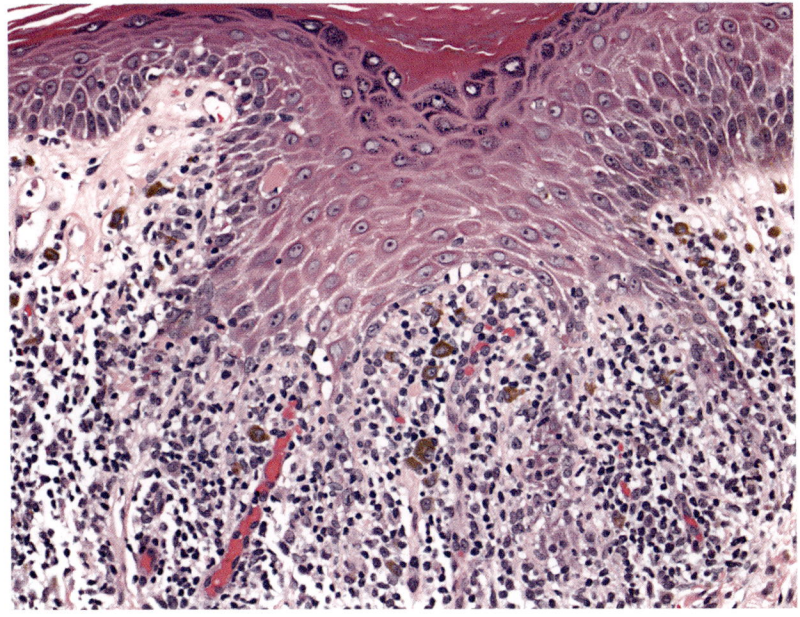

Gestalt: **Erupção Cutânea/Lesão Inflamatória** | Interface (liquenoide)

- Infiltrado liquenoide
- Hiperceratose, acantose irregular, hipergranulose
- Lesão em "dente de serra" da camada basal
- Corpos coloidais, corpos de Civatte
- Incontinência pigmentar
- Normalmente, não há eosinófilos
- Se for uma superfície mucosa, plasmócitos podem estar presentes

Nota: As reações medicamentosas liquenoides podem assemelhar-se, mas geralmente mostram paraceratose e eosinófilos.

Nota: A ceratose liquenoide benigna pode mostrar padrão histológico similar (necessário obter história clínica).

Líquen plano

Gestalt: Erupção Cutânea/Lesão Inflamatória | Interface (liquenoide)

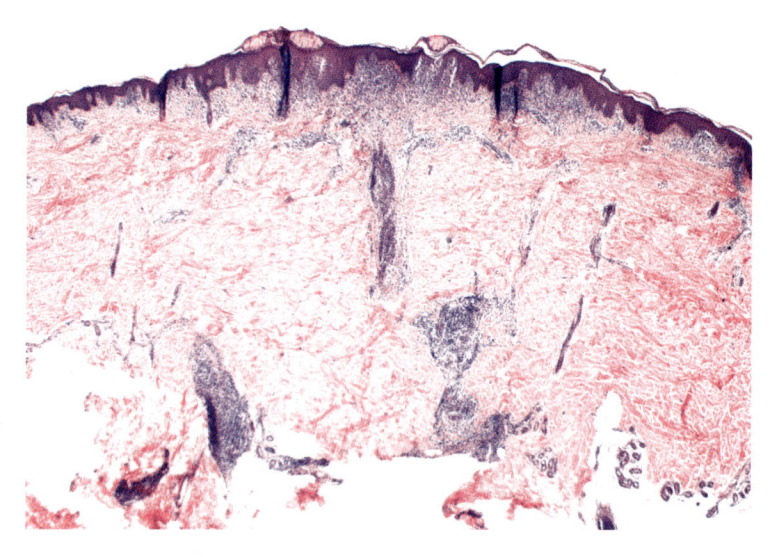

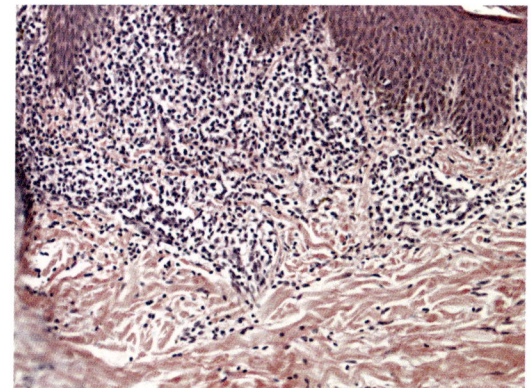

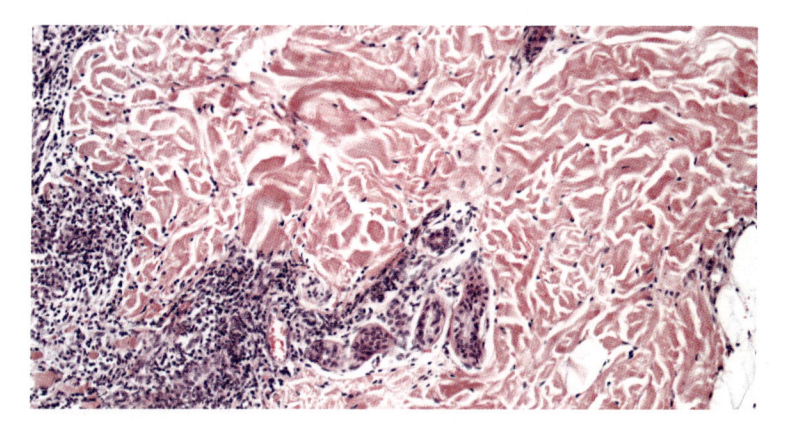

- Infiltrado liquenoide em placas e infiltrado perivascular/perianexial profundo
- O infiltrado linfocítico periécrino é uma pista diagnóstica

Líquen estriado

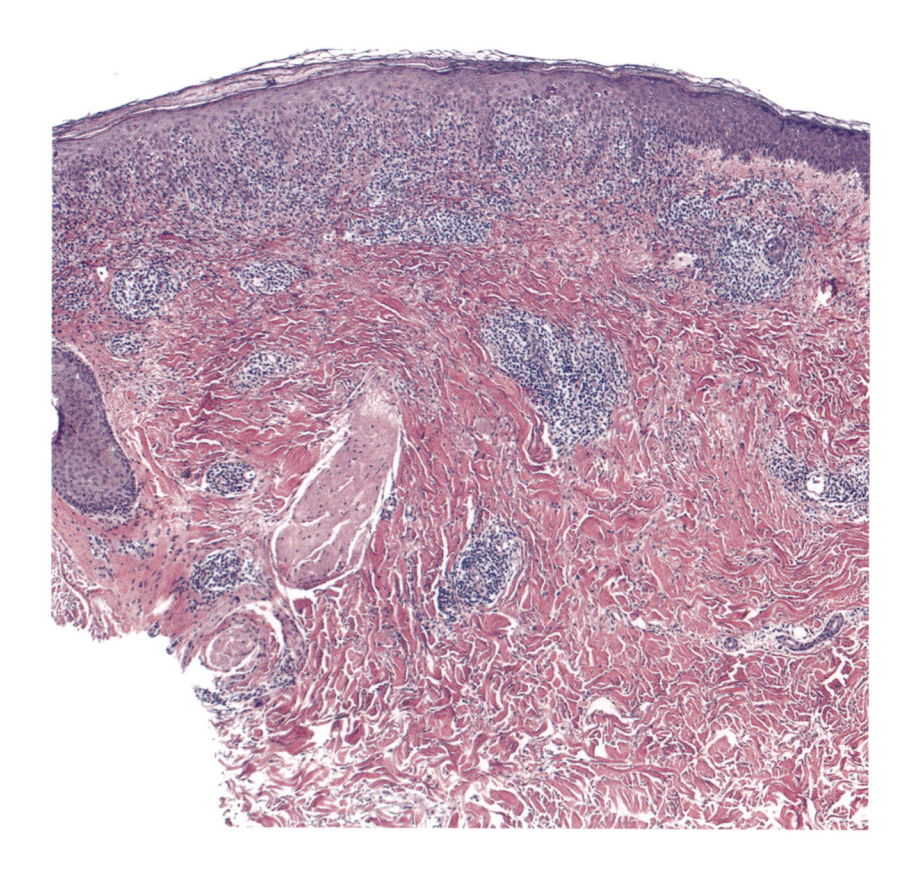

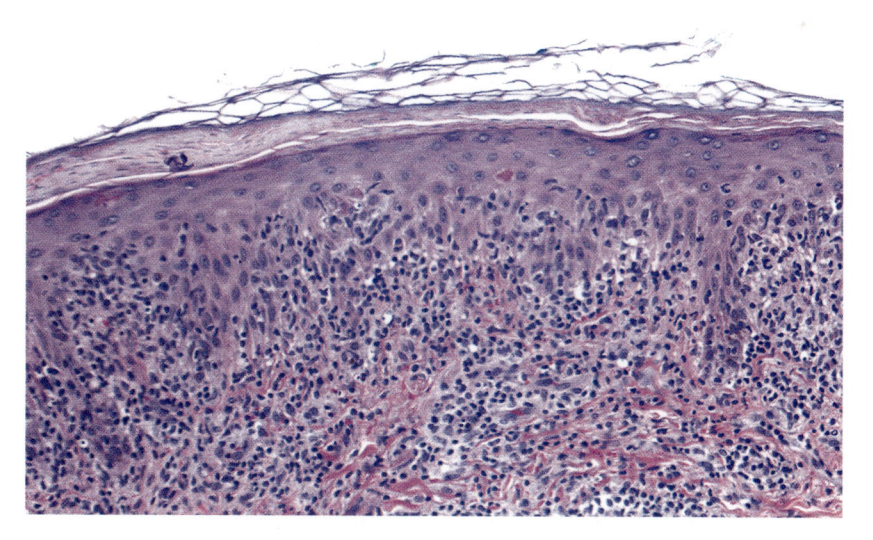

Gestalt: **Erupção Cutânea/Lesão Inflamatória** | Interface (liquenoide)

- Infiltrado liquenoide e linfocítico perivascular profundo (em forma de cunha em pequeno aumento)
- Se existirem plasmócitos, considere o diagnóstico de sífilis secundária
- Paraceratose
- Eritrócitos na epiderme e extravasados na derme
- Necrose da epiderme

Pitiríase liquenoide e varioliforme aguda

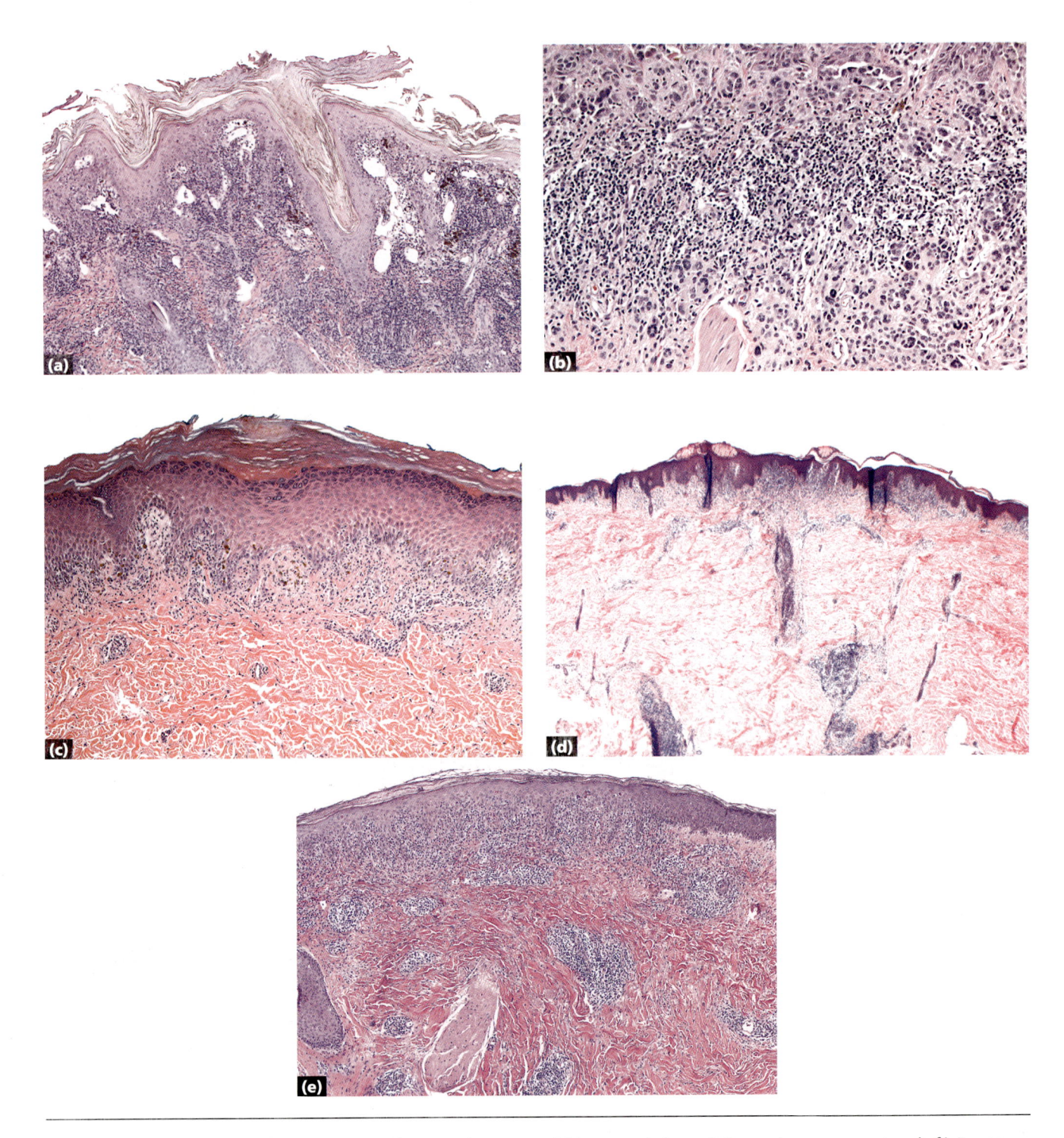

122 *Gestalt:* **Erupção Cutânea/Lesão Inflamatória** | Interface (liquenoide)

a Lúpus eritematoso discoide: hiperceratose, epiderme pode ser atrófica, membrana basal espessada, infiltrado linfocítico superficial e profundo

b Nevo com halo: melanócitos presentes, mas obscurecidos pelos linfócitos

c Líquen plano: hiperceratose, hipergranulose, acantose, irregularidade da base da epiderme, infiltrado denso de linfócitos obscurecendo a base epidérmica

d Líquen estriado: pode haver alguma espongiose, linfócitos na derme papilar, bem como na derme profunda ao redor de folículos e glândulas écrinas

e Pitiríase liquenoide e varioliforme aguda: paraceratose, eritrócitos na epiderme e derme papilar, linfócitos permeando a base da epiderme, infiltrado linfocítico superficial e profundo

Diferenças-chave

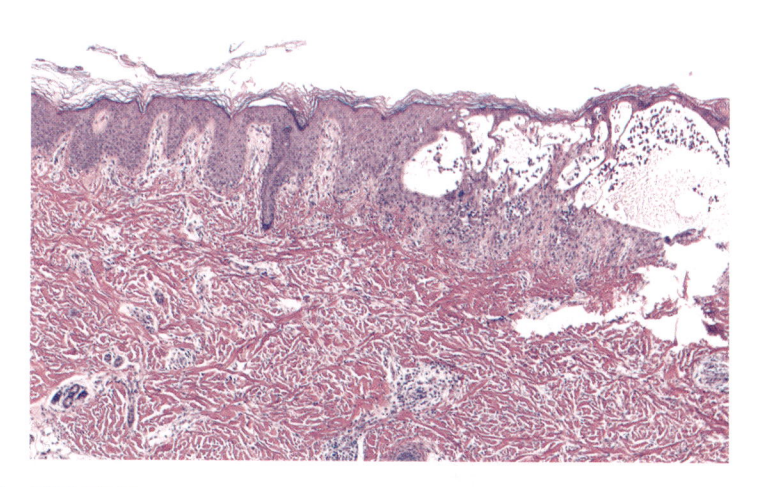

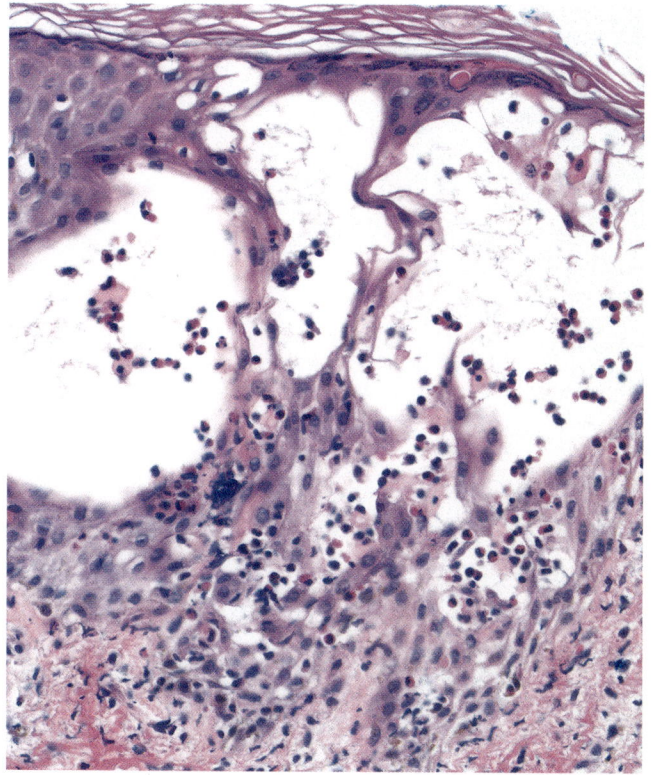

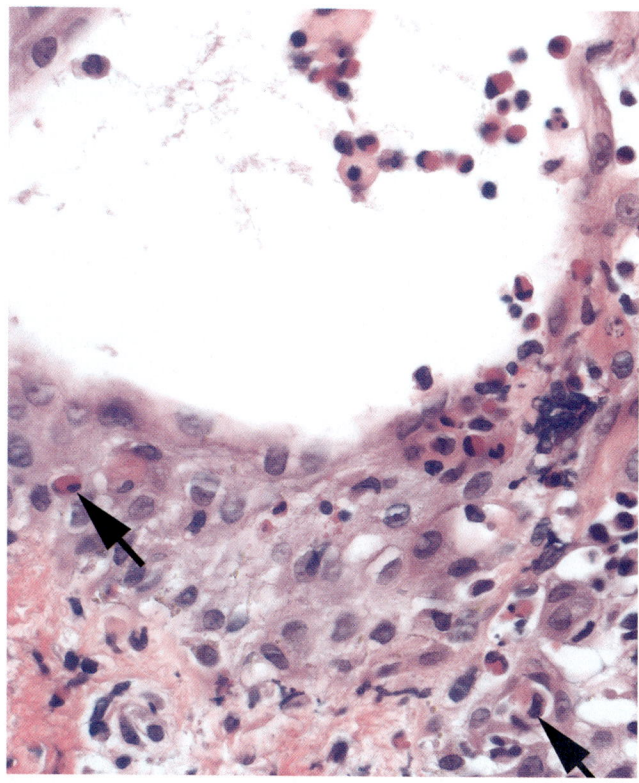

Gestalt: **Erupção Cutânea/Lesão Inflamatória** | Eosinófilos na epiderme

- Eosinófilos na epiderme
- Ceratinócitos disceratósicos, além de eosinófilos (setas)

Incontinência pigmentar

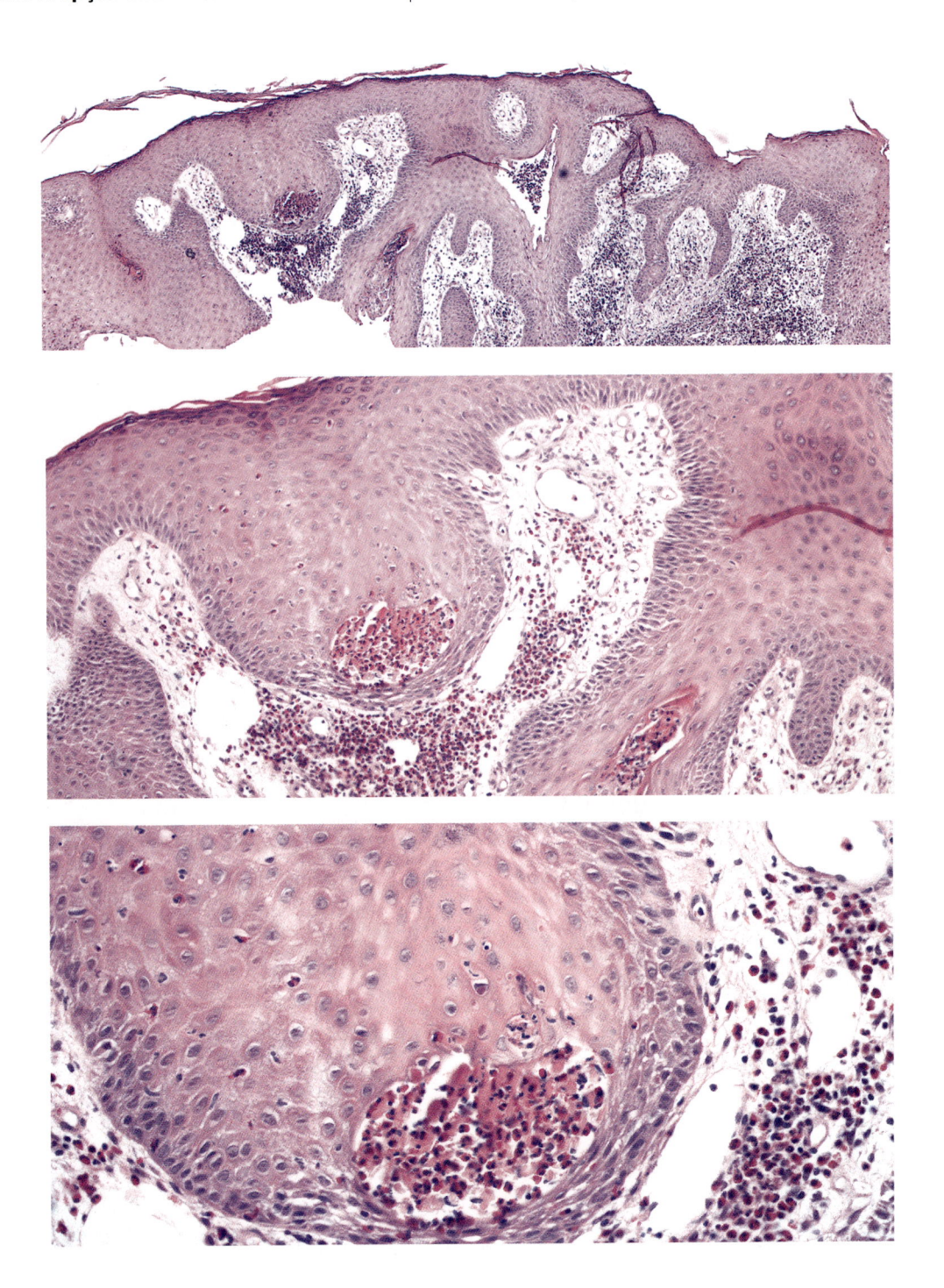

124 · *Gestalt:* **Erupção Cutânea/Lesão Inflamatória** | Eosinófilos na epiderme

- Abscessos eosinofílicos no interior da epiderme
- Acantólise pode ser sutil ou estar ausente
- Epiderme hiperplásica

Pênfigo vegetante

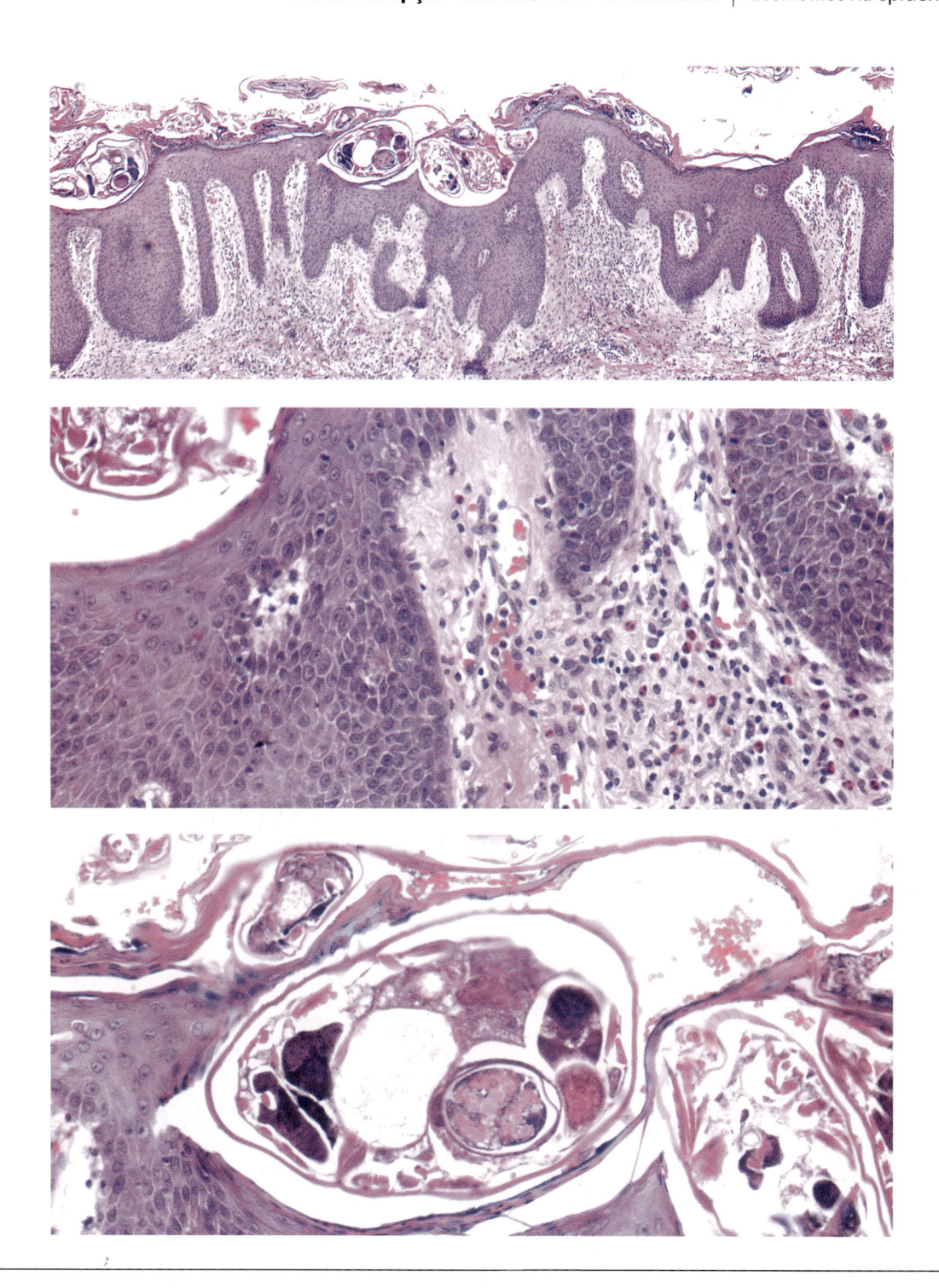

Gestalt: **Erupção Cutânea/Lesão Inflamatória** | Eosinófilos na epiderme

- Eosinófilos na epiderme
- Ácaros, cíbalos e ovos no interior do estrato córneo

Escabiose

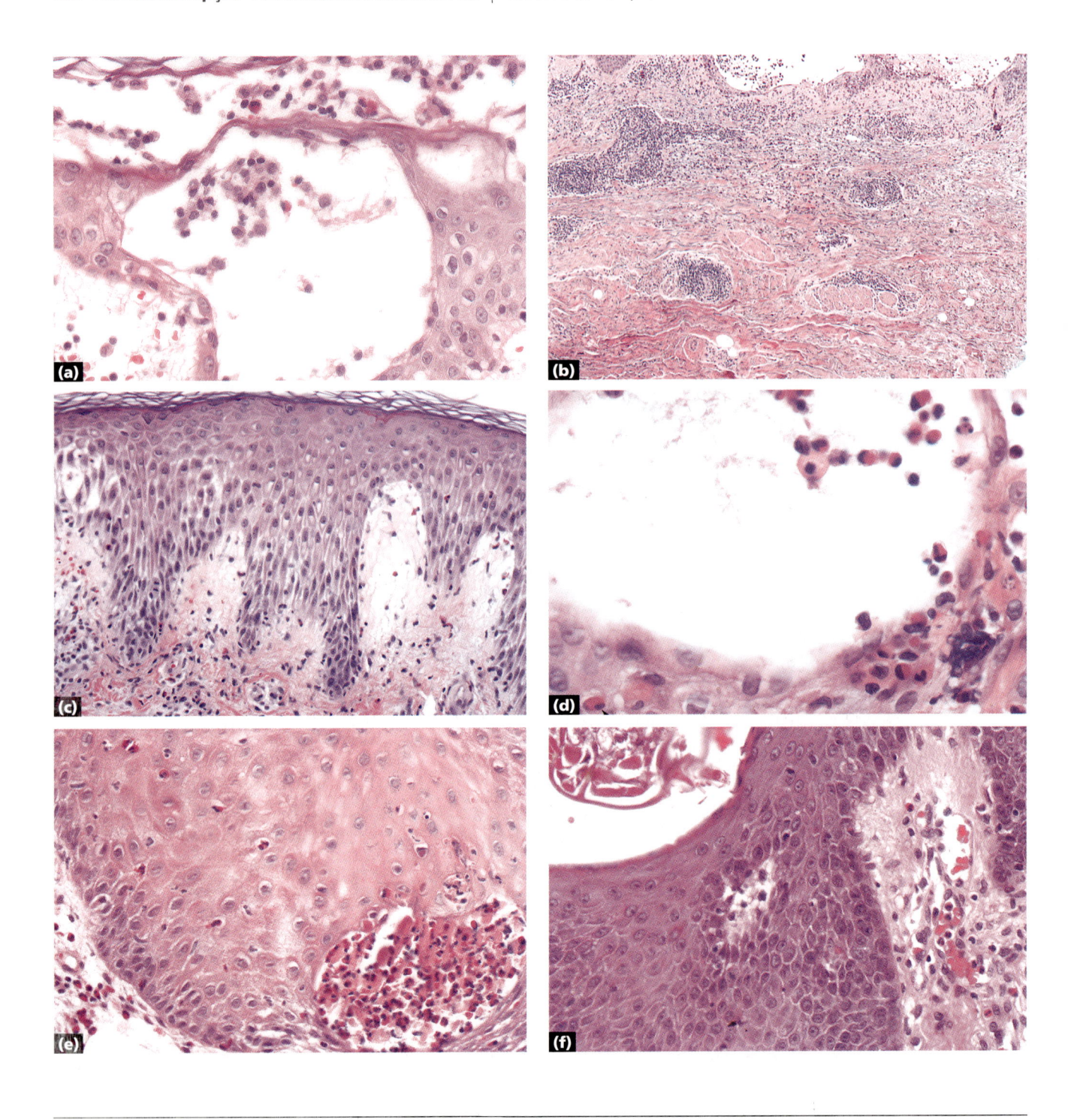

126   *Gestalt:* **Erupção Cutânea/Lesão Inflamatória** | Eosinófilos na epiderme

a Dermatite de contato alérgica: vesículas ordenadas e eosinófilos na epiderme (ver página 102)

b Reação à picada de artrópode: vesículas proeminentes e eosinófilos na epiderme, pode-se ver uma erosão, infiltrado em forma de cunha (ver página 103)

c Penfigoide bolhoso: fenda subepidérmica com eosinófilos na base (ver página 249)

d Incontinência pigmentar: espongiose eosinofílica com células disceratósicas

e Pênfigo vegetante: abscessos eosinofílicos no interior da epiderme acantótica

f Escabiose: ácaros, cíbalos e ovos no interior do estrato córneo

Diferenças-chave

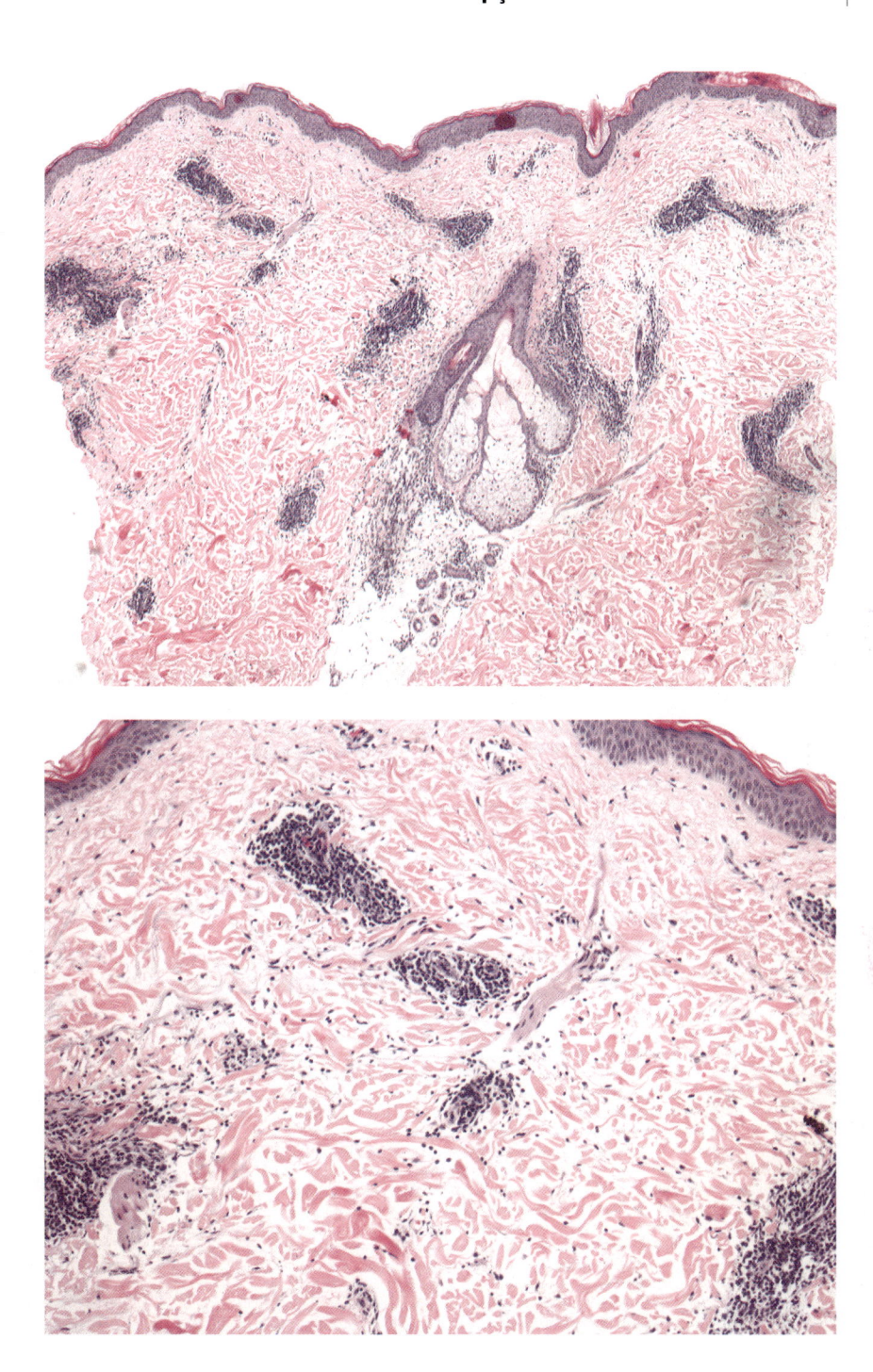

Gestalt: **Erupção Cutânea/Lesão Inflamatória** | Perivascular

- Infiltrado linfocitário perivascular superficial e profundo
- Linfócitos intensamente dispostos ao redor dos vasos

Nota: O diagnóstico diferencial inclui erupção polimorfa à luz (classicamente exibe edema dérmico), infiltrado linfocítico de Jessner e doenças do tecido conjuntivo.

Eritema *girato*

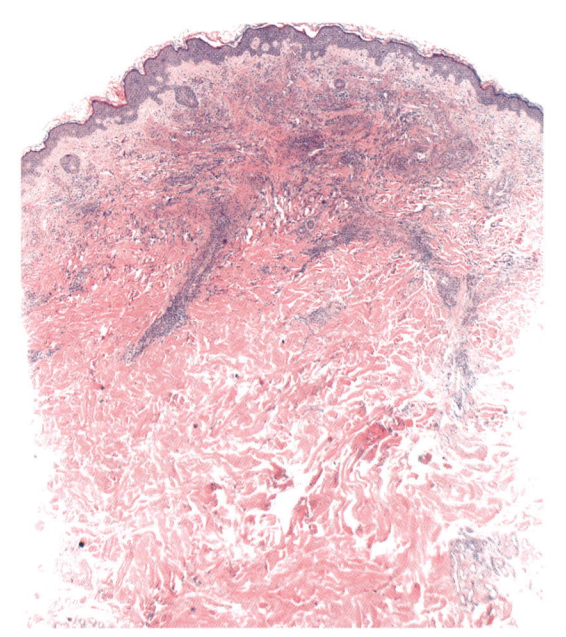

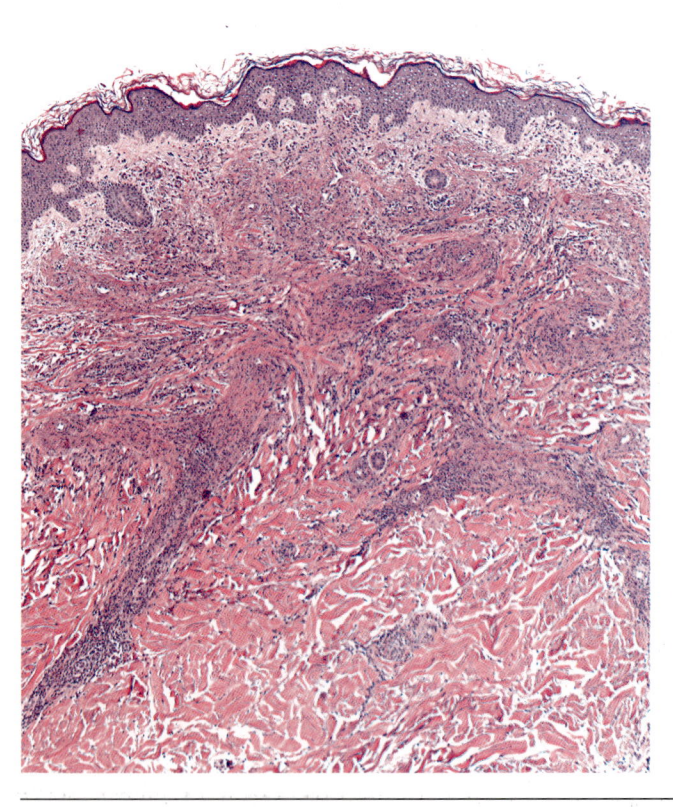

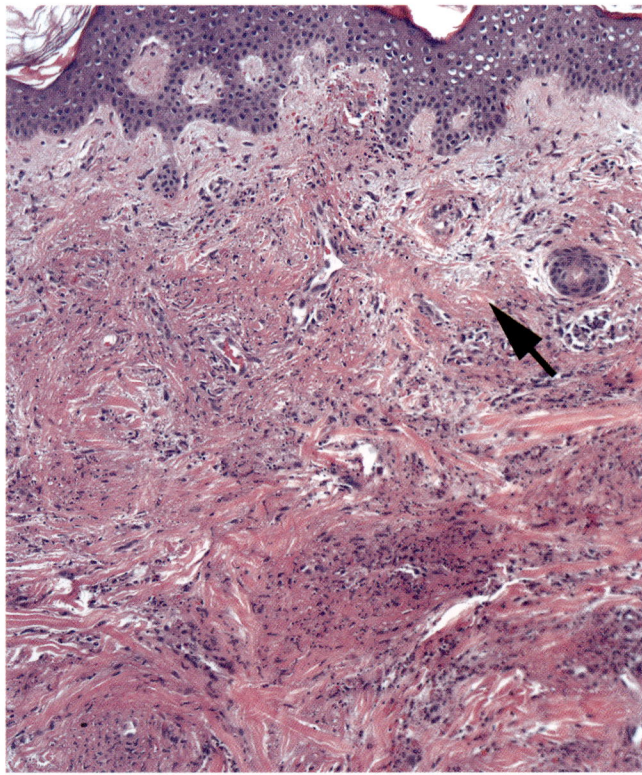

128 *Gestalt:* **Erupção Cutânea/Lesão Inflamatória** | Perivascular

- Infiltrado perivascular de neutrófilos e *debris* nucleares
- Alteração/necrose do colágeno (seta)
- Eritrócitos extravasados
- Fibrina em torno dos vasos

Vasculite leucocitoclástica

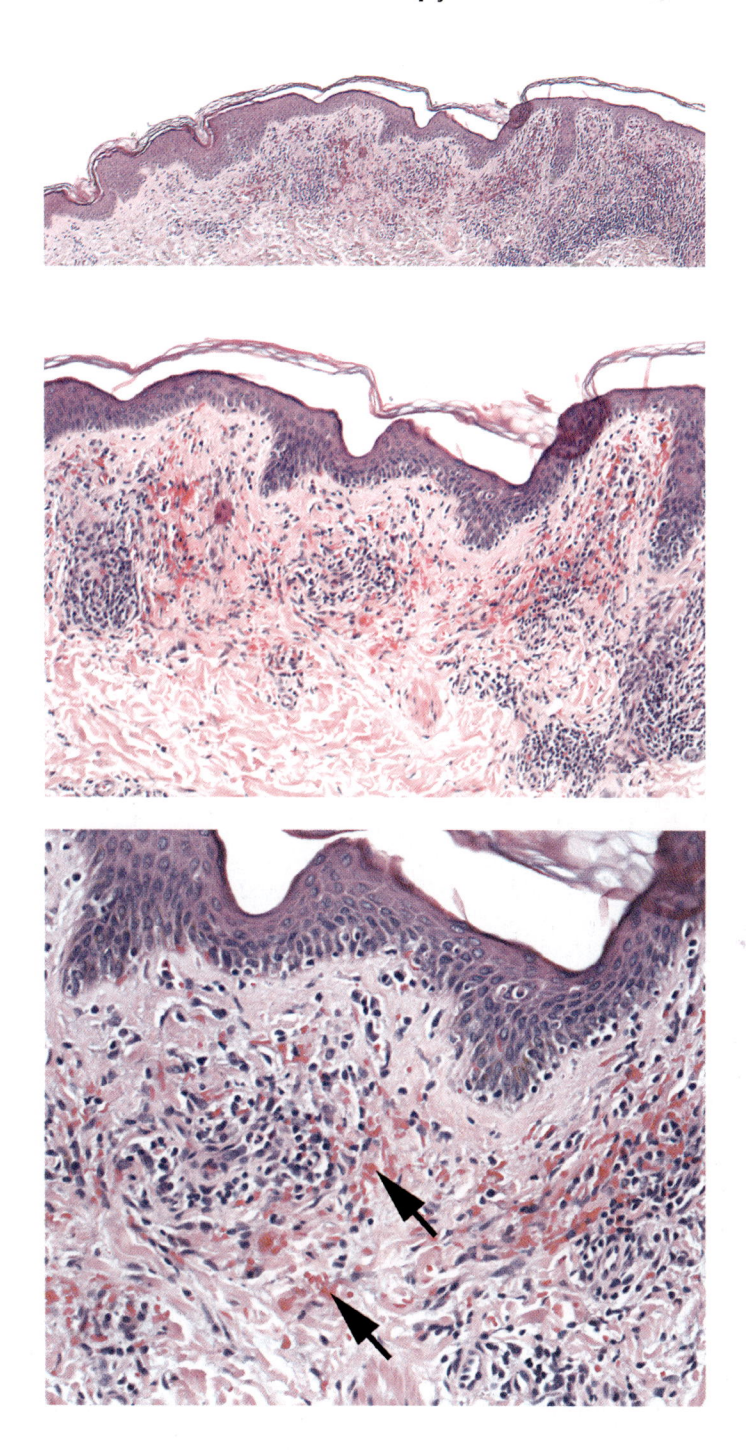

Gestalt: **Erupção Cutânea/Lesão Inflamatória** | Perivascular

- Infiltrado perivascular superficial de linfócitos (às vezes mínimo)
- Eritrócitos extravasados (setas)
- Hemossiderófagos

Dermatose purpúrica pigmentada

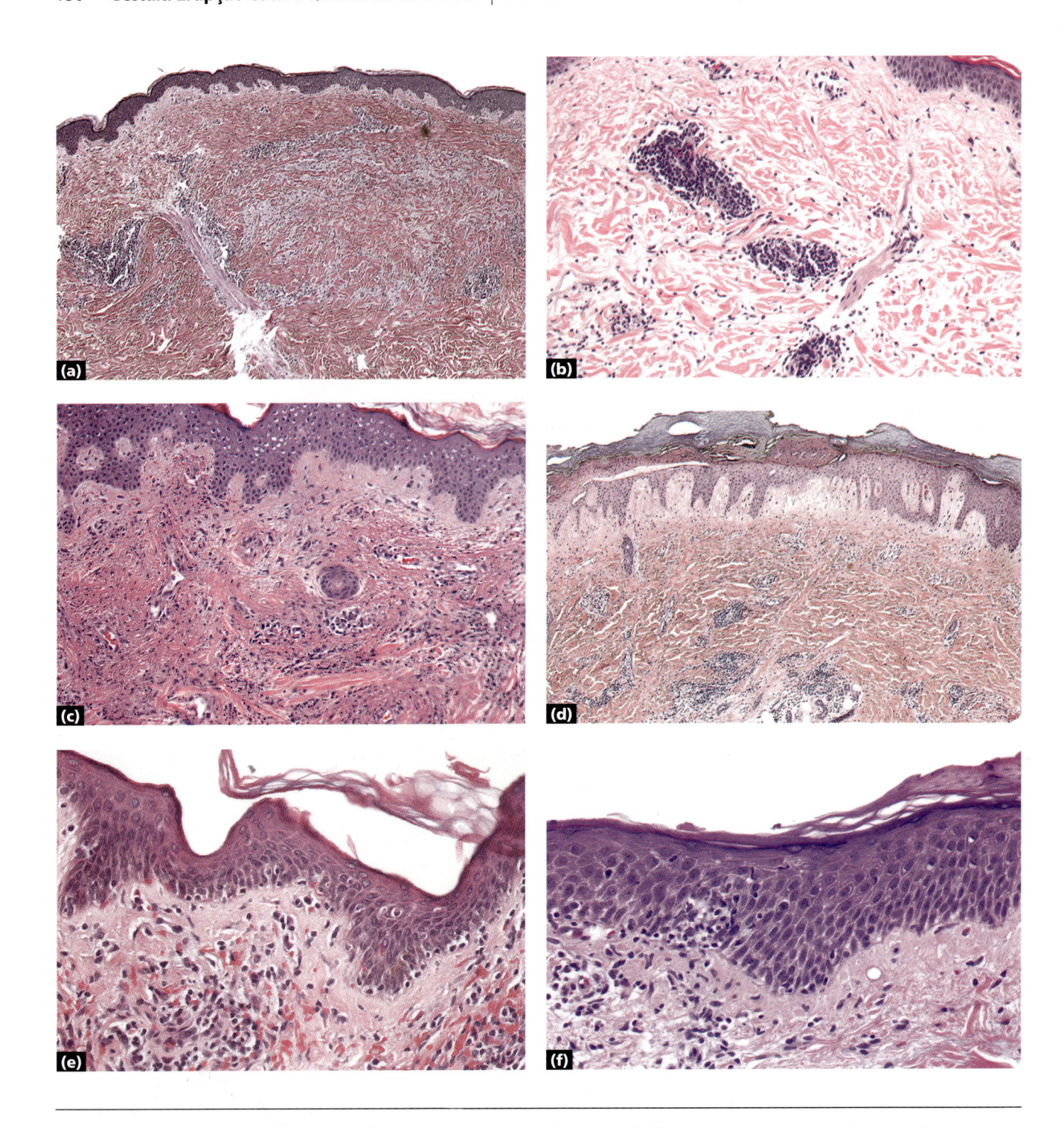

130 *Gestalt:* **Erupção Cutânea/Lesão Inflamatória** | Perivascular

Diferenças-chave

a Granuloma anular: linfócitos perivasculares; histiócitos intersticiais/em paliçada ao redor da mucina (ver página 89)
b Eritema *girato*: infiltração superficial e perivascular profunda dos linfócitos, a epiderme é normal
c Vasculite leucocitoclástica: a derme parece "desorganizada" em pequeno aumento com neutrófilos perivasculares e *debris* nucleares, grumos cor-de-rosa de colágeno degenerado, e eritrócitos extravasados
d Perniose: linfócitos perivasculares superficiais e profundos, linfócitos periécrinos são uma pista diagnóstica
e Dermatose purpúrica pigmentada: infiltrado linfocitário perivascular (a liquenoide), eritrócitos extravasados, hemossiderófagos
f Pitiríase rosa: montículos de paraceratose, espongiose epidérmica branda, infiltrado linfocitário perivascular superficial, eritrócitos extravasados (ver página 104)

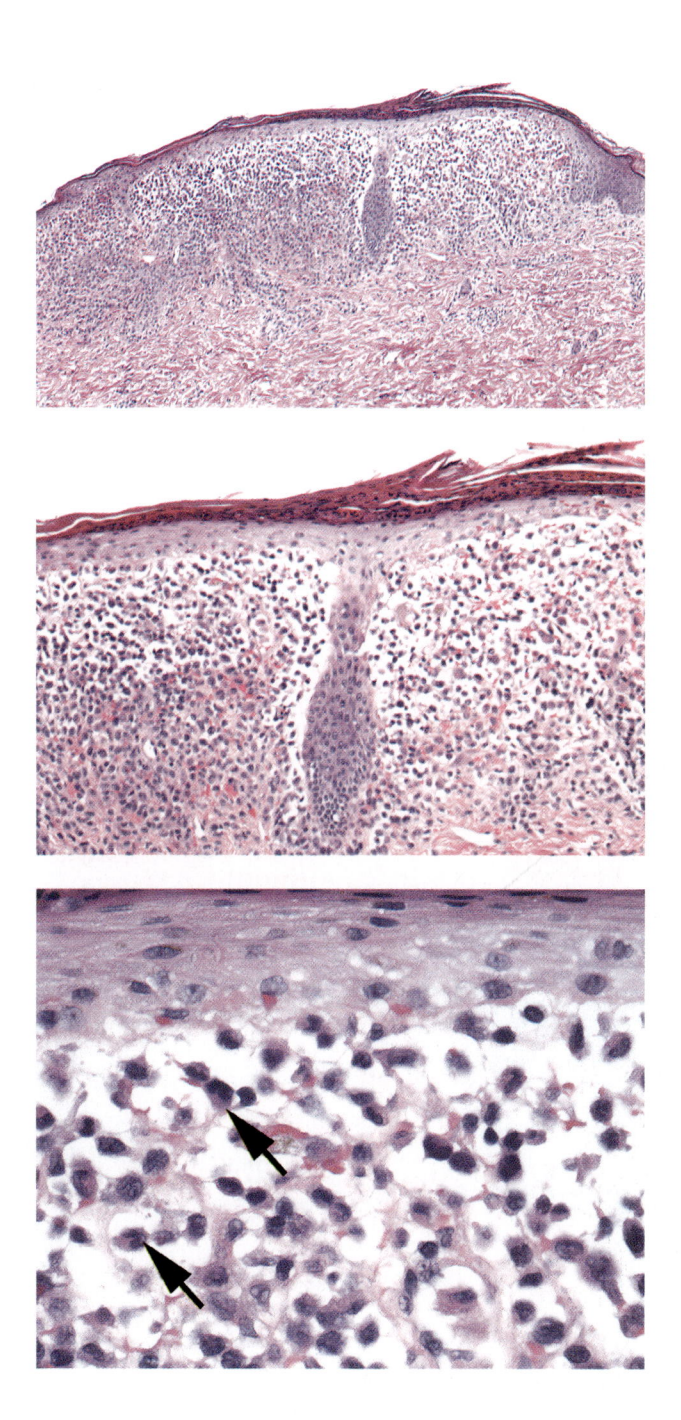

Gestalt: **Erupção Cutânea/Lesão Inflamatória** | Infiltrado dérmico papilar/dérmico em faixa 131

- Infiltrado dérmico superior em faixa
- Infiltrado confina e envolve epiderme
- Células no infiltrado exibem núcleos em forma de rim ou em grão de café (divididos) (setas)
- Eosinófilos podem estar presentes

Histiocitose de células de Langerhans

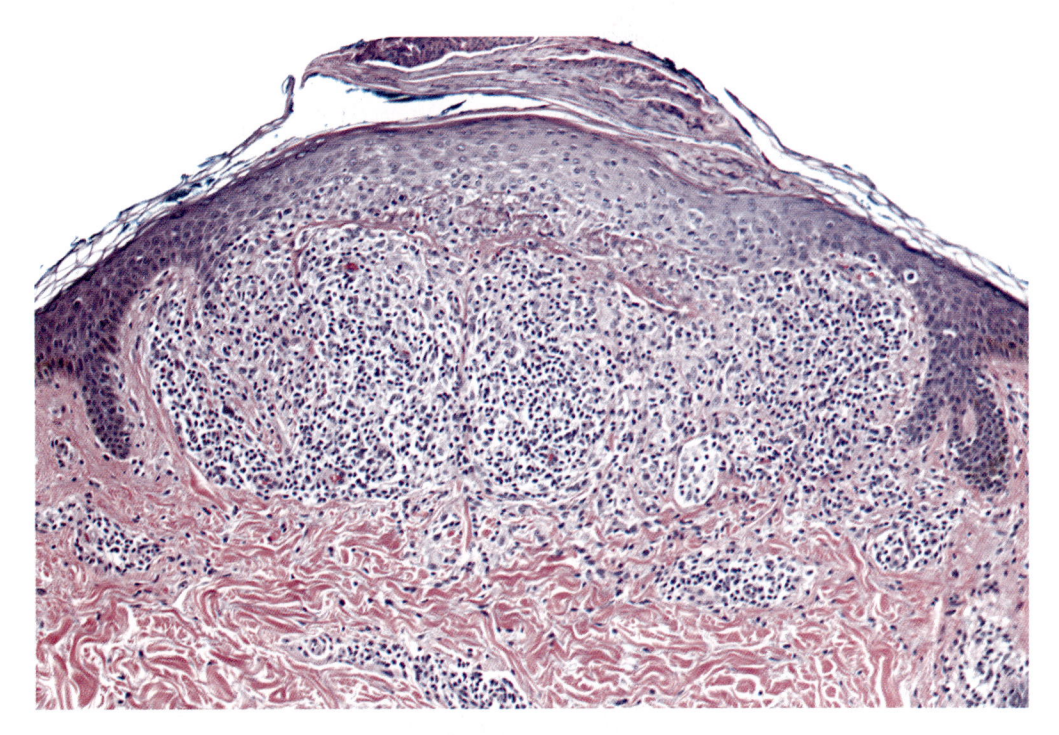

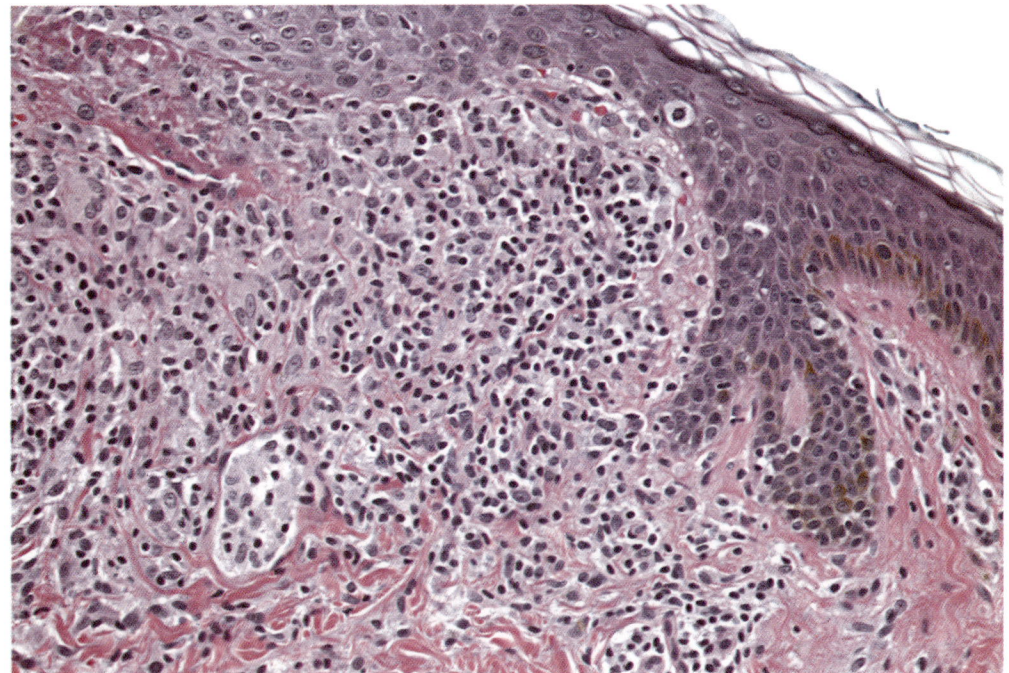

Gestalt: Erupção Cutânea/Lesão Inflamatória | Infiltrado dérmico papilar/dérmico em faixa

- O infiltrado liquenoide é a "bola" que está sendo contida pelos "dedos" da epiderme (a "garra")
- O infiltrado é composto de linfócitos, histiócitos e células gigantes ocasionais

Líquen nítido

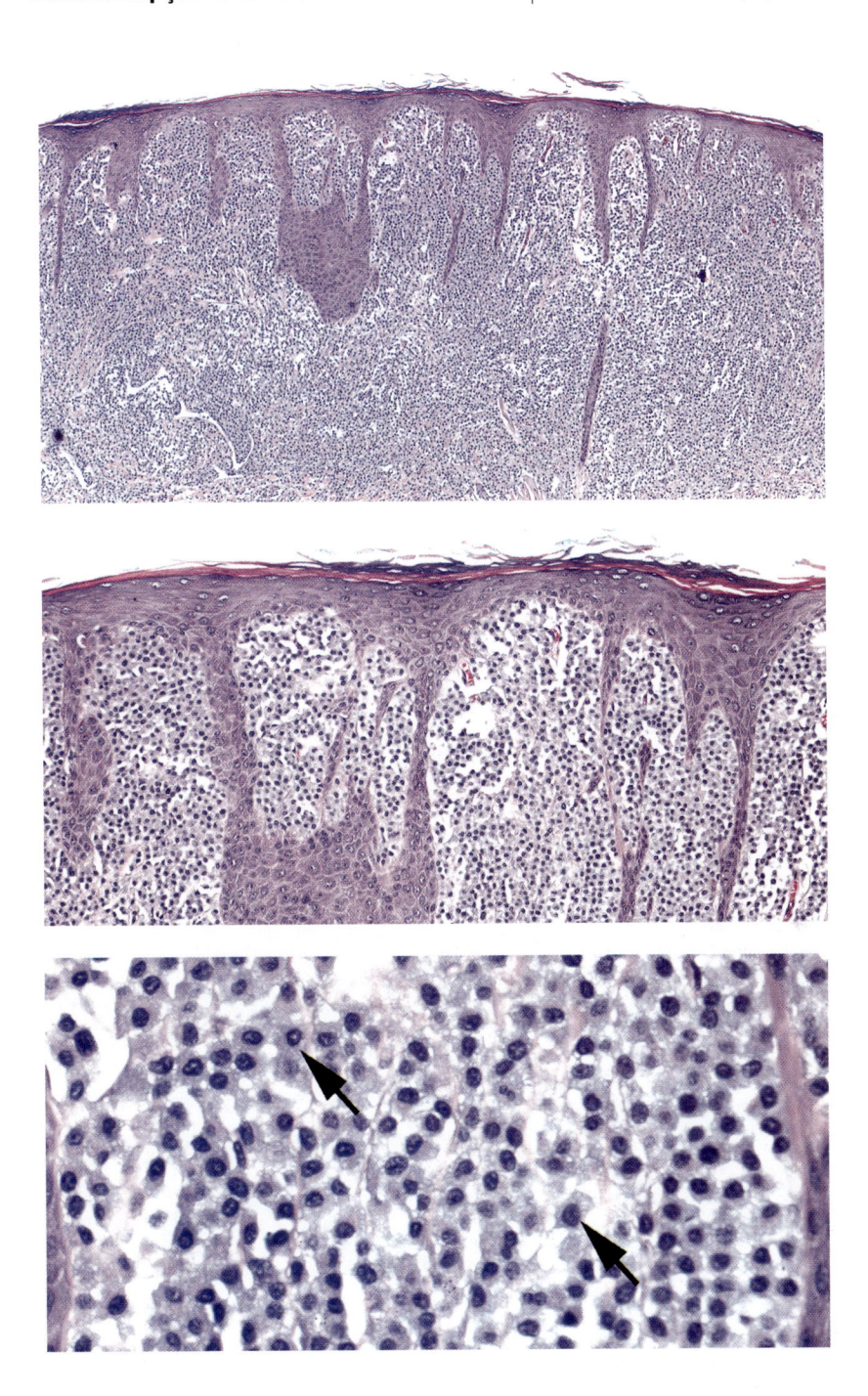

Gestalt: **Erupção Cutânea/Lesão Inflamatória** | Infiltrado dérmico papilar/dérmico em faixa

- Infiltrado em faixa na derme superior (às vezes perivascular ou nodular)
- Uma pequena área Grenz geralmente está presente
- As células no infiltrado têm núcleos redondos e citoplasma granular cinza-azulado (setas)
- Eosinófilos podem estar presentes

Mastocitose

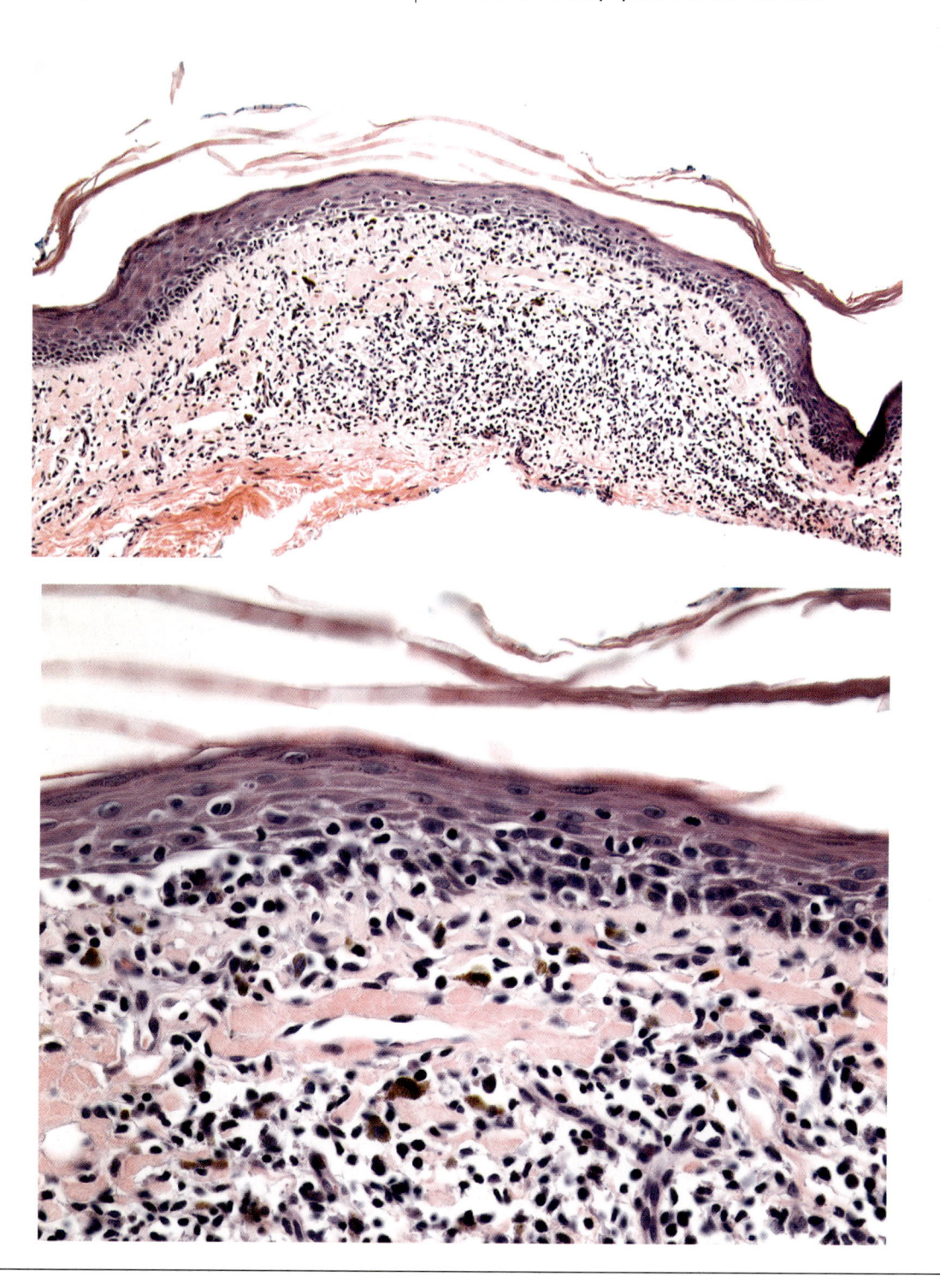

134 *Gestalt:* **Erupção Cutânea/Lesão Inflamatória** | Infiltrado dérmico papilar/dérmico em faixa

- Infiltrado em faixa na derme superior
- O infiltrado toca e envolve a epiderme
- Podem-se ver os microabscessos de Pautrier
- Linfócitos hipercromáticos
- Derme papilar hialinizada

Micose fungoide

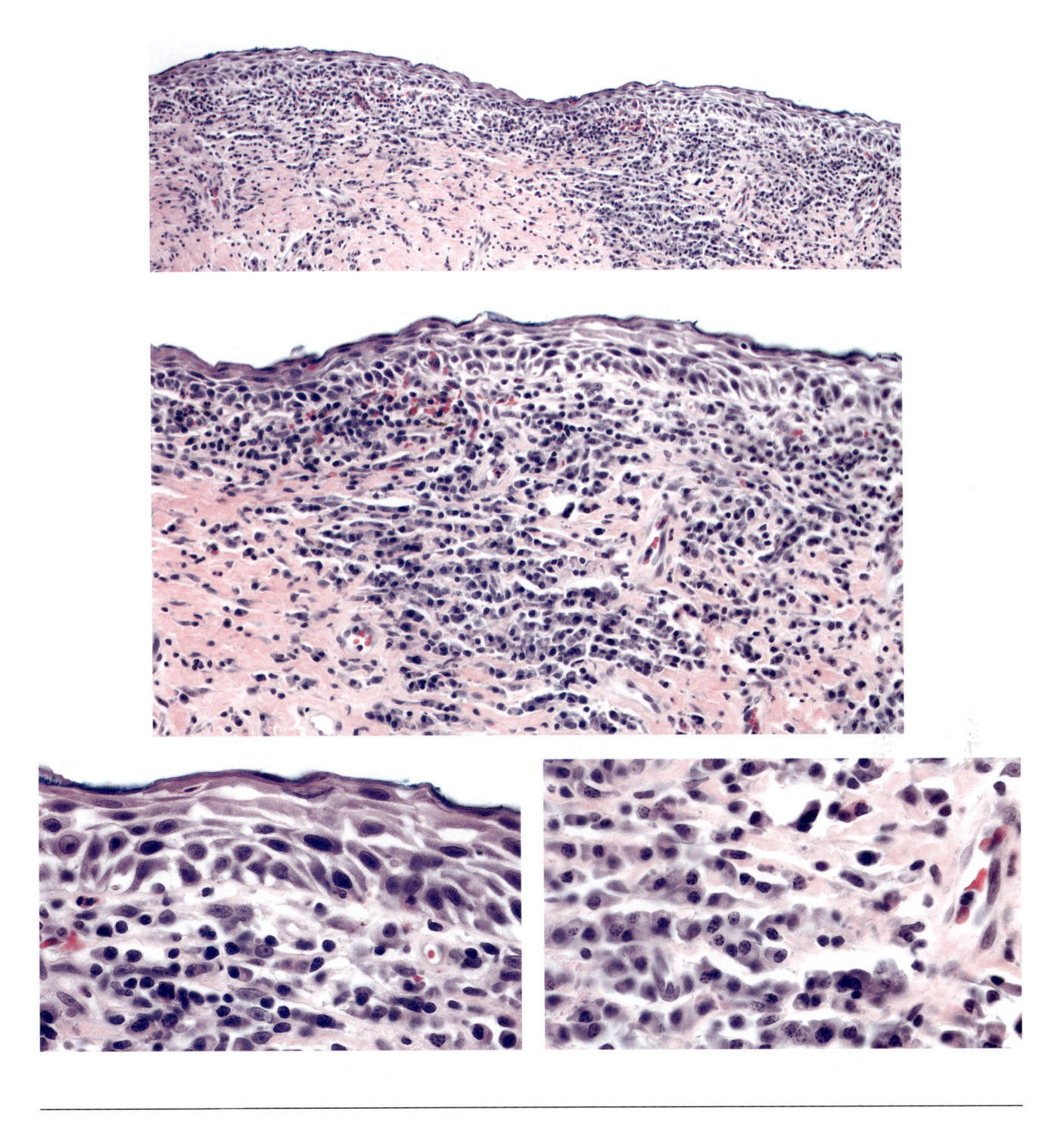

Gestalt: **Erupção Cutânea/Lesão Inflamatória** | Infiltrado dérmico papilar/dérmico em faixa 135

- Infiltrado em faixa na derme superior
- Epiderme atrófica com ceratinócitos em forma de diamante e edema intercelular
- Infiltrado plasmocitário dérmico

Balanite de Zoon (balanite circunscrita plasmocitária)

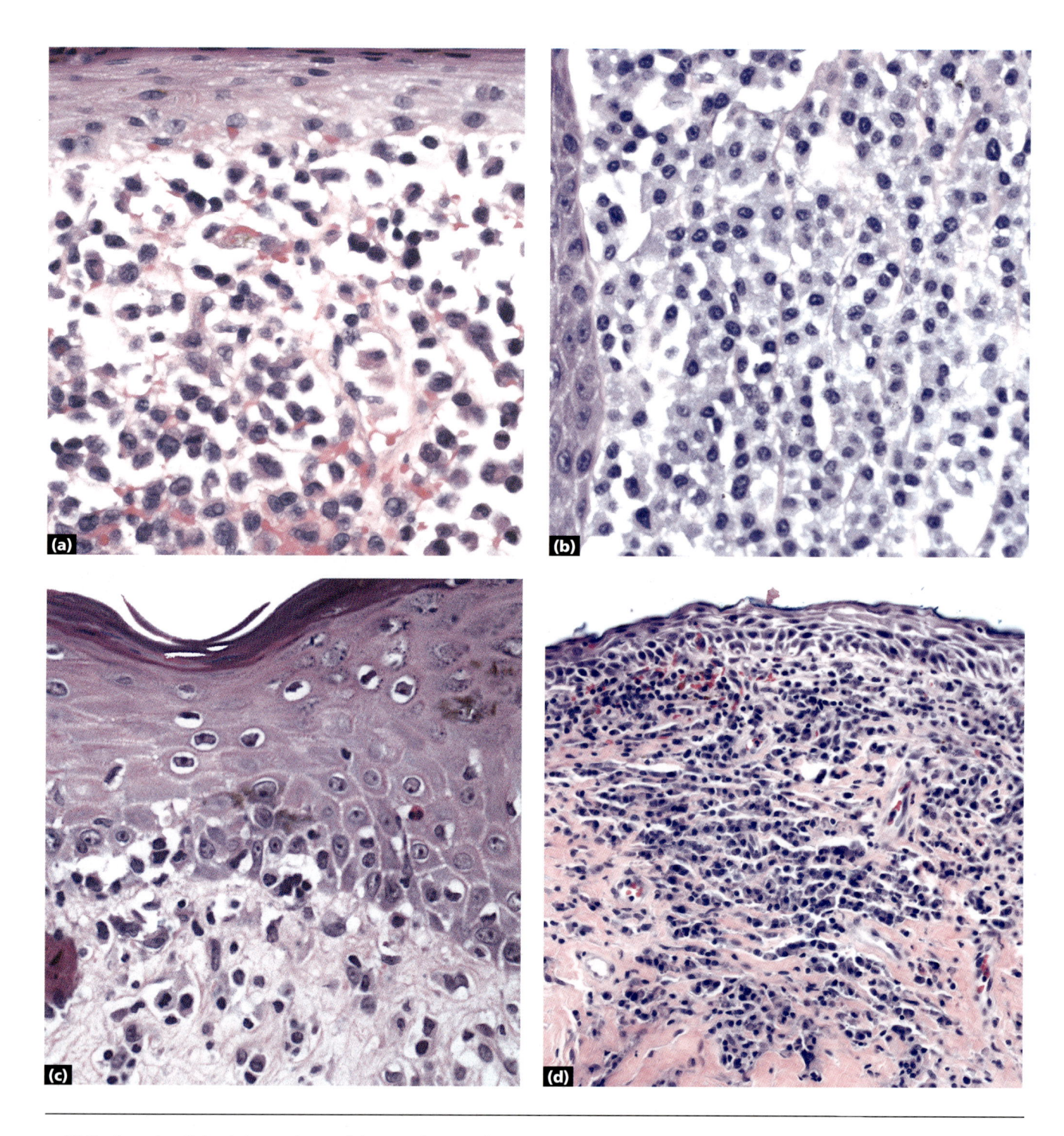

Gestalt: Erupção Cutânea/Lesão Inflamatória | Infiltrado dérmico papilar/dérmico em faixa

a Histiocitose de células de Langerhans: núcleos em formato de rim
b Mastocitose: núcleos redondos e citoplasma ligeiramente granular
c Micose fungoide: as células no infiltrado apresentam núcleos atípicos, alterações vacuolares, fibrose na derme, disposição de linfócitos na junção dermoepidérmica
d Balanite de Zoon: ceratinócitos em forma de diamante com plasmócitos subjacentes

Diferenças-chave

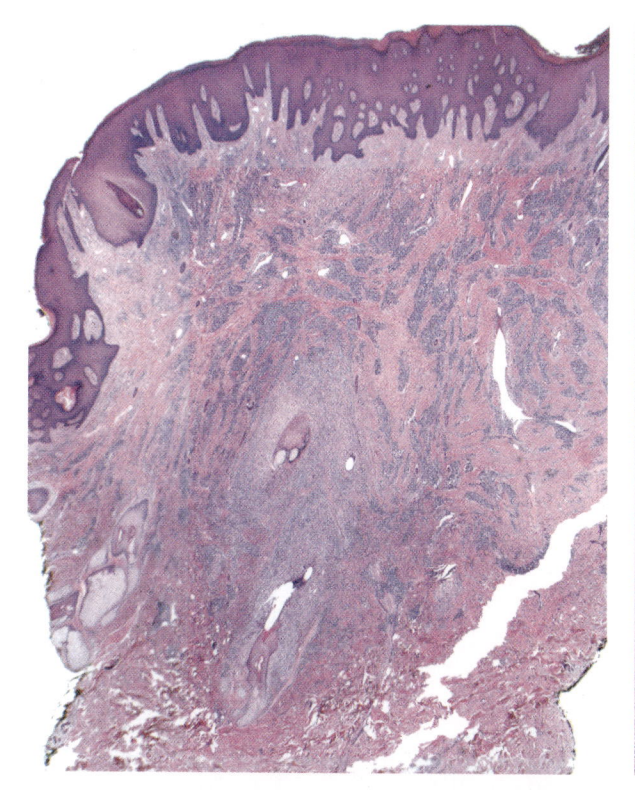

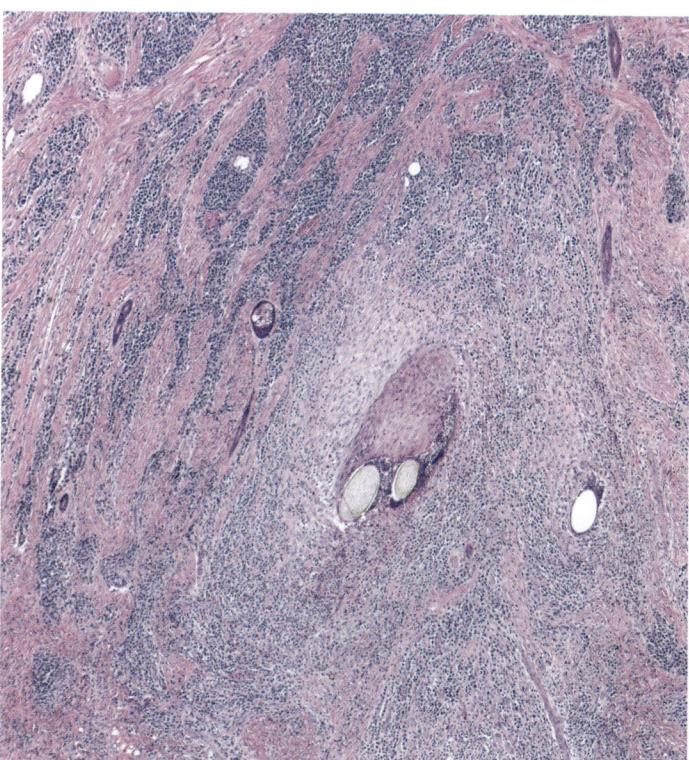

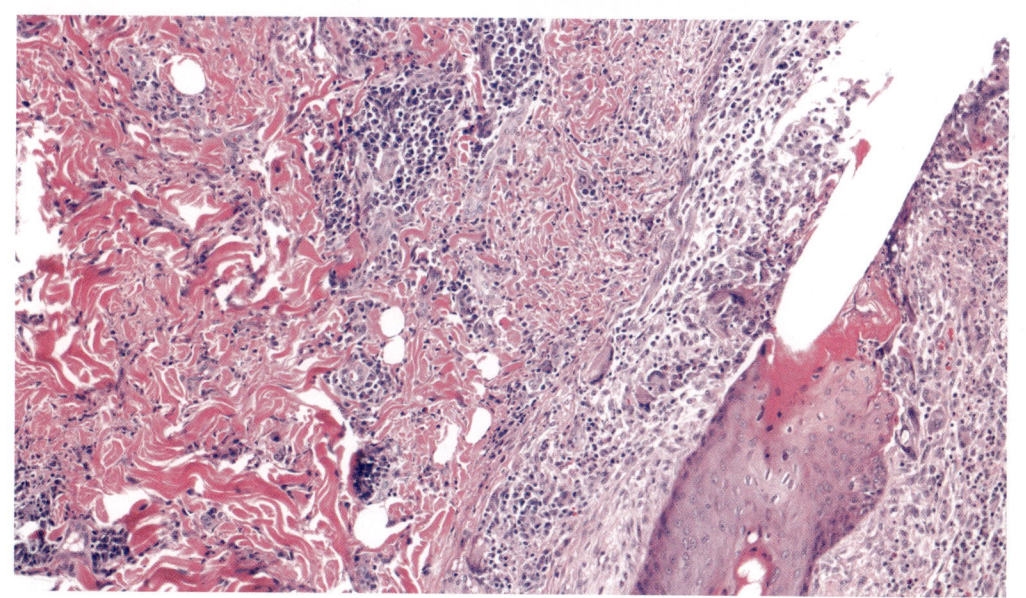

Gestalt: **Erupção Cutânea/Lesão Inflamatória** | Difusa/nodular

- Infiltrado denso azulado
- Infiltrado linfoplasmocitário envolve e destrói folículos capilares
- Hastes de pelos soltos podem ser vistos na derme
- Cicatrizes

Acne queloidiana

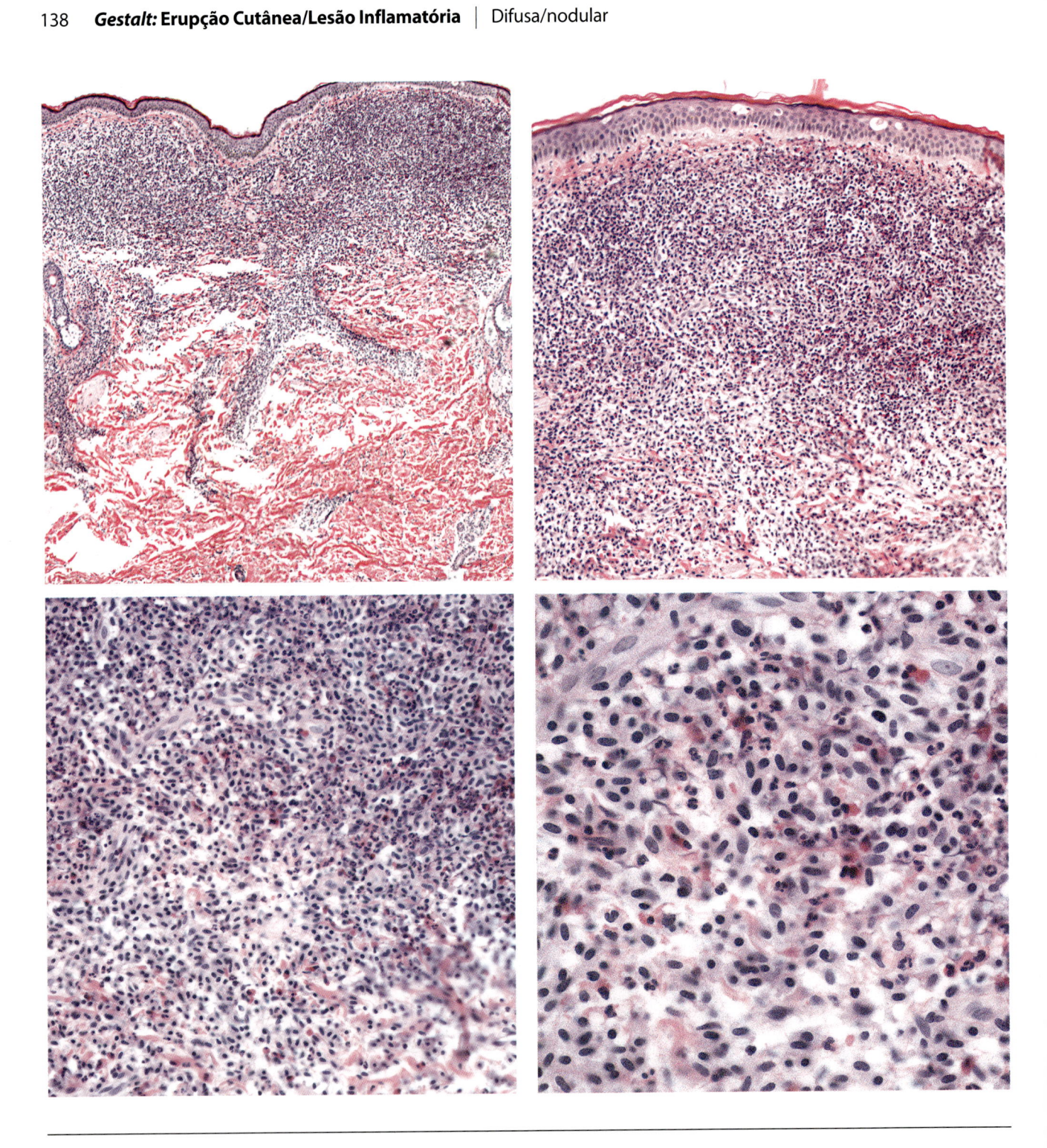

Gestalt: Erupção Cutânea/Lesão Inflamatória | Difusa/nodular

- Infiltrado denso azulado
- Zona Grenz
- Infiltrado composto de linfócitos, histiócitos, eosinófilos e neutrófilos
- Vasculite de intensidade variável

Granuloma facial

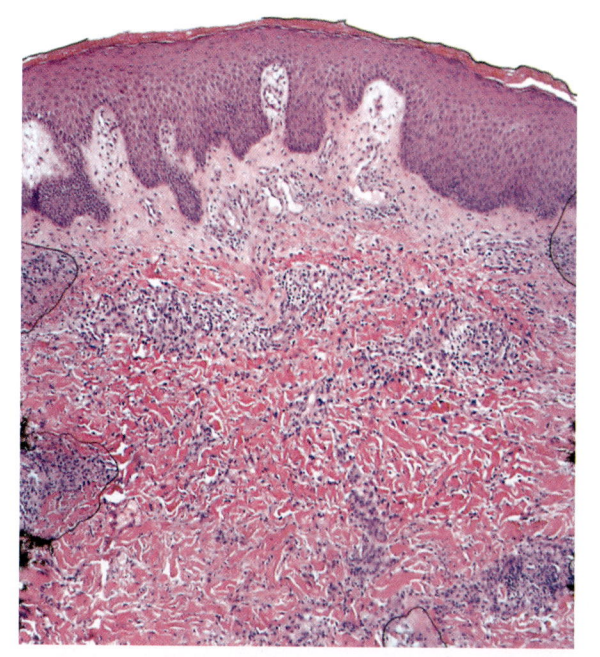

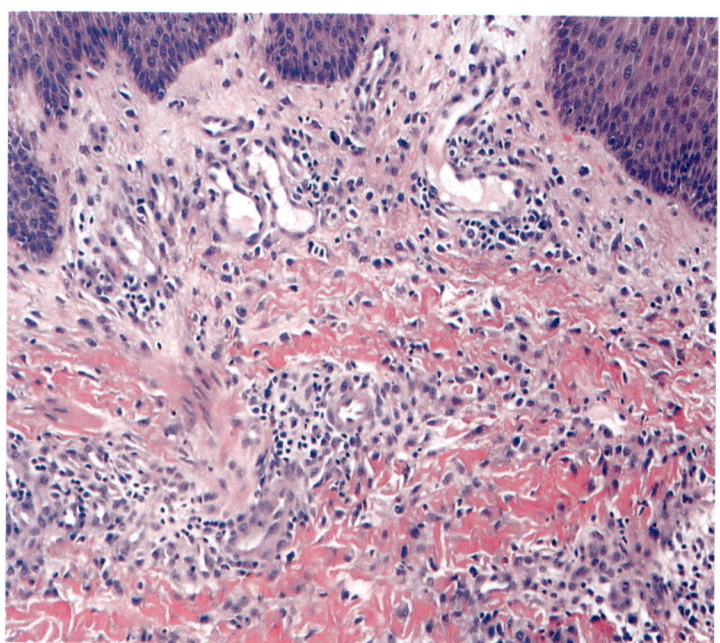

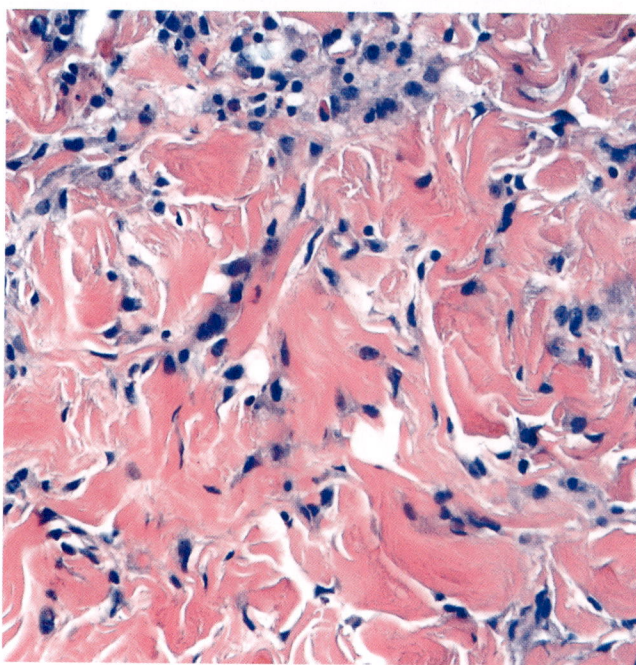

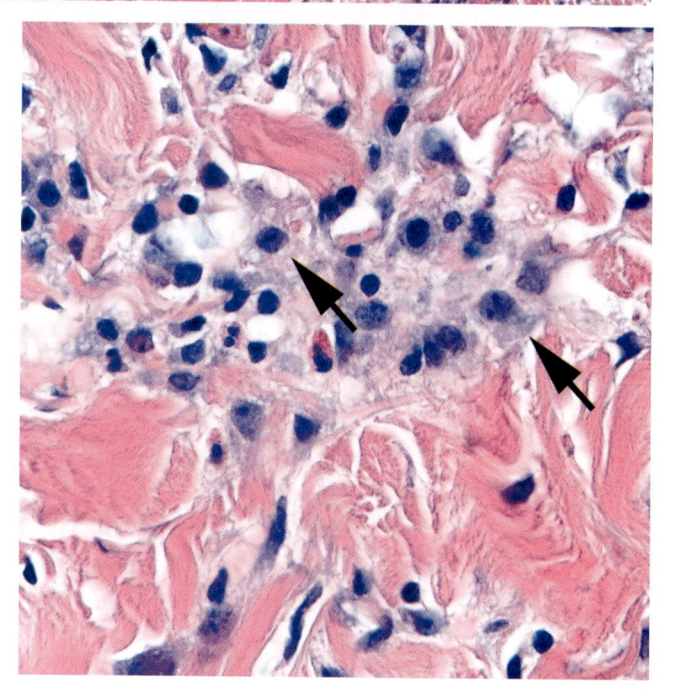

Gestalt: **Erupção Cutânea/Lesão Inflamatória** | Difusa/nodular

- Infiltrado denso azulado
- Infiltrado inflamatório é perivascular e permeia as fibras colágenas
- Células são atípicas com citoplasma ligeiramente granular (setas)

Leucemia (mielogênica)

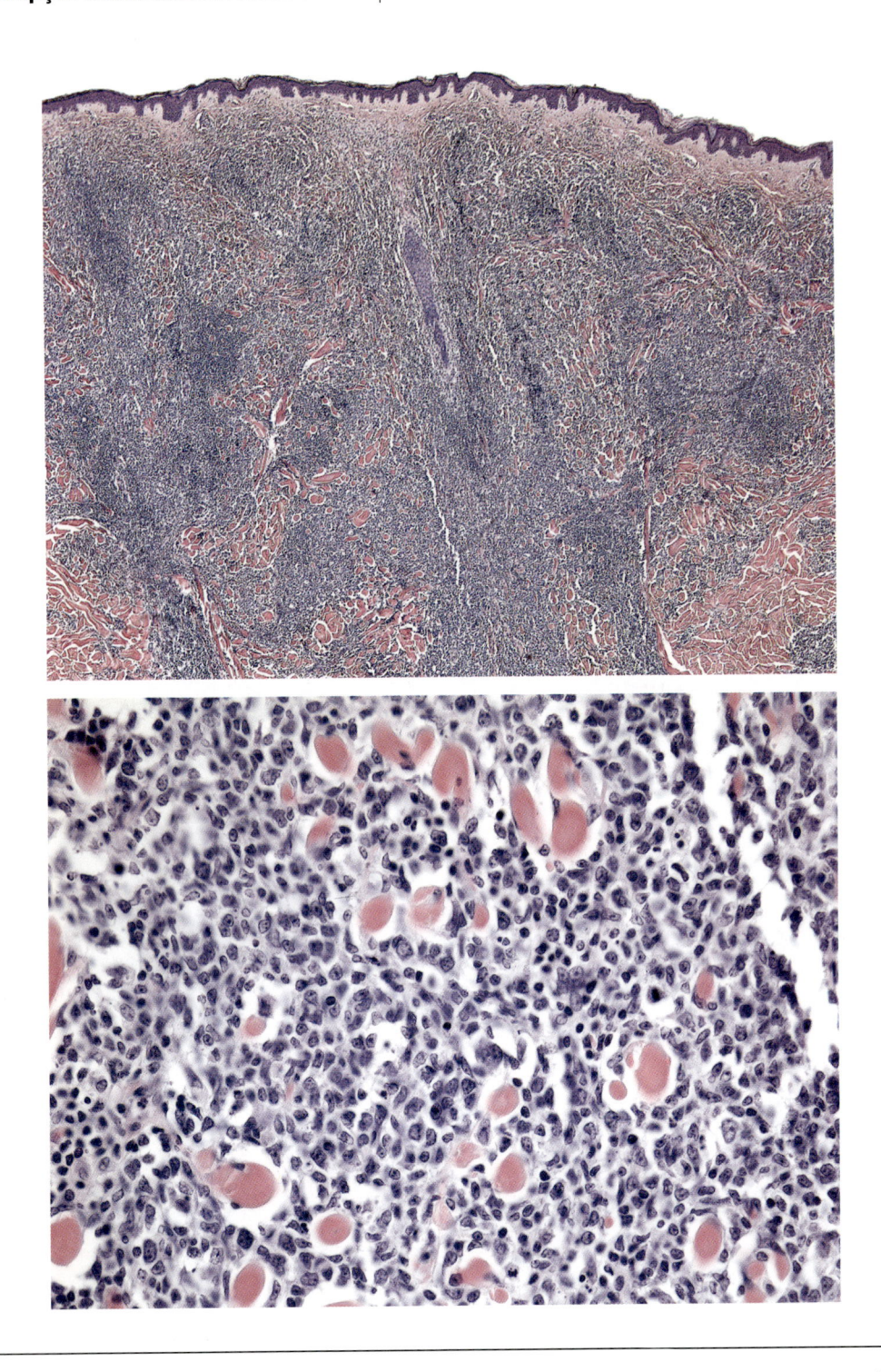

Gestalt: Erupção Cutânea/Lesão Inflamatória | Difusa/nodular

- Infiltrado denso azulado
- Infiltrado composto de linfócitos monomórficos, geralmente atípicos
- Frequentemente, um infiltrado denso na profundidade

Nota: A história clínica e colorações especiais podem ser cruciais para fazer o diagnóstico.

Linfoma

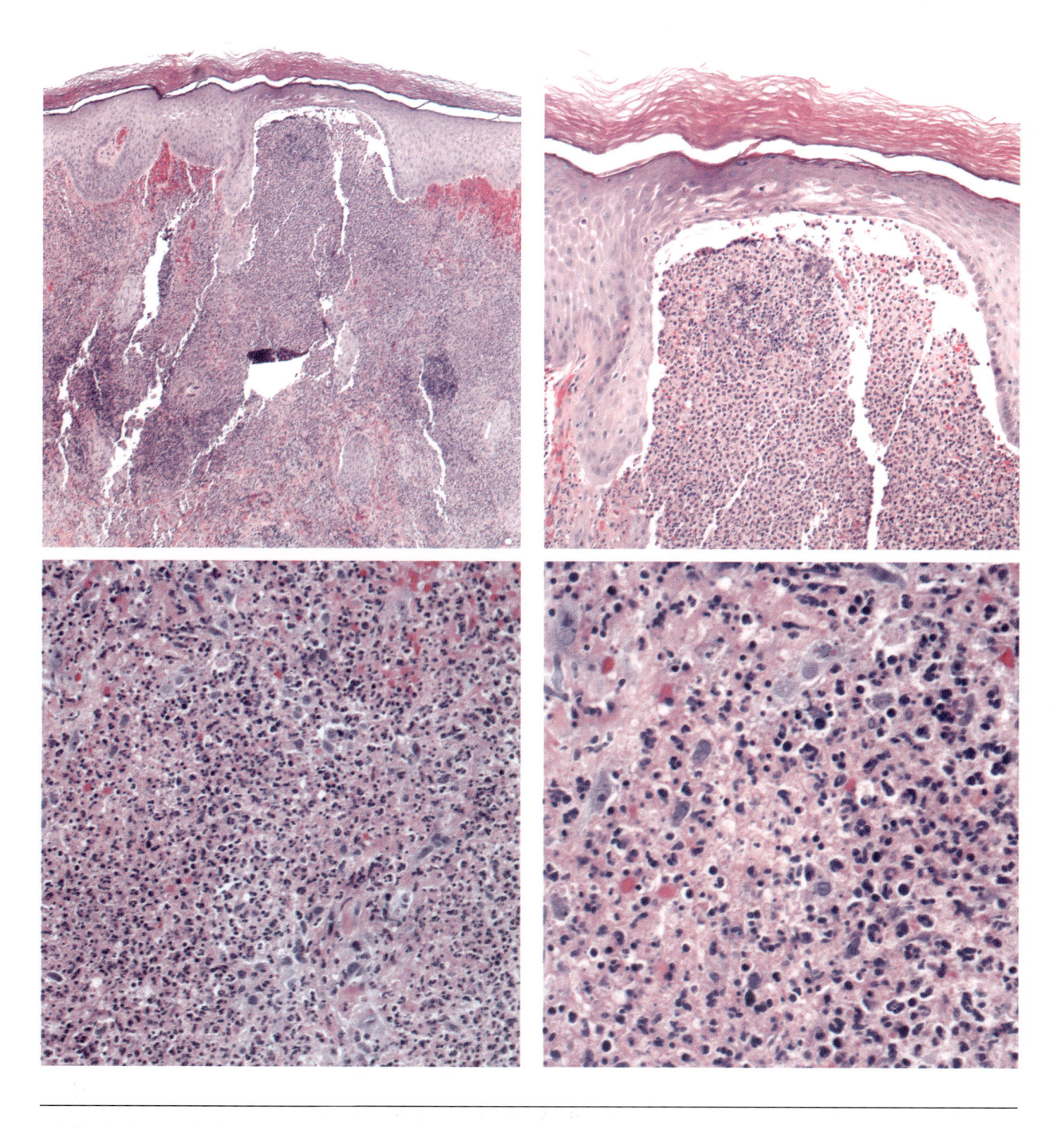

Gestalt: **Erupção Cutânea/Lesão Inflamatória** | Difusa/nodular 141

- Infiltrado denso azulado
- Edema na derme papilar
- Infiltrado composto por neutrófilos
- Geralmente a vasculite não é proeminente

Síndrome de Sweet

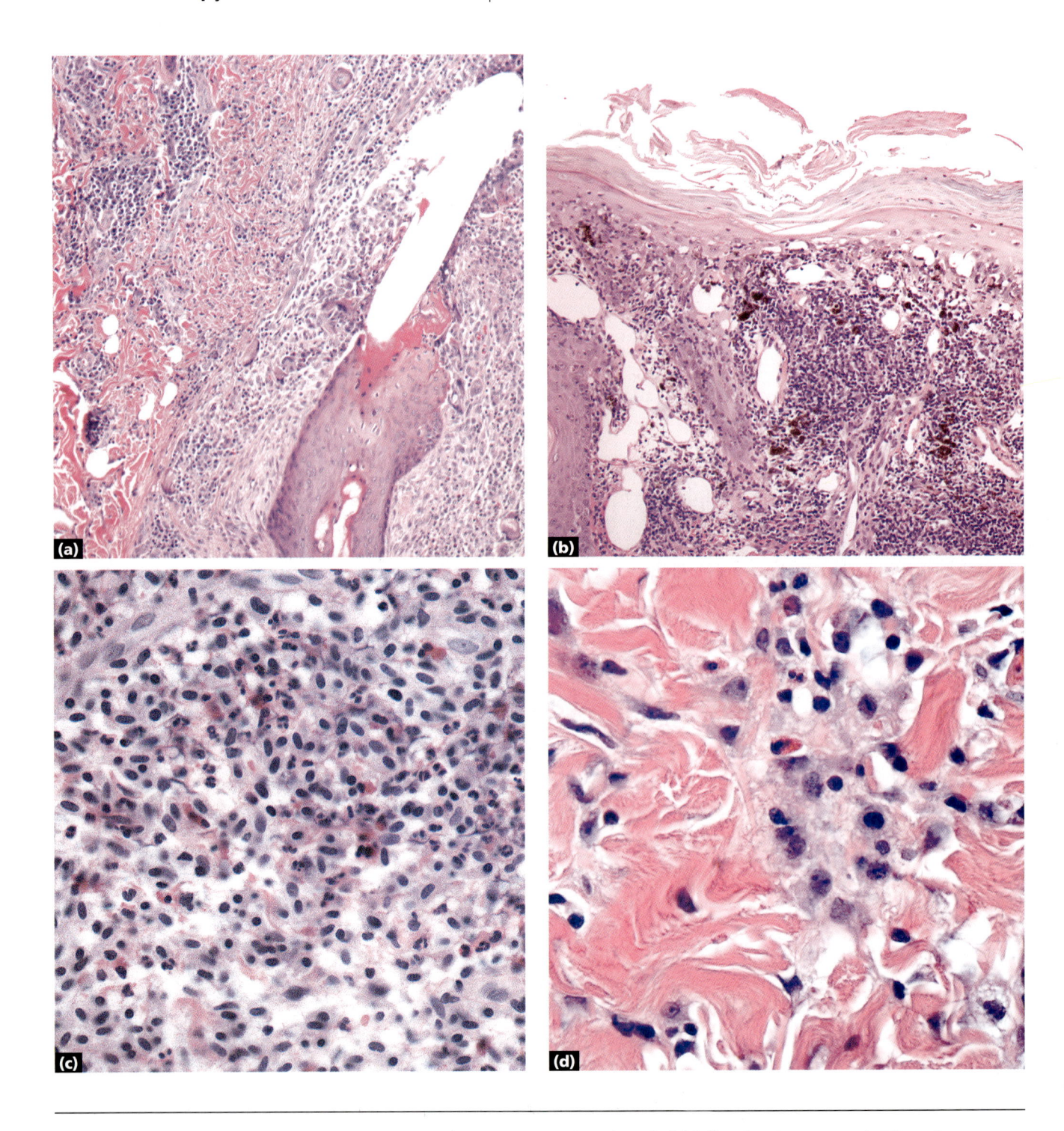

142 *Gestalt:* **Erupção Cutânea/Lesão Inflamatória** | Difusa/nodular

a Acne queloidiana: infiltrado linfoplasmocitário em torno de/destruindo folículos pilosos com cicatrizes
b Lúpus eritematoso discoide: alterações de interface, infiltrado linfocitário perianexial e perivascular superficial e profundo, incontinência pigmentar (ver página 117)
c Granuloma facial: infiltrado misto com eosinófilos sob uma zona Grenz, vasculite
d Leucemia (mielogênica): células atípicas com citoplasma granular em torno de vasos e derme infiltrada

Diferenças-chave

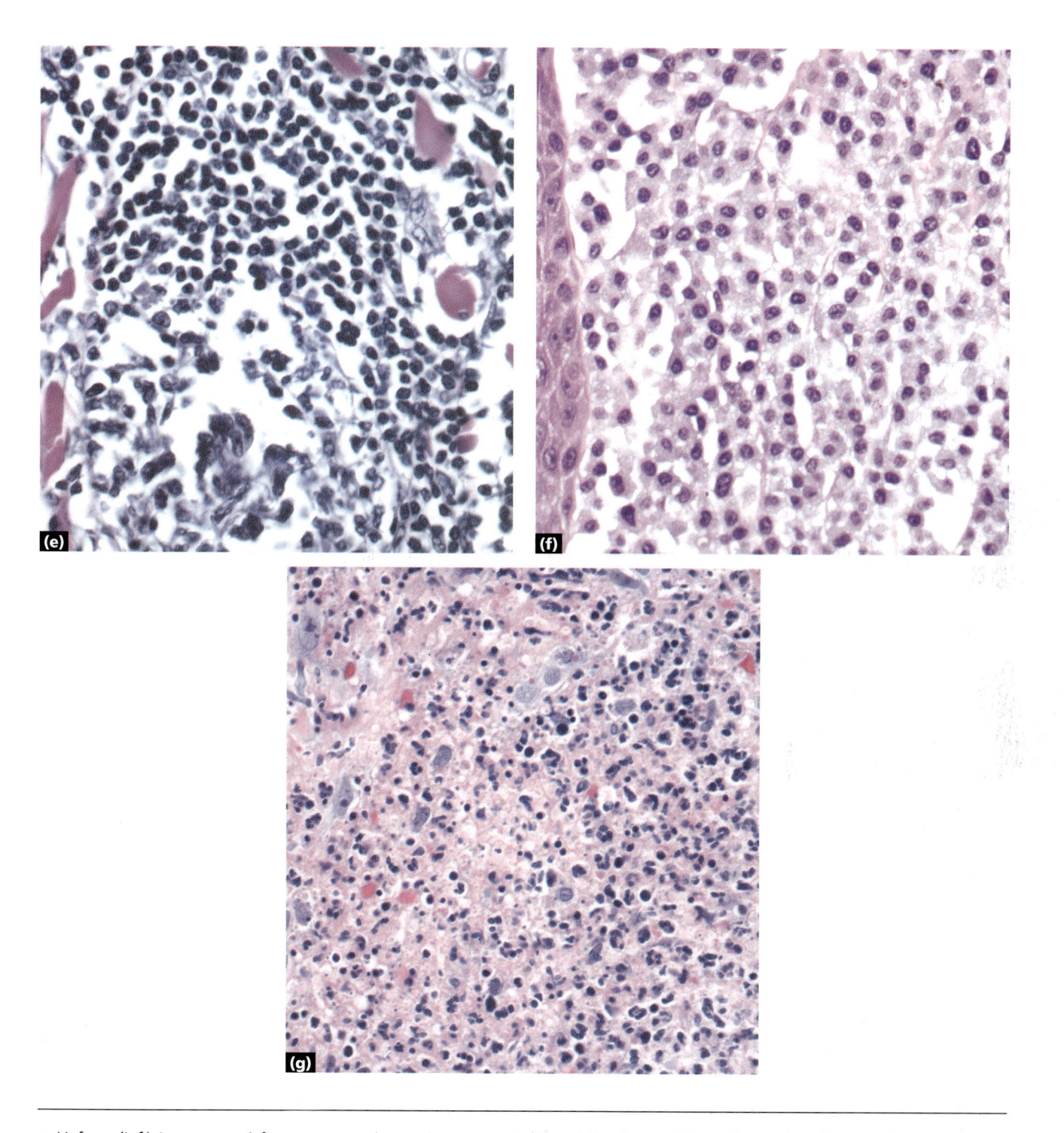

Gestalt: **Erupção Cutânea/Lesão Inflamatória** | Difusa/nodular

e Linfoma: linfócitos monomórficos que preenchem a derme
f Mastocitoma: coleção densa de mastócitos com aparência de "ovo frito" (ver página 133)
g Síndrome Sweet: infiltrado de neutrófilos

Nota: Infecções também podem exibir infiltrado inflamatório denso.

Diferenças-chave, *continuação*

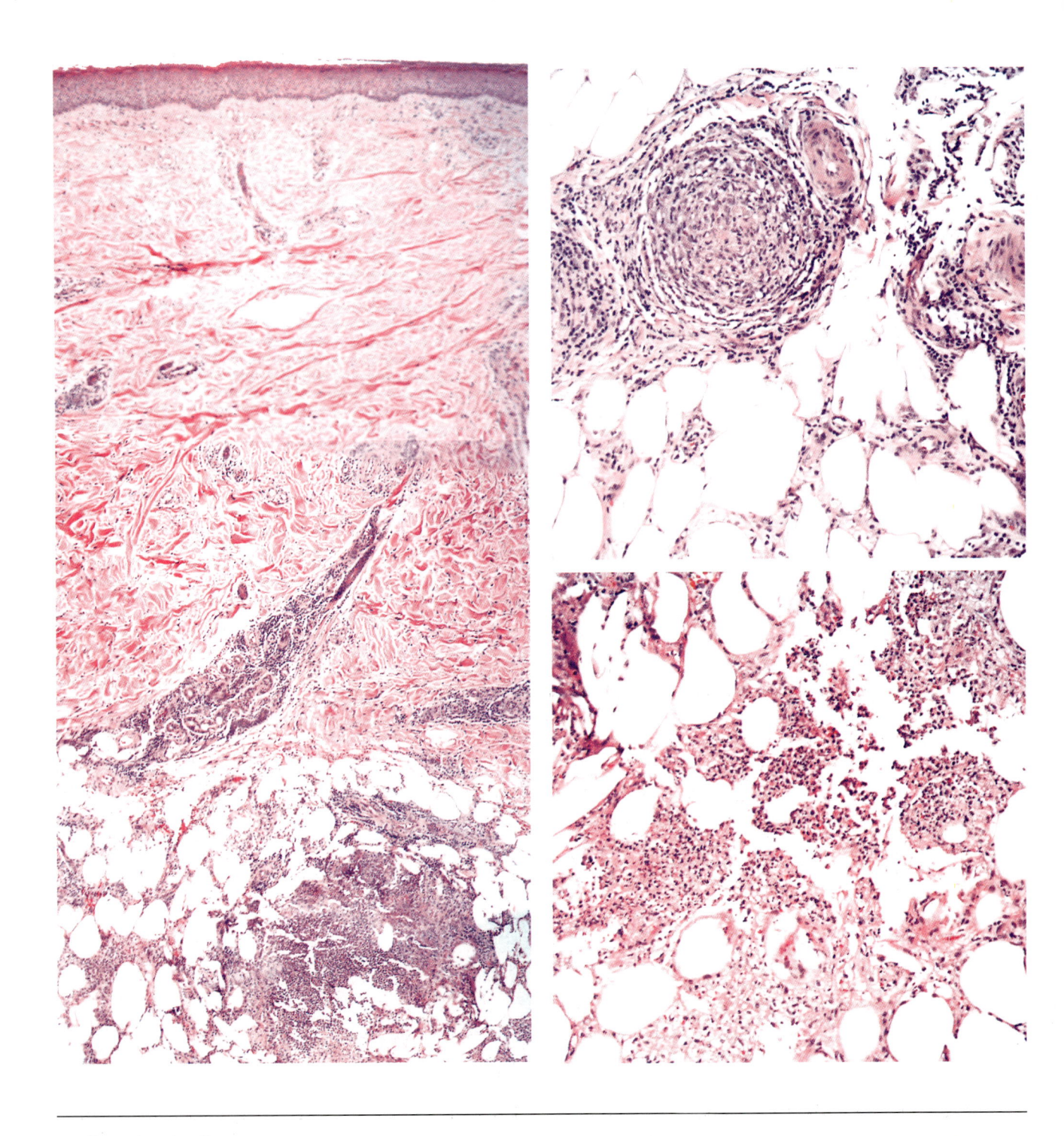

144 *Gestalt:* **Erupção Cutânea/Lesão Inflamatória** | Subcutânea

- Inflamação subcutânea
- Paniculite lobular com inflamação mista (histiócitos, linfócitos, neutrófilos)
- Inflamação em vasos (vasculite) nos septos
- "Paniculite > vasculite"; ver poliarterite nodosa na página 147

Eritema indurado

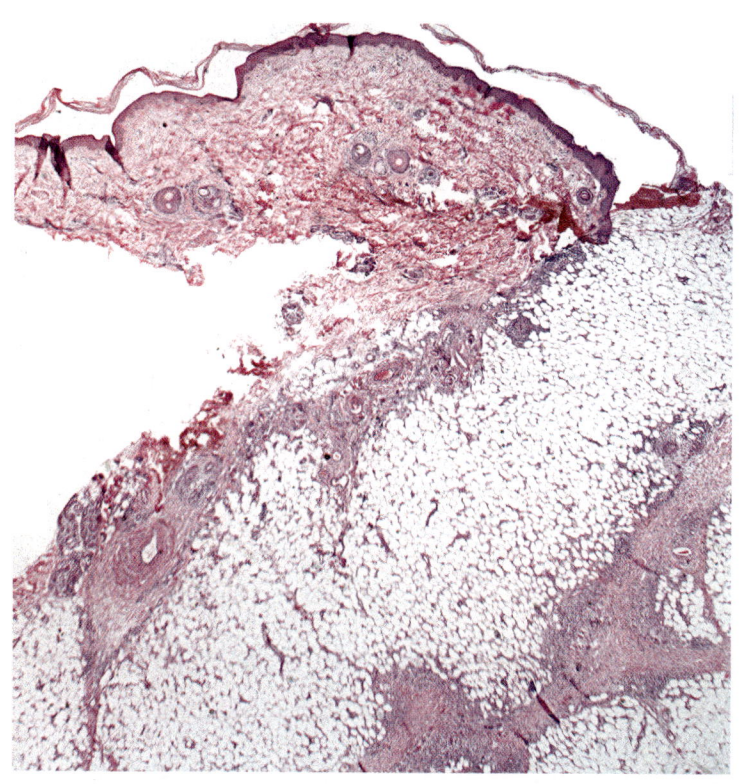

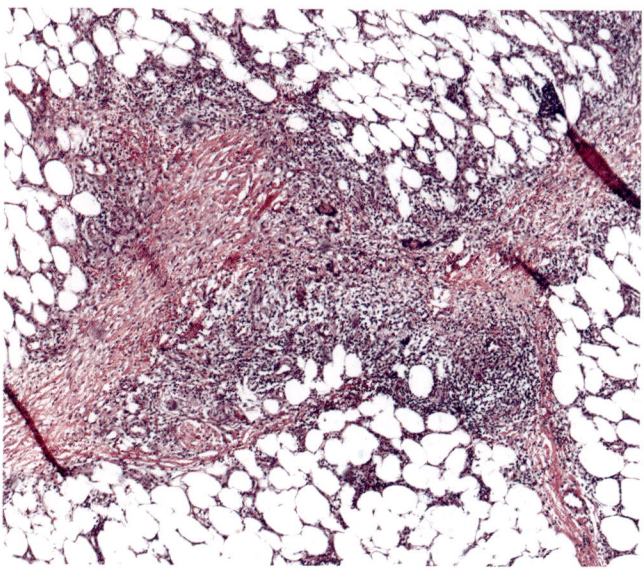

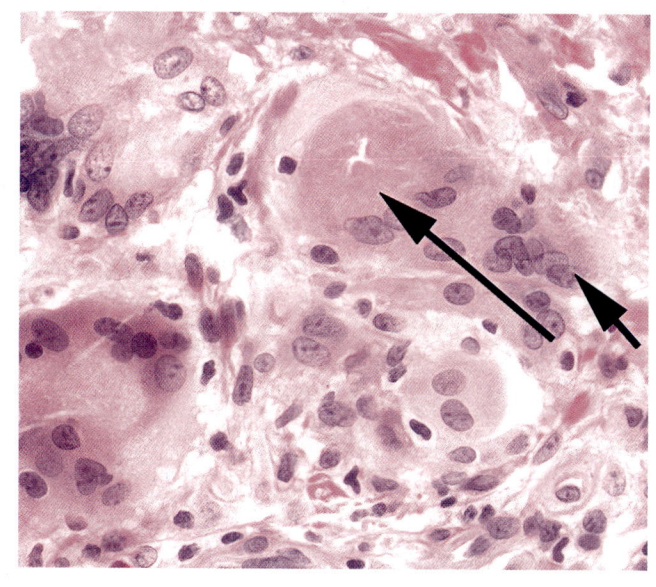

Gestalt: **Erupção Cutânea/Lesão Inflamatória** | Subcutânea 145

- Inflamação subcutânea
- Paniculite septal com septos espessados entre lóbulos de adipócitos
- Septos contêm células gigantes (seta curta)
- Lesões precoces podem exibir neutrófilos e eosinófilos
- Granuloma radial de Miescher pode ser visto (seta longa)

Eritema nodoso

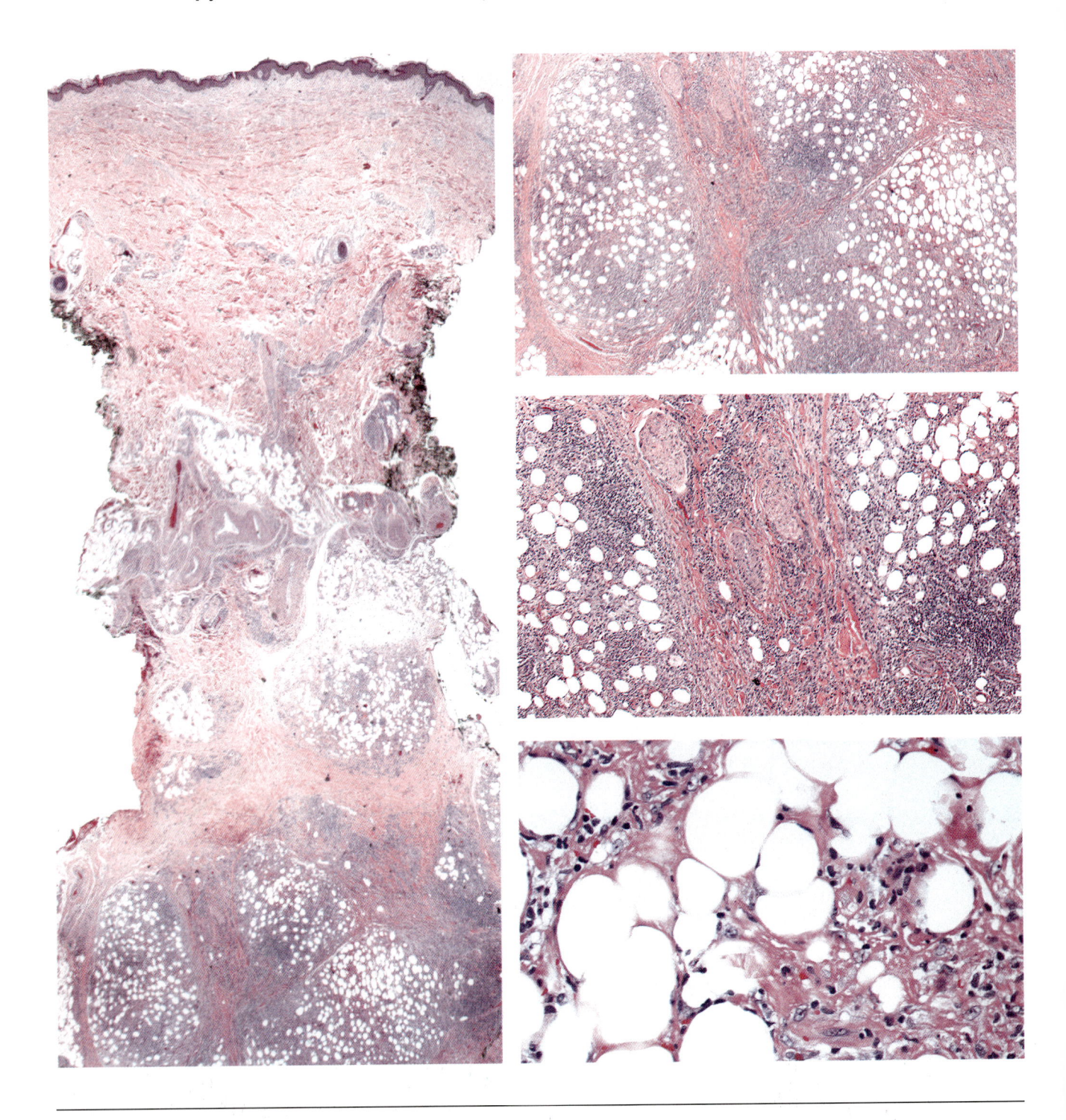

Gestalt: Erupção Cutânea/Lesão Inflamatória | Subcutânea

- Inflamação subcutânea
- Infiltrado linfoplasmocitário (paniculite lobular)
- Folículos linfoides podem estar presentes
- Necrose fibrinoide (hialina) da gordura
- Etapas posteriores mostram hialinização da gordura (esclerose hialina)

Lúpus profundo

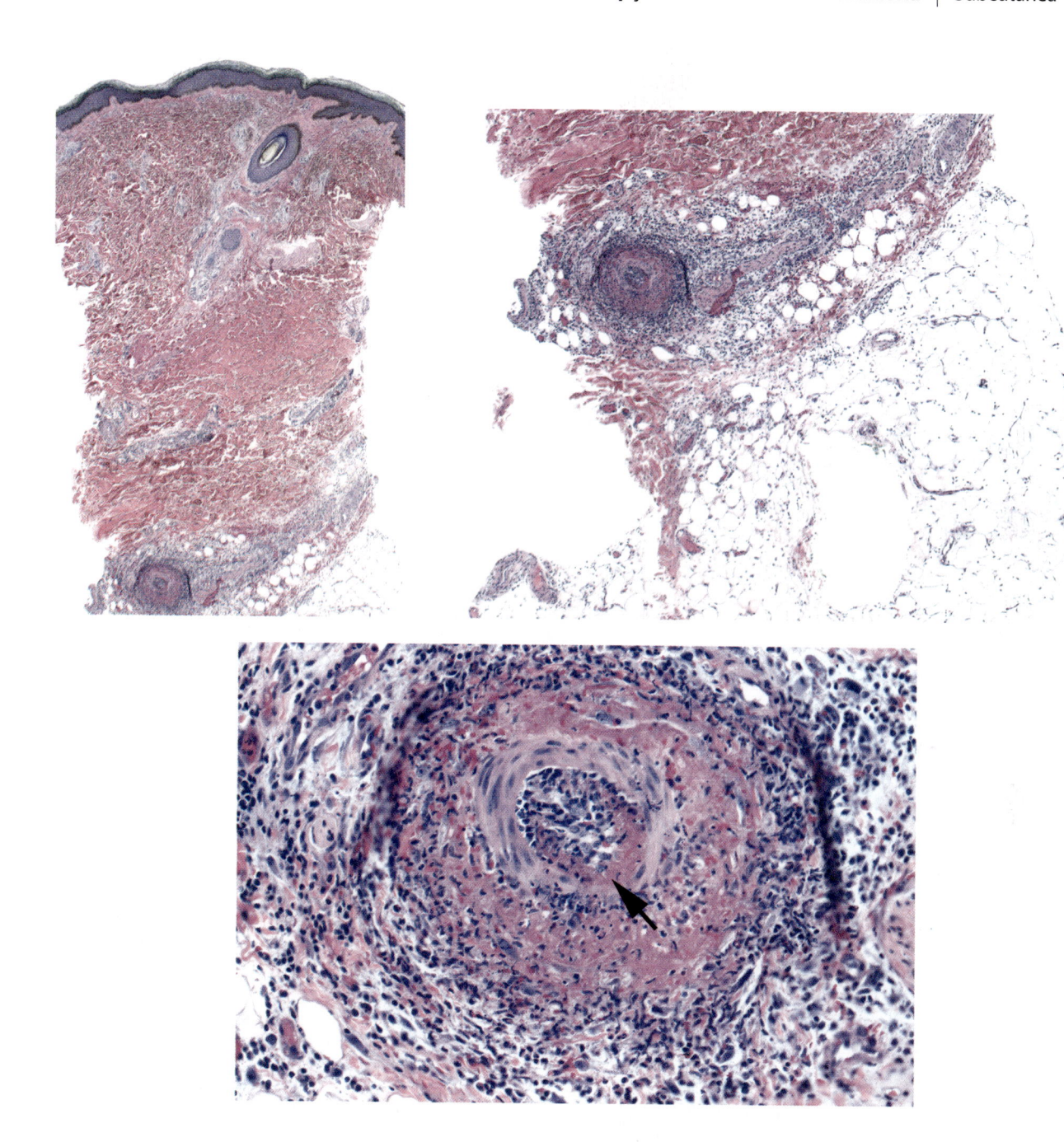

Gestalt: **Erupção Cutânea/Lesão Inflamatória** | Subcutânea 147

- Inflamação subcutânea
- Paniculite septal
- Frequentemente na junção dermal-subcutânea, um grande vaso está afetado por inflamação (vasculite) (seta)
- "Vasculite > paniculite"; ver eritema indurado na página 144

Poliarterite nodosa

148   *Gestalt:* **Erupção Cutânea/Lesão Inflamatória** | Subcutânea

---

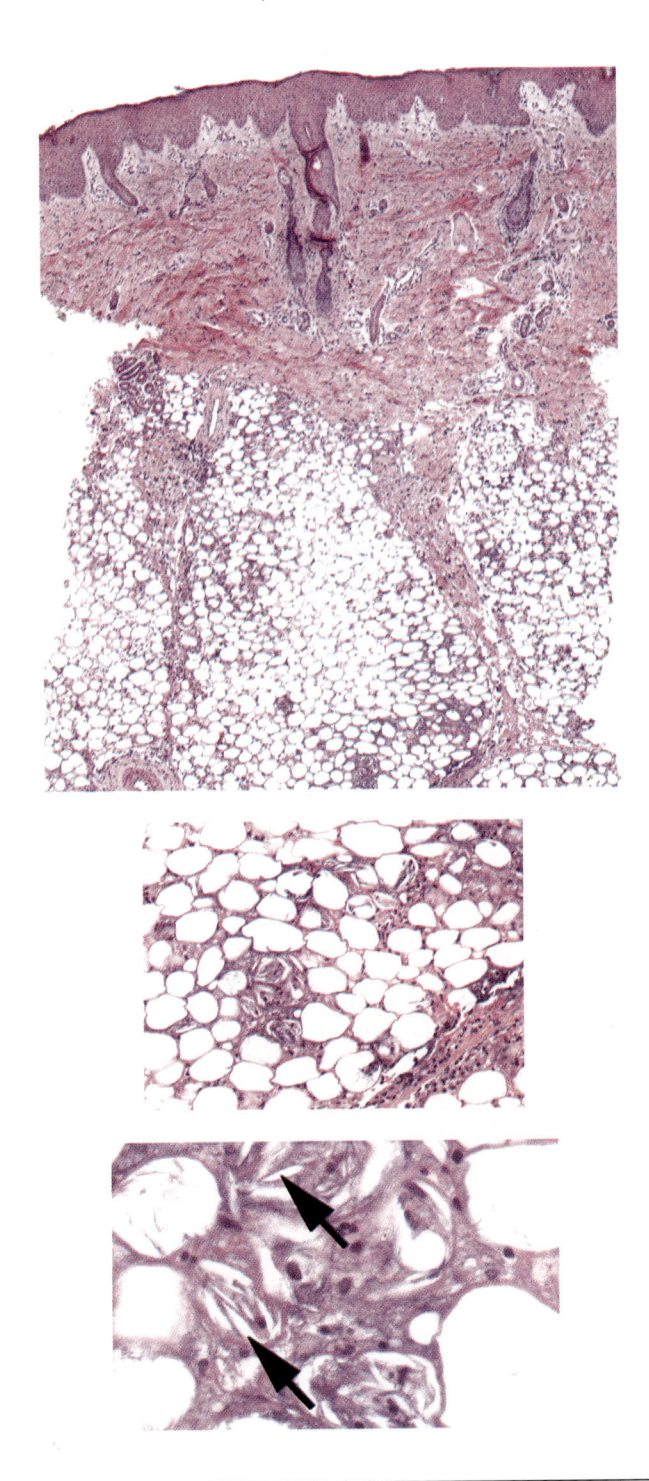

- Inflamação subcutânea
- Paniculite lobular
- Inflamação e formas cristalinas (fendas) radiais (setas) no interior de lóbulos gordurosos

Nota: A paniculite pós-esteroide pode mostrar o mesmo padrão.
Nota: O escleredema neonatal também possui formas cristalinas, mas não possui inflamação.

Necrose adiposa do recém-nascido

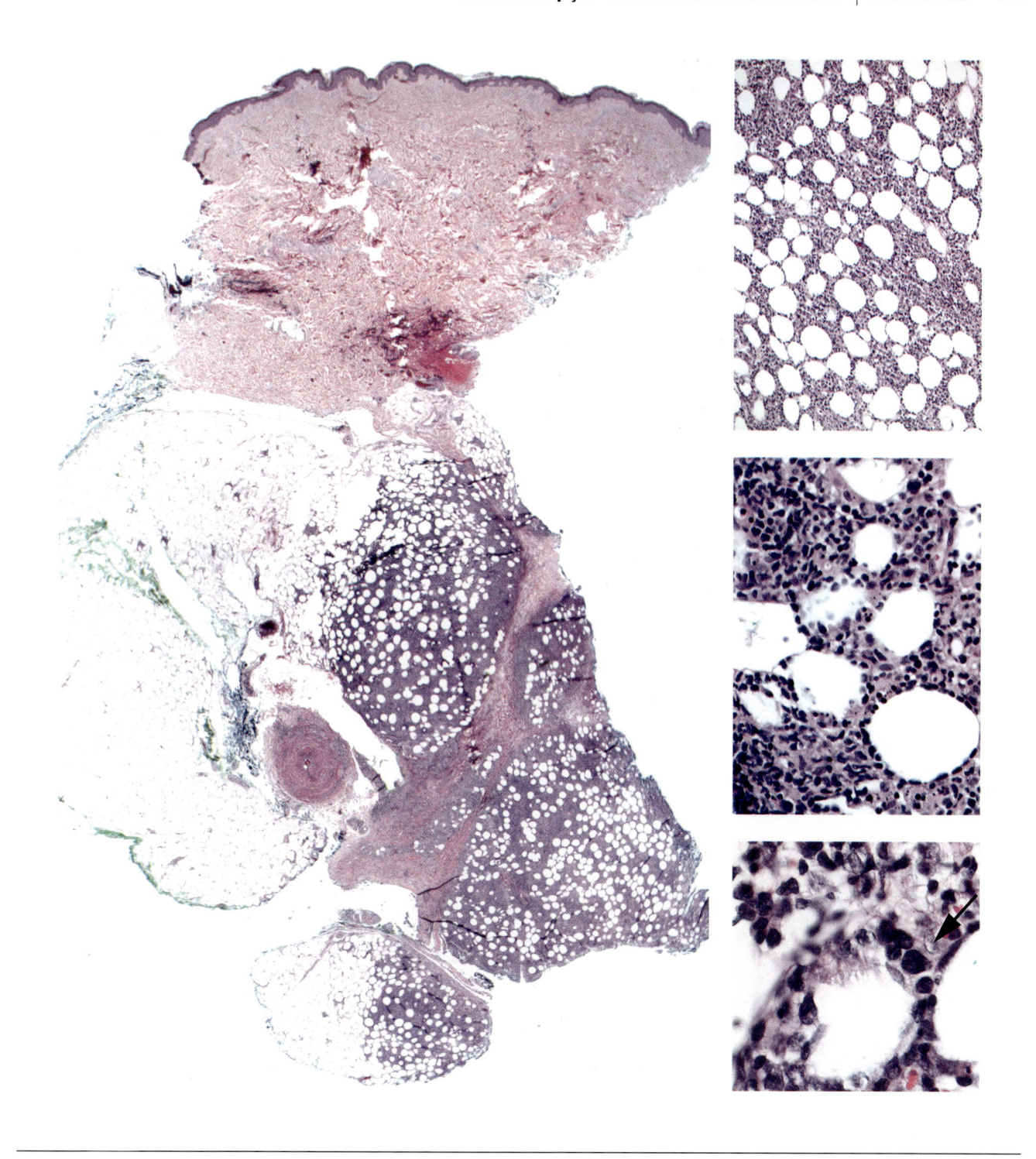

Gestalt: Erupção Cutânea/Lesão Inflamatória | Subcutânea 149

- Inflamação subcutânea
- Envolvimento lobular da inflamação
- Linfócitos atípicos rodeiam adipócitos (seta)

Fonte: Fotos cortesia de Antonio Subtil, MD.

Linfoma subcutâneo de células T

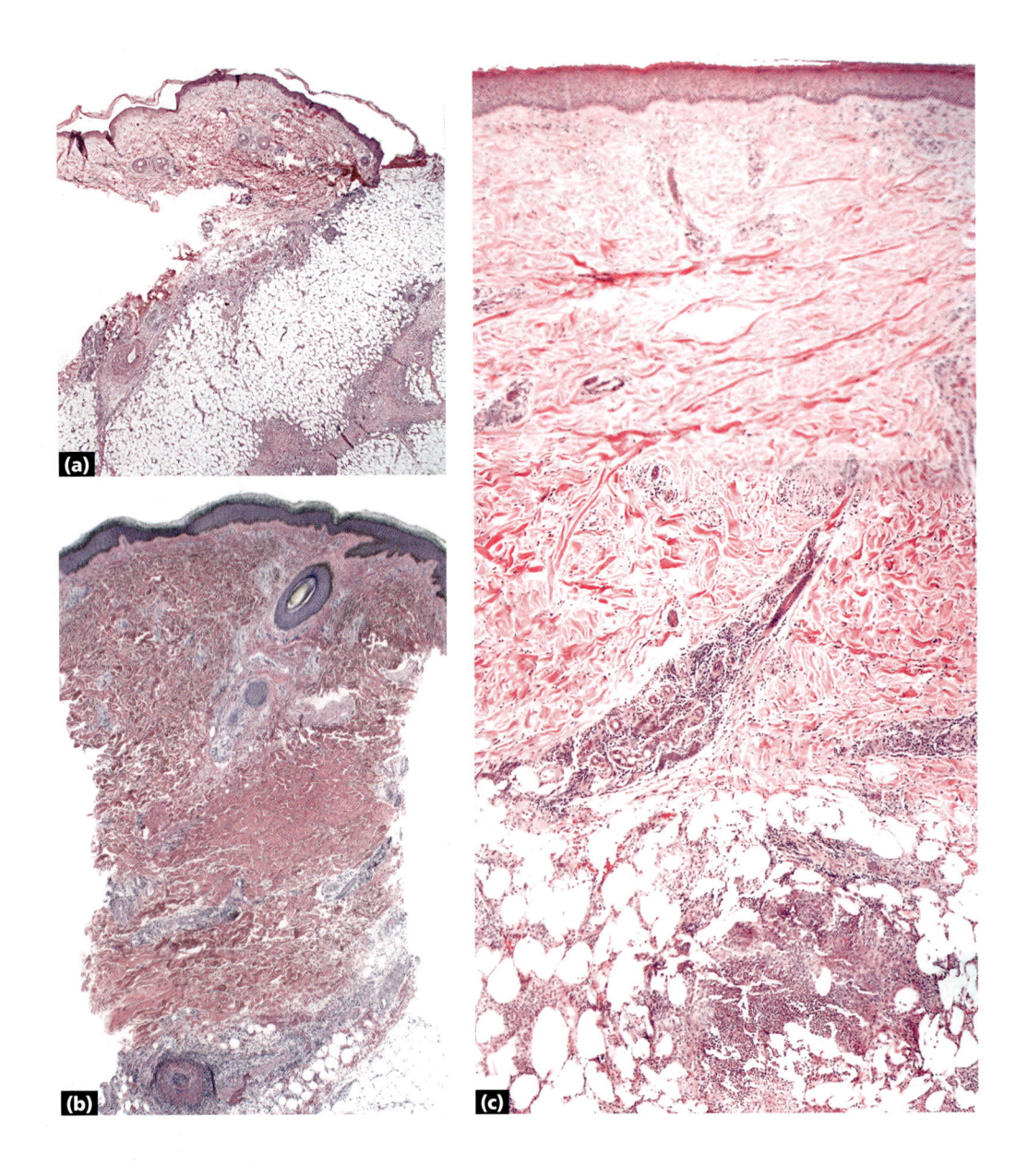

150 *Gestalt:* **Erupção Cutânea/Lesão Inflamatória** | Subcutânea

a Eritema nodoso: espessamento septal com células gigantes (às vezes neutrófilos e eosinófilos)
b Poliarterite nodosa: vasculite de um vaso de tamanho médio, frequentemente na junção dermal-subcutânea, "vasculite > paniculite"
c Eritema indurado: vasculite e inflamação mista lobular, "paniculite > vasculite"

Diferenças-chave

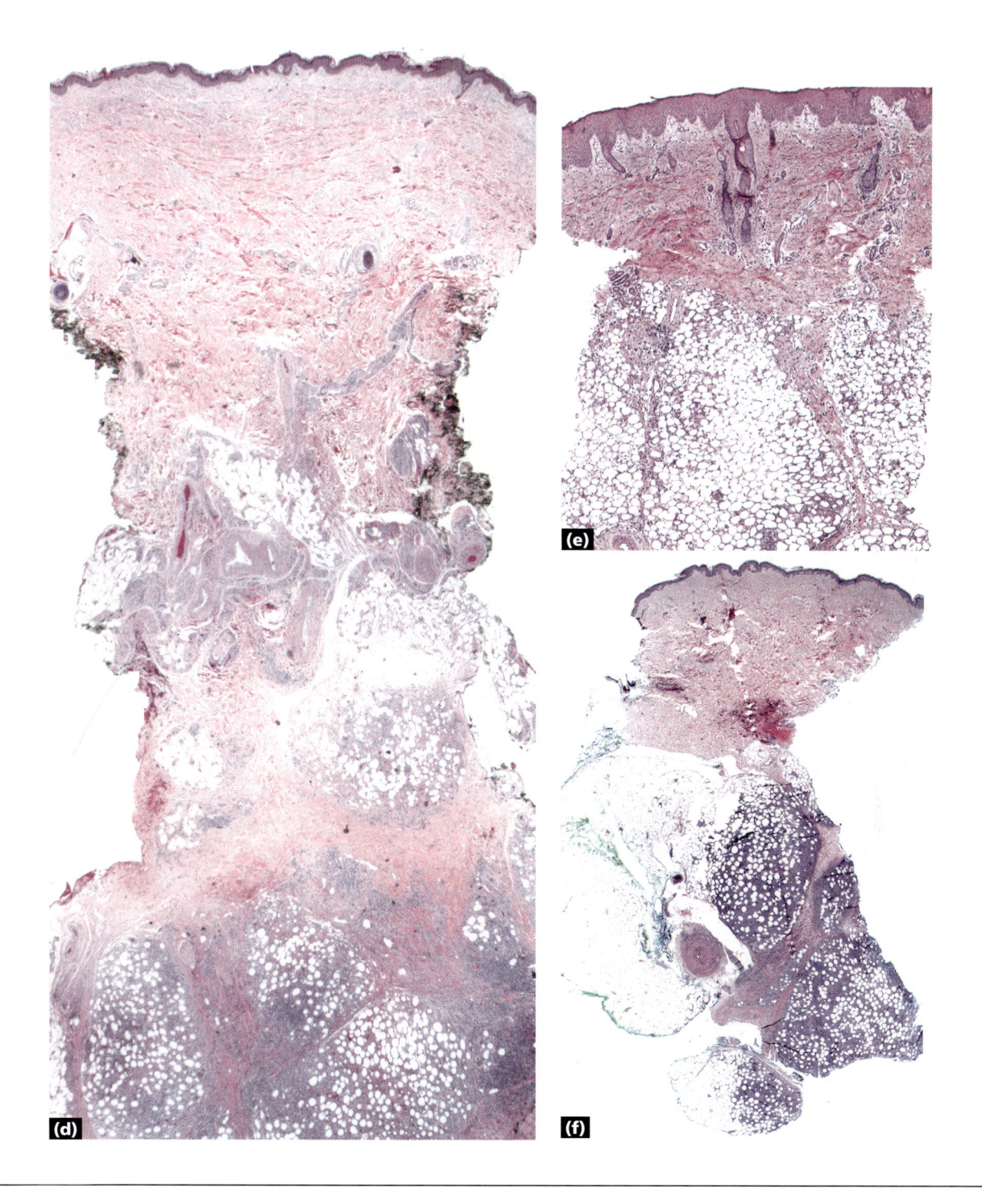

d Lúpus profundo: necrose adiposa hialina, folículos linfoides
e Necrose adiposa do recém-nascido: histiócitos, alguns contendo cristais e linfócitos no interior de lóbulos gordurosos
f Linfoma subcutâneo de células T: adipócitos são rodeados por linfócitos atípicos

Diferenças-chave, *continuação*

3 Tipo de Célula

- Melanocítica, 155
- Fusiforme, 164
- Endotelial, 178
- Gigante, 192
- Clara, 202

Tipo de Célula | Melanocítica 155

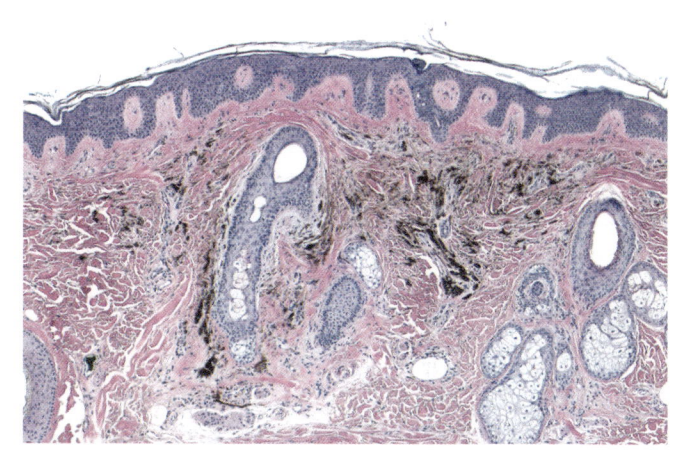

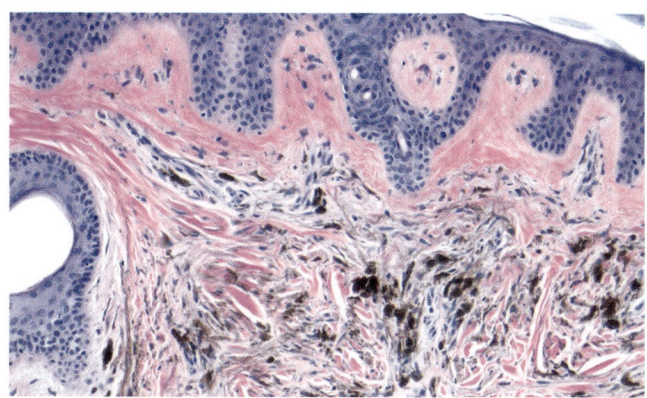

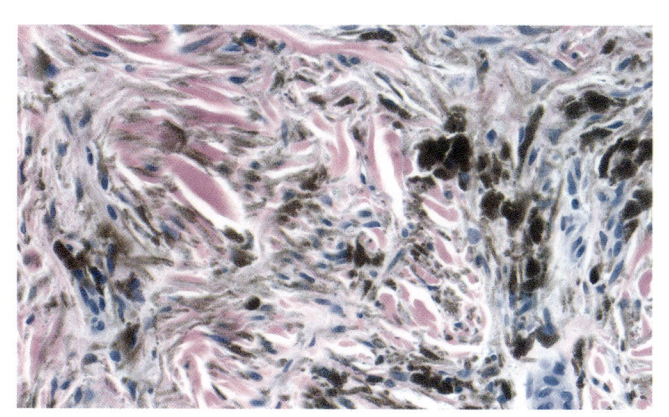

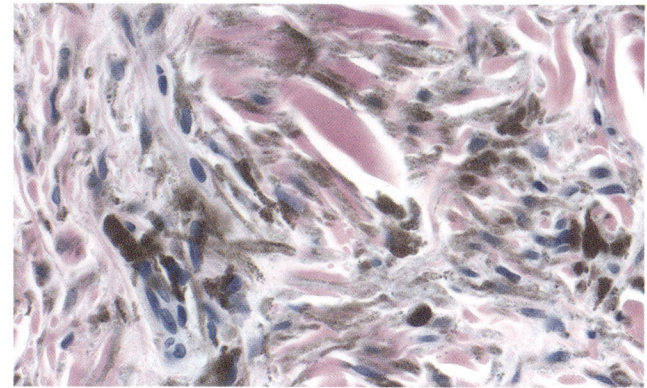

- Melanócitos
- As células são pequenas e fusiformes/dendríticas e algumas contêm pigmento de melanina
- Derme geralmente hialinizada
- Melanófagos frequentemente presentes

Nevo azul

156 **Tipo de Célula** | Melanocítica

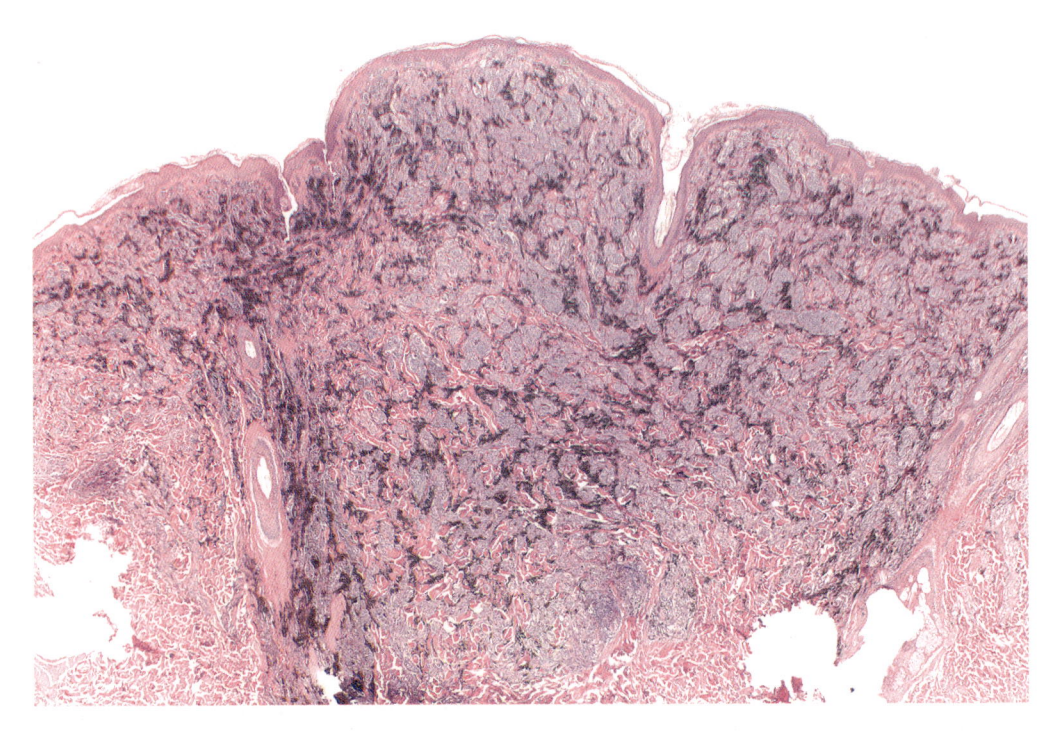

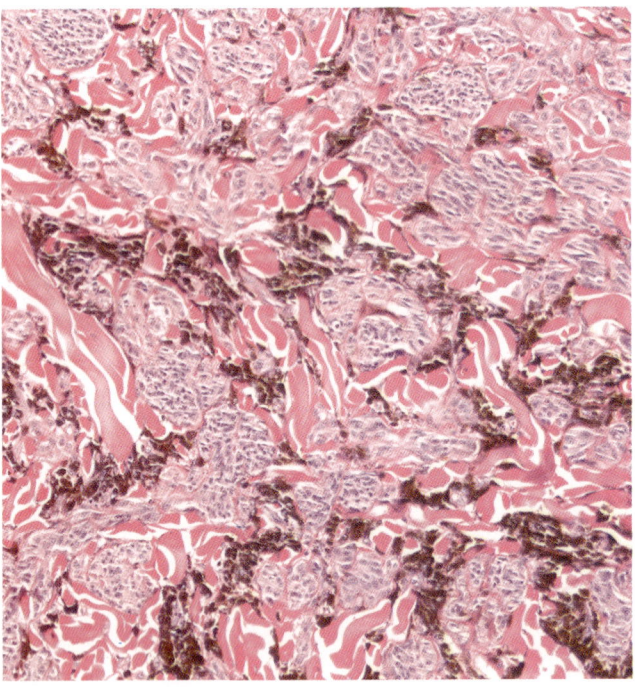

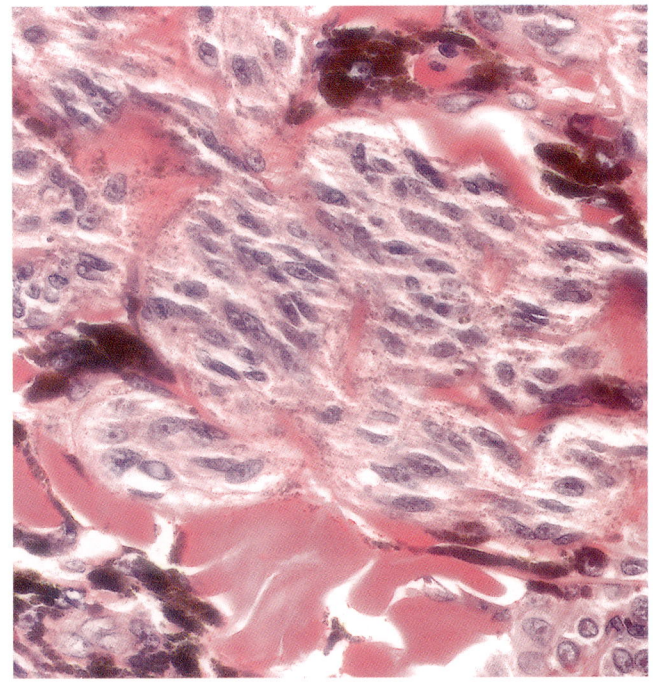

- Melanócitos
- Os melanócitos epitelioides estão em aglomerados permeados ou limitados por melanófagos uniformemente distribuídos
- O padrão em pequeno aumento é em forma de cunha (geralmente centrado em torno de um folículo)

Nevo penetrante profundo

Tipo de Célula | Melanocítica 157

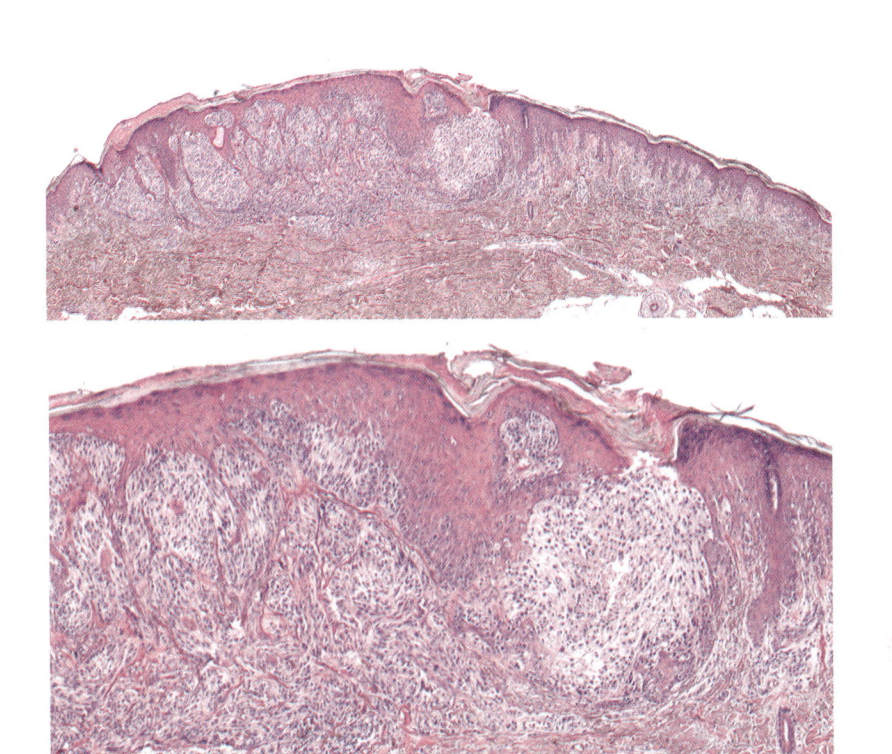

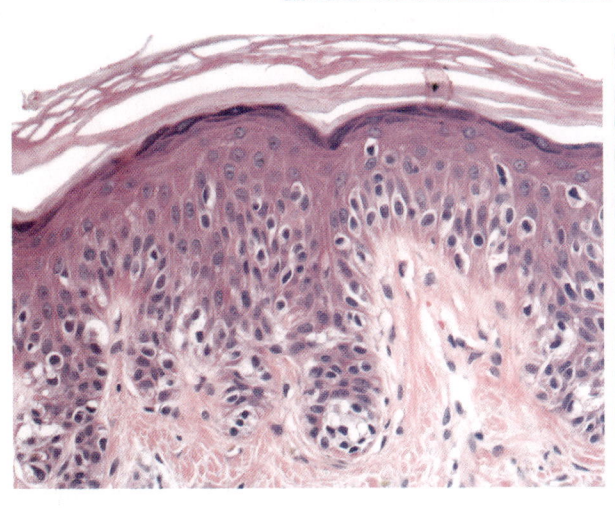

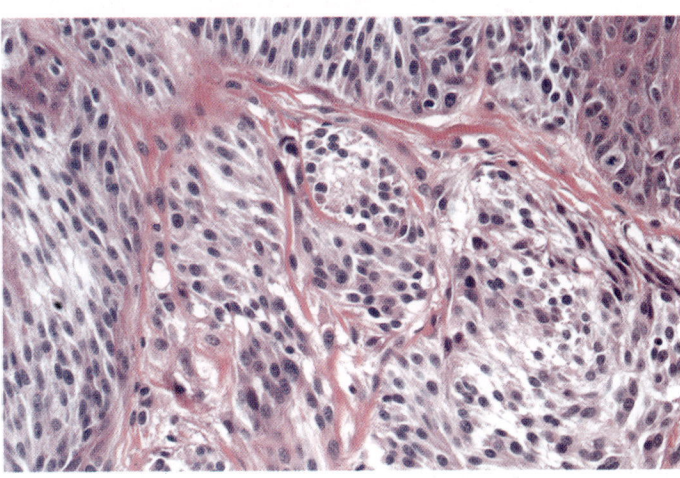

- Melanócitos
- Células são confluentes na junção dermoepidérmica com ninhos de tamanho irregular e difundem-se pela epiderme superior e inferior
- Células atípicas e mitoses na epiderme e ninhos na derme

Melanoma

158   **Tipo de Célula** | Melanocítica

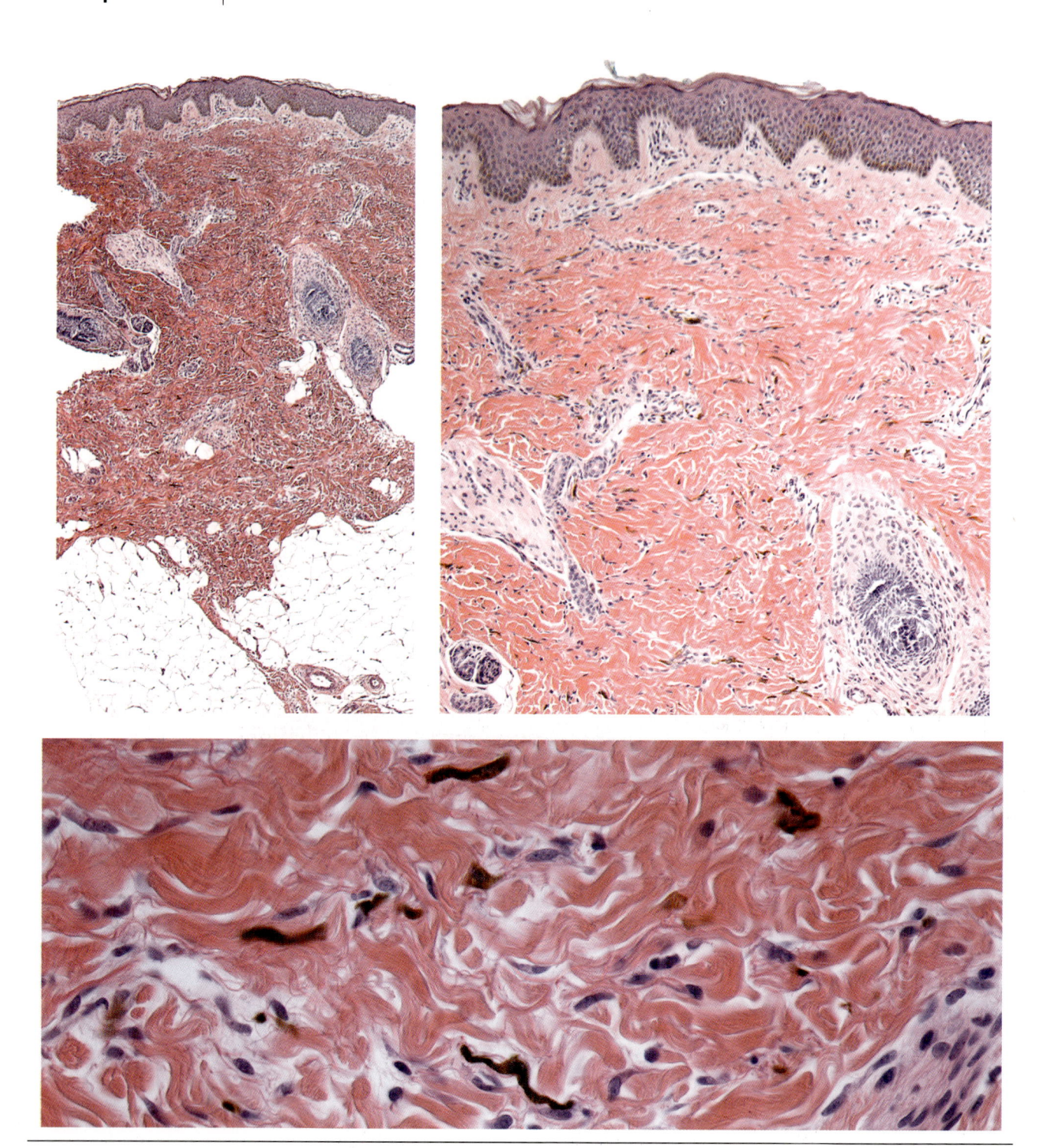

- Melanócitos dendríticos distribuídos por toda a derme

Mancha mongólica

Tipo de Célula | Melanocítica 159

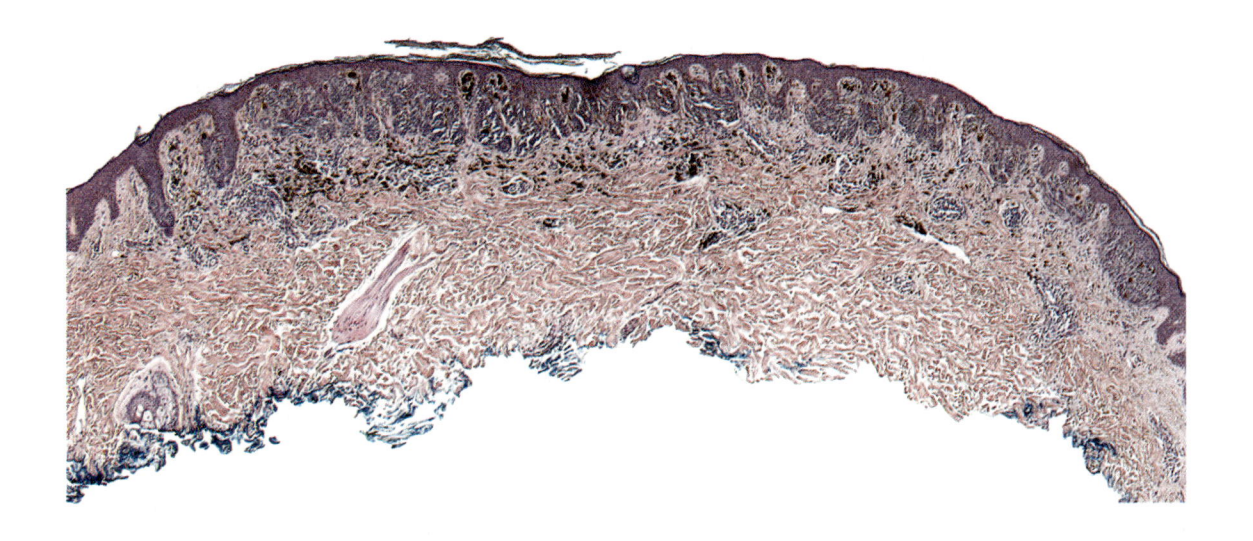

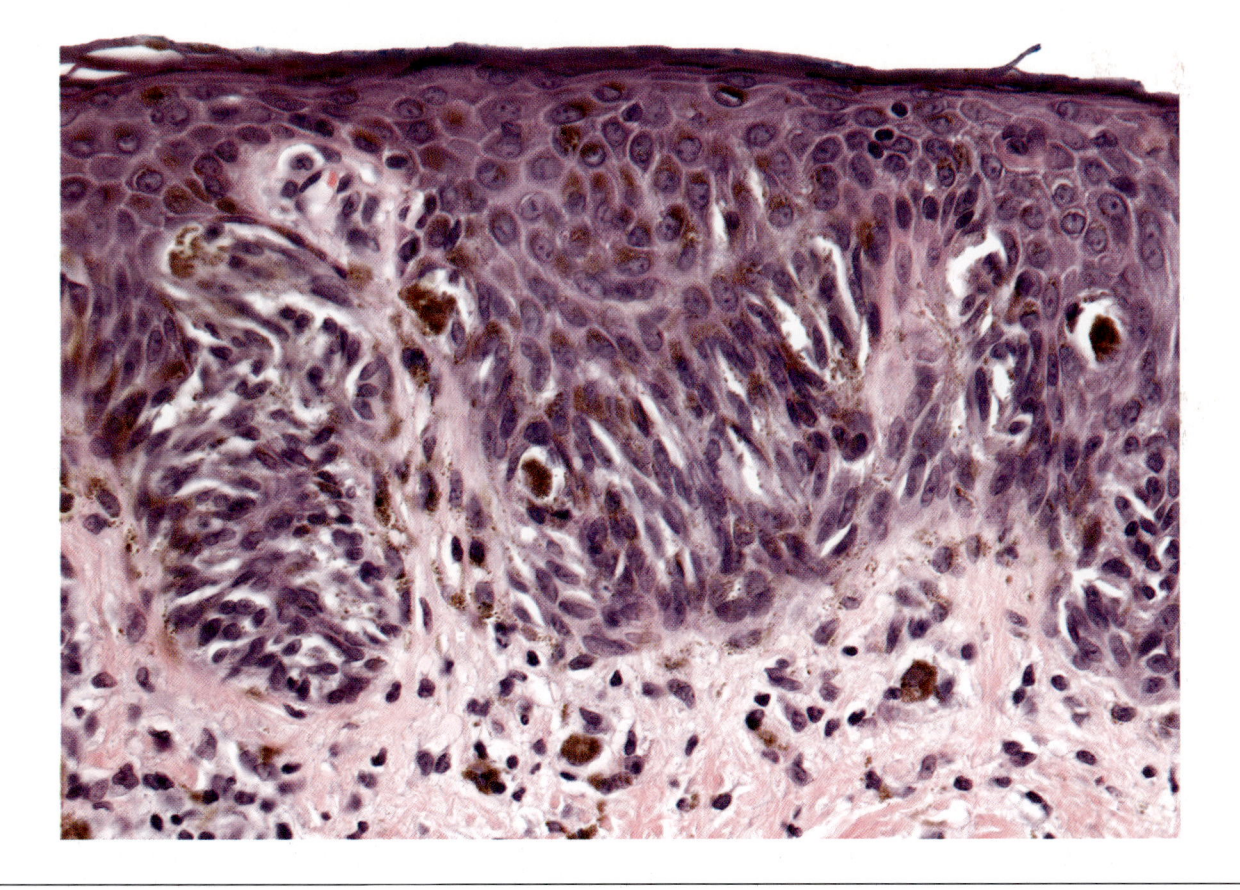

- Melanócitos
- Células fusiformes pigmentadas dispostas em fascículos verticais na base da epiderme
- Margem comprimida junto a derme superficial

Nevo de células fusiformes pigmentadas de Reed

160 **Tipo de Célula** | Melanocítica

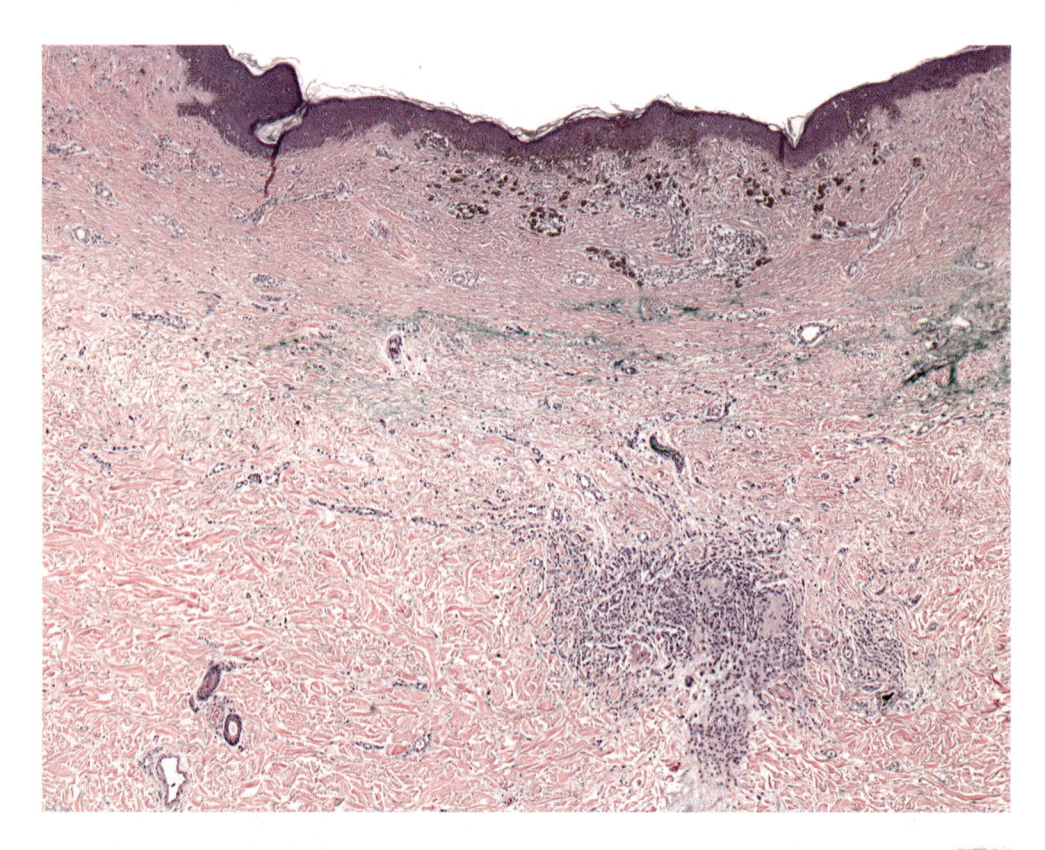

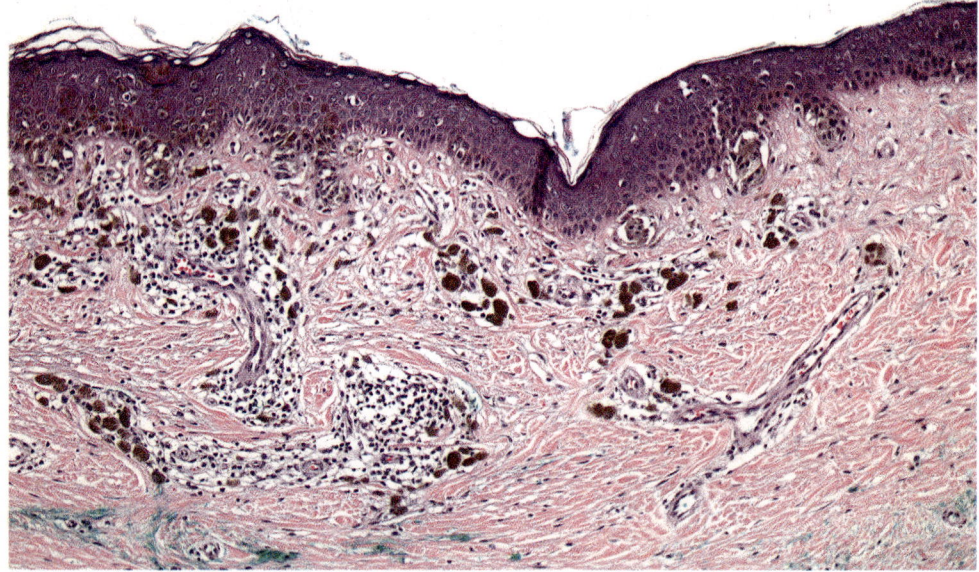

- Melanócitos
- As células estão em ninhos de forma irregular, às vezes confluentes, confinados à área acima de uma cicatriz dérmica
- Envolvimento predominantemente juncional

Nevo recorrente

Tipo de Célula | Melanocítica 161

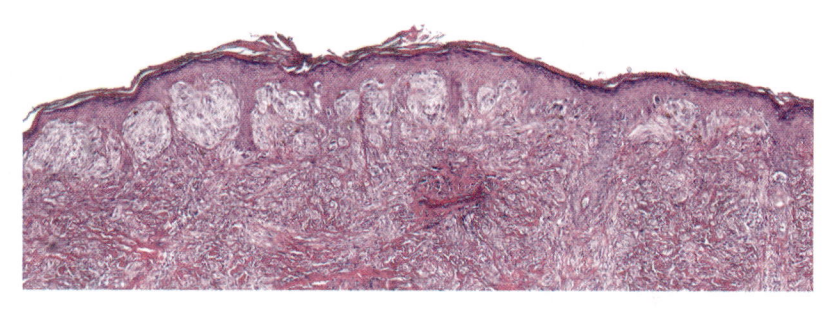

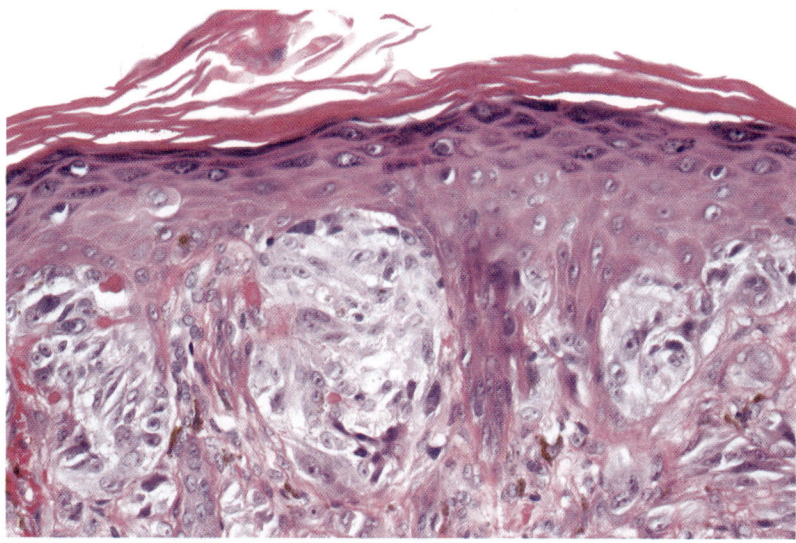

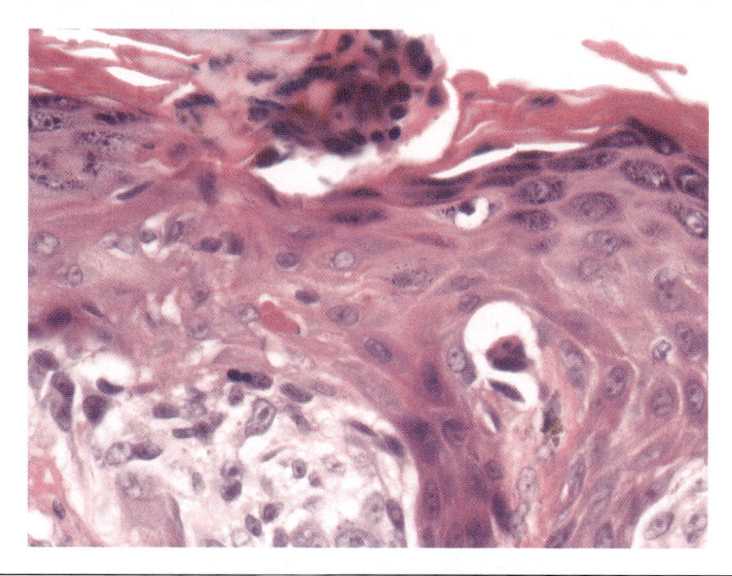

- Melanócitos fusiformes e epitelioides
- As células estão em fascículos verticais dentro da epiderme ("cardume de peixes")
- Bem circunscrita e simétrica
- Corpos de Kamino
- Fendas acima dos ninhos
- As células são atípicas, mas exibem aspecto similar entre sí

Nevo de Spitz

Tipo de Célula | Melanocítica

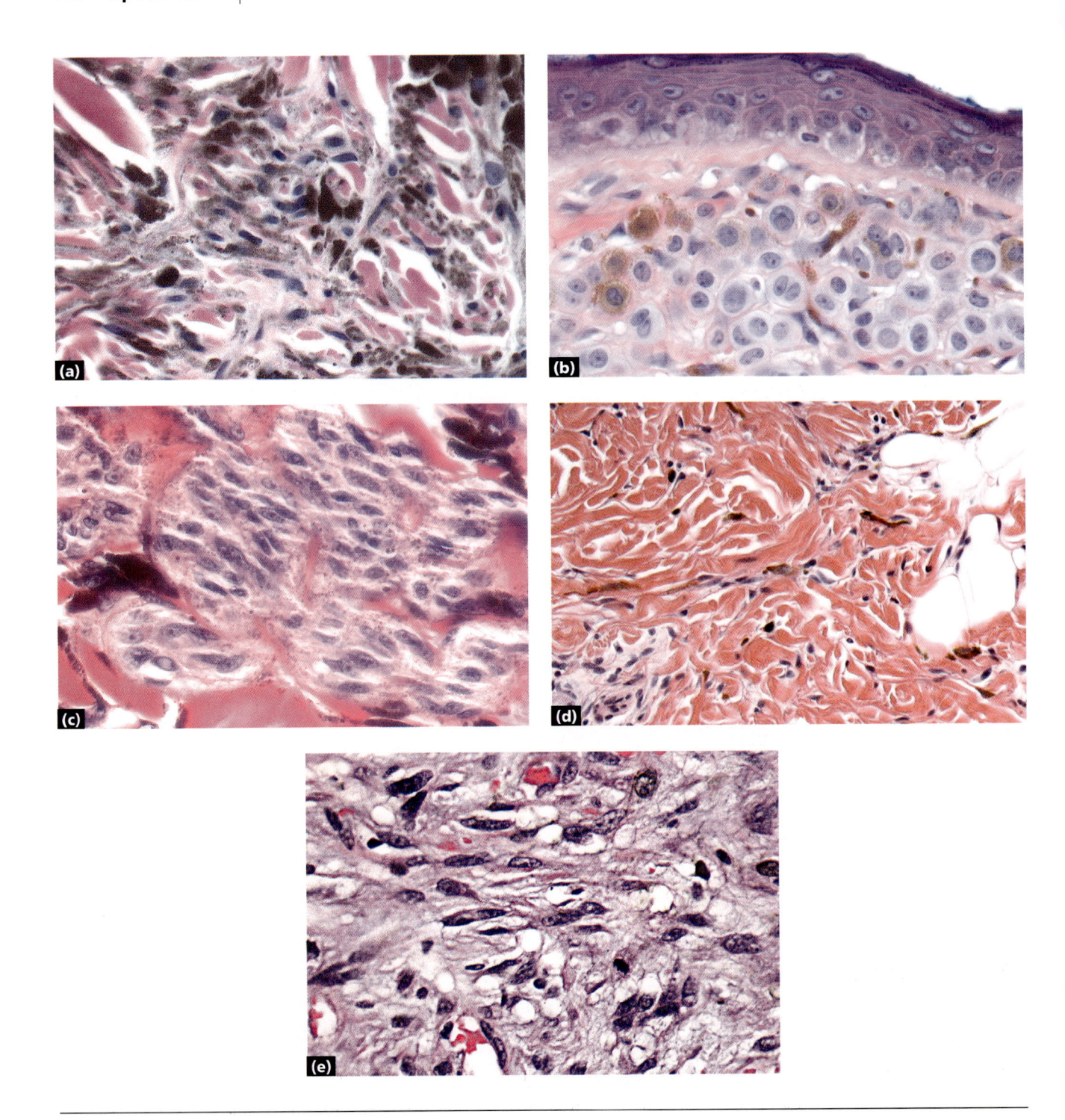

a Nevo azul: células dendríticas/fusiformes com fino pigmento e melanófagos no interior da derme
b Nevo intradérmico: melanócitos arredondados com pigmento marrom fino em ninhos (agrupamentos)
c Nevo penetrante profundo: melanócitos epitelioides em aglomerados com melanófagos circundantes
d Mancha mongólica: melanócitos dendríticos infiltrados entre feixes de colágeno
e Melanoma desmoplásico: células fusiformes atípicas (ver página 165)

Diferenças-chave

Tipo de Célula | Melanocítica

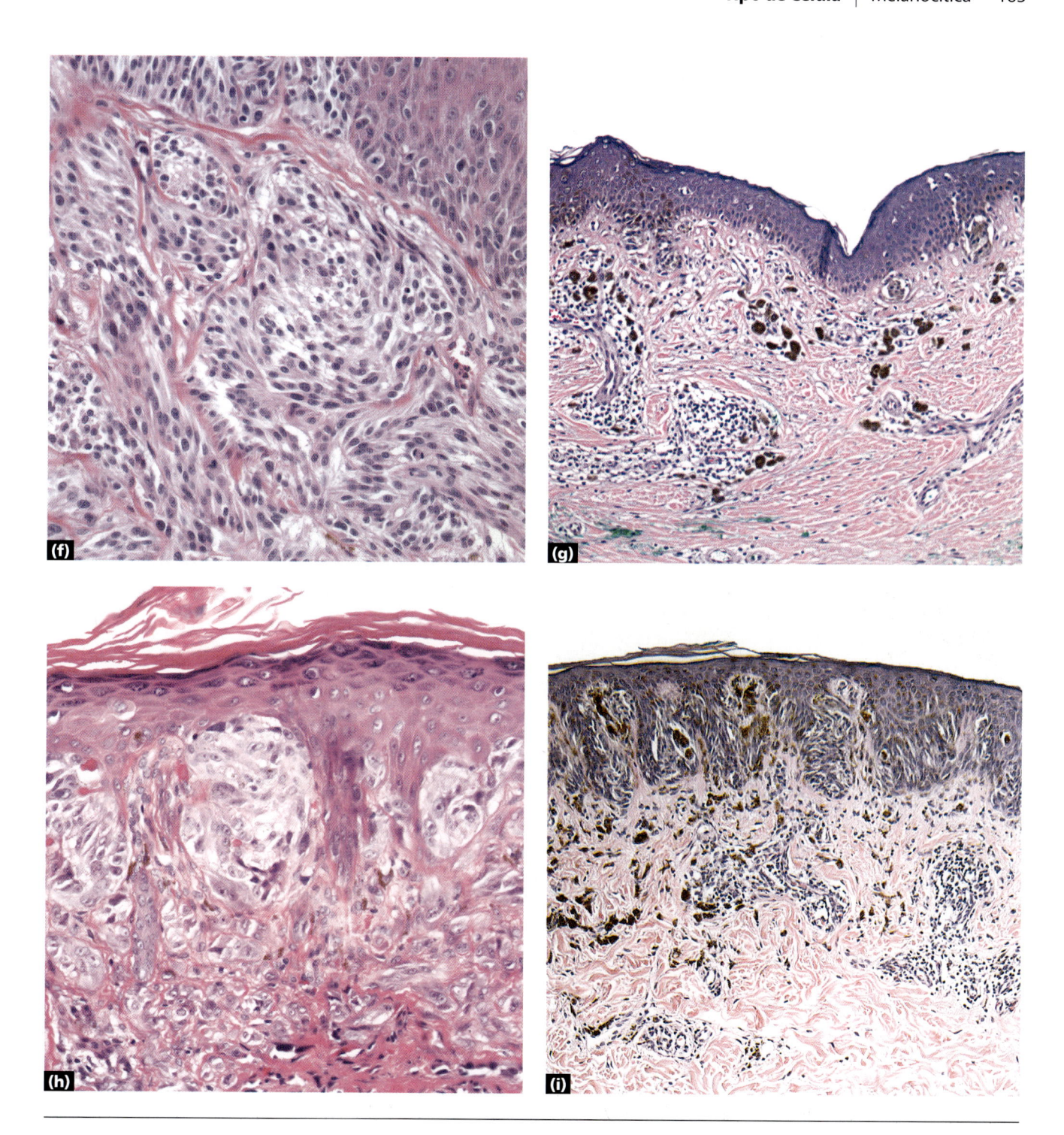

f Melanoma: células atípicas em padrão irregular na epiderme e derme, assimetria, mitoses dérmicas
g Nevo recorrente: ninhos irregulares de células pigmentadas acima de uma cicatriz
h Nevo de Spitz: células epitelioides e fusiformes dispostas verticalmente, simétricas
i Nevo de fusiforme pigmentado de Reed: células fusiformes pigmentadas dispostas verticalmente na base da epiderme com margem comprimida junto à derme

Diferenças-chave, *continuação*

164 **Tipo de Célula** | Fusiforme

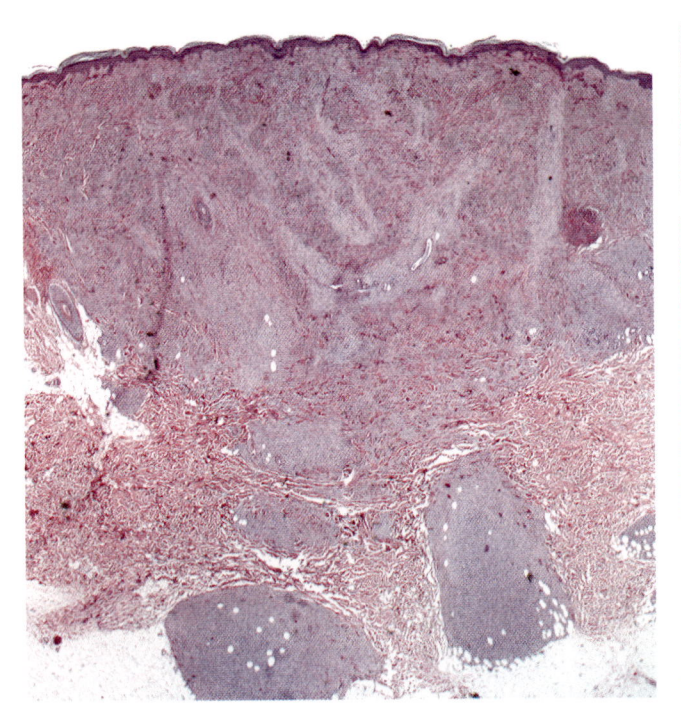

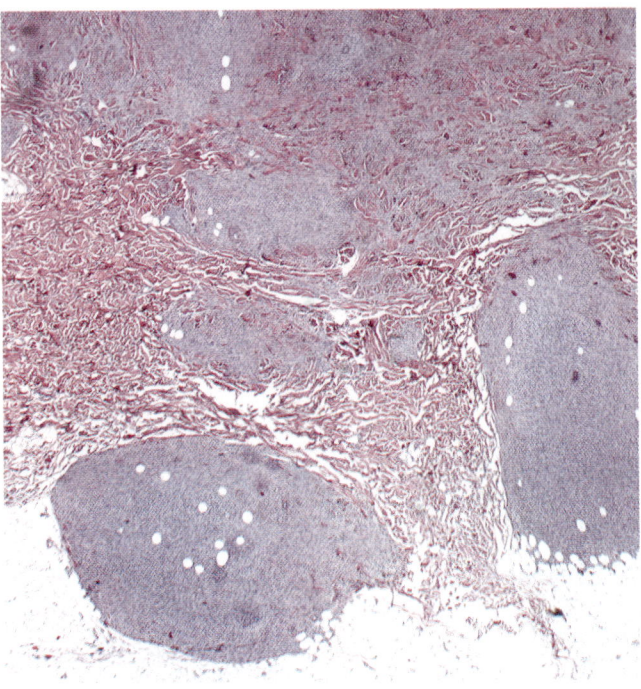

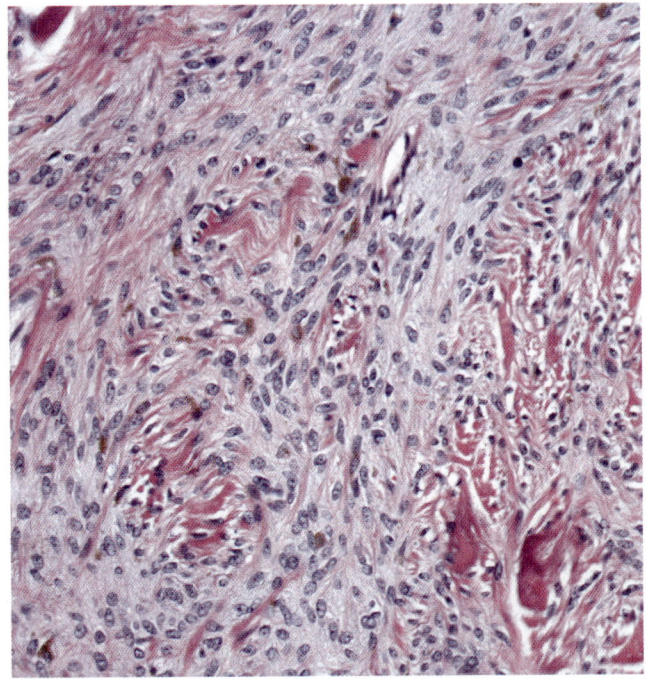

- Melanócitos fusiformes (que mostram-se arredondados quando os fascículos são cortados transversalmente) (o chamado padrão bifásico)
- Muitas vezes bulbosos na derme profunda
- Pigmento de melanina difuso no interior das células

Nevo azul celular

Tipo de Célula | Fusiforme

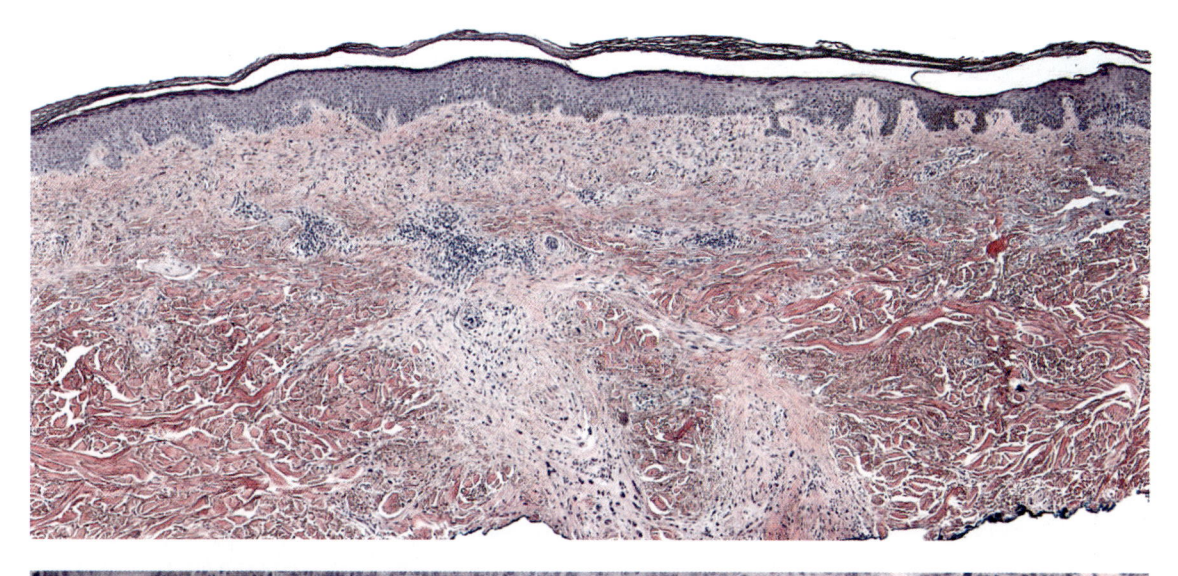

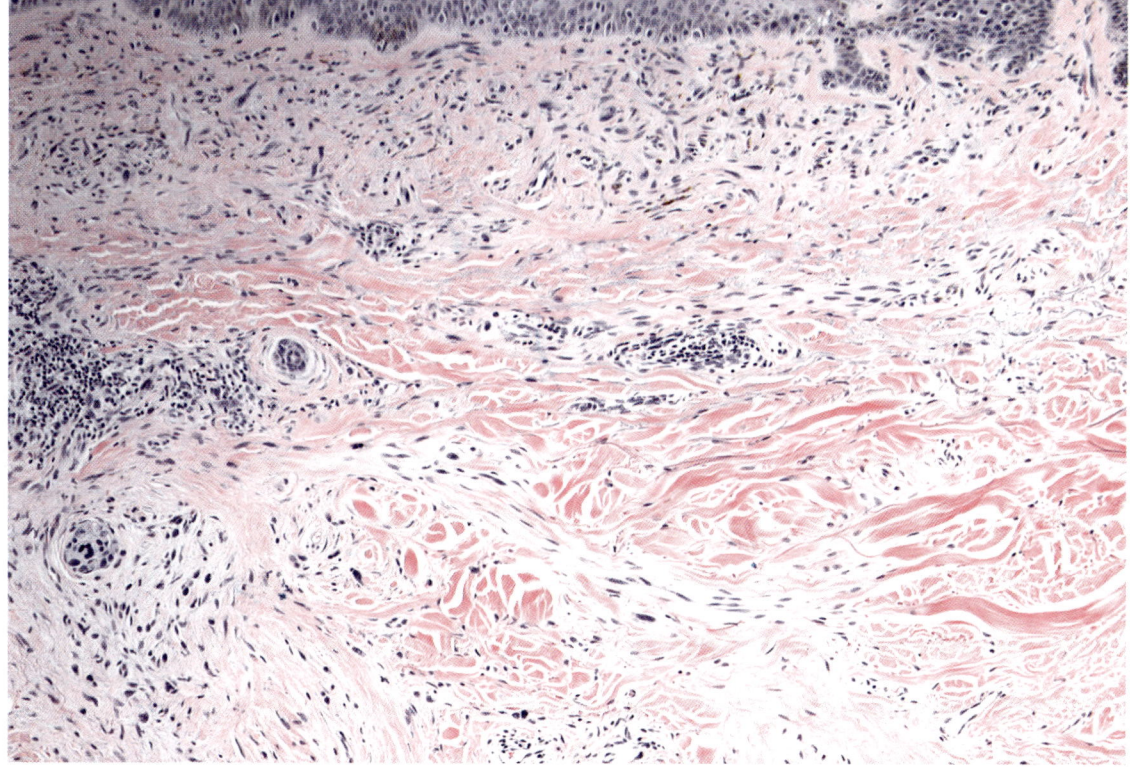

- Melanócitos
- As células são fusiformes, dispostas em feixes que se infiltram através de colágeno
- As células são atípicas
- Muitas vezes, subjacente a um melanoma *in situ* na epiderme
- Linfócitos perivasculares são uma pista diagnóstica

Melanoma desmoplásico

Tipo de Célula | Fusiforme

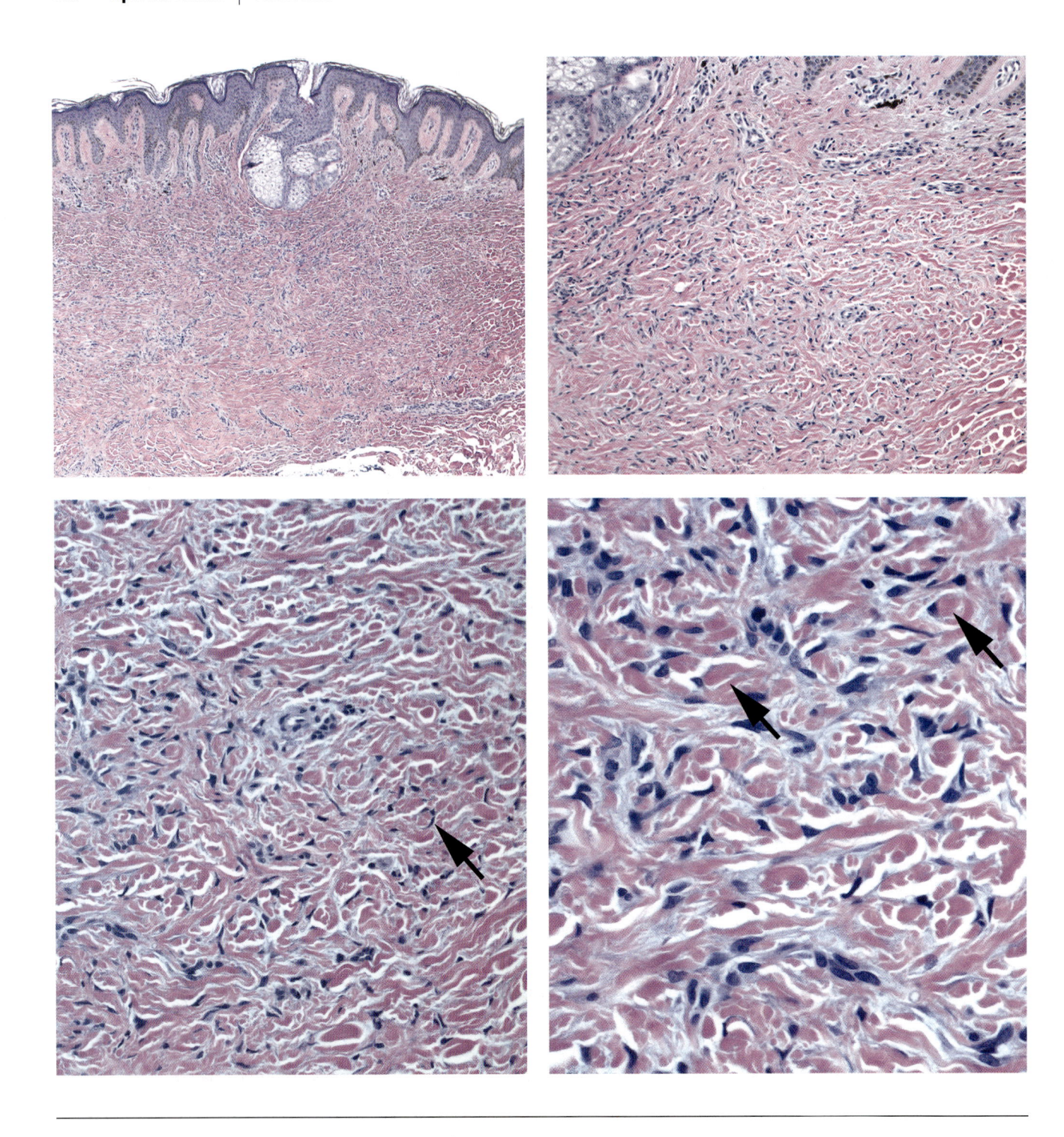

- Células fusiformes curtas (fibro-histiócitos) em uma "derme ocupada"
- Epiderme frequentemente acantótica e pigmentada
- Pode ter proliferações basaloides ou lóbulos sebáceos na base da epiderme
- Células encarceram o colágeno na periferia (setas)
- Feixes de colágeno parecem "se destacar da lâmina" (as fibras em 90° parecem deslizar para a superfície)

Dermatofibroma

Tipo de Célula | Fusiforme 167

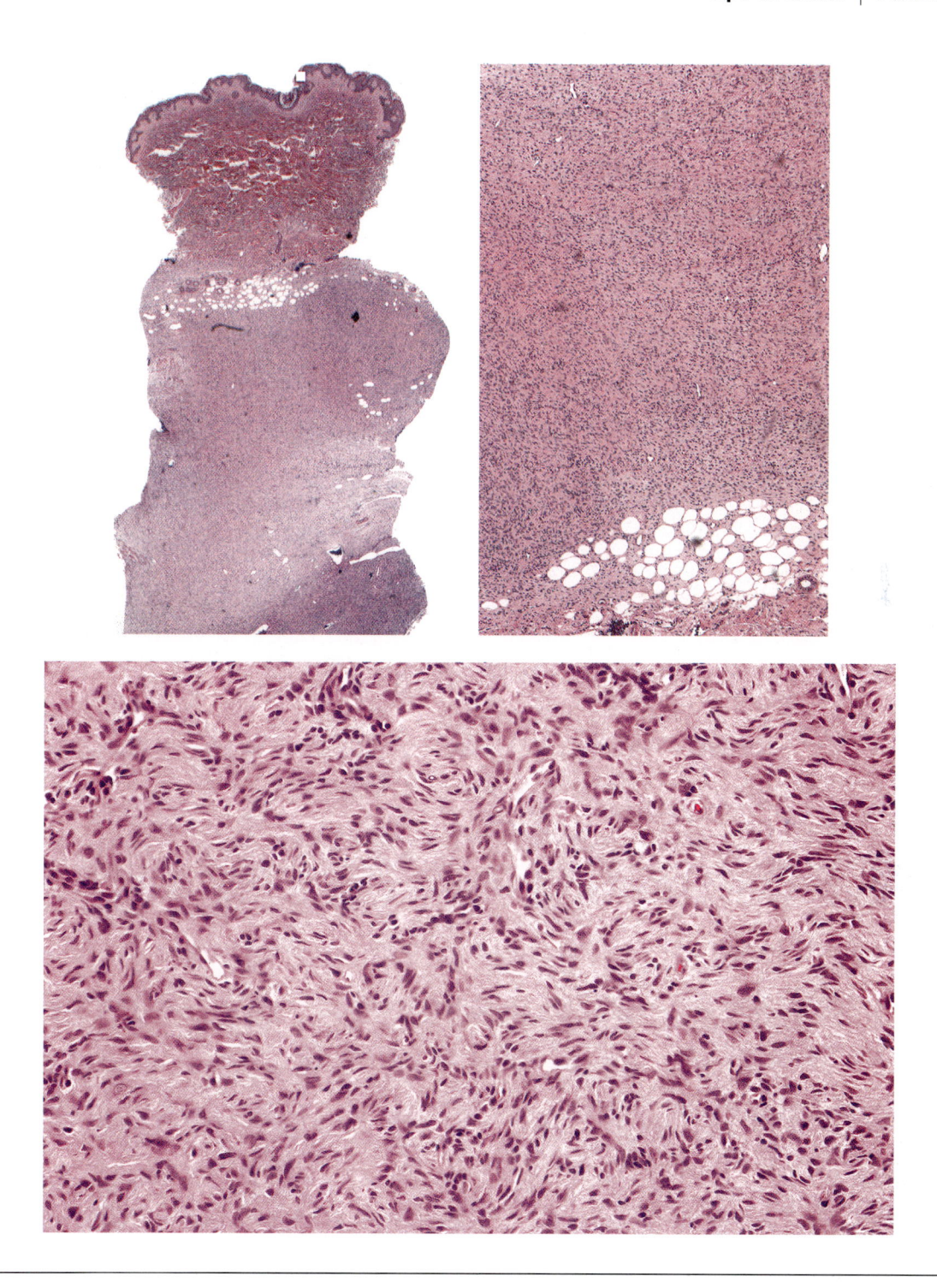

- Células fusiformes (fibrócitos) preenchendo a derme
- As células são monomorfas e dispostas em padrão estoriforme (roda de carroça)
- Infiltração no tecido subcutâneo em camadas ou em padrão de favo de mel

Dermatofibrossarcoma protuberante

168 **Tipo de Célula** | Fusiforme

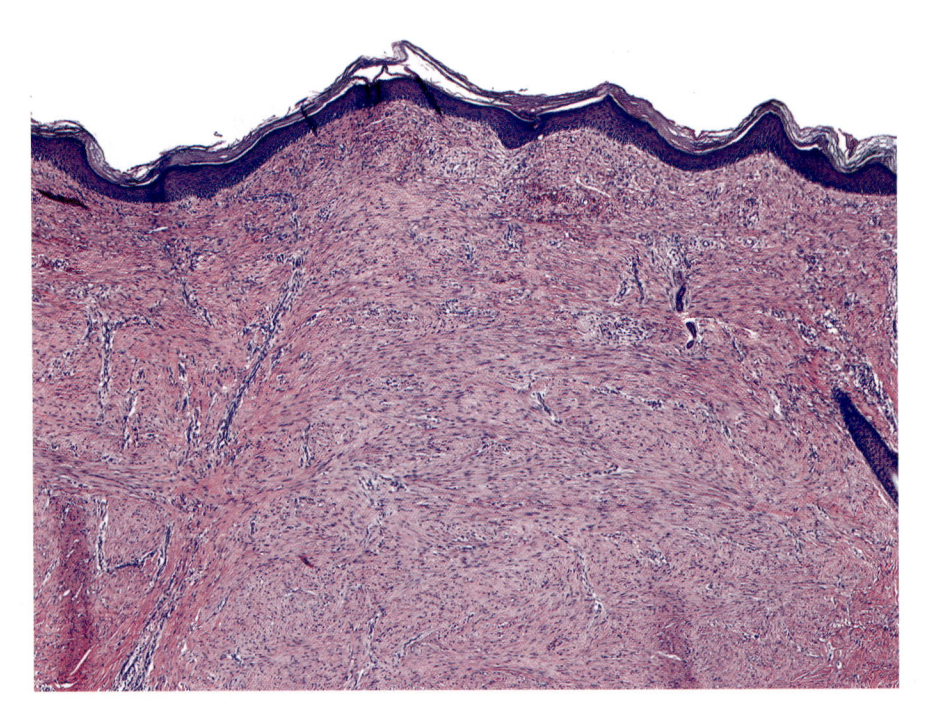

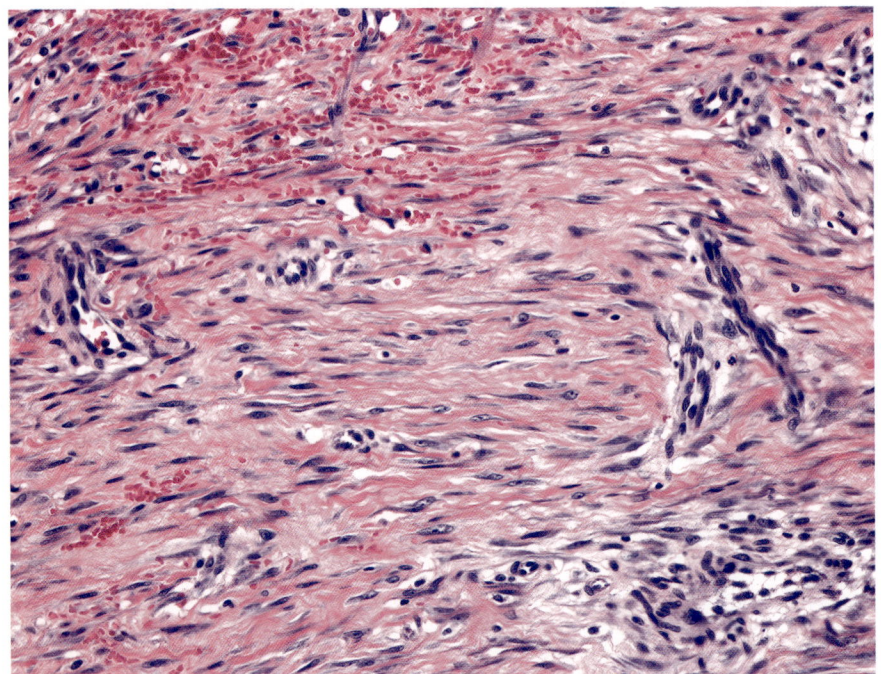

- Células fusiformes (fibrócitos)
- As células são dispostas paralelamente à epiderme
- Vasos orientados perpendicularmente à superfície epidérmica

Cicatriz

Tipo de Célula | Fusiforme 169

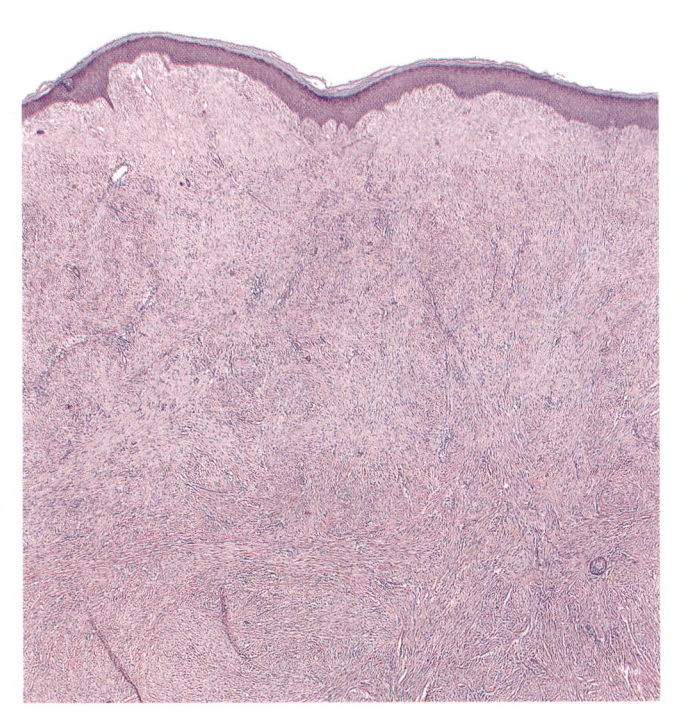

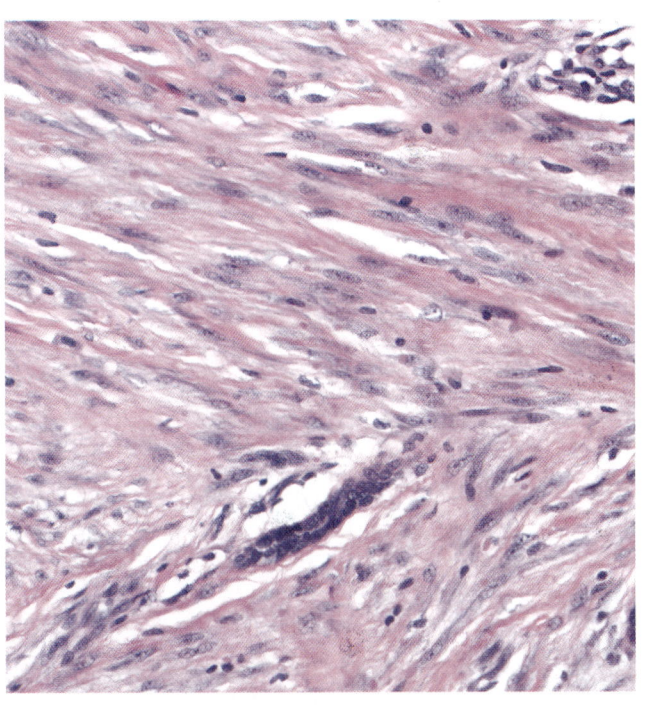

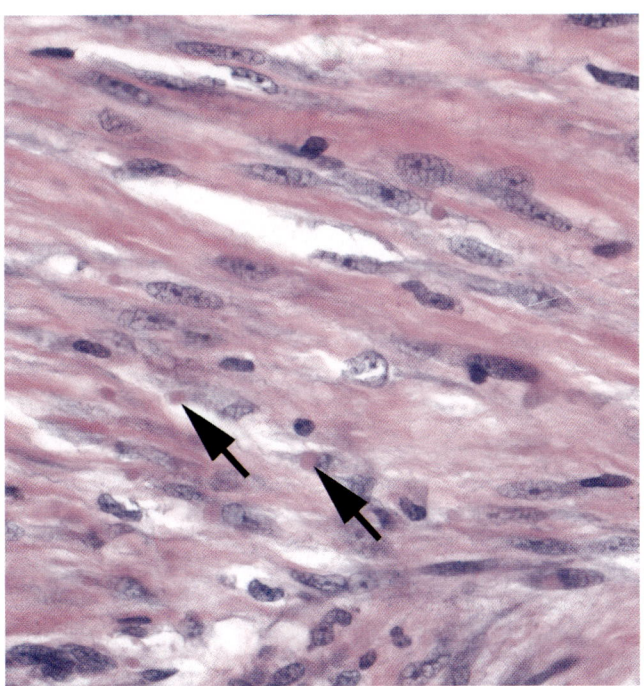

- Células fusiformes (miofibroblastos)
- As células possuem inclusões citoplasmáticas rosa redondas (setas)
- As células são dispostas em fascículos longos

Fibromatose digital infantil

Tipo de Célula | Fusiforme

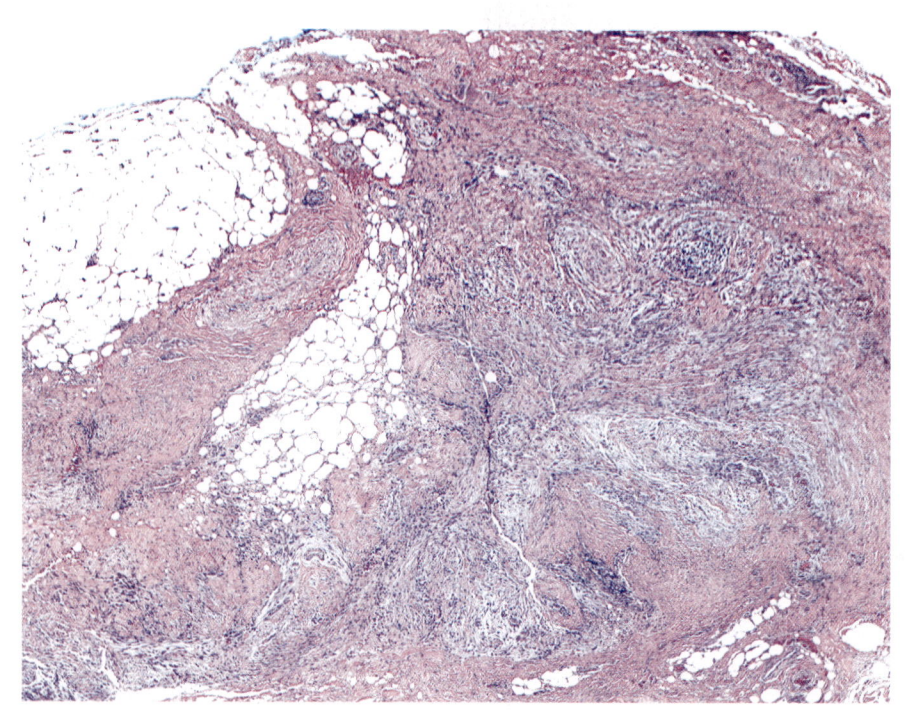

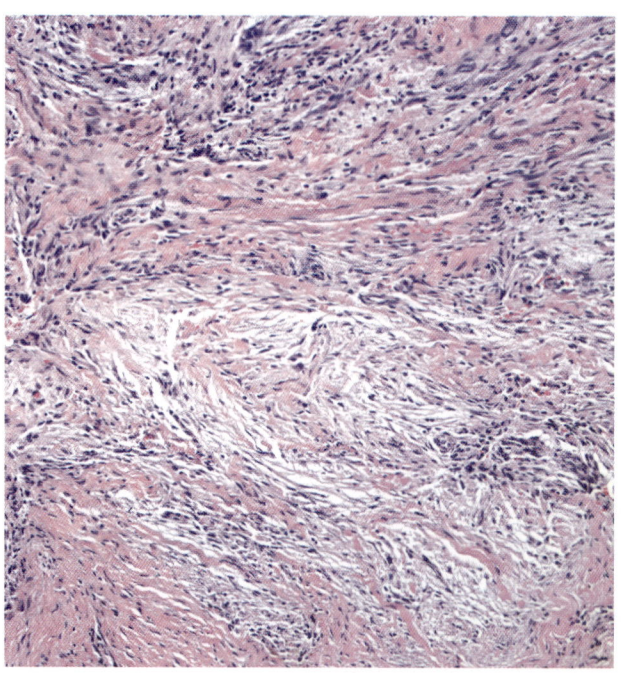

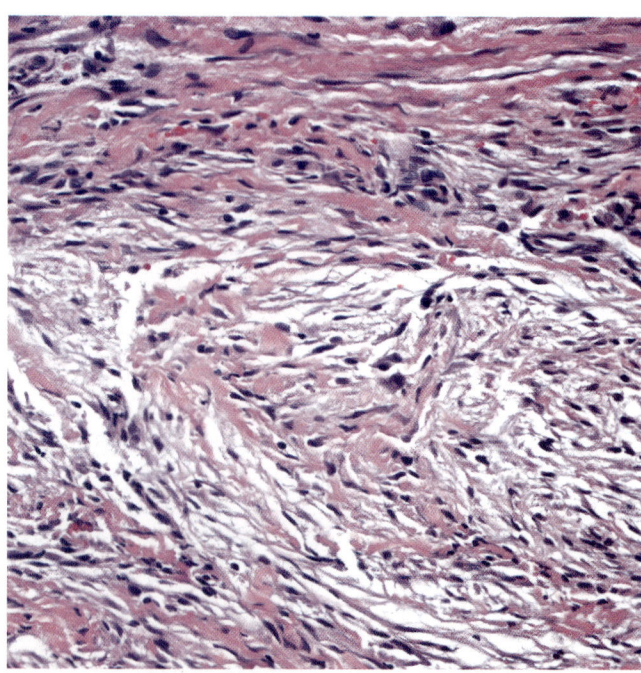

- Células fusiformes (miofibroblastos)
- Áreas mixoides de células alongadas com núcleos ovalados com extremidades afiladas e citoplasma alongado ("fibroblastos de cultura de tecidos")
- Eritrócitos extravasados
- Mitoses podem ser vistas
- Arranjo radial de vasos sanguíneos na periferia
- Tumor profundo, muitas vezes nenhuma epiderme presente

Fasciite nodular

Tipo de Célula | Fusiforme   171

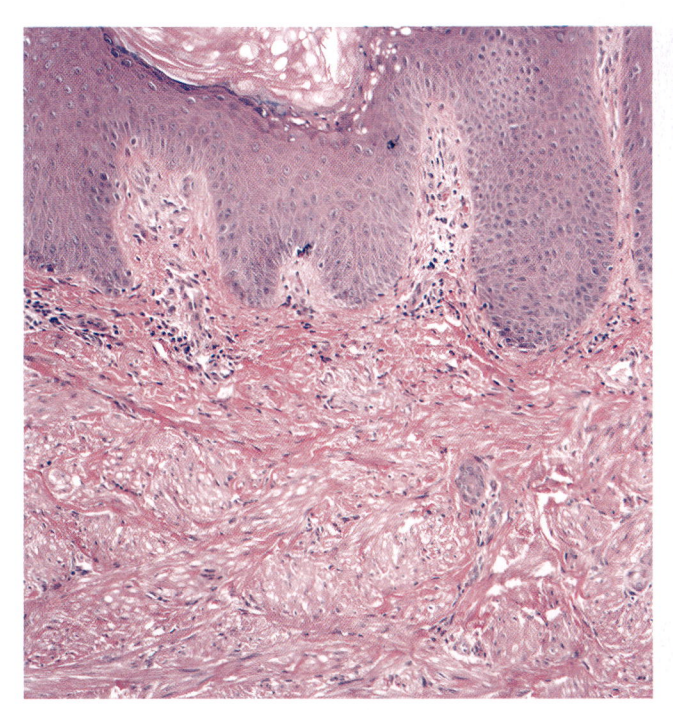

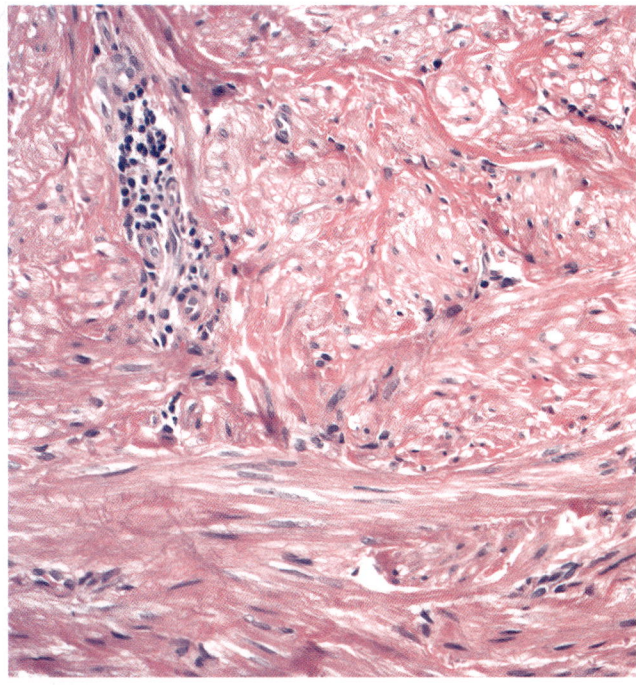

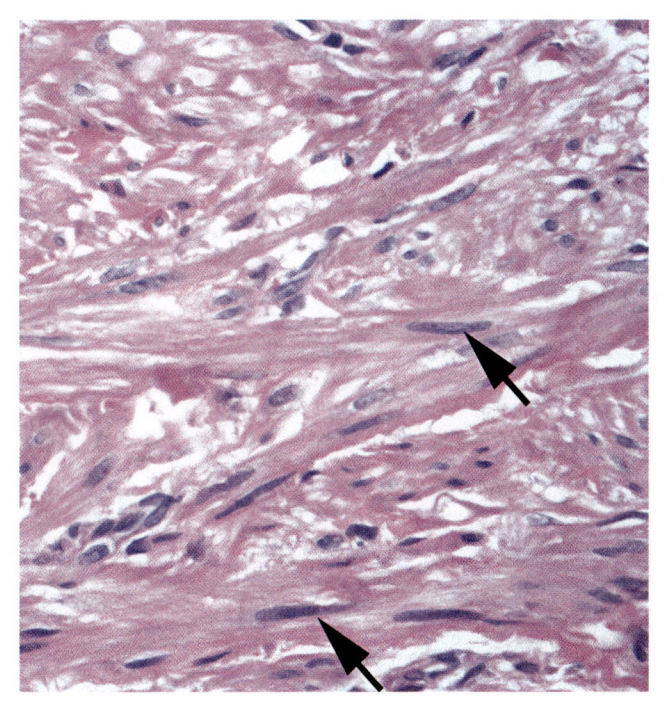

- Células fusiformes (células musculares lisas)
- As células são dispostas em fascículos que se cruzam em ângulos de 90 graus
- Núcleos em forma de charuto (setas)
- As células cortadas em seção transversal exibem vacúolos perinucleares em torno de núcleos redondos

Nota: O bico normal possui pequenos feixes de células musculares lisas (mesma aparência de um mamilo acessório, ver página 78).

Leiomioma

172 Tipo de Célula | Fusiforme

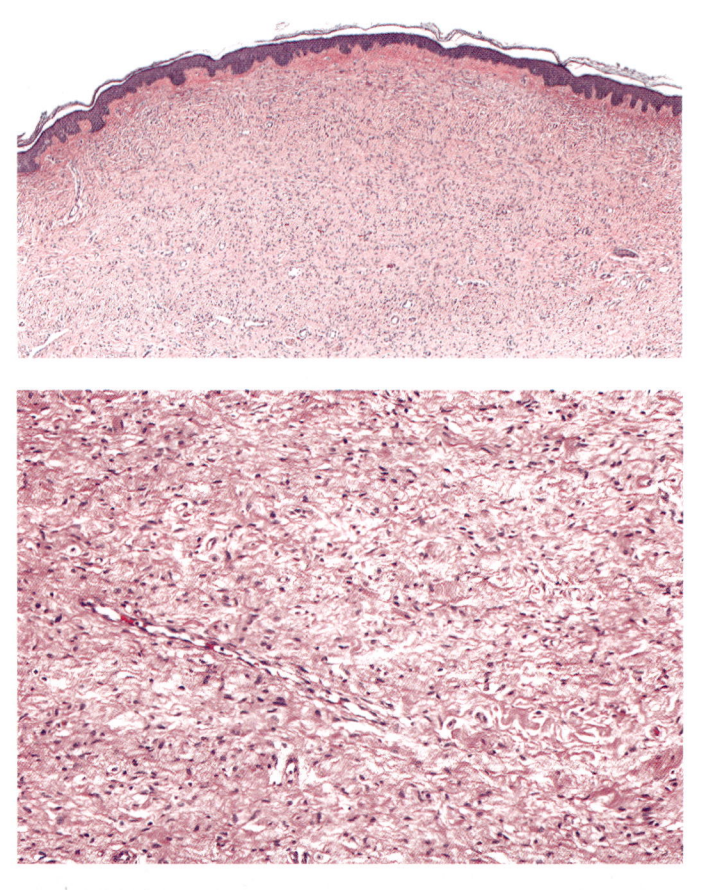

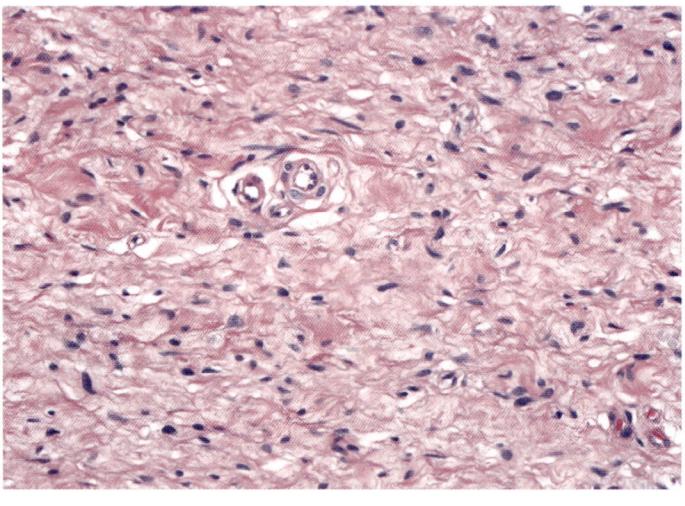

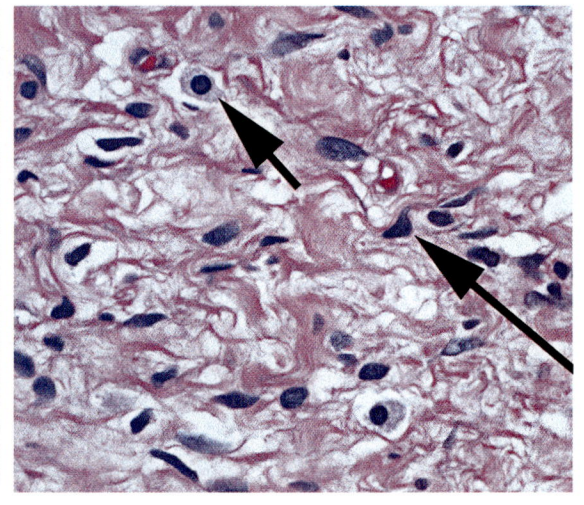

- Células fusiformes (pericitos neurais)
- As células possuem núcleos finos e ondulados (seta longa)
- Estroma rosa claro
- Mastócitos dispersos (seta curta)
- Não encapsulado

Neurofibroma

Tipo de Célula | Fusiforme   173

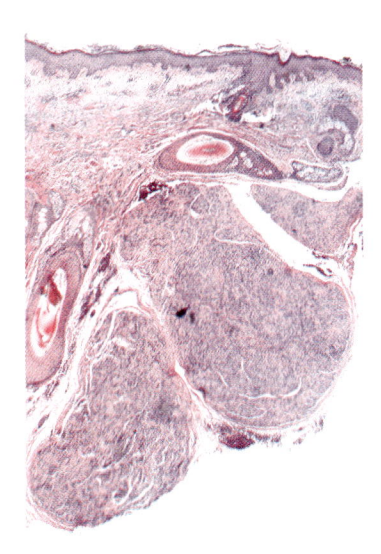

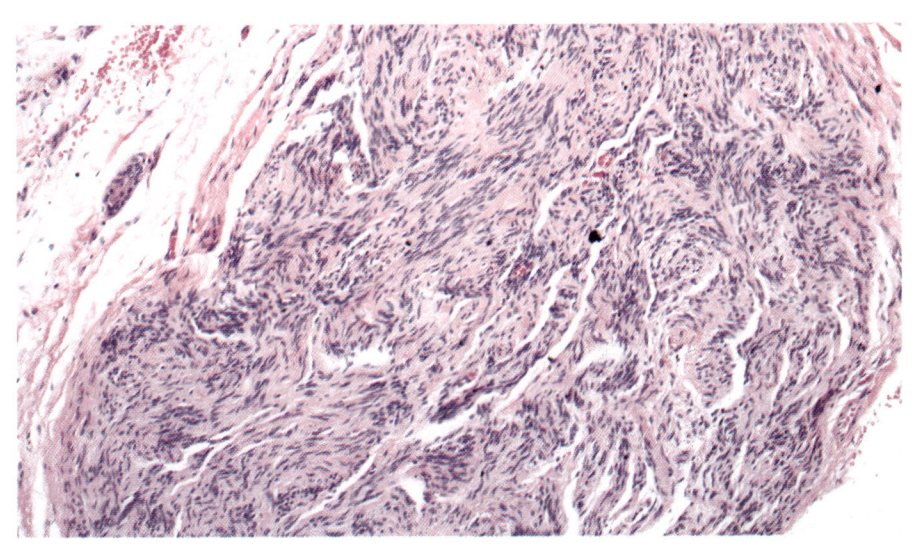

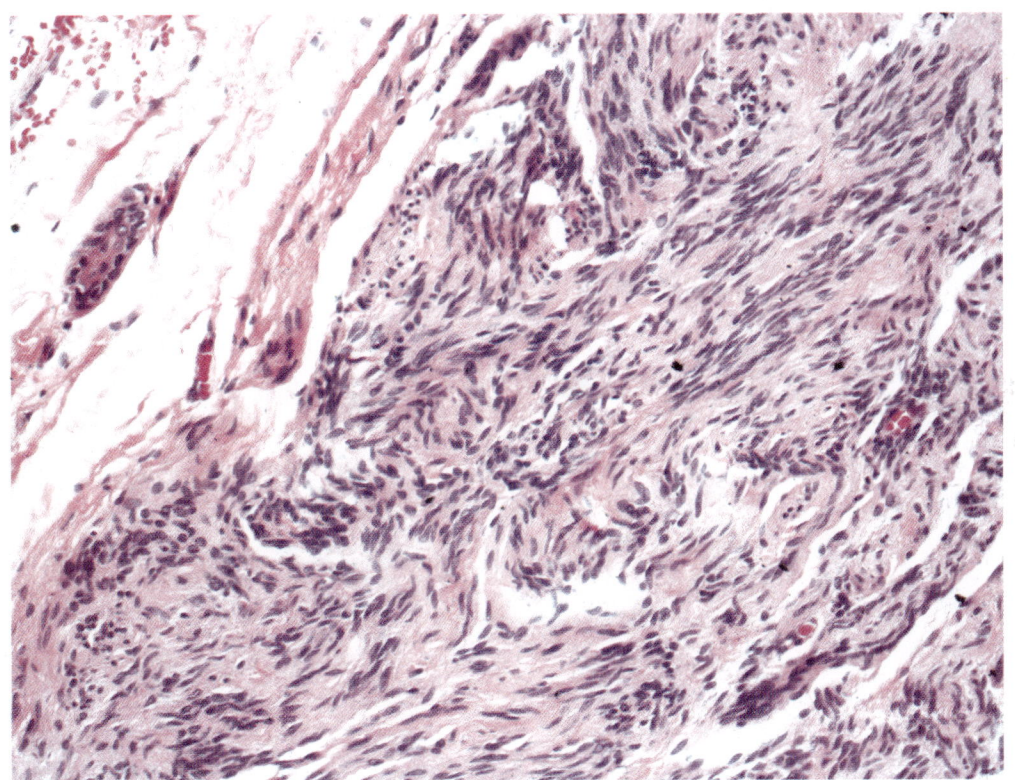

- Células fusiformes (neurais – células de Schwann)
- As células são dispostas em fascículos com espaços característicos
- Muitas vezes, não é verdadeiramente encapsulado

Neuroma encapsulado em paliçada

Tipo de Célula | Fusiforme

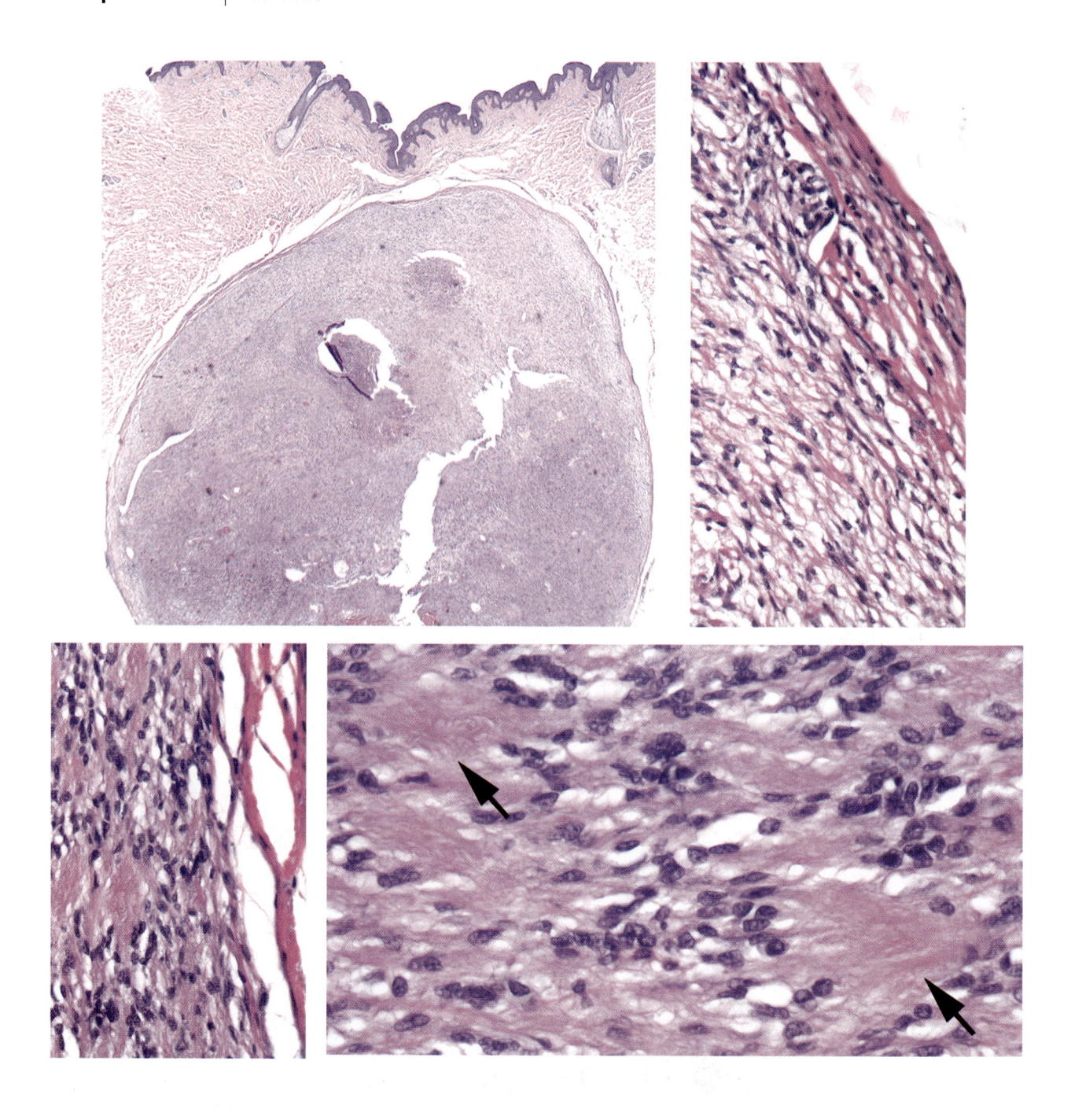

- Células fusiformes (neurais – células de Schwann)
- Áreas Antoni A – padrão celular
- Áreas Antoni B – padrão mixoide
- Corpos de Verocay (setas) – núcleos em arranjo em paliçada ao redor de uma área rosa central de colágeno
- Encapsulado
- Espaços vasculares podem estar muito dilatados
- Frequentemente um tumor profundo sem presença de epiderme

Schwannoma

Tipo de Célula | Fusiforme 175

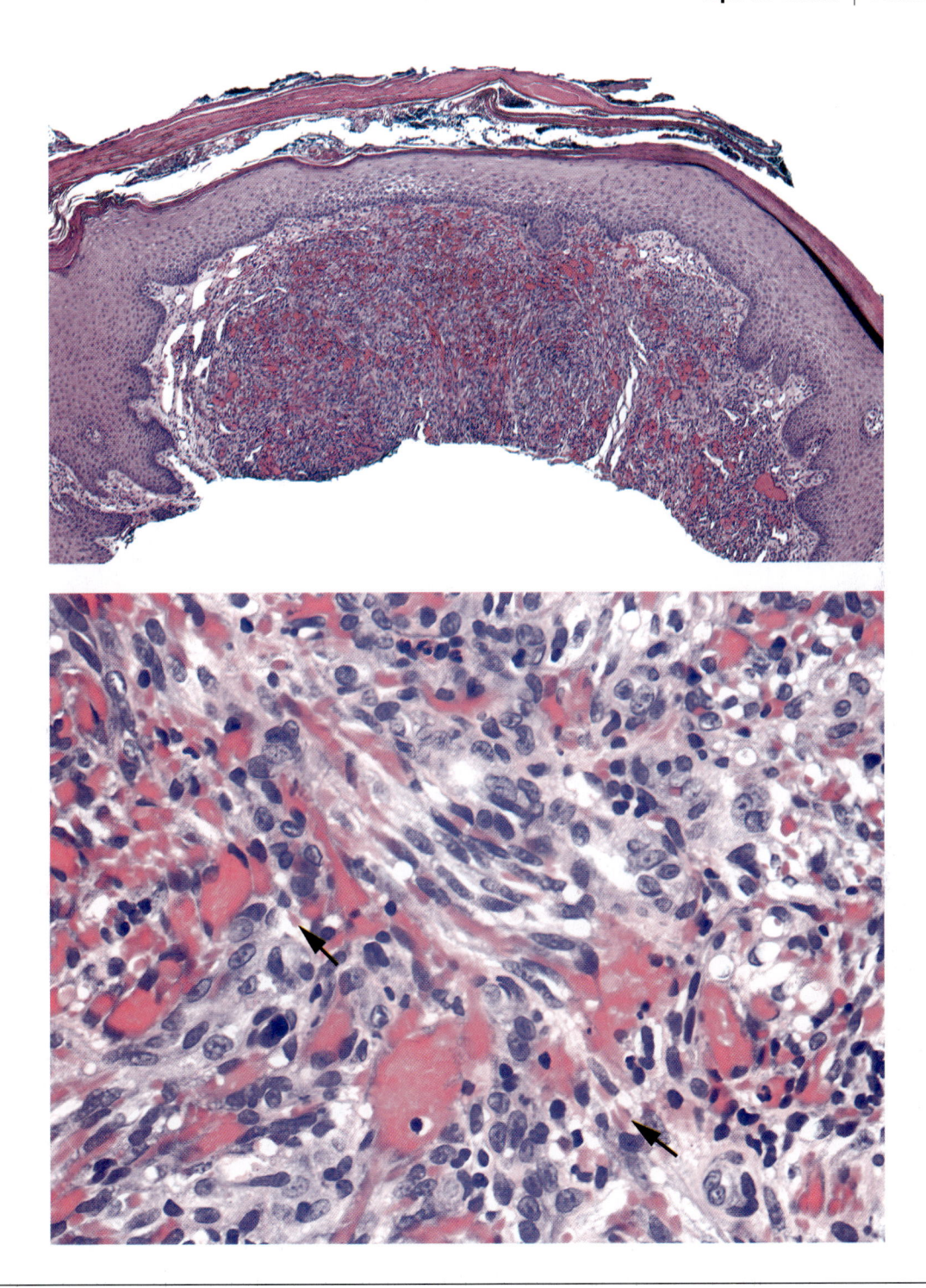

- Células fusiformes, hipercromáticas (células endoteliais)
- Eritrócitos entremeados
- Glóbulos rosa intracitoplasmáticos (eritrofagolisossomos) (setas)

Sarcoma de Kaposi nodular

Tipo de Célula | Fusiforme

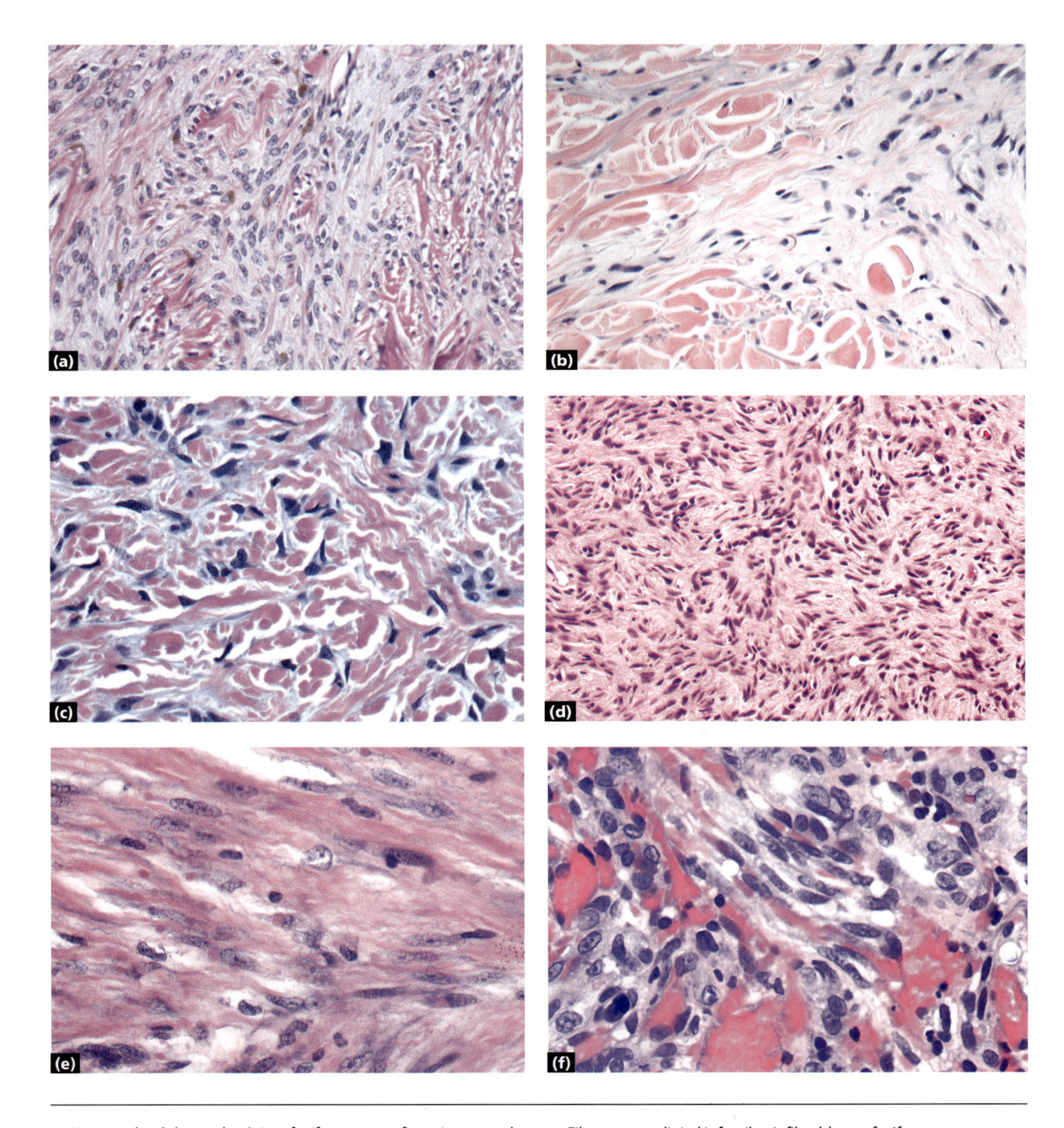

a Nevo azul, celular: melanócitos fusiformes com fino pigmento de melanina no citoplasma; arranjo fascicular
b Melanoma desmoplásico: melanócitos fusiformes atípicos em fascículos; frequentemente subjacentes a um melanoma *in situ*
c Dermatofibroma: células fibro-histiocíticas com encarceramento de colágeno na periferia, acantose epidérmica
d Dermatofibrossarcoma protuberante: células fusiformes fibroblásticas monomórficas em arranjo estoriforme; infiltração para o tecido subcutâneo
e Fibromatose digital infantil: miofibroblastos fusiformes com inclusões citoplasmáticas rosa brilhante
f Sarcoma de Kaposi nodular: células endoteliais fusiformes atípicas com eritrócitos intercalados e eritrofagolisossomos intracitoplasmáticos

Diferenças-chave

Tipo de Célula | Fusiforme   177

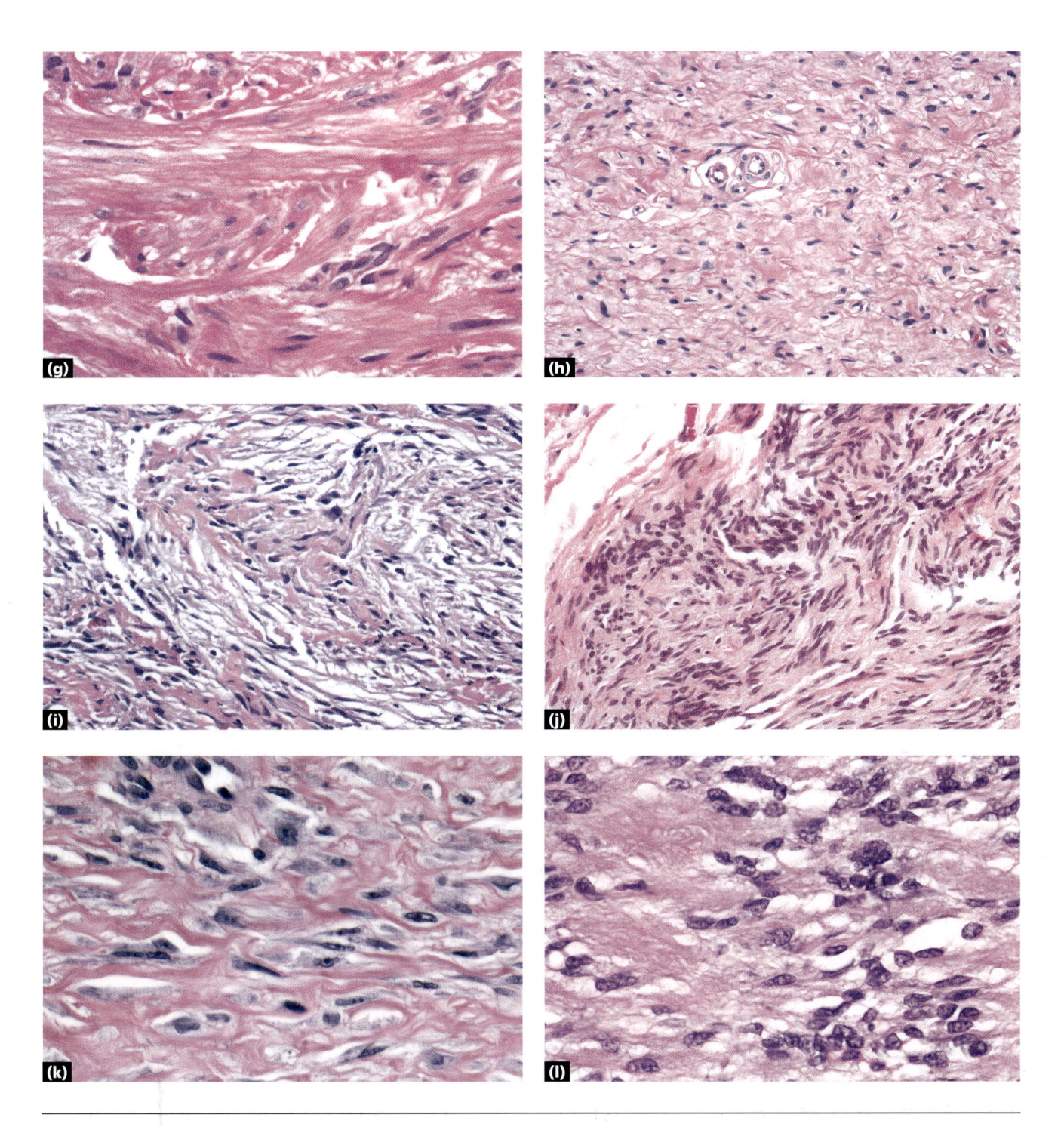

g Leiomioma: células musculares lisas (núcleos em forma de charuto com espaço livre perinuclear) em fascículos longos
h Neurofibroma: pericitos com núcleos ondulados, mastócitos, estroma cor de "chiclete rosa"
i Fasciite nodular: miofibroblastos alongados em estroma frouxo, eritrócitos extravasados frequentemente profundos na hipoderme
j Neuroma encapsulado em paliçada: espaços entre os agrupados de células fusiformes (células de Schwann) com núcleos em paliçada
k Cicatriz: células fusiformes (fibroblastos), dispostas paralelamente à superfície epidérmica
l Schwannoma: células de Schwann com características arquitetônicas particulares – corpos de Verocay, áreas de mixoides, presença de cápsula

Diferenças-chave, *continuação*

Tipo de Célula | Endotelial

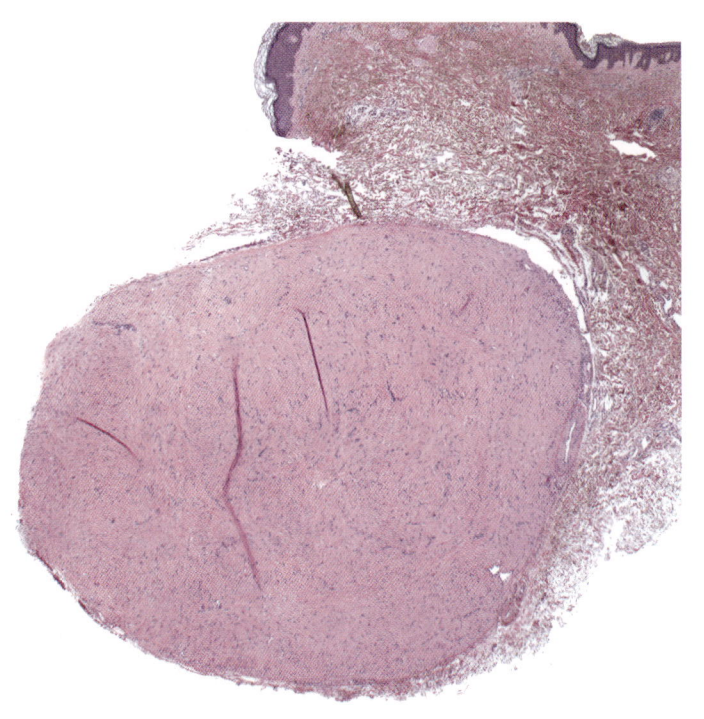

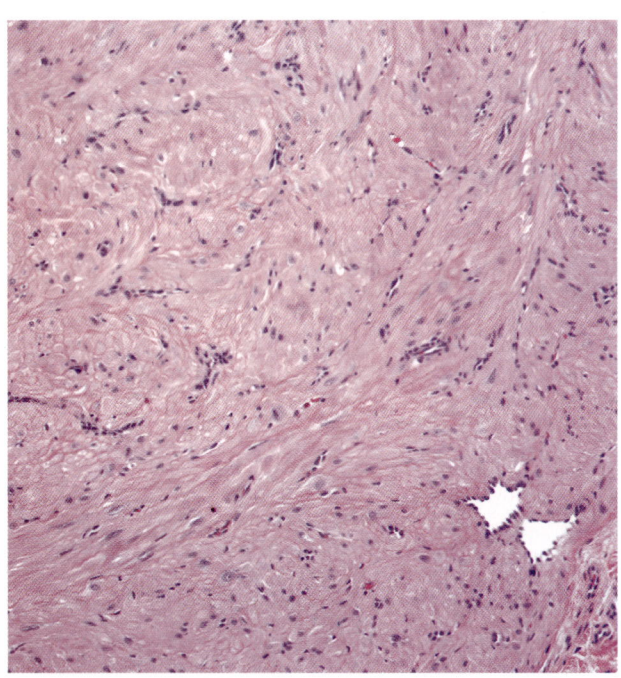

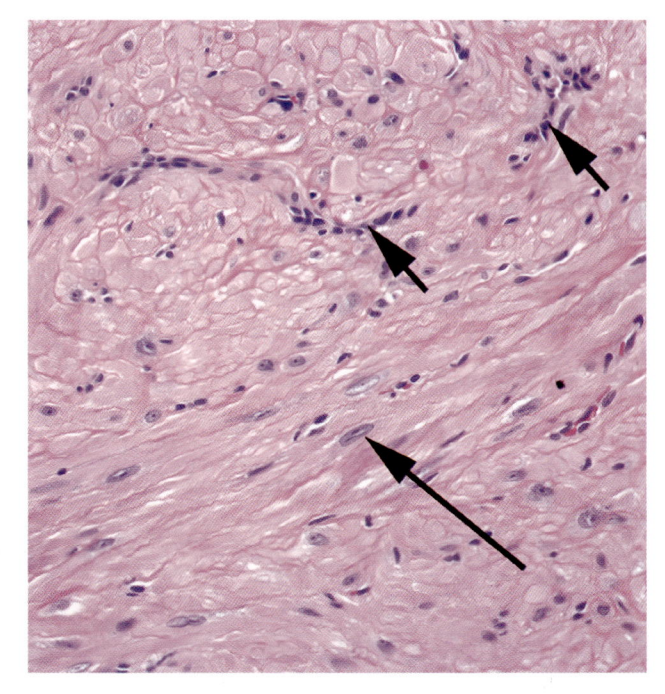

- Células endoteliais (sugestão de vasos)
- Bola cor-de-rosa circular na derme
- Aparência semelhante a uma cicatriz
- Massa composta de células musculares lisas (núcleos em forma de charuto – seta longa) com vasos comprimidos (setas curtas) (por vezes dilatados)

Angioleiomioma

Tipo de Célula | Endotelial 179

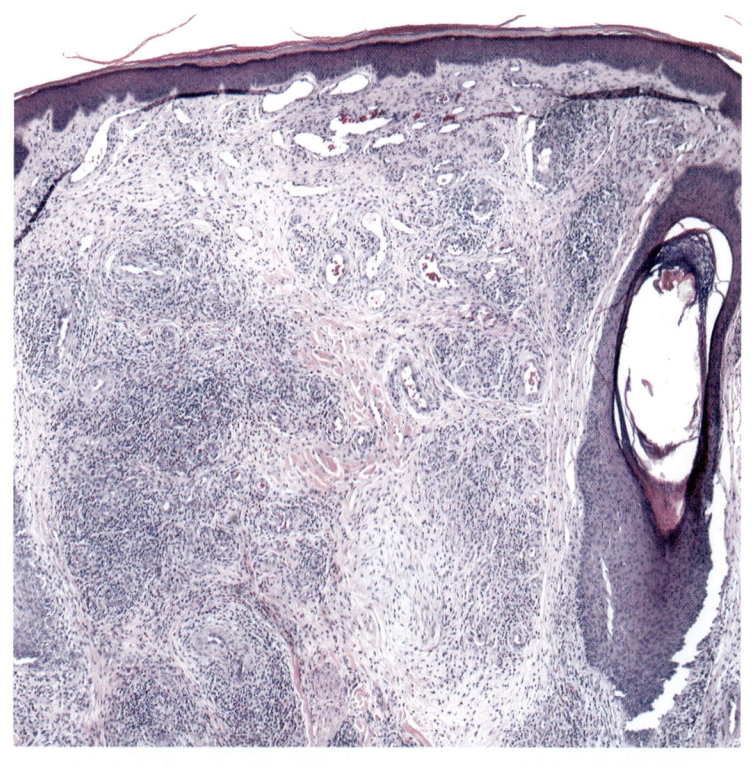

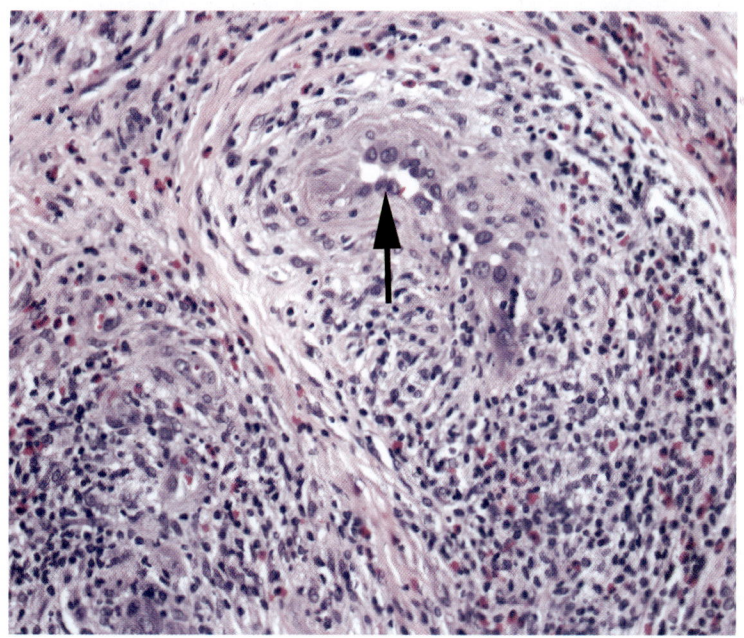

- Células endoteliais (e vasos)
- Numerosos vasos com células endoteliais epitelioides ("aspecto em tacha") (seta) cercadas por inflamação
- Agrupados de células endoteliais epitelioides podem imitar granulomas
- Eosinófilos podem ser proeminentes

Hiperplasia angiolinfoide com eosinofilia

180 **Tipo de Célula** | Endotelial

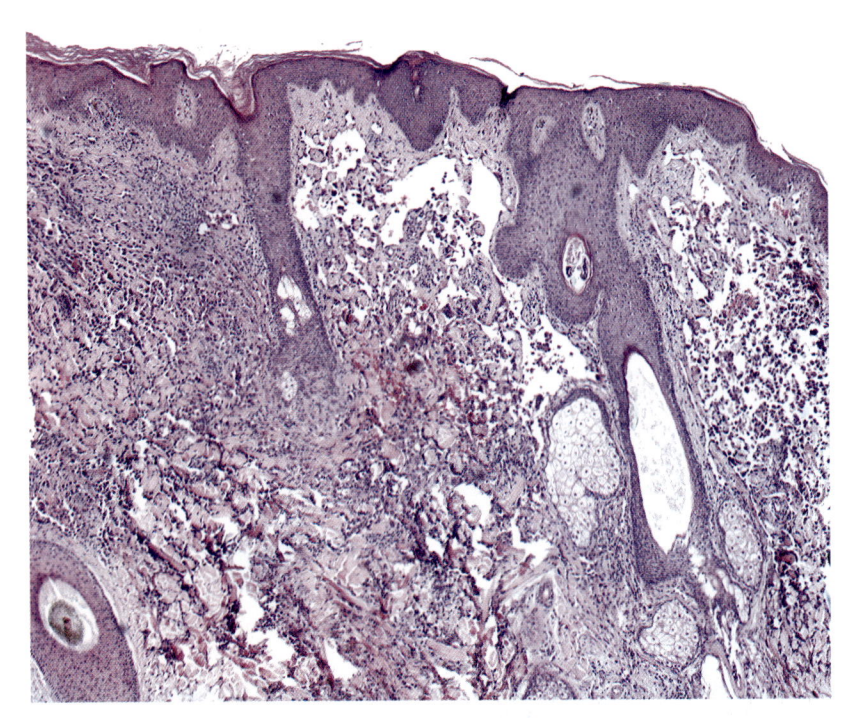

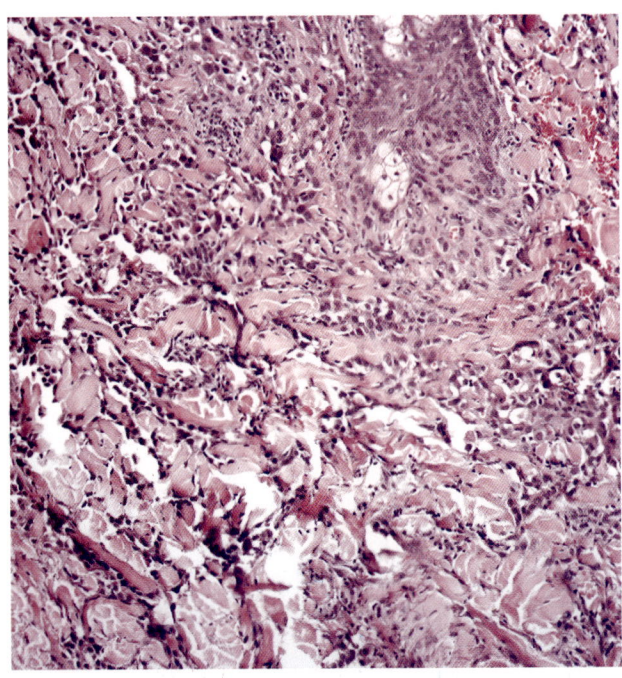

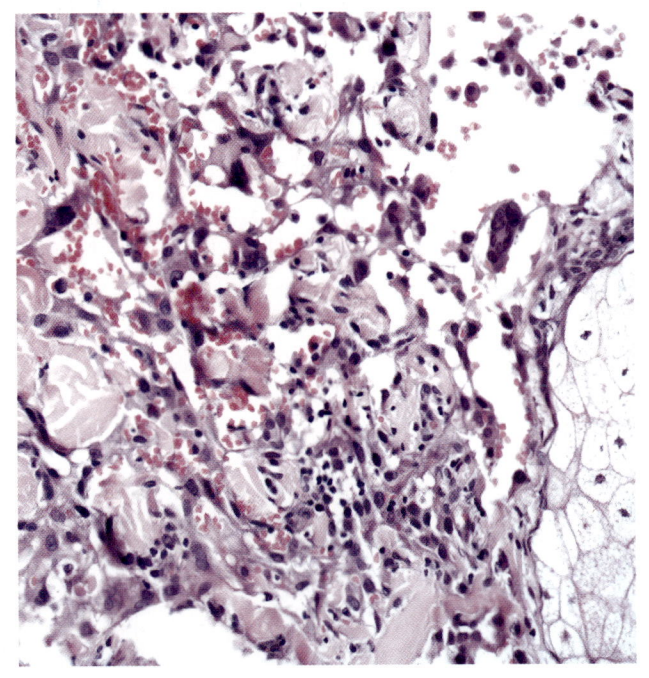

- Células endoteliais (sugestão de vasos)
- Dissecção dos feixes de colágeno por vasos limitados por células atípicas com um padrão semelhante a um labirinto
- Proliferações endoteliais papilares (aglomerados papilares de células endoteliais)
- Profundamente infiltrativo

Angiossarcoma

Tipo de Célula | Endotelial   181

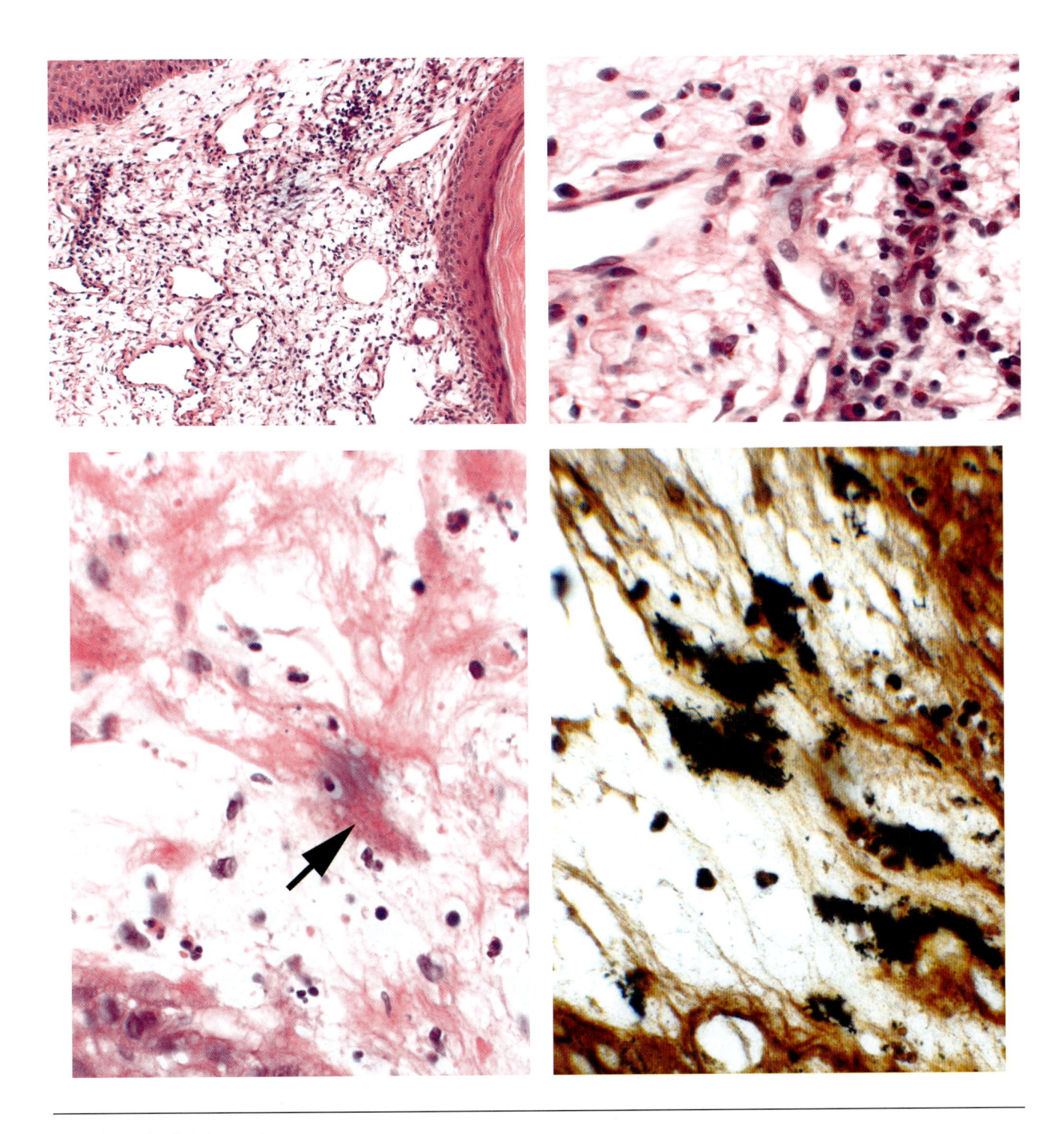

- Células endoteliais (e vasos)
- Vasos superficiais rodeados por plasmócitos e "nuvens" de microrganismos (seta) que coram pela prata

Angiomatose bacilar

Tipo de Célula | Endotelial

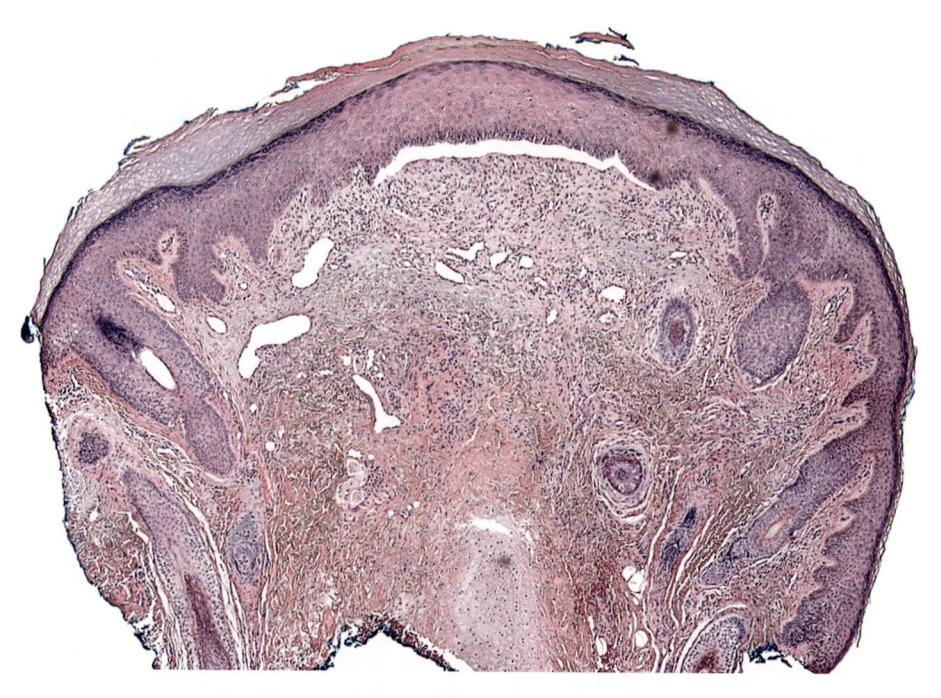

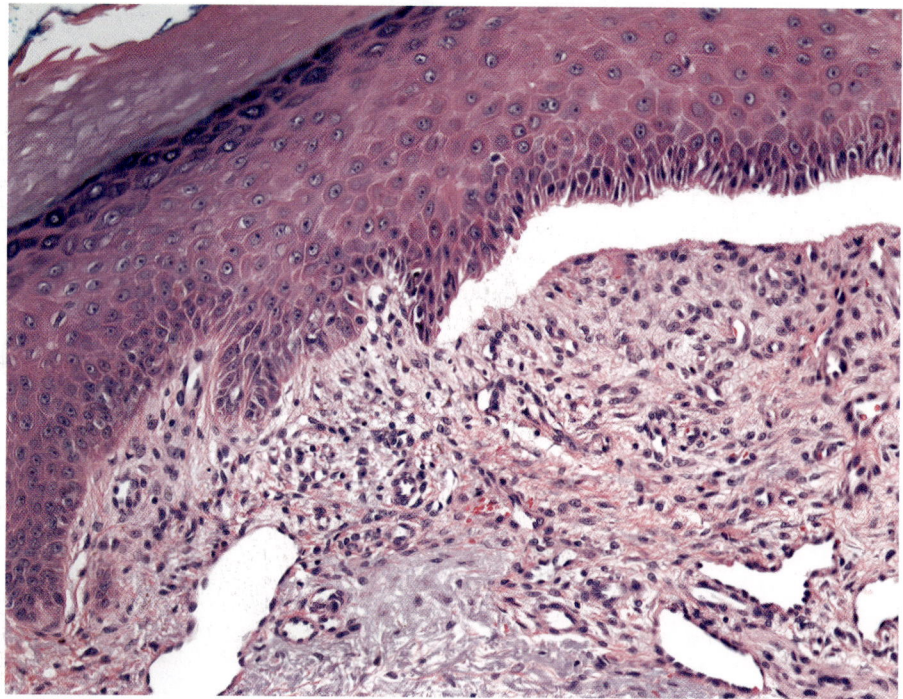

- Células endoteliais (e vasos)
- Hiperceratose
- Erosão/ ulceração central da epiderme com fibrina rosa subjacente e vasos ao redor
- Ectasia vascular com células endoteliais volumosas
- Cartilagem pode estar presente em meio a fibrina

Condrodermatite nodular da hélice

Tipo de Célula | Endotelial 183

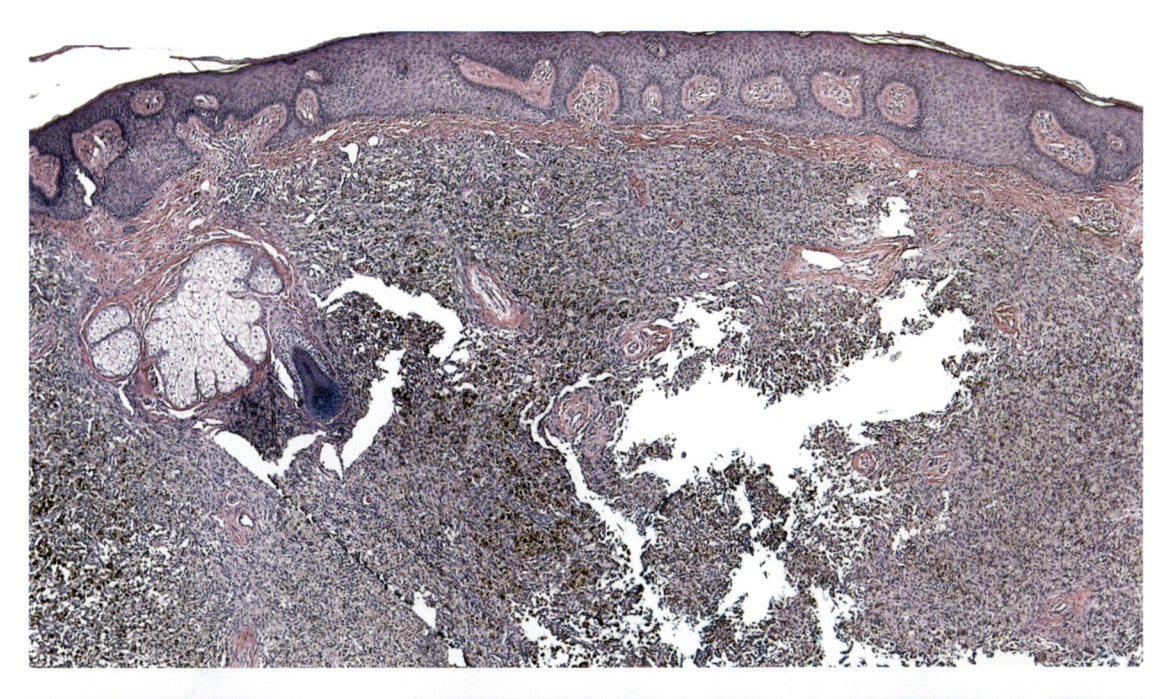

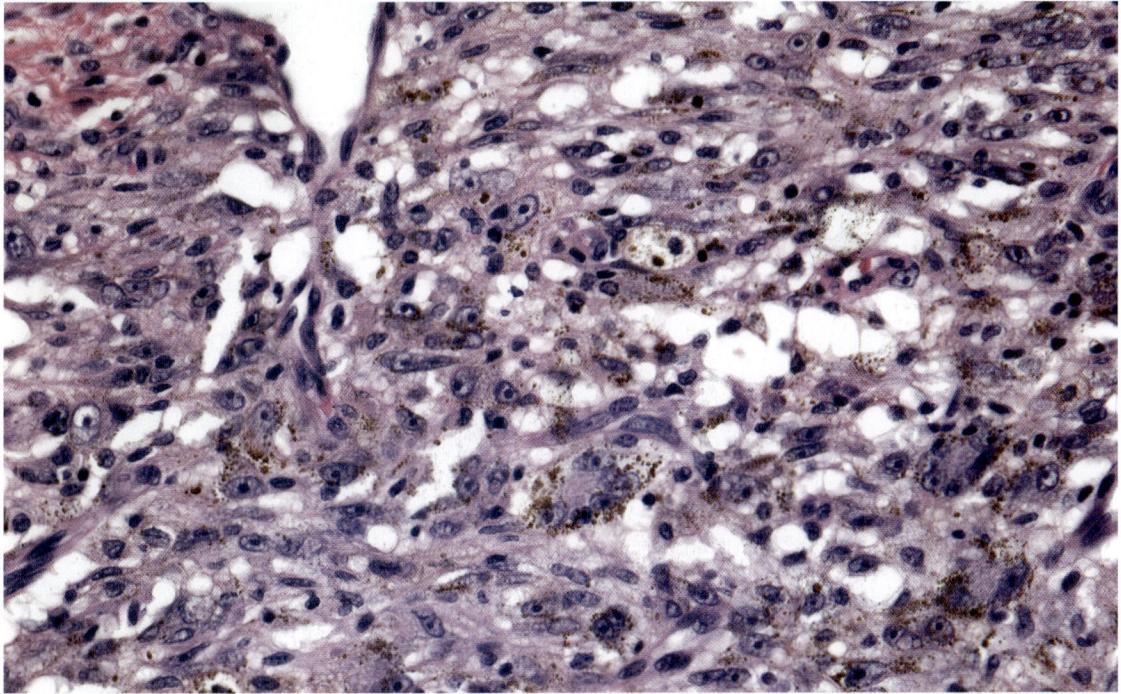

- Sugestão de vasos
- Acantose epidérmica
- Células gigantes de Touton rodeadas por pigmento de hemossiderina, bem como células epitelioides e fusiformes

Dermatofibroma hemossiderótico

Tipo de Célula | Endotelial

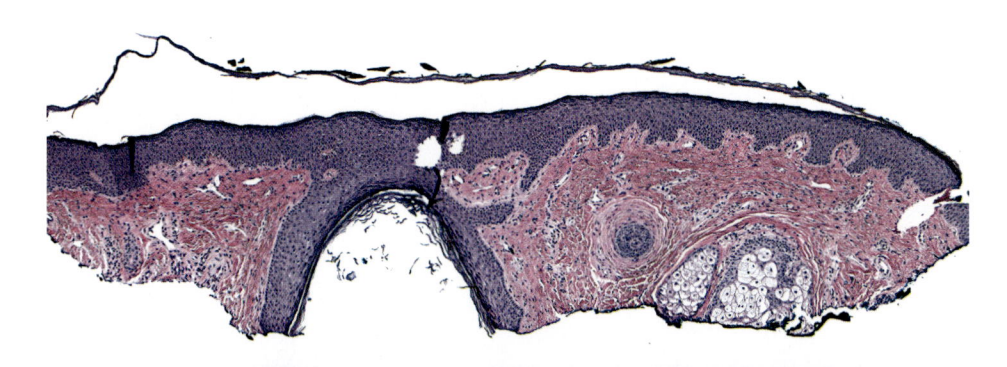

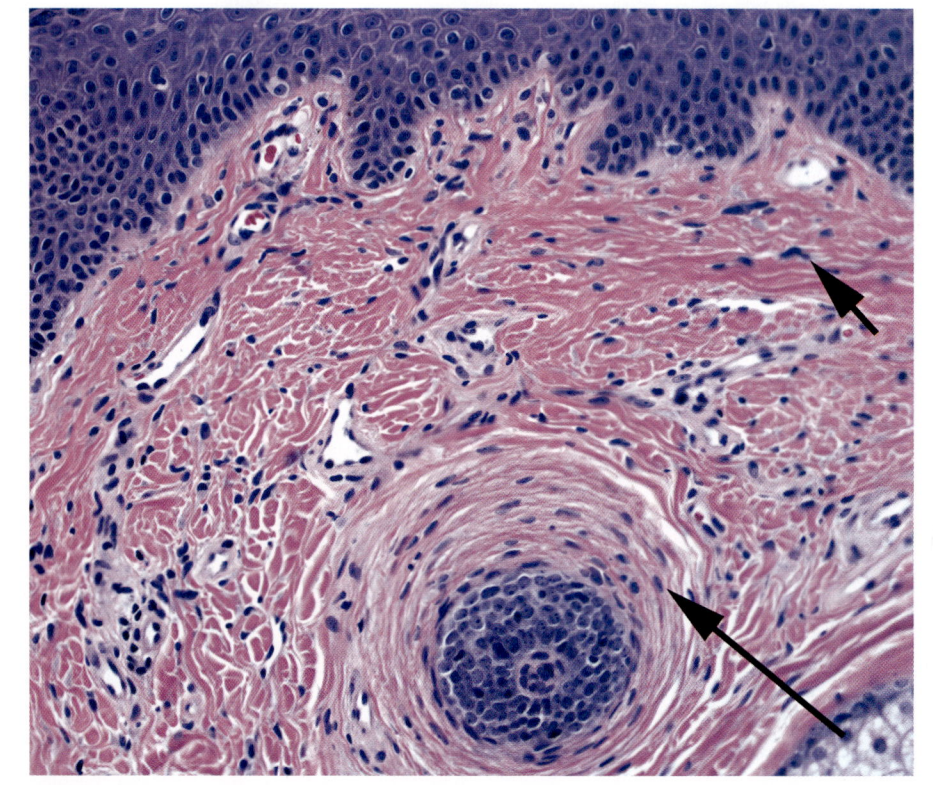

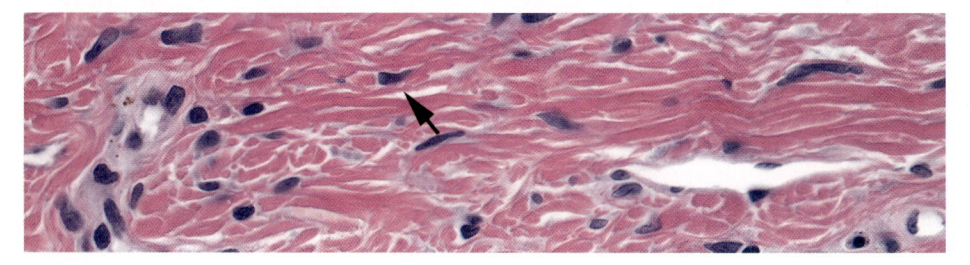

- Células endoteliais (e vasos)
- Estroma fibrótico
- Fibrose concêntrica ao redor de vasos/anexos (seta longa)
- Fibroblastos estrelados (seta curta)

Pápula Fibrosa

Tipo de Célula | Endotelial   185

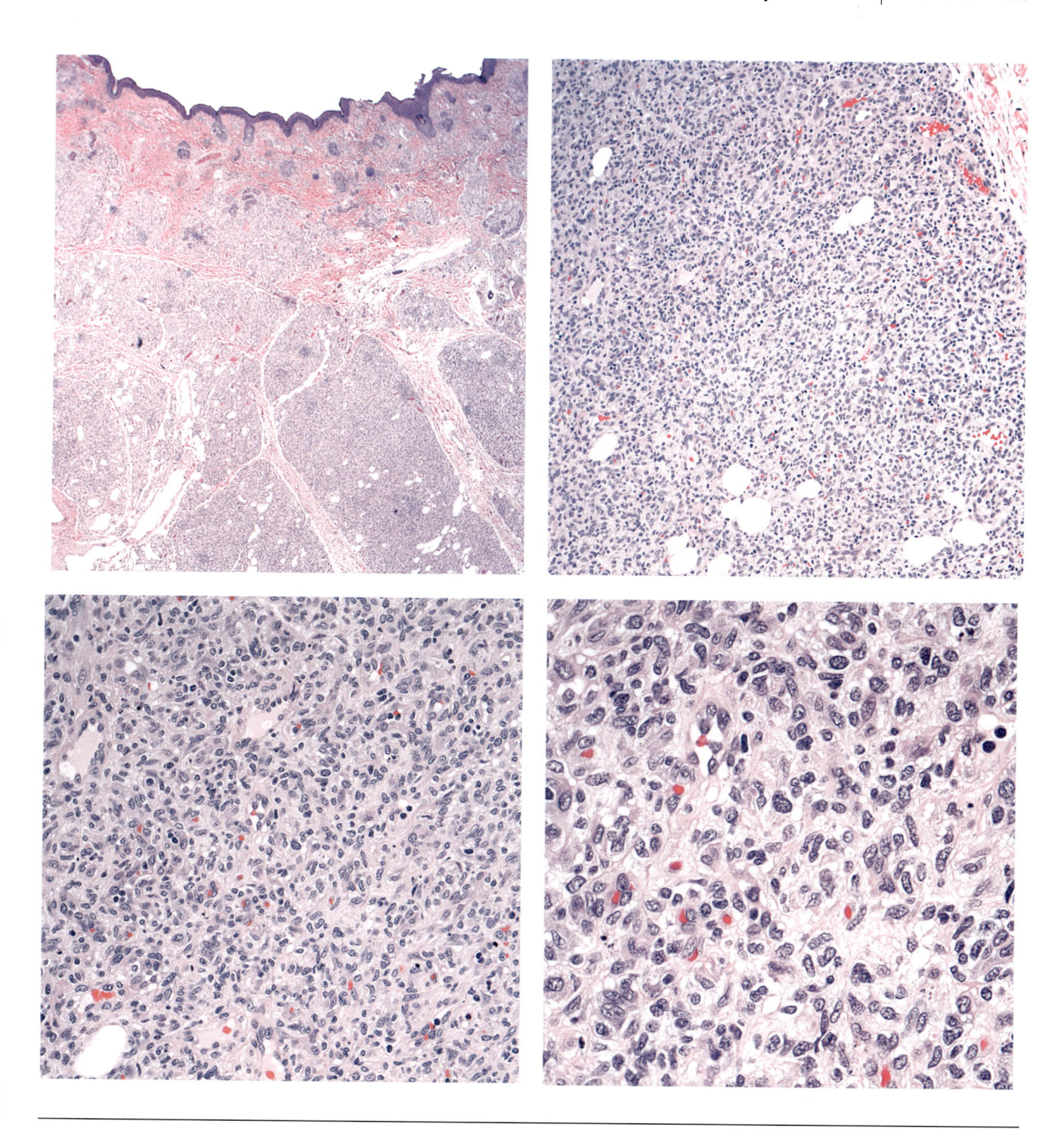

- Células endoteliais (sugestão de vasos)
- Lóbulos constituídos por pequenas células azuis
- Espaços dispersos contendo eritrócitos dentro dos lóbulos

Hemangioma infantil

Tipo de Célula | Endotelial

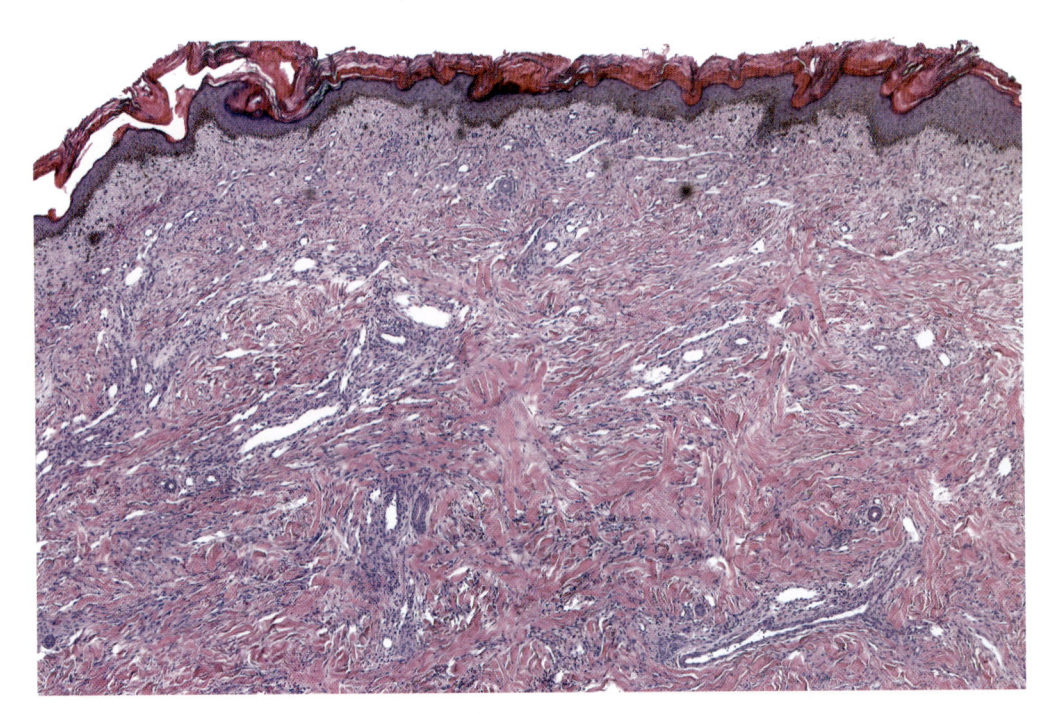

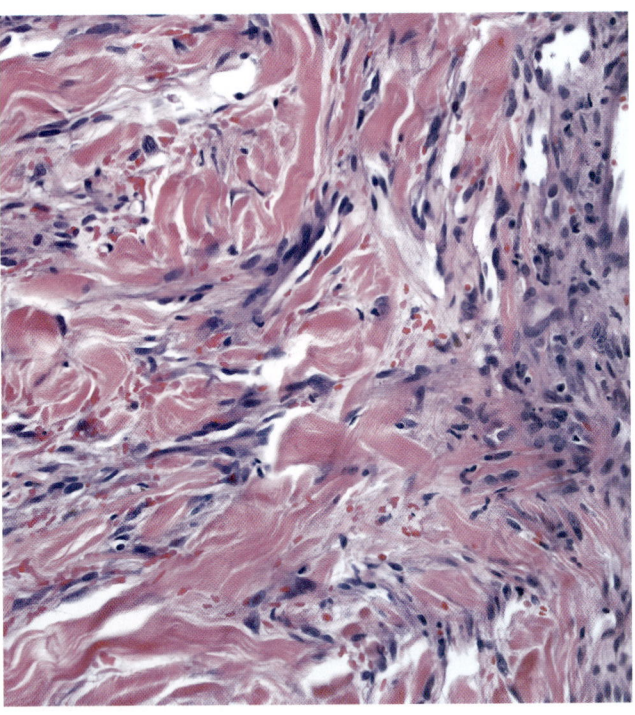

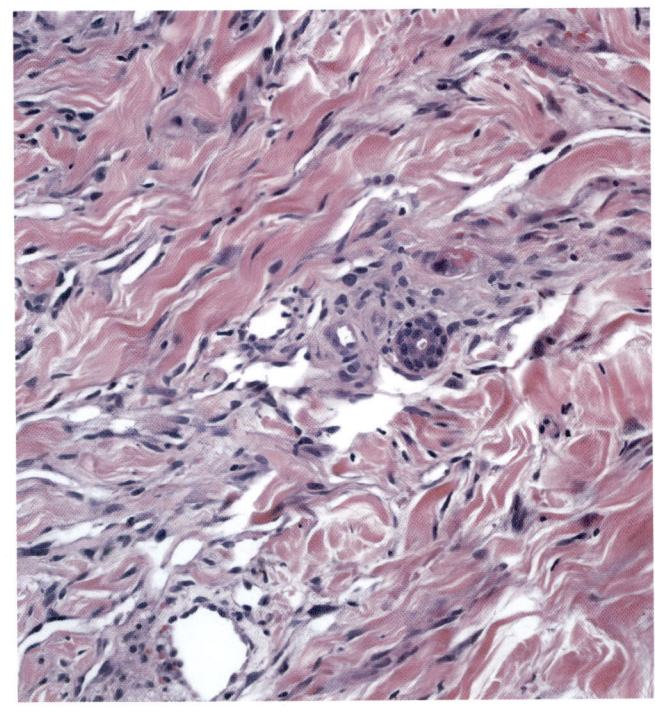

- Células endoteliais (sugestão de vasos)
- Vasos que se formam em torno de outros vasos (sinal do promontório)
- Vasos podem ser revestidos por células endoteliais discretas

Sarcoma de Kaposi, mancha/placa

Tipo de Célula | Endotelial 187

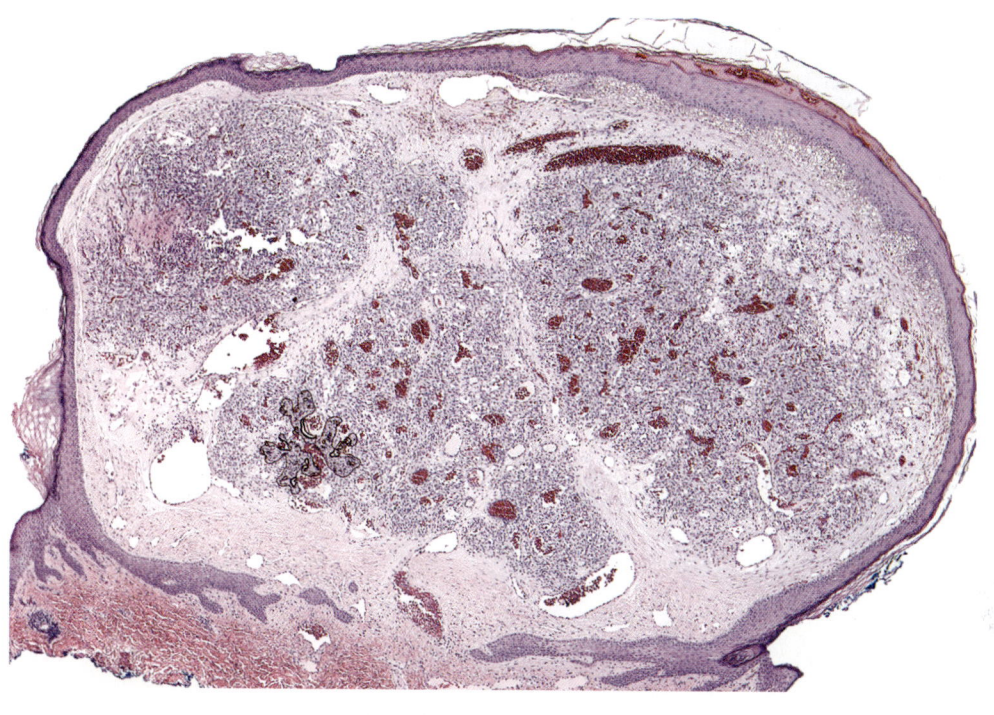

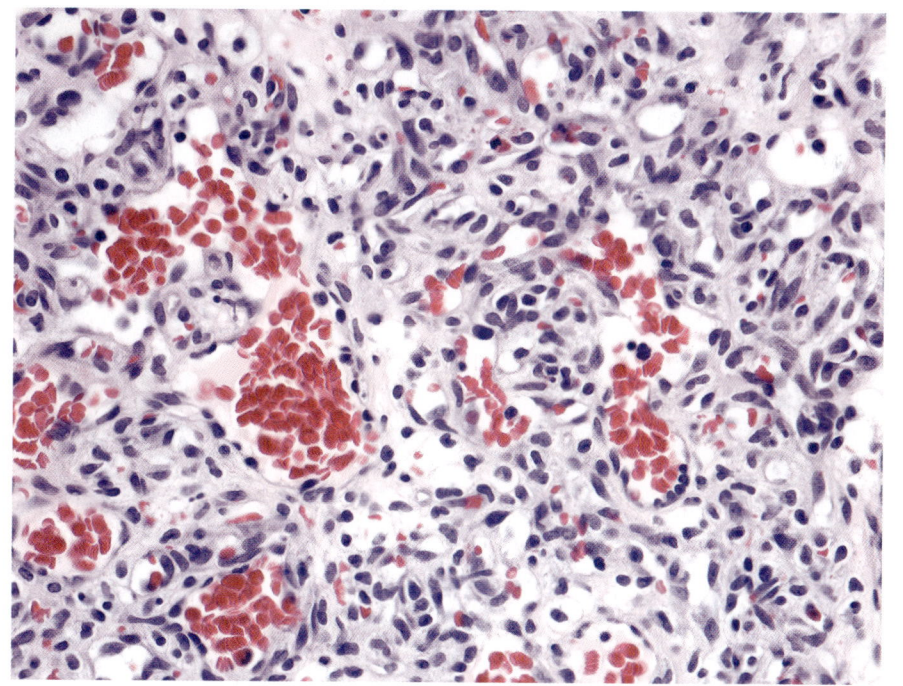

- Células endoteliais (e vasos)
- Lóbulos de vasos dilatados embebidos num estroma frouxo com células inflamatórias

Granuloma piogênico

188 **Tipo de Célula** | Endotelial

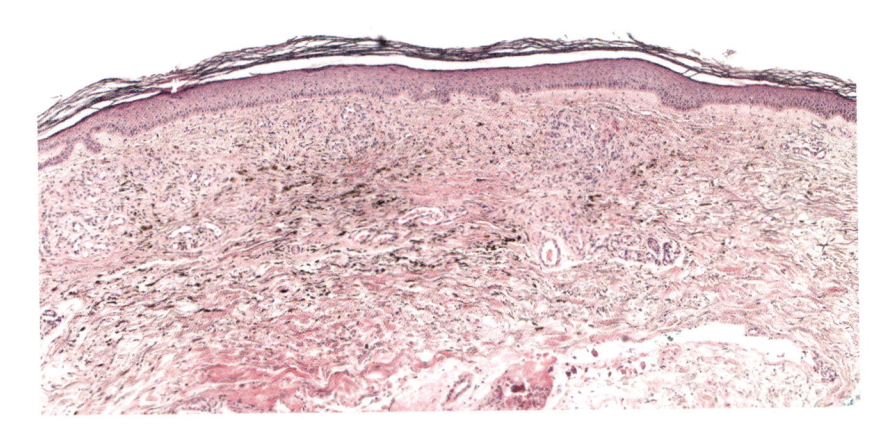

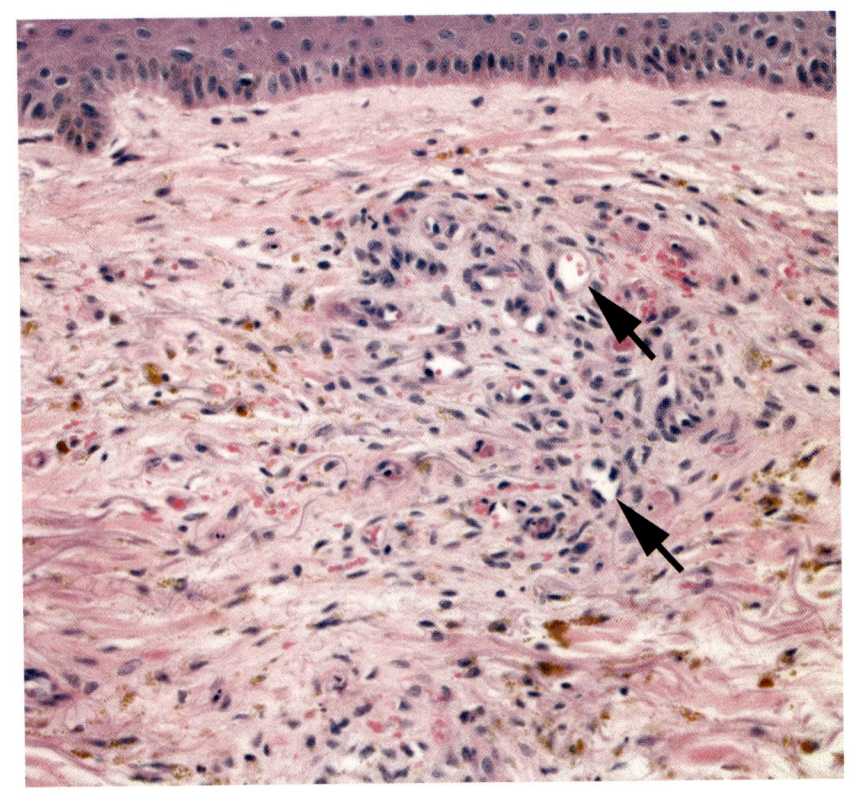

- Células endoteliais (e vasos)
- Hiperceratose
- Espongiose variável
- Capilares de paredes grossas de pequeno calibre em aglomerados na derme superior (setas)
- Hemossiderina

Dermatite de estase

Tipo de Célula | Endotelial 189

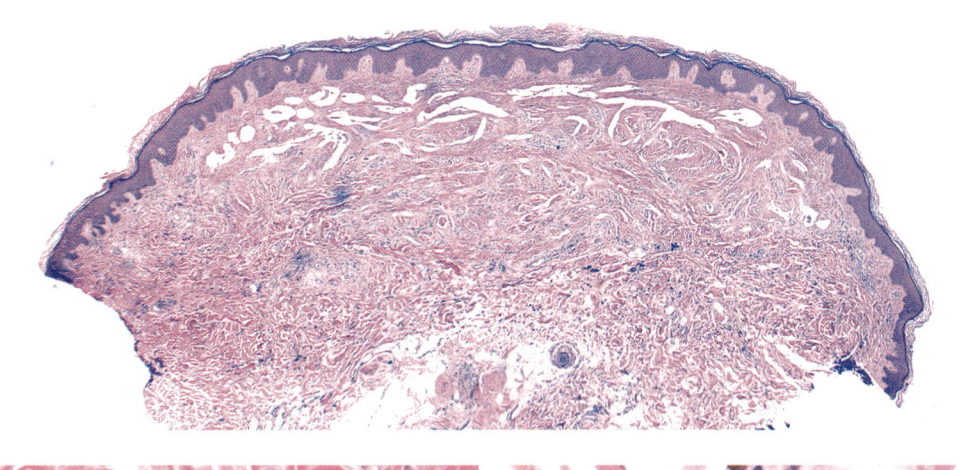

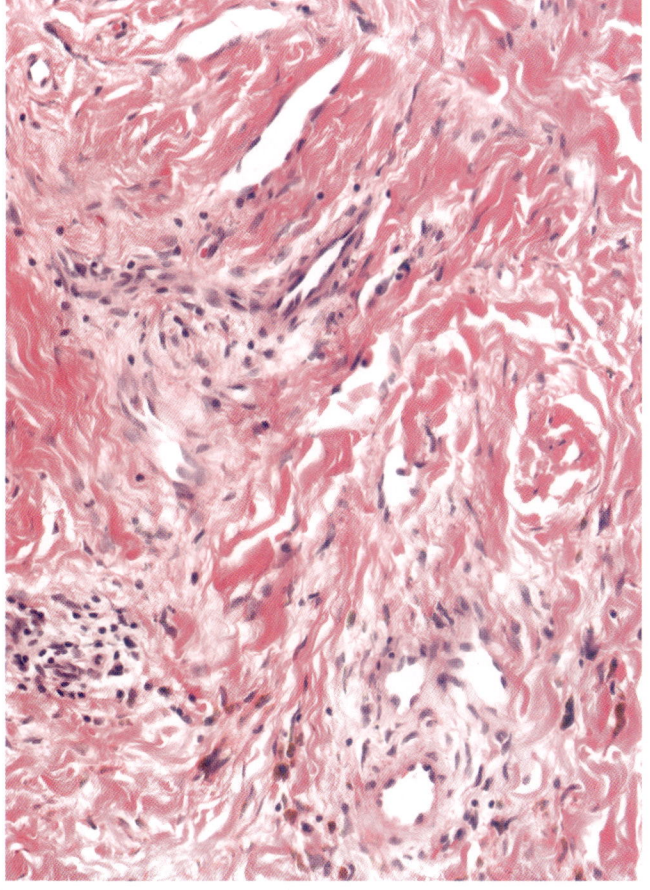

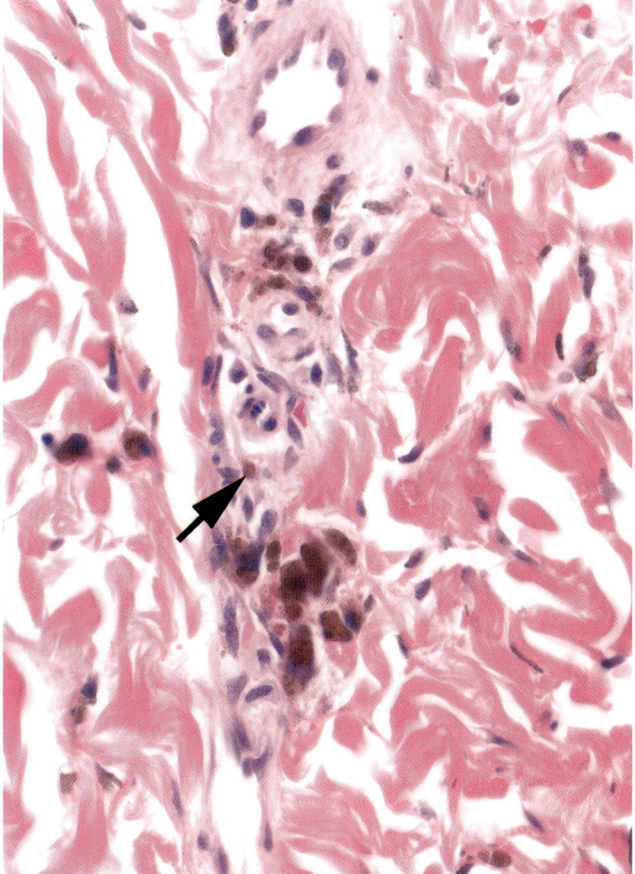

- Células endoteliais (e vasos)
- Padrão vascular em cunha
- Padrão bifásico com vasos ligeiramente dilatados centralmente e vasos comprimidos na periferia
- Hemossiderina (seta) ao redor dos vasos periféricos

Hemangioma hemossiderótico targetoide (em tacha)

Tipo de Célula | Endotelial

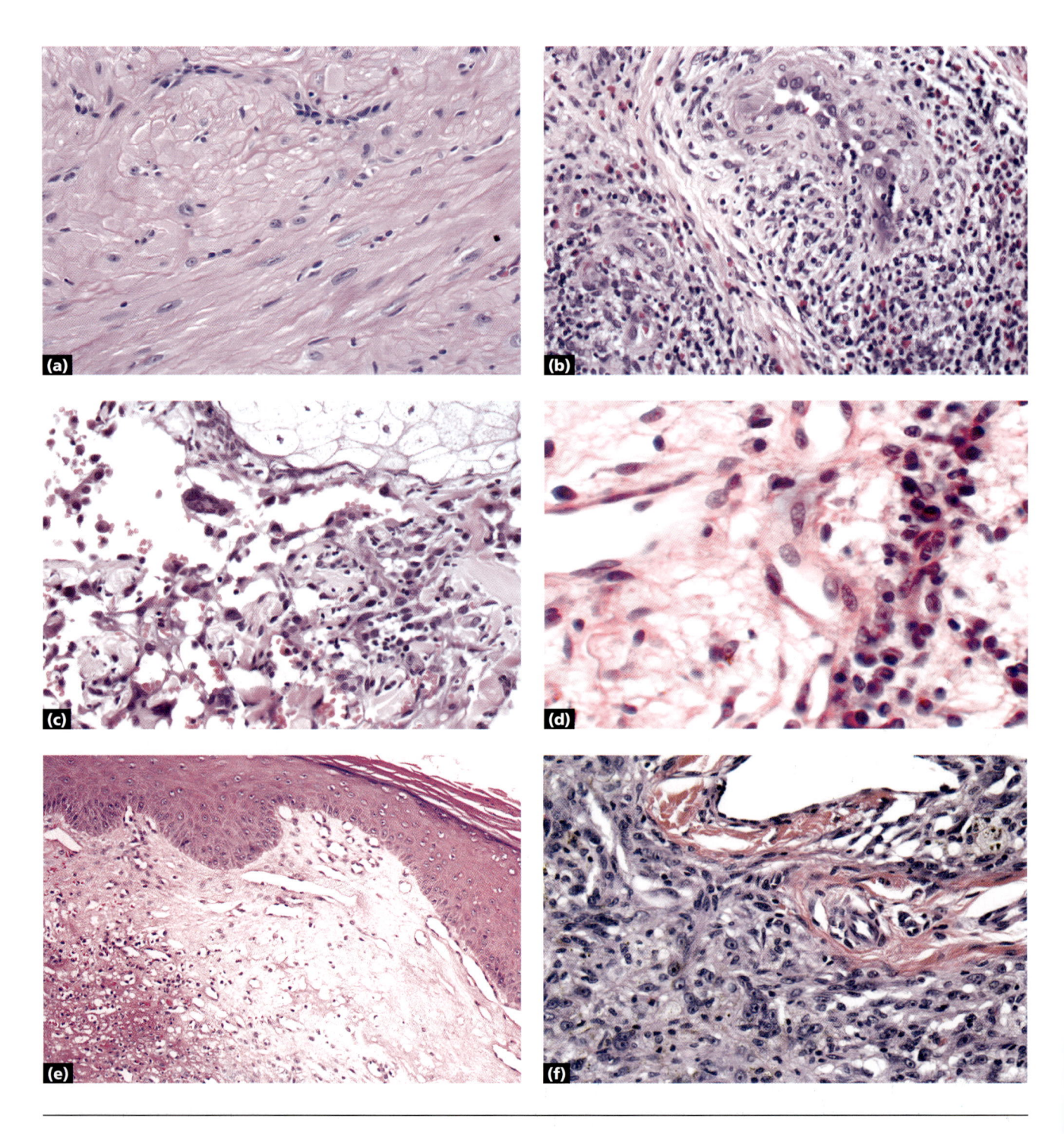

a **Angioleiomioma**: bola rosa bem circunscrita composta por células fusiformes em forma de charuto e vasos comprimidos a dilatados
b **Hiperplasia angiolinfoide com eosinofilia**: vasos dilatados com células endoteliais proeminentes envolvidas por inflamação, eosinófilos +/− numerosos
c **Angiossarcoma**: vasos limitados por células endoteliais atípicas que se conectam num padrão em labirinto
d **Angiomatose bacilar**: vasos dilatados rodeados por inflamação que inclui plasmócitos e microrganismos em "nuvens" mal definidas
e **Condrodermatite nodular da hélice**: vasos dilatados ao redor da fibrina; a epiderme pode ser erodida/ulcerada ou acantótica/atrófica
f **Dermatofibroma hemossiderótico**: histiócitos e células gigantes com hemossiderina

Diferenças-chave

Tipo de Célula | Endotelial 191

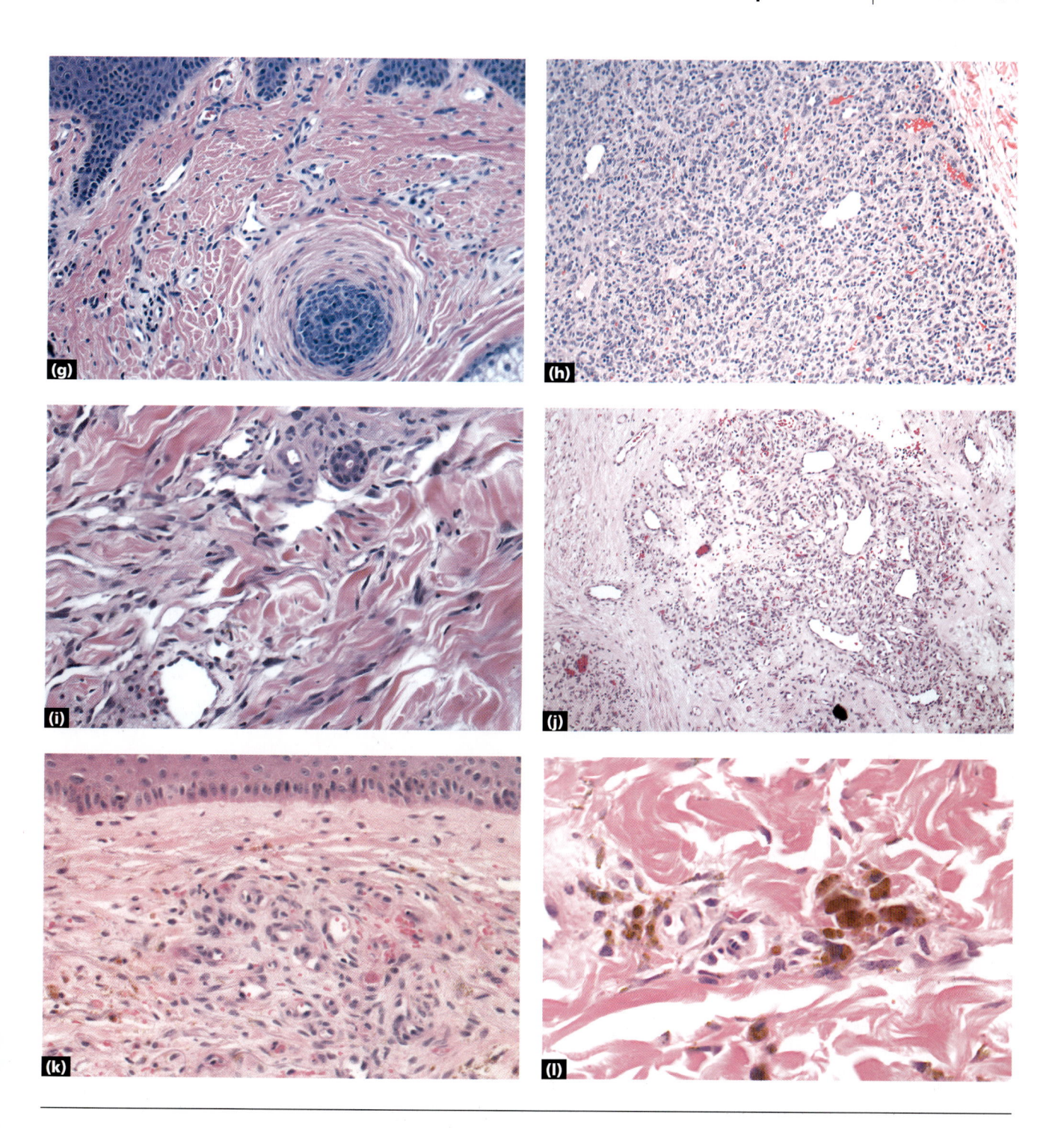

g Pápula fibrosa: estroma fibrótico com fibroblastos estrelados e vasos dilatados
h Hemangioma infantil: lóbulos de pequenas células azuis intercalados por espaços vasculares contendo eritrócitos
i Sarcoma de Kaposi, mancha/placa: espaços vasculares cortados em 90° ou angulados que permeiam o colágeno; vasos em torno de vasos
j Granuloma piogênico: aglomerados de vasos dilatados envolvidos por inflamação mista
k Dermatite de estase: pequenos cachos de capilares na derme superior com hemossiderina
l Hemangioma hemossiderótico targetoide: proliferação vascular em forma de cunha com hemossiderina na periferia

Diferenças-chave, *continuação*

Tipo de Célula | Gigante

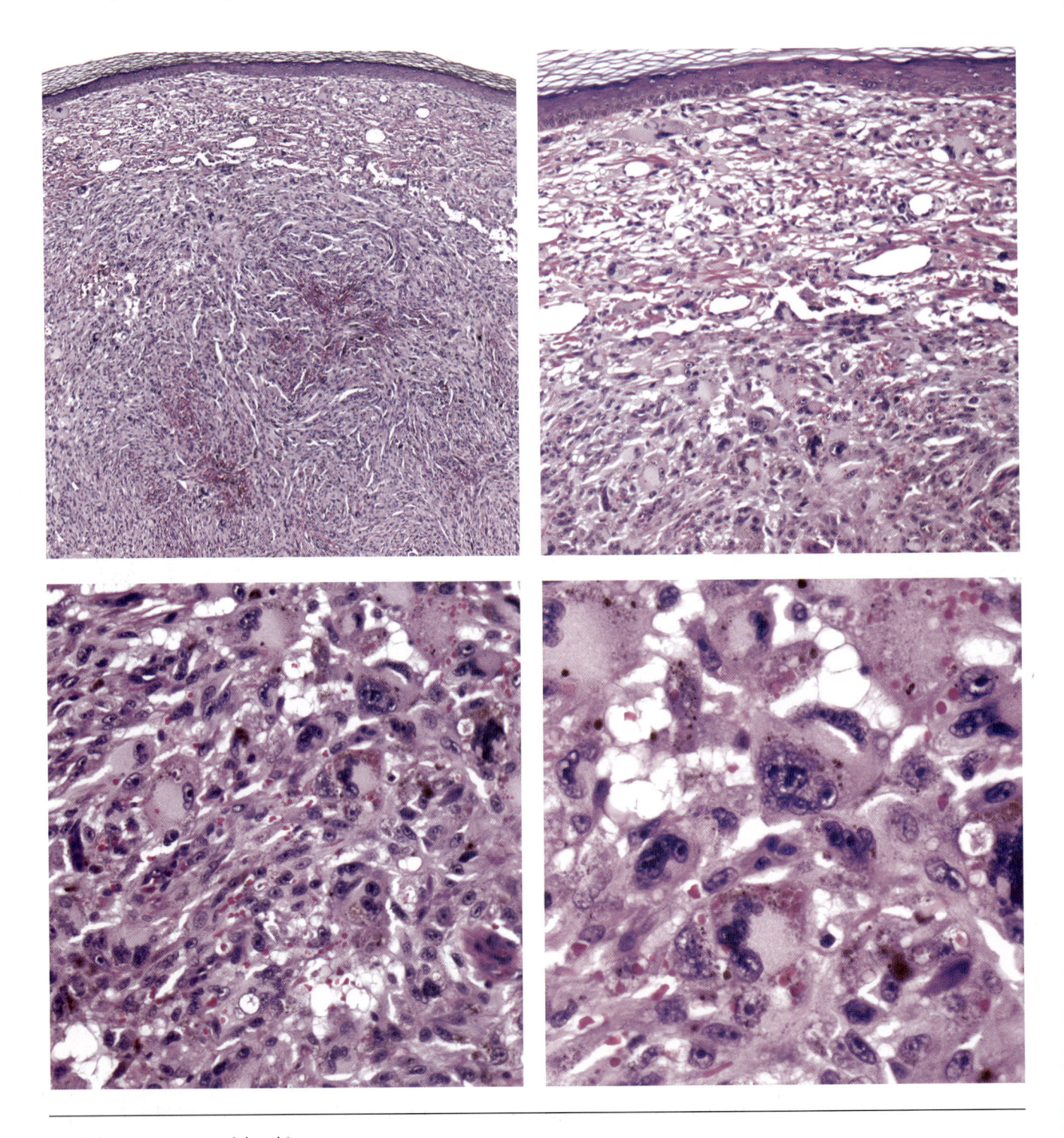

- Células gigantes com núcleos bizarros
- Células são atípicas
- Mitoses
- Frequentemente uma zona Grenz acima das células atípicas e elastose solar em paralelo as células atípicas

Fibroxantoma atípico

Tipo de Célula | Gigante

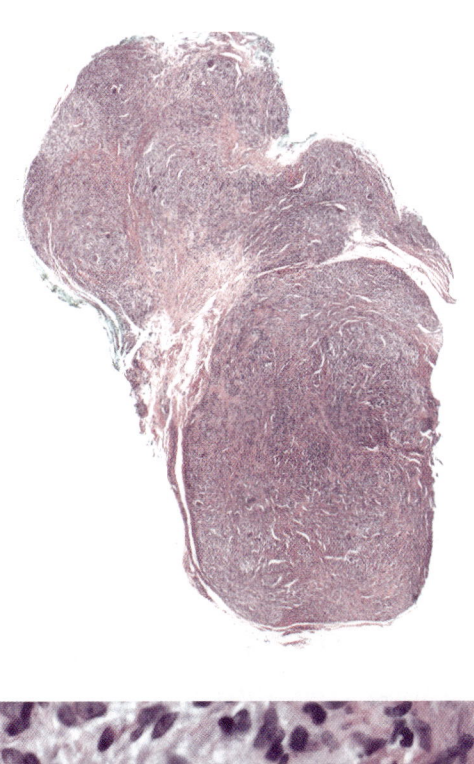

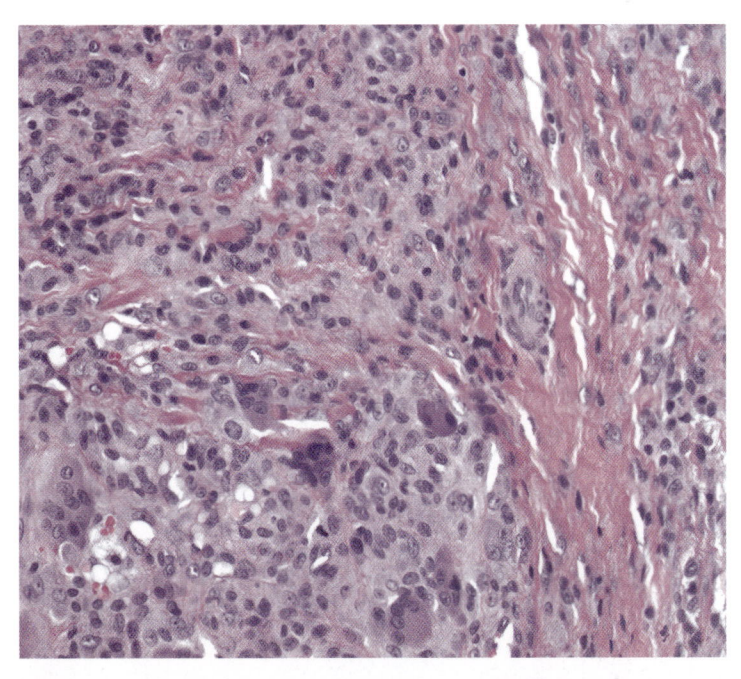

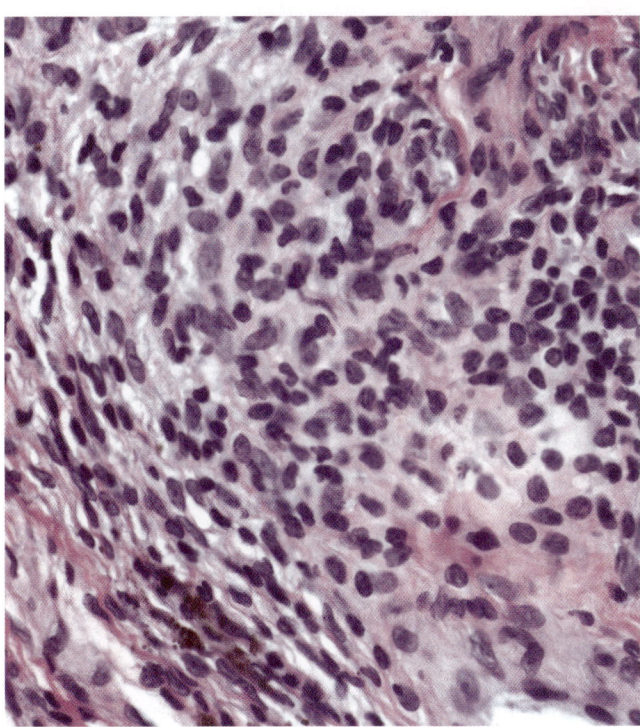

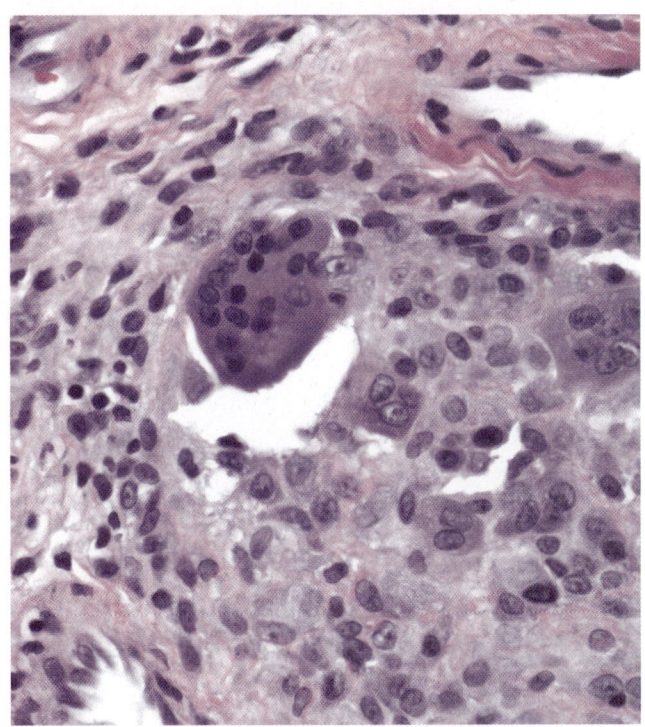

- Células gigantes de tipo osteoclástico (núcleos dispostos ao acaso num lado da célula)
- Núcleos de células gigantes semelhantes aos núcleos de histiócitos adjacentes
- Hemossiderófagos
- Frequentemente um tumor profundo (sem epiderme presente)

Tumor de células gigantes da bainha de tendão

Tipo de Célula | Gigante

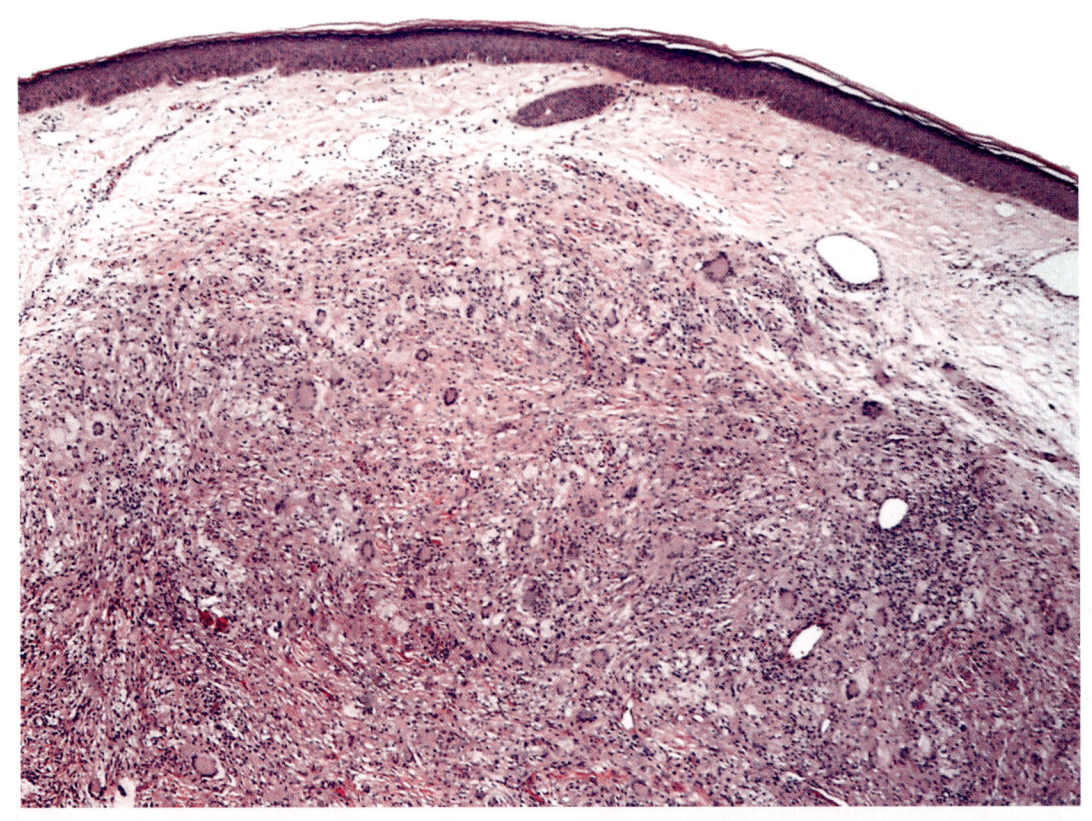

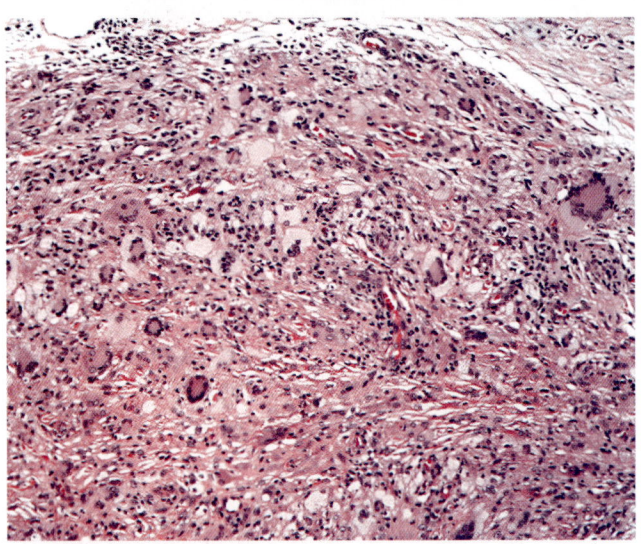

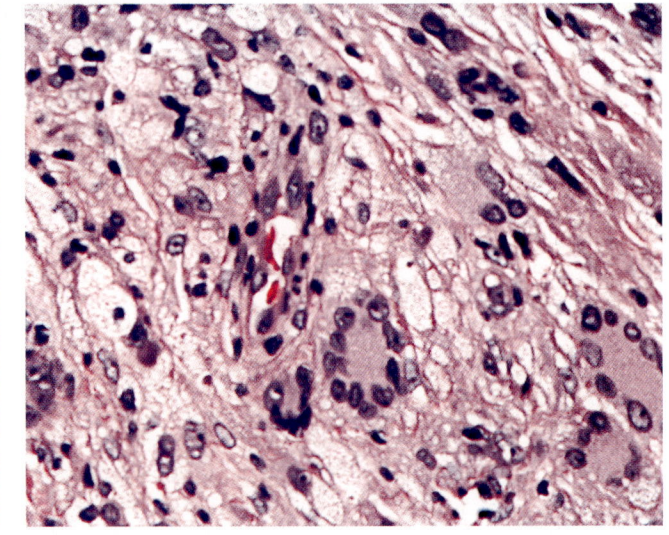

- Células gigantes de Touton (orla de núcleos com centro rosa e citoplasma espumoso na porção mais externa) dispostas na periferia da coleção de histiócitos
- Eosinófilos podem estar presentes
- Células espumosas dispersas podem estar presentes

Xantogranuloma juvenil

Tipo de Célula | Gigante 195

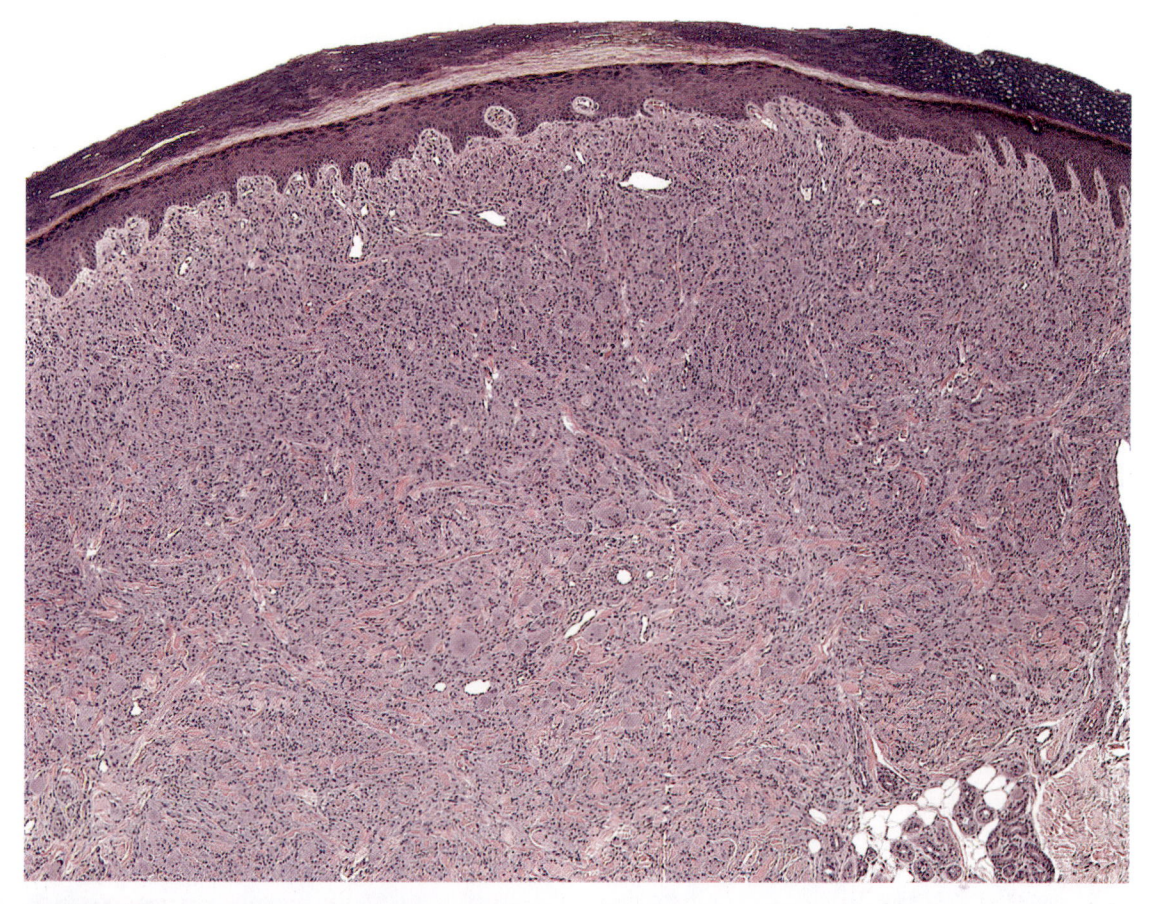

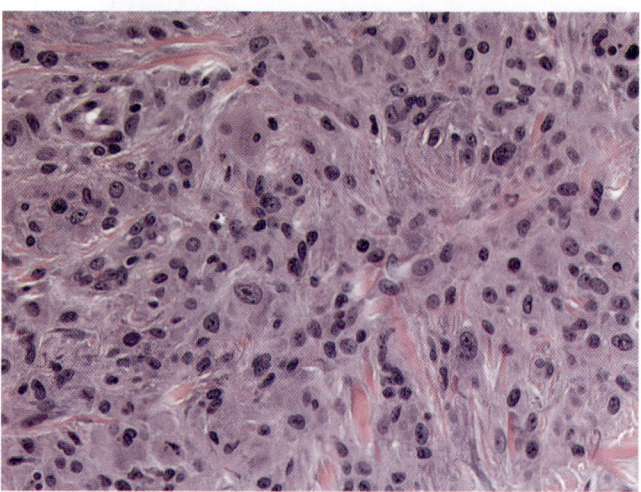

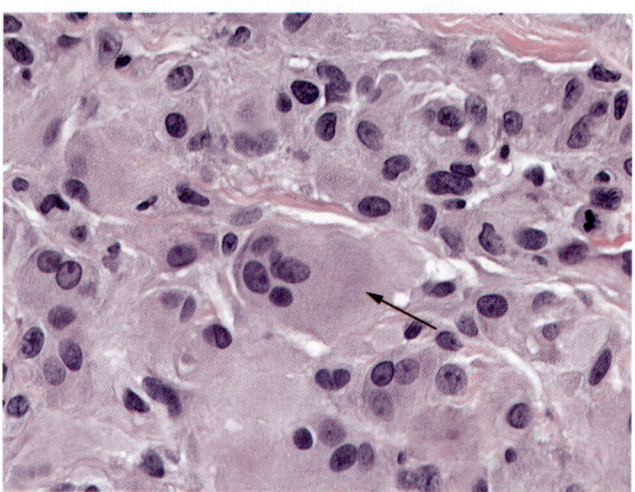

- Células gigantes oncocíticas (células multinucleadas com citoplasma vítreo rosa) (seta)

Retículo-histiocitose

Tipo de Célula | Gigante

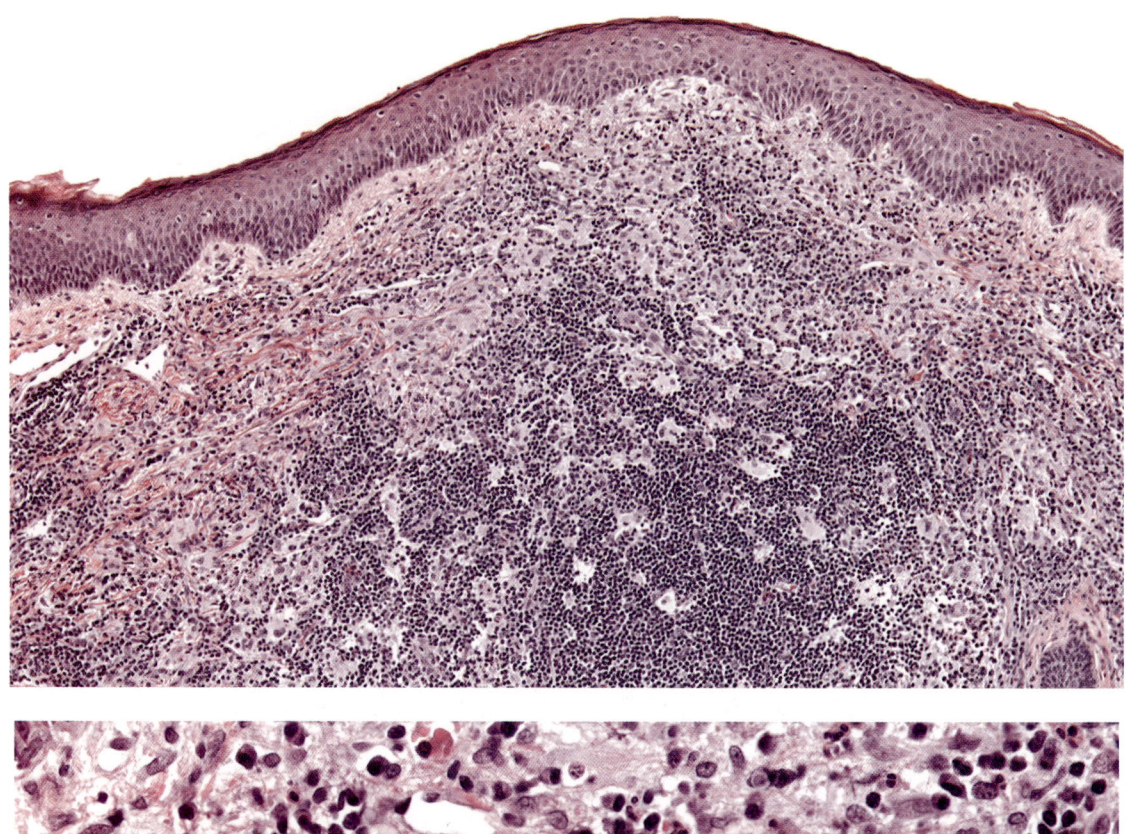

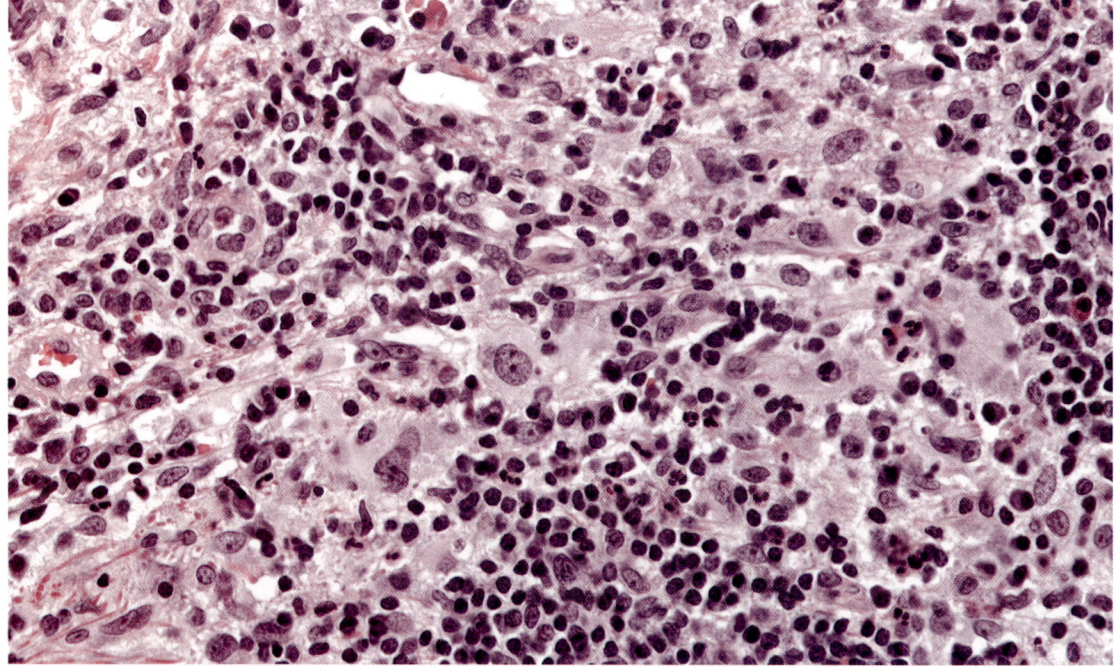

- Células gigantes e coleções de linfócitos intercaladas que emitem coloração rósea e azulada alternadamente
- Células gigantes mostram emperipolese (células inflamatórias intactas em seu citoplasma); as células gigantes são S-100 positivas

Doença de Rosai-Dorfman

Tipo de Célula | Gigante

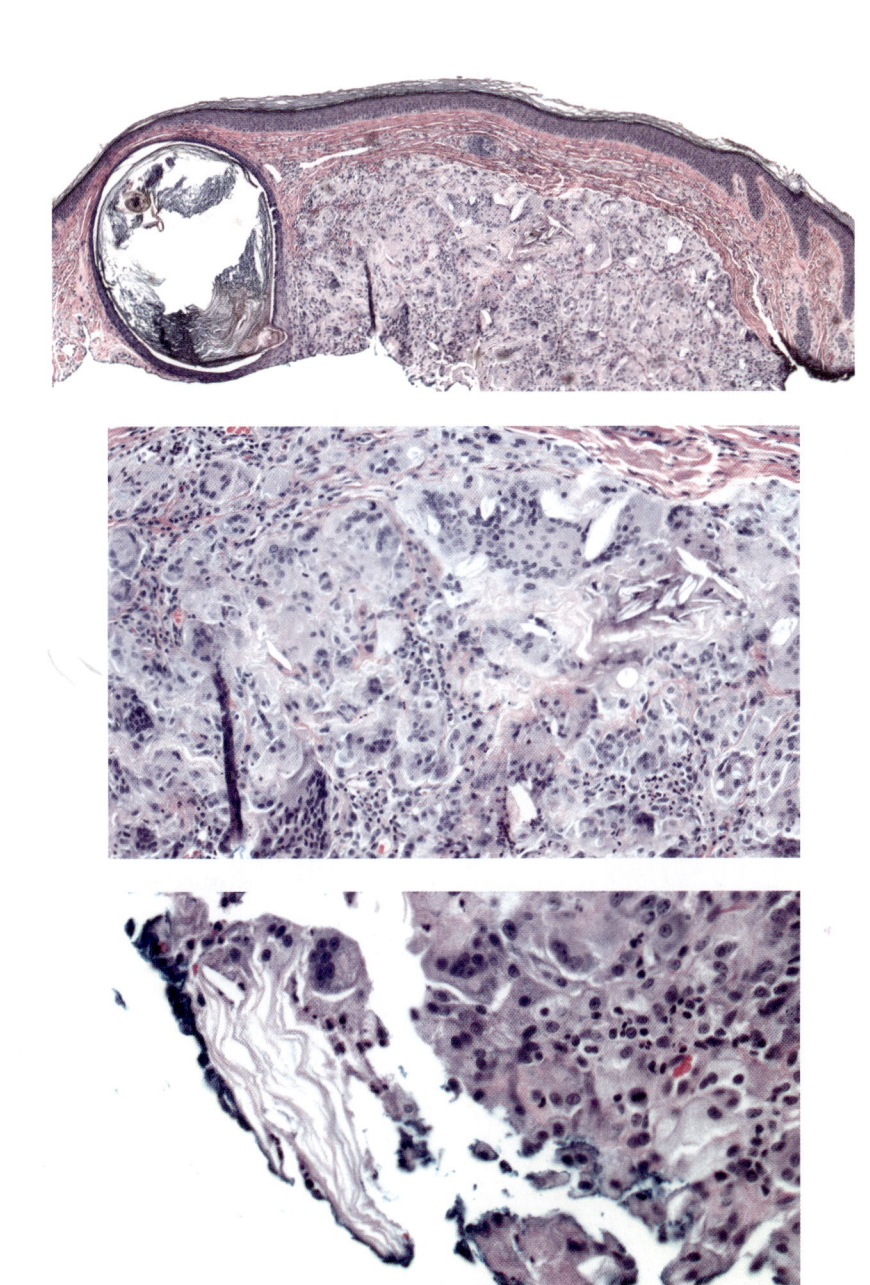

- Células gigantes de corpo estranho (núcleos dispostos ao acaso), neutrófilos
- Espículas de ceratina podem ser vistas próximas/engolfadas por células multinucleadas

Granuloma de ceratina / cisto roto

198 **Tipo de Célula** | Gigante

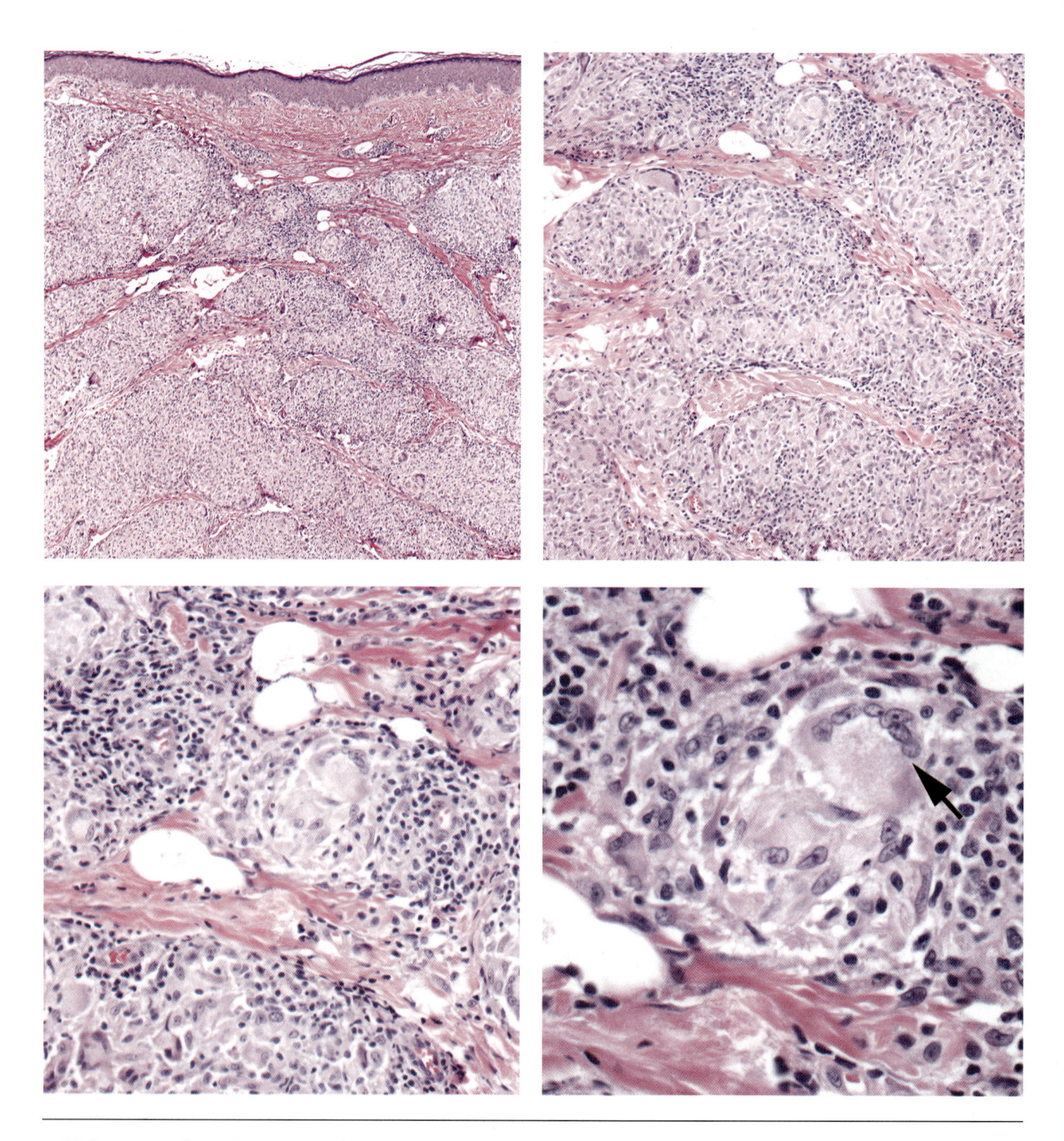

- Células gigantes de Langhans (núcleos dispostos em forma de ferradura) (seta)
- Epiderme usualmente normal
- Células gigantes no interior de agrupados de histiócitos que geralmente estão "nus" (ausência de linfócitos circundantes)

Sarcoidose

Tipo de Célula | Gigante 199

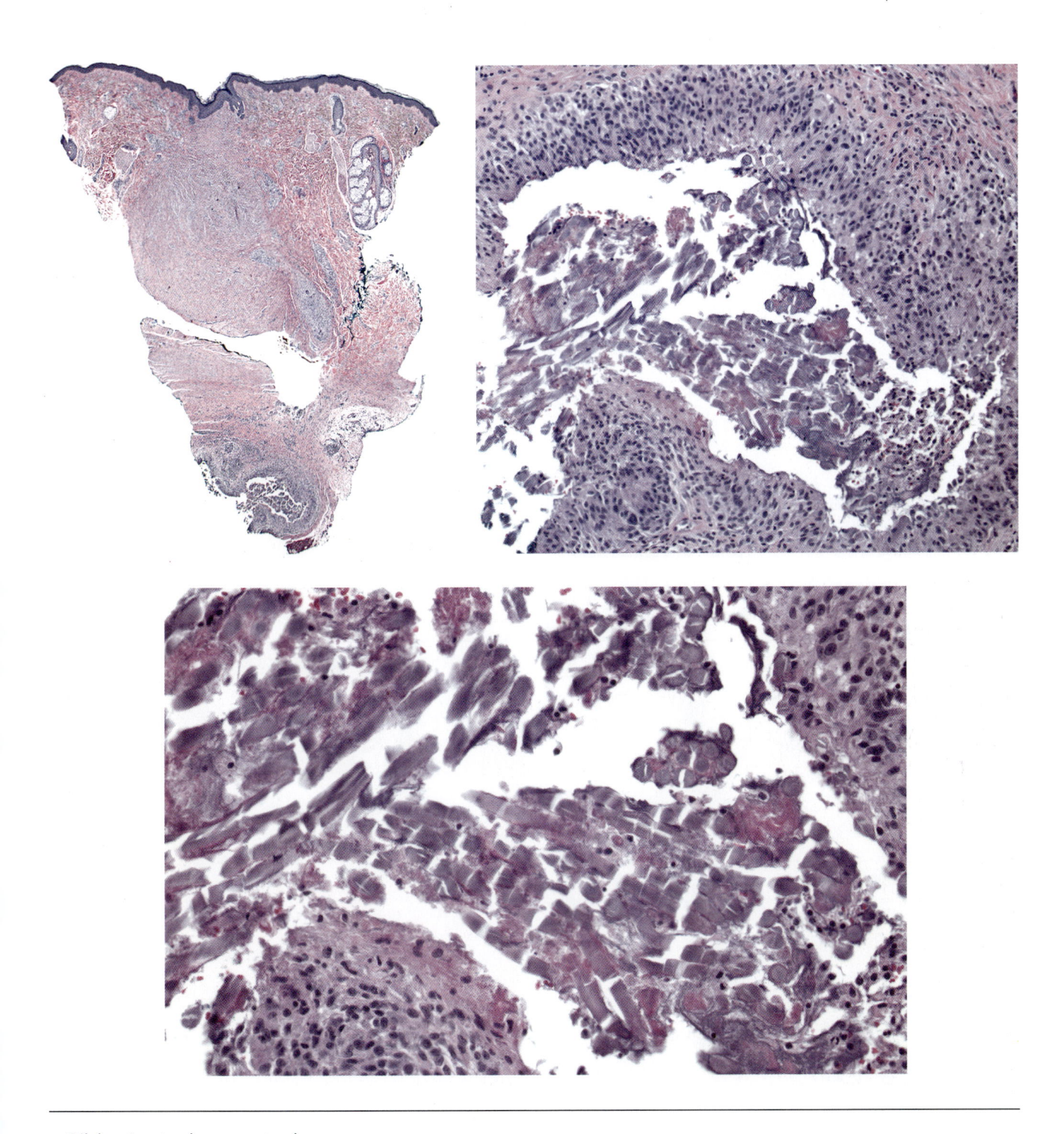

- Células gigantes de corpo estranho
- Células rodeiam o material de sutura (trançado neste caso)

Granuloma de sutura

Tipo de Célula | Gigante

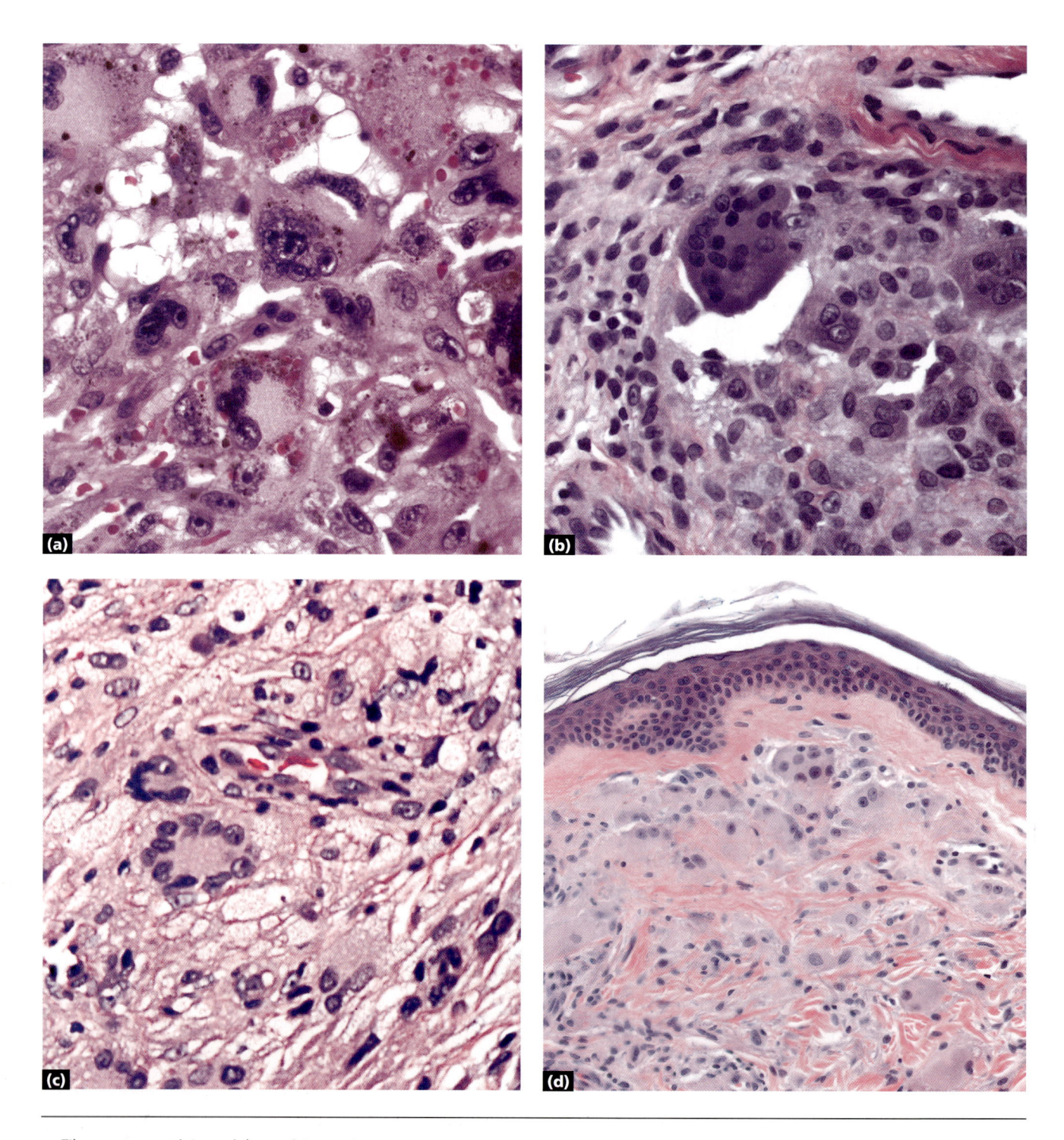

a Fibroxantoma atípico: núcleos atípicos, mitoses
b Tumor de células gigantes da bainha do tendão: células gigantes osteoclásticas
c Xantogranuloma juvenil: células gigantes de Touton
d Retículo-histiocitose: células gigantes oncocíticas

Diferenças-chave

Tipo de Célula | Gigante   201

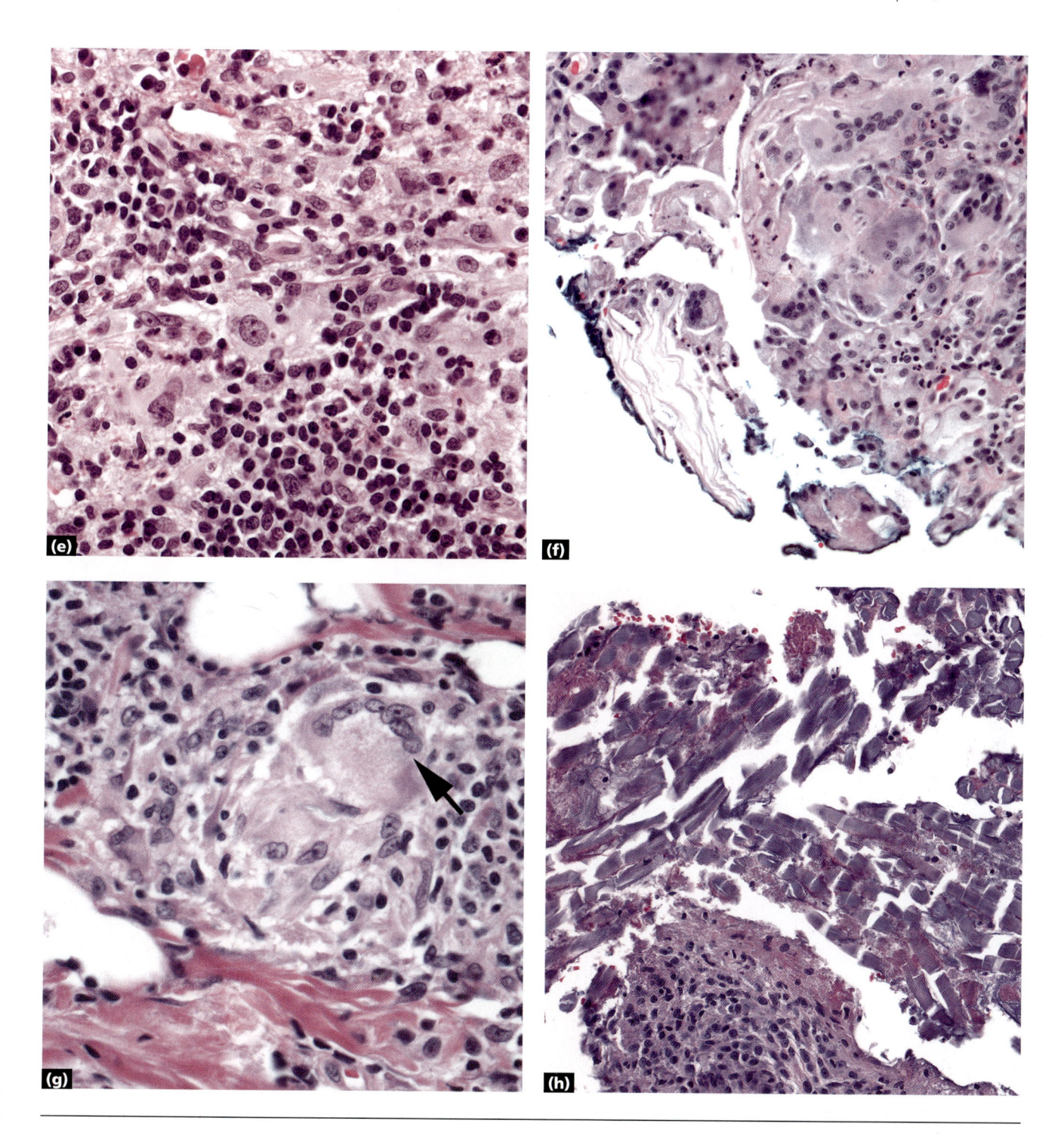

e Doença de Rosai-Dorfman: células gigantes com emperipolese (células inflamatórias no seu citoplasma)
f Granuloma de ceratina/cisto roto: células gigantes de corpo estranho, espículas de ceratina
g Sarcoidose: células gigantes de Langhans, granulomas nus (seta)
h Granuloma de sutura: células gigantes de corpo estranho, material de sutura

Nota: Infecções e cicatrizes são outras entidades comuns que frequentemente possuem células gigantes.
Nota: Esta lista segue o padrão clássico de célula gigante para cada condição clinicopatológica; Nenhuma das células gigantes é patognomônica.

Diferenças-chave, *continuação*

202 **Tipo de Célula** | Clara

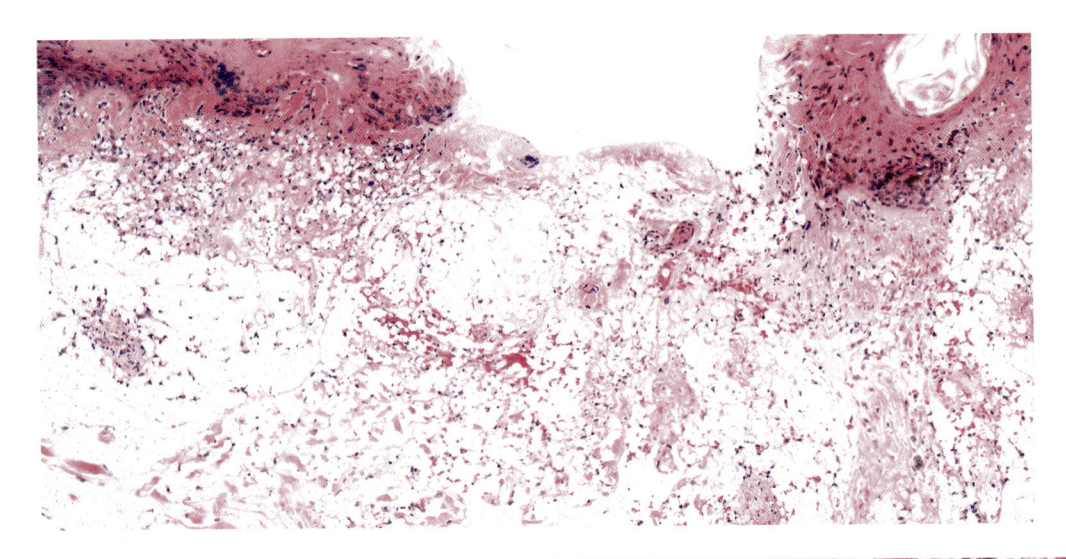

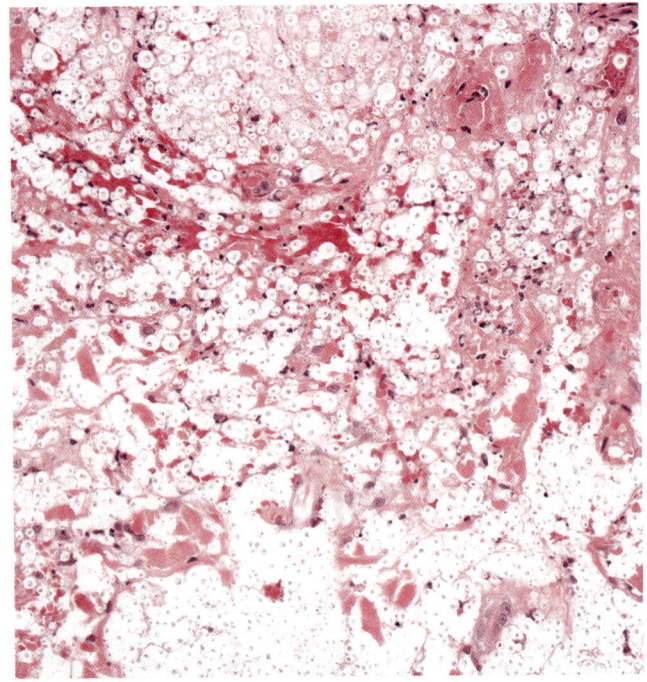

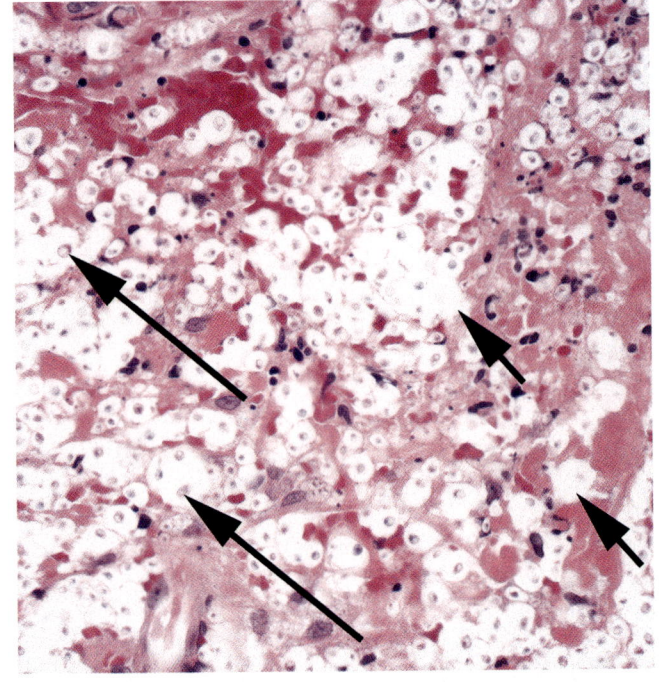

- Células "claras"
- Organismos (setas longas) estão envolvidos por cápsulas, que são vistas nas seções como espaços claros (setas curtas)

Criptococose gelatinosa

Tipo de Célula | Clara

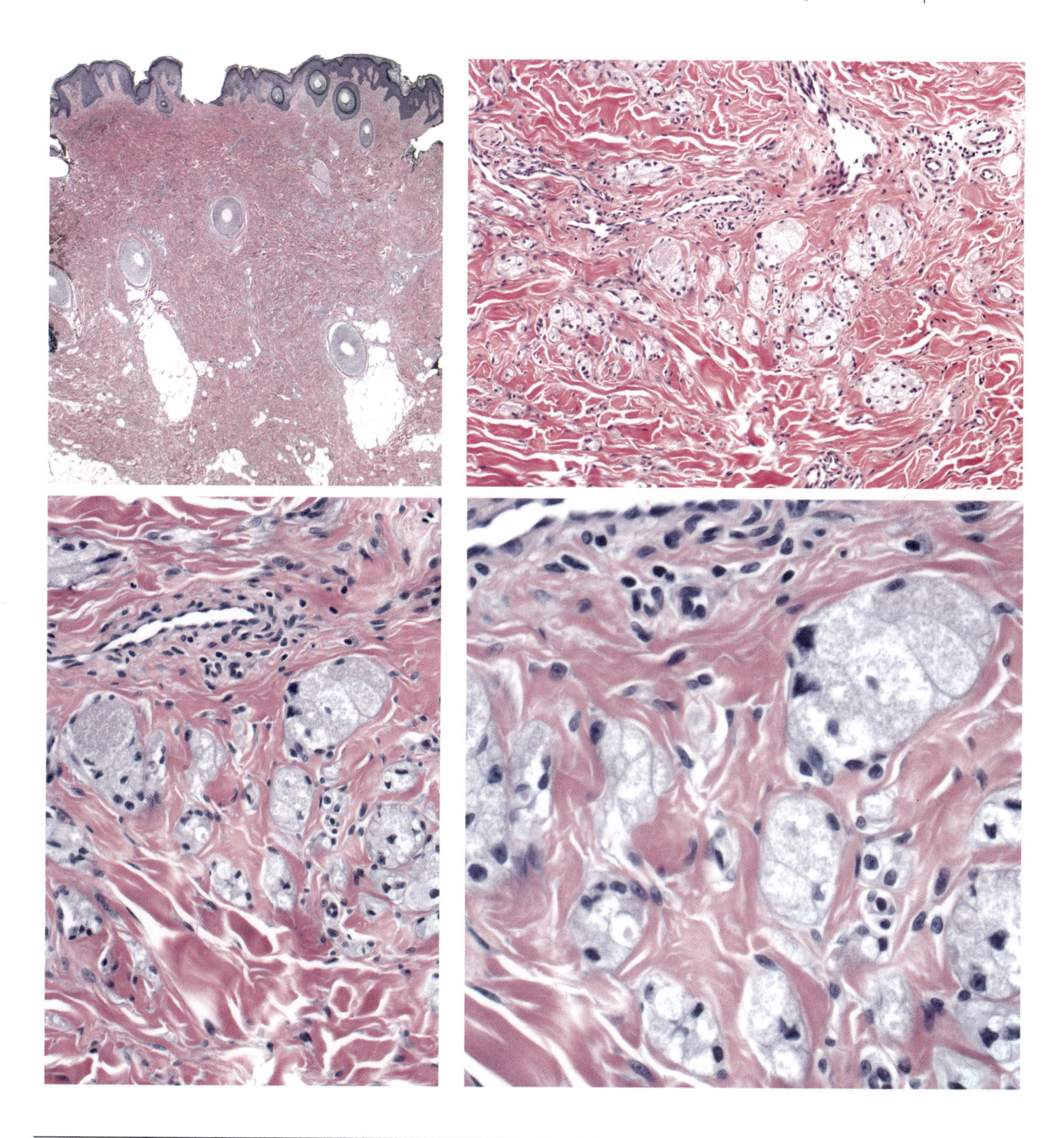

- Células "claras"
- A epiderme pode ser acantótica ou apresentar hiperplasia pseudoepiteliomatosa
- As células são poligonais ou ovais e contêm um material rosa granular (fagolisossomos)
- Grânulos grandes são cercados por halos

Tumor de células granulares

Tipo de Célula | Clara

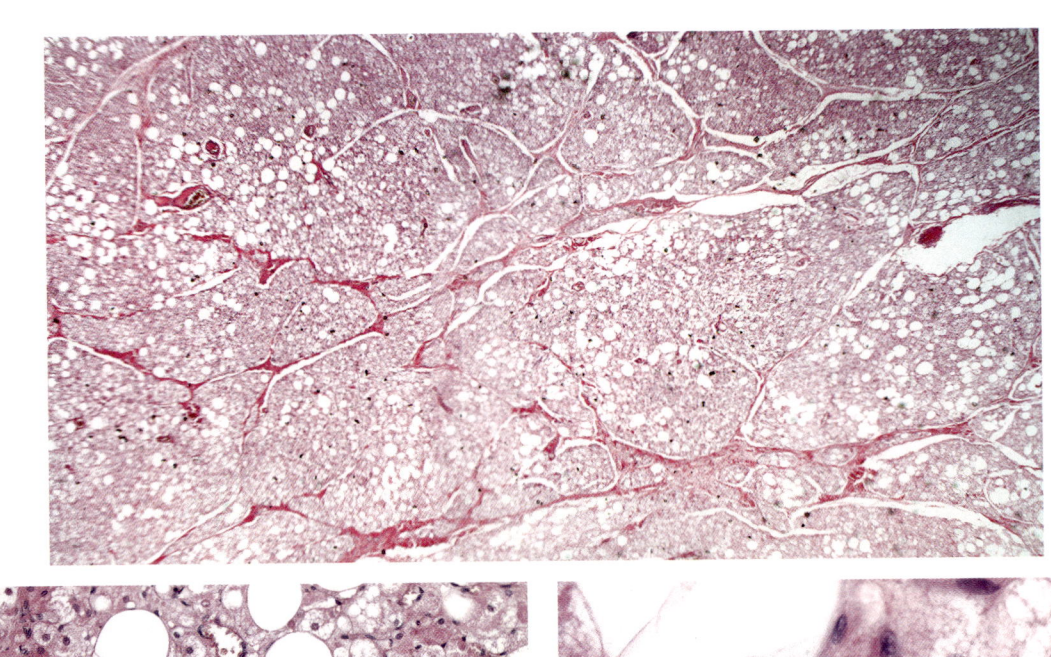

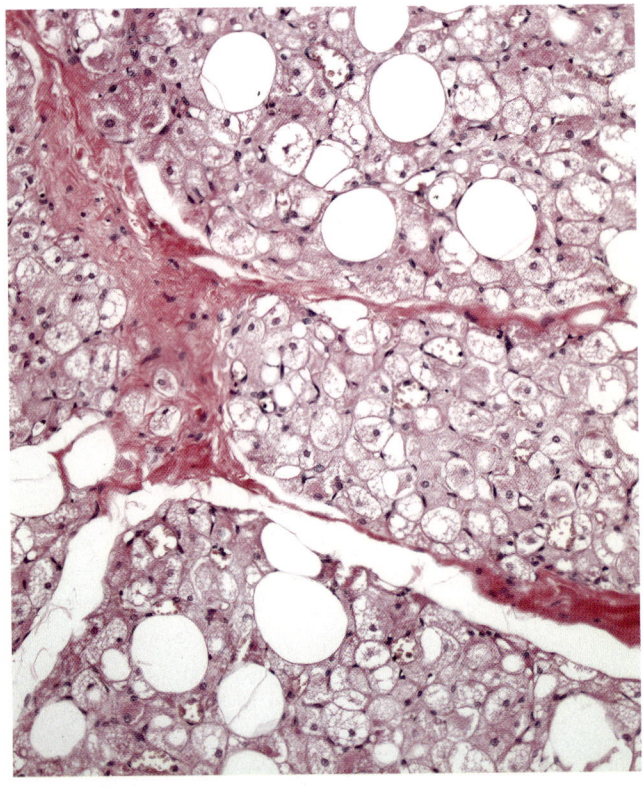

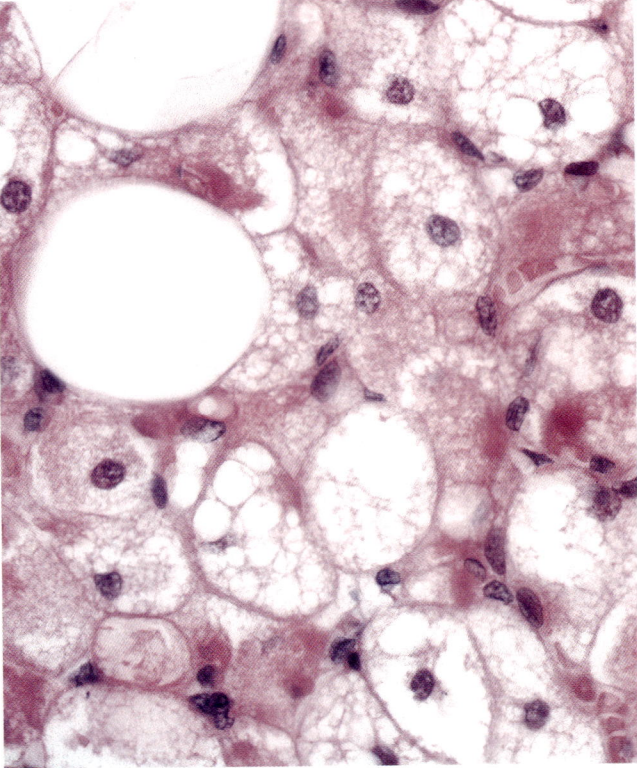

- Células "claras"
- As células são adipócitos que são chamados de "amoras" devido ao padrão vacuolar semelhante à rede em torno dos núcleos

Hibernoma

Tipo de Célula | Clara 205

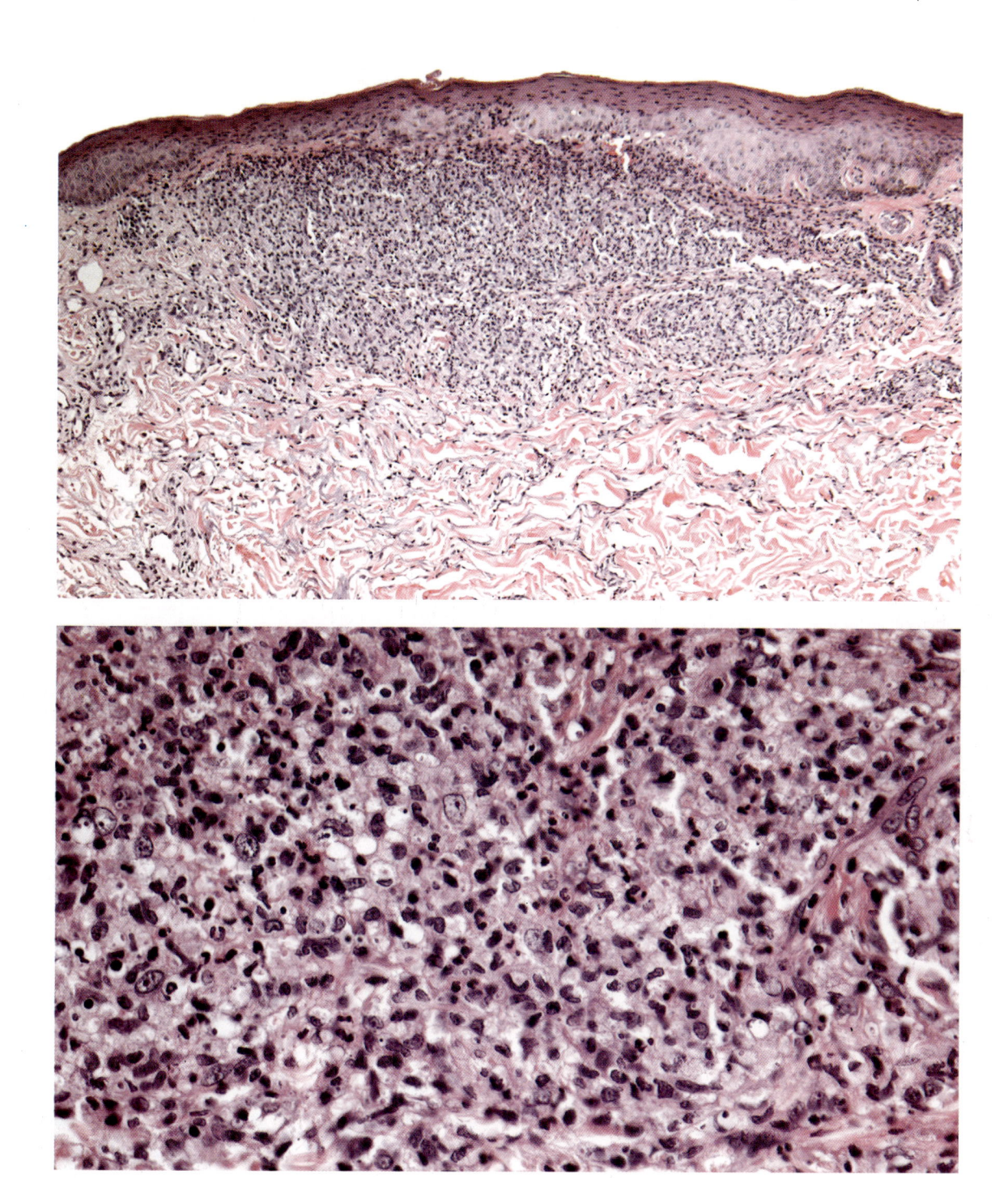

- Células "claras"
- As células são macrófagos que contêm os microrganismos
- O microrganismo é encapsulado, por isso é frequentemente rodeado por um espaço claro

Histoplasmose

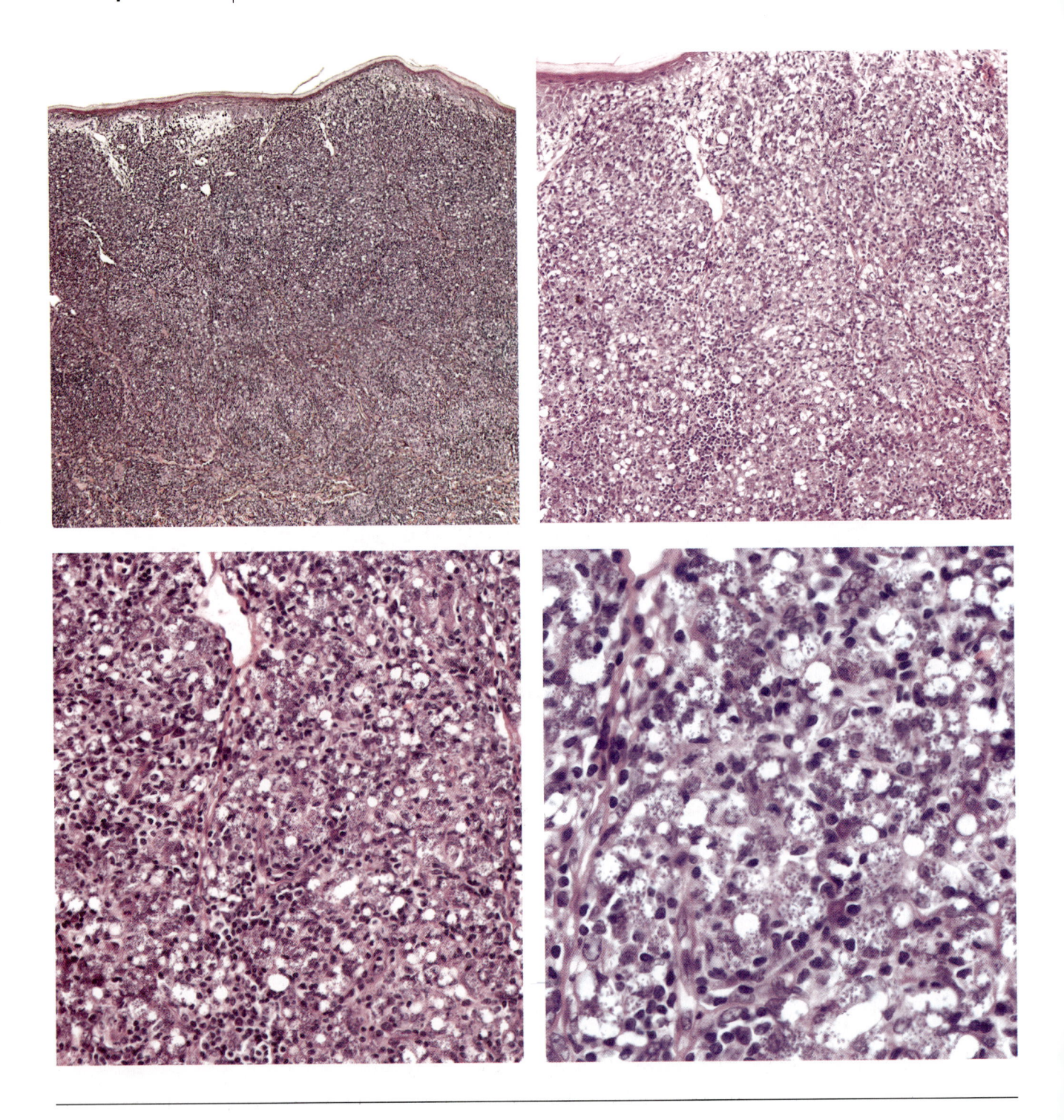

206 | **Tipo de Célula** | Clara

- Células "claras"
- As células são macrófagos que contêm os microrganismos
- Os microrganismos podem agrupar-se na periferia dos macrófagos

Leishmaniose

Tipo de Célula | Clara 207

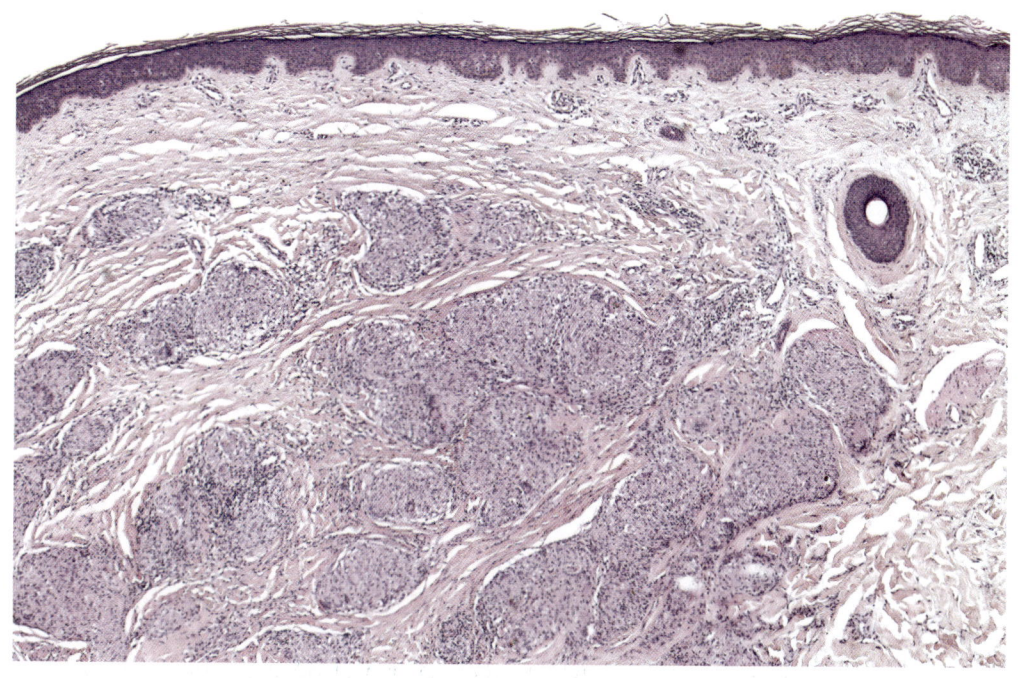

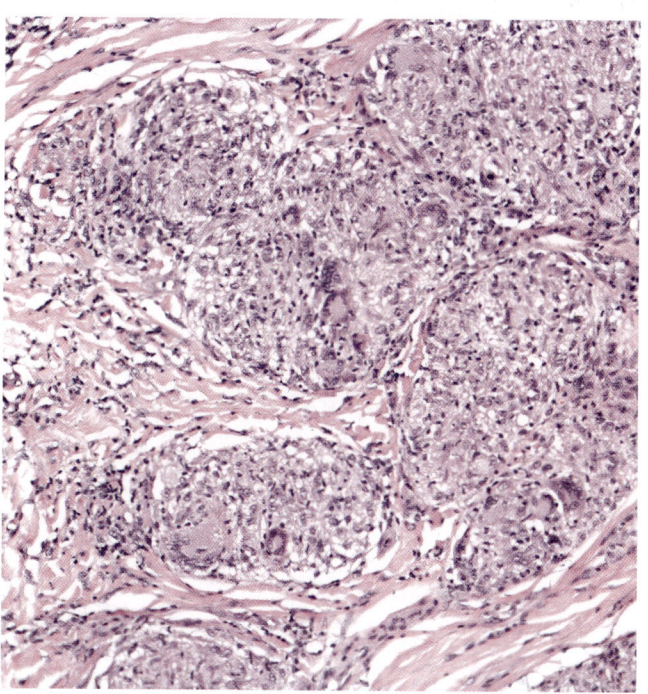

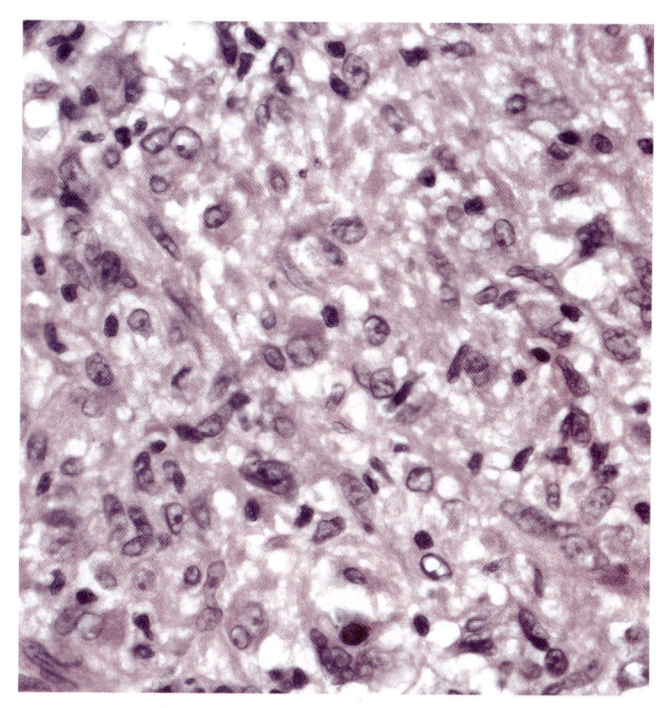

- Células "claras"
- Células são histiócitos ("células de Virchow") que parecem sutilmente espumosas e são preenchidas com microrganismos (vistos com colorações especiais)
- Vacúolos com agrupados de microrganismos (globias)

- Em pequeno aumento, os histiócitos estão dispostos em configurações lineares
- Zona Grenz presente
- Nervos podem estar espessados

Hanseníase virchoviana

208 **Tipo de Célula** | Clara

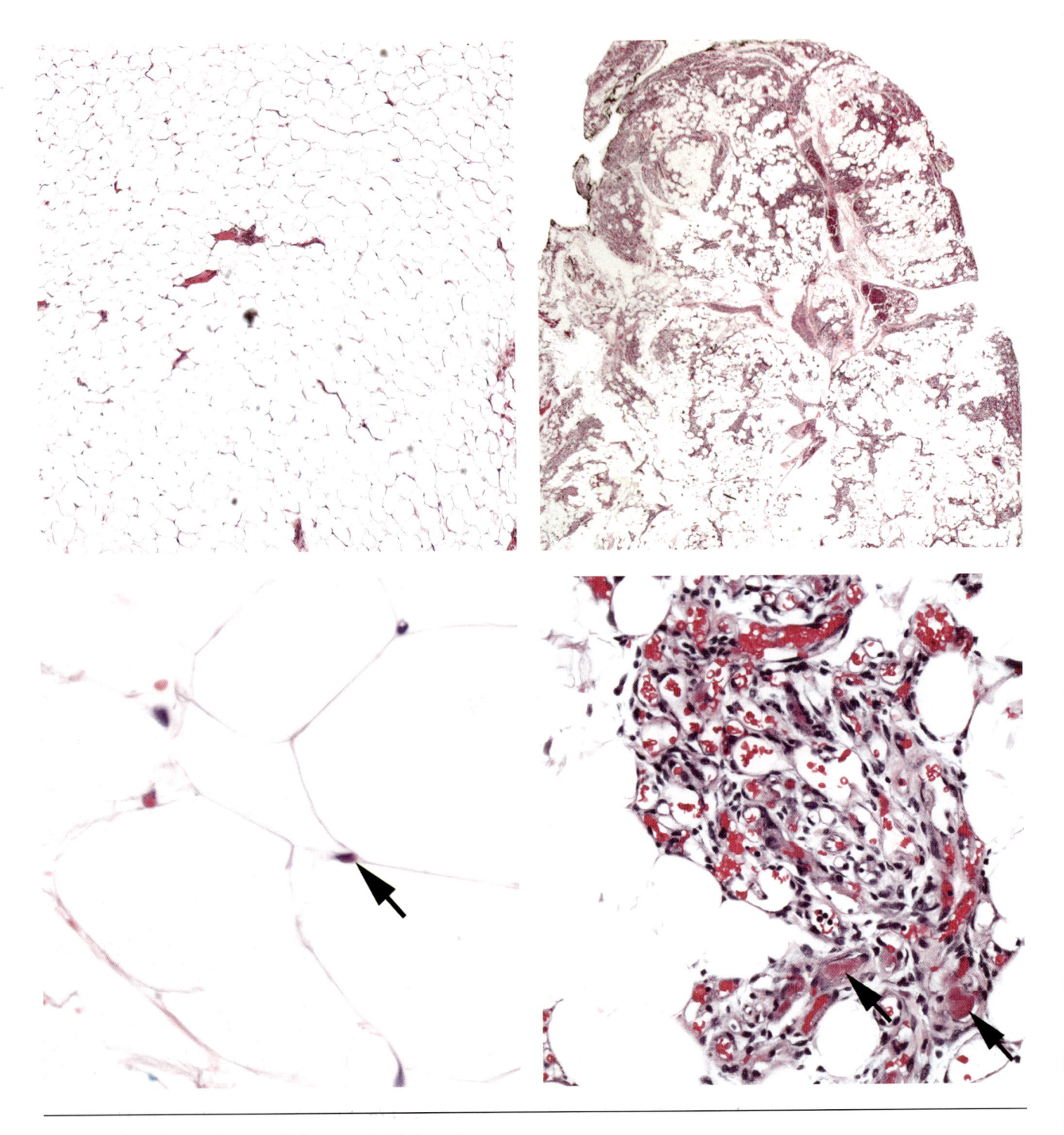

- Células "claras" com núcleo periférico comprimido (seta, imagem inferior esquerda)
- Células claras são adipócitos, dispostos em lóbulos
- Septos diminuídos/ausentes
- Angiolipoma também possui um número aumentado de pequenos vasos, alguns contendo fibrina (setas, imagem inferior direita)

Lipoma (esquerda)/angiolipoma (direita)

Tipo de Célula | Clara

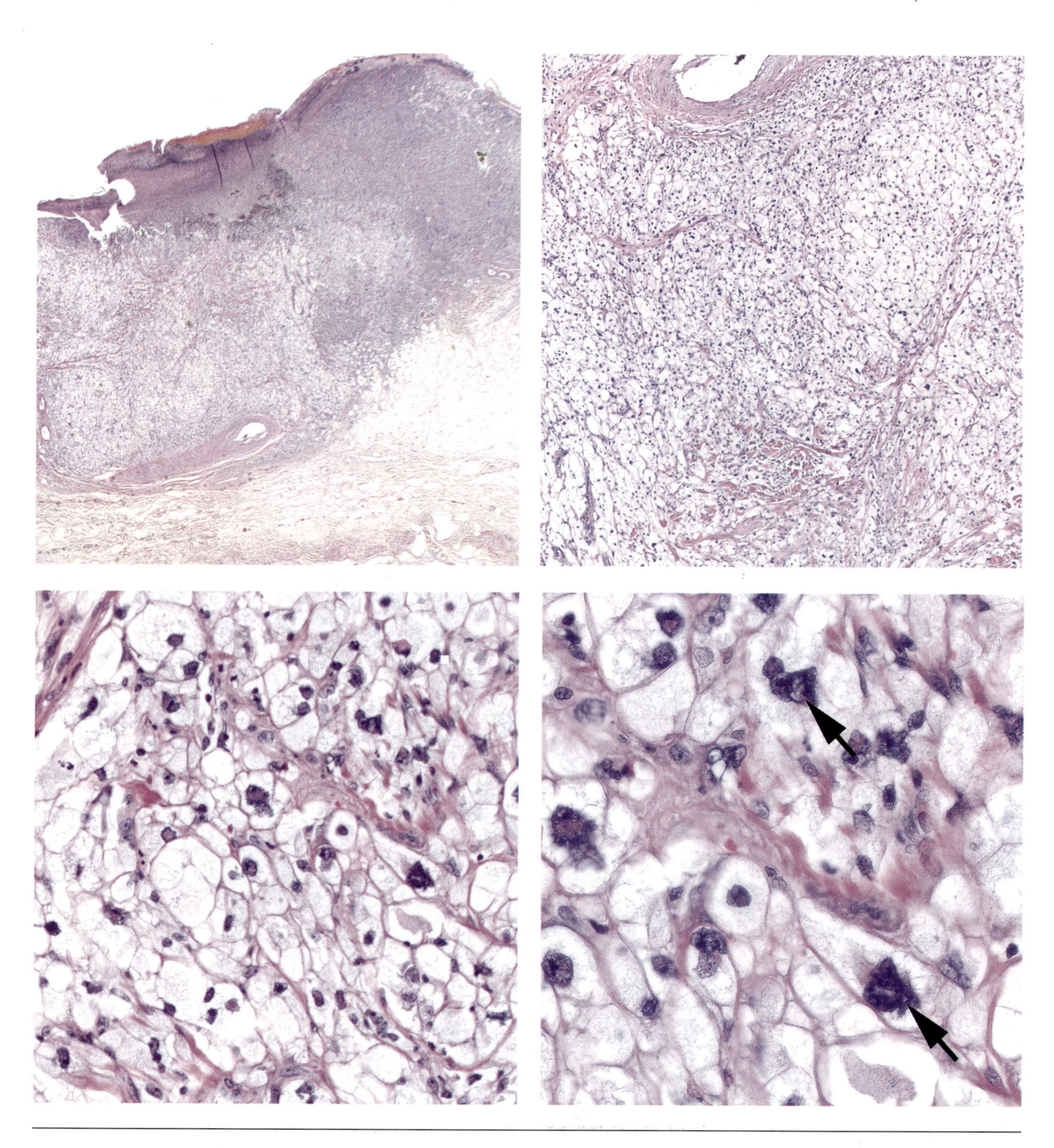

- Células "claras"
- As células são melanócitos com citoplasma claro/espumoso
- As células possuem núcleos atípicos (setas)
- Colorações especiais podem ser necessárias para confirmar o diagnóstico
- Áreas de melanoma convencional ou um componente juncional como pistas

Melanoma, células em balão

Tipo de Célula | Clara

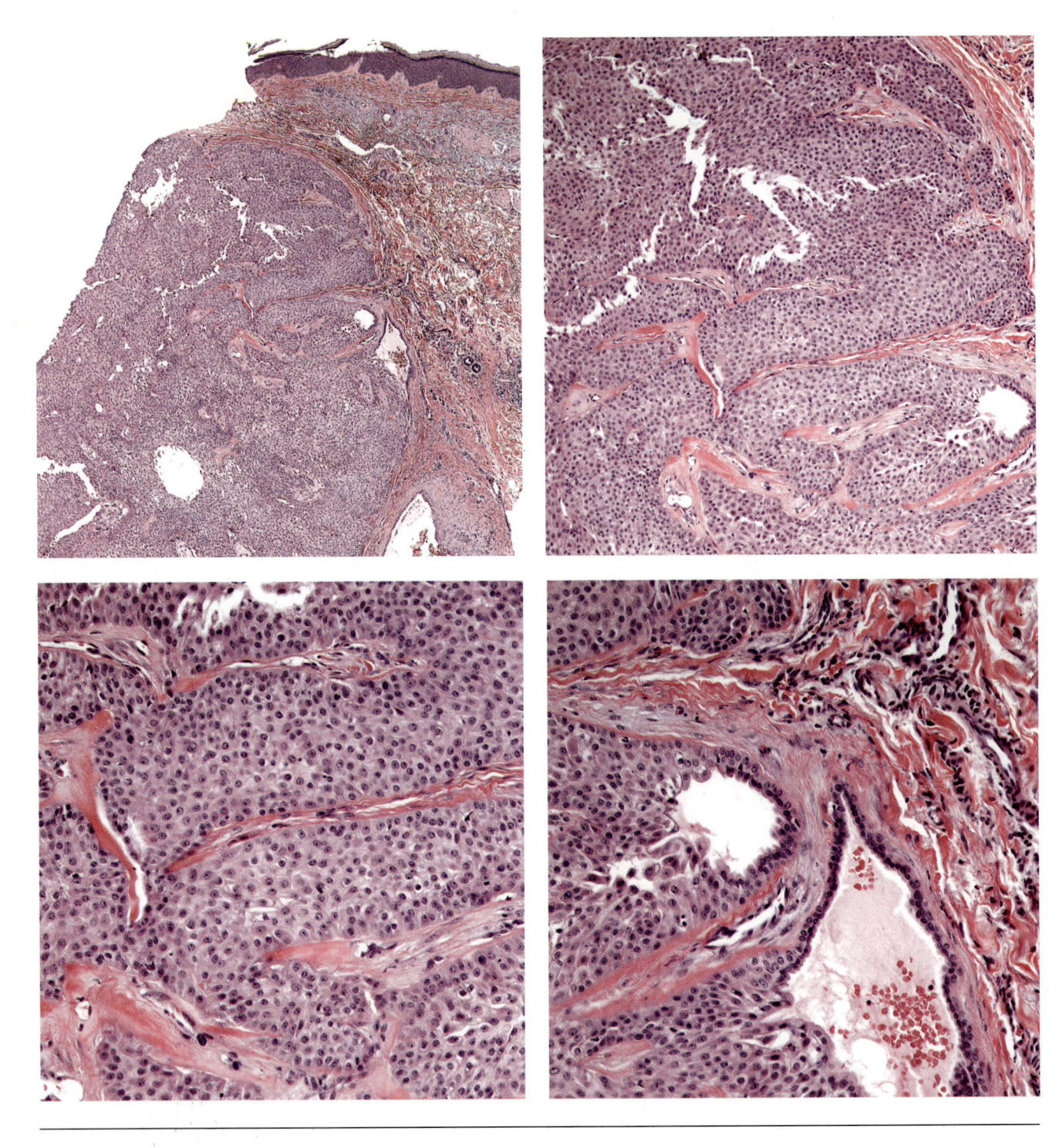

- Células "claras"
- Células são dispostas em lóbulos com áreas de diferenciação ductal
- Colágeno hialinizado geralmente presente

Hidradenoma nodular

Tipo de Célula | Clara 211

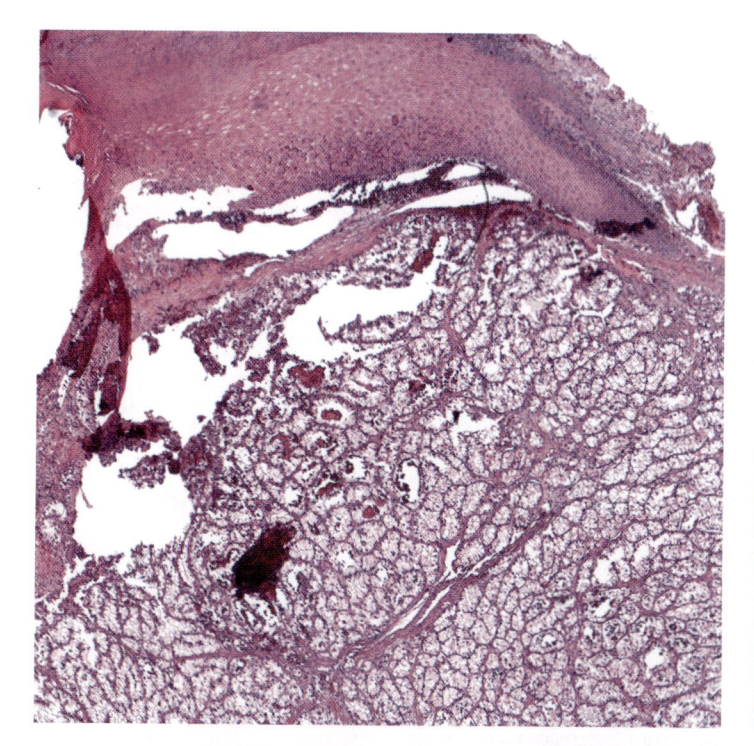

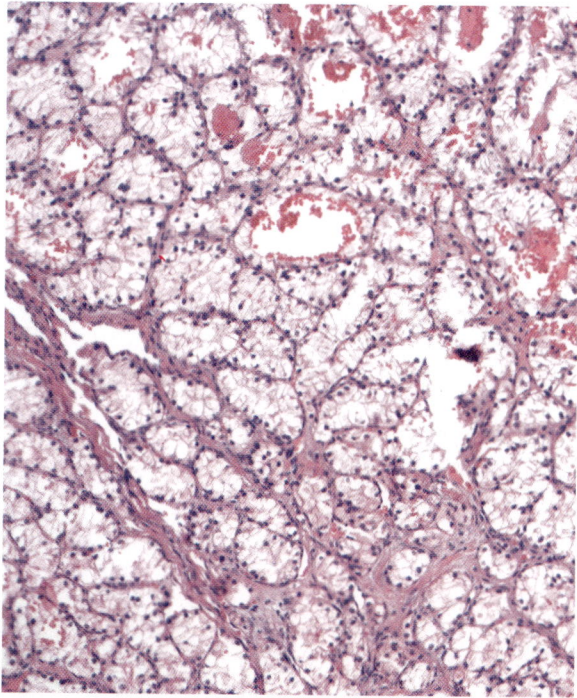

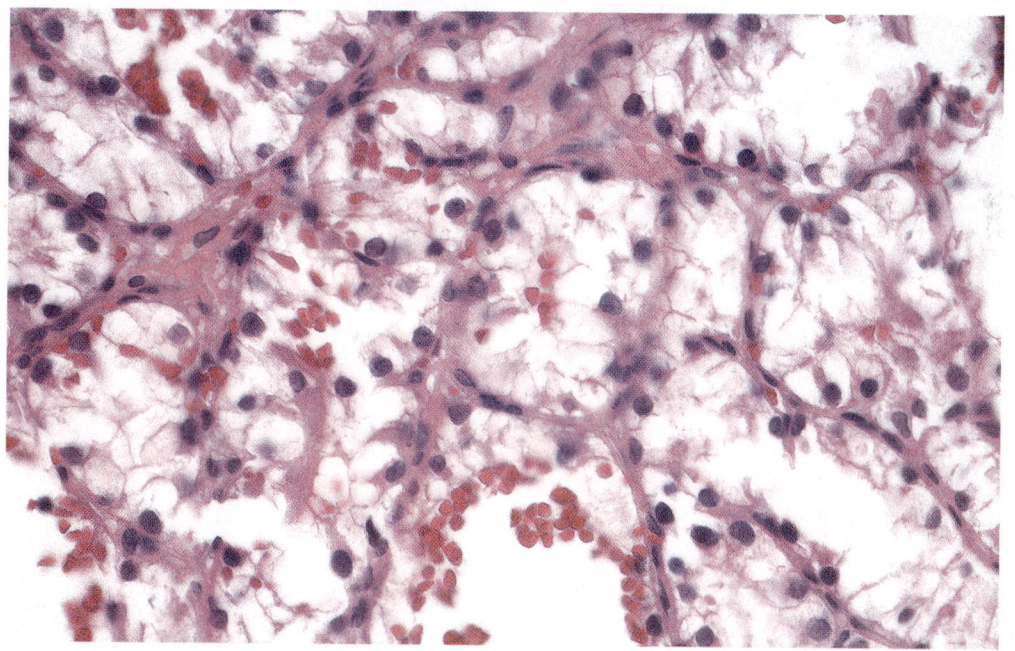

- Células "claras"
- Muitas vezes em cordões, ilhas ou estruturas pseudoglandulares
- Células são de origem renal rodeadas por vasos sanguíneos proeminentes/eritrócitos extravasados

Carcinoma de células renais

Tipo de Célula | Clara

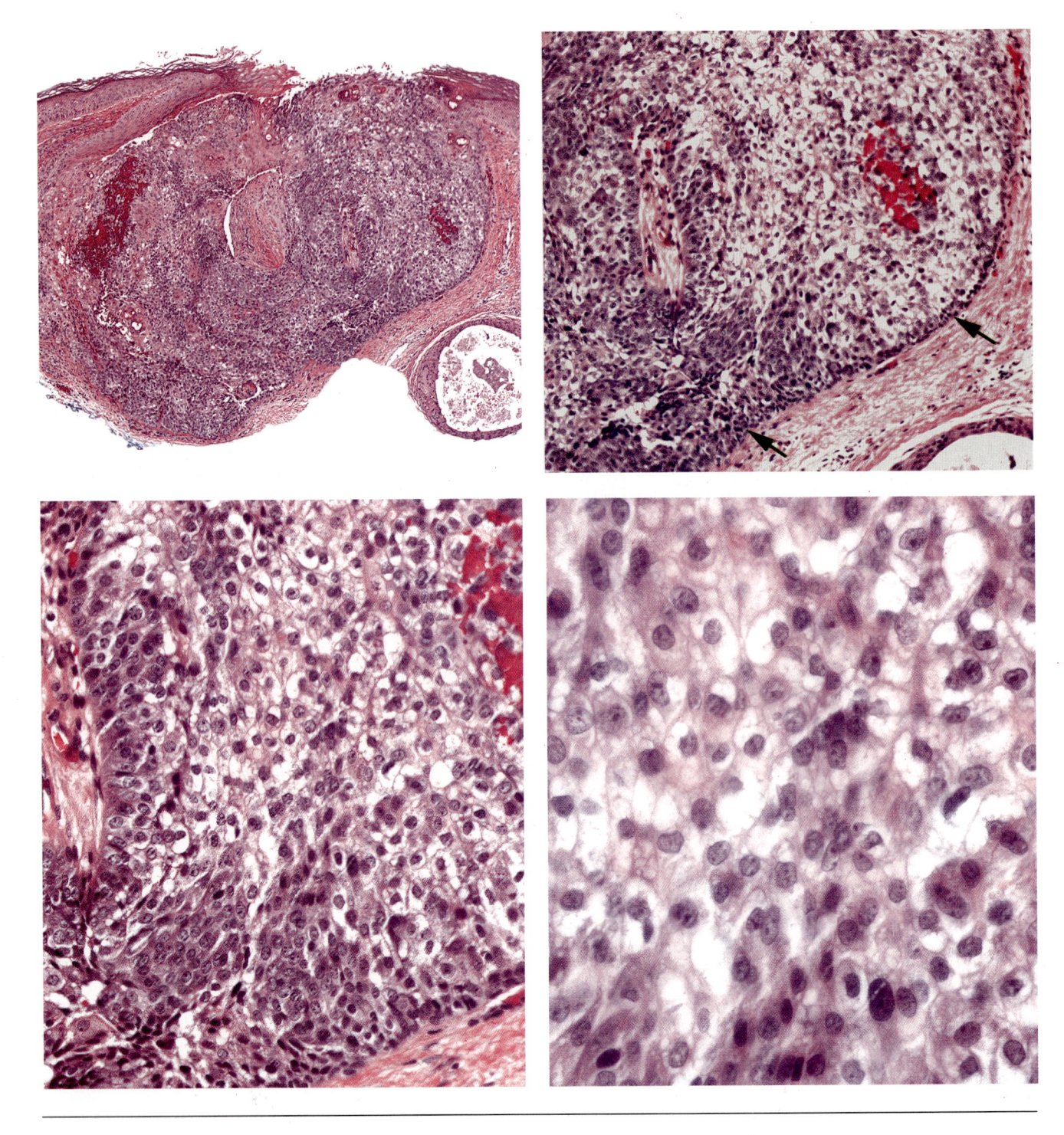

- Células "claras"
- As células são sebócitos frequentemente com núcleos espinhosos/em forma de estrela limitados por várias camadas de células basaloides (setas)
- Em pequeno aumento, geralmente se observa uma proliferação lobular descendente da epiderme

Adenoma sebáceo

Tipo de Célula | Clara   213

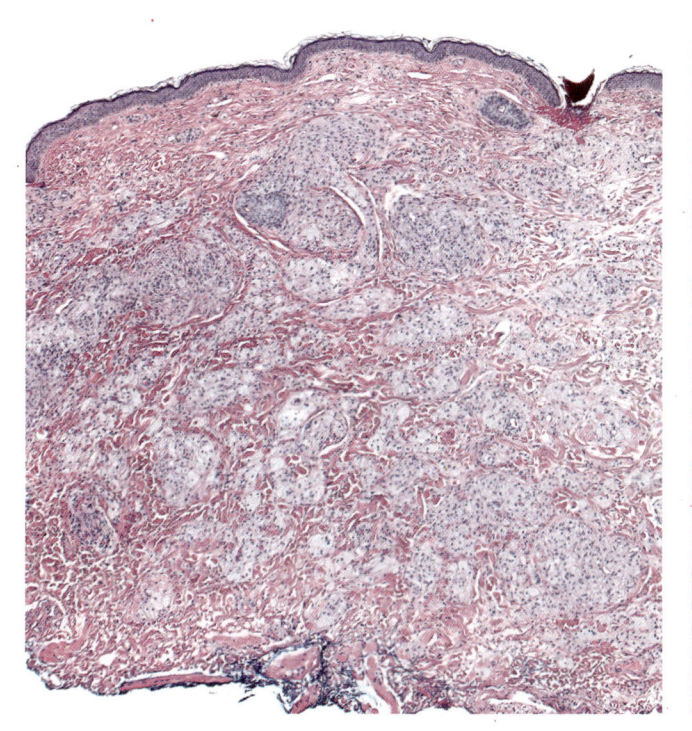

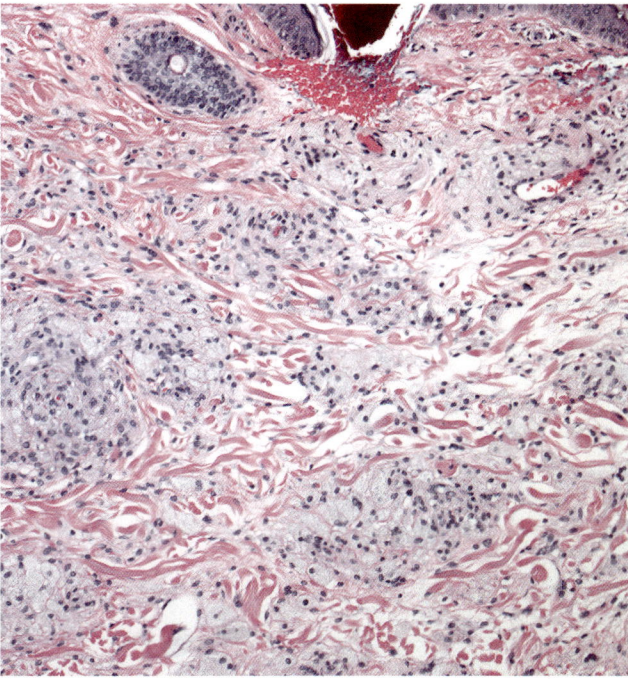

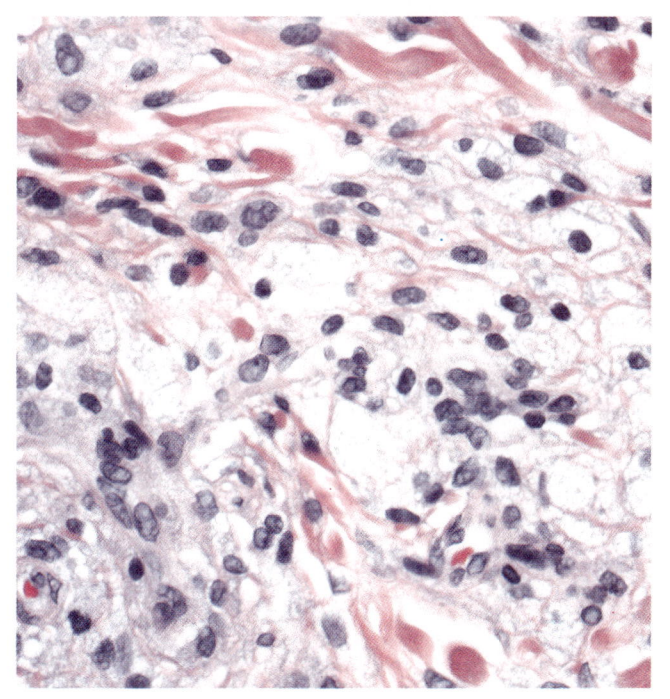

- Células "claras"
- Células são histiócitos espumosos (preenchidos com lipídios), dispostos entre os feixes de colágeno
- Frequentemente com uma fina epiderme (pele da pálpebra)
- Pelos velos podem estar presentes (pele da pálpebra)

Xantelasma

Tipo de Célula | Clara

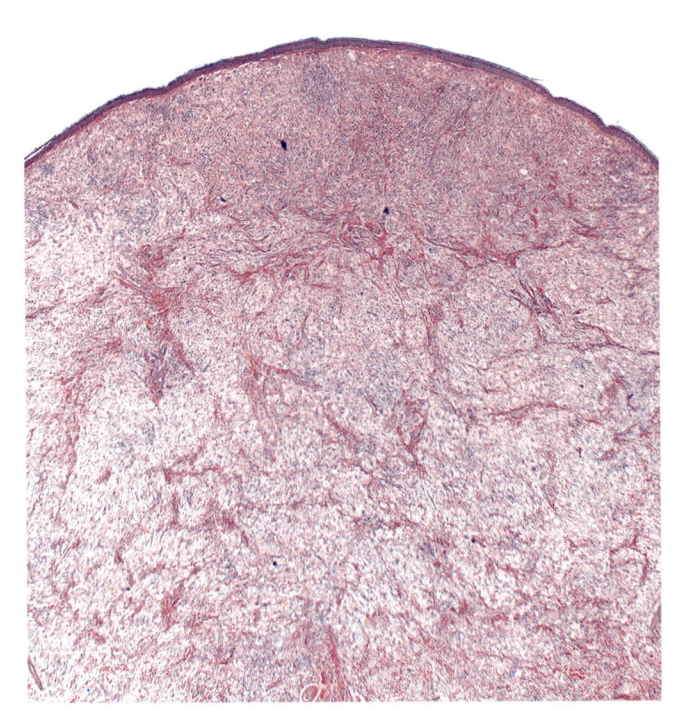

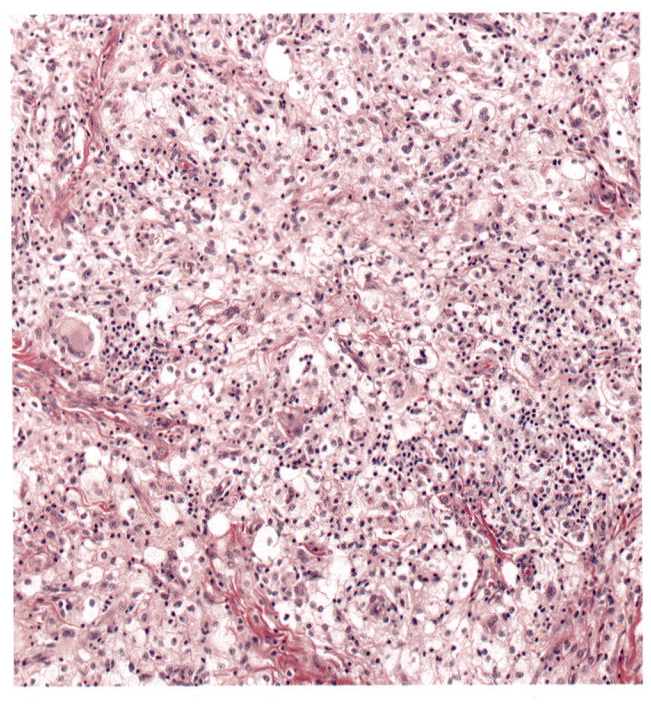

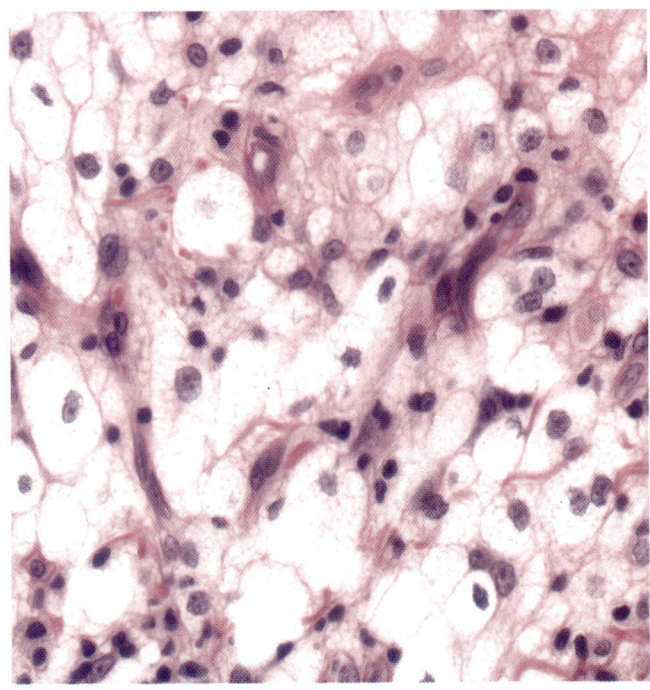

- Células "claras"
- Células são histiócitos, dispostos em uma proliferação bem circunscrita na derme superior
- Células de Touton e eosinófilos frequentemente vistos

Xantogranuloma (lesão mais antiga)

Tipo de Célula | Clara 215

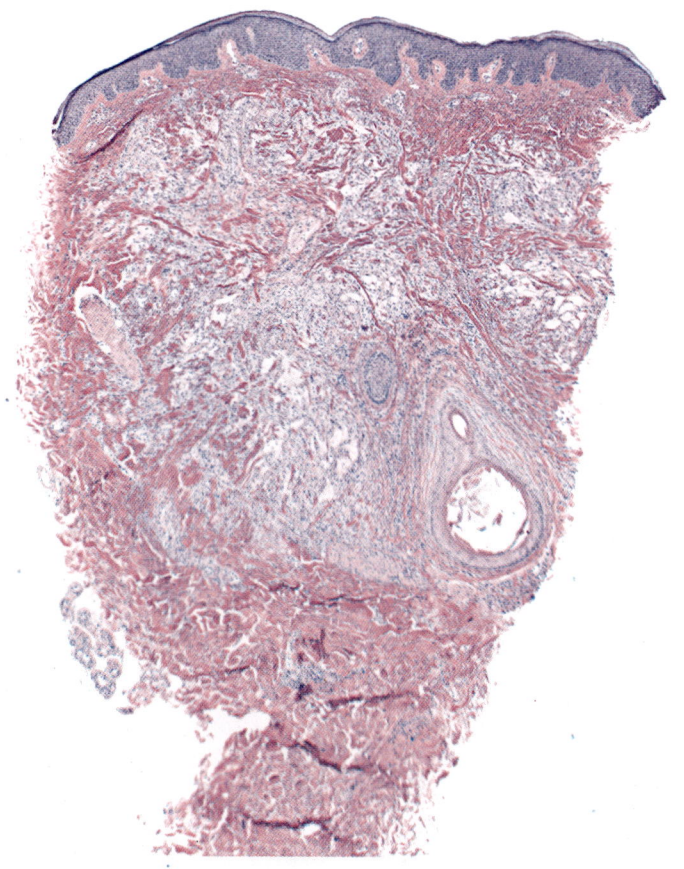

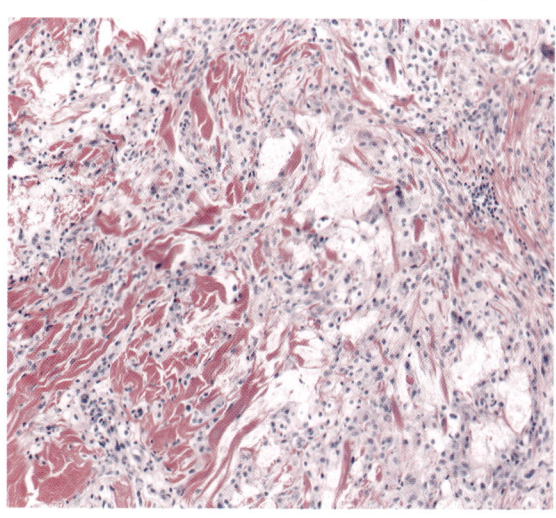

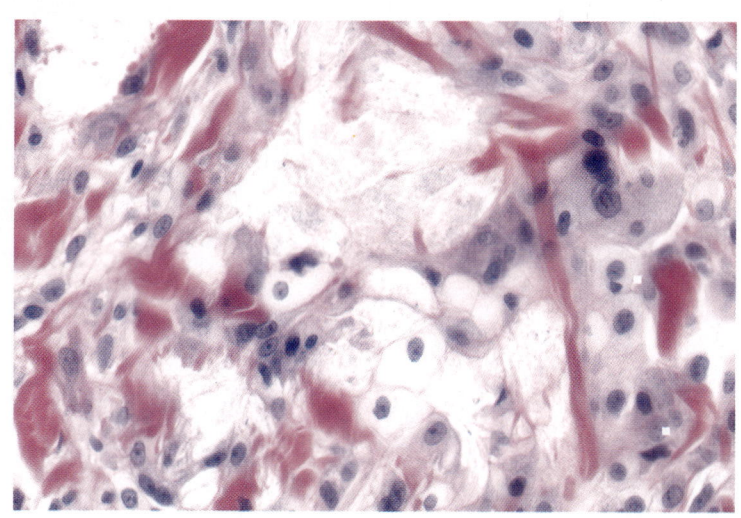

- Células "claras"
- Células são histiócitos espumosos (preenchidos com lipídios), em grupos na derme
- Lipídios livres estão presentes em xantomas eruptivos

Xantoma

216 | **Tipo de Célula** | Clara

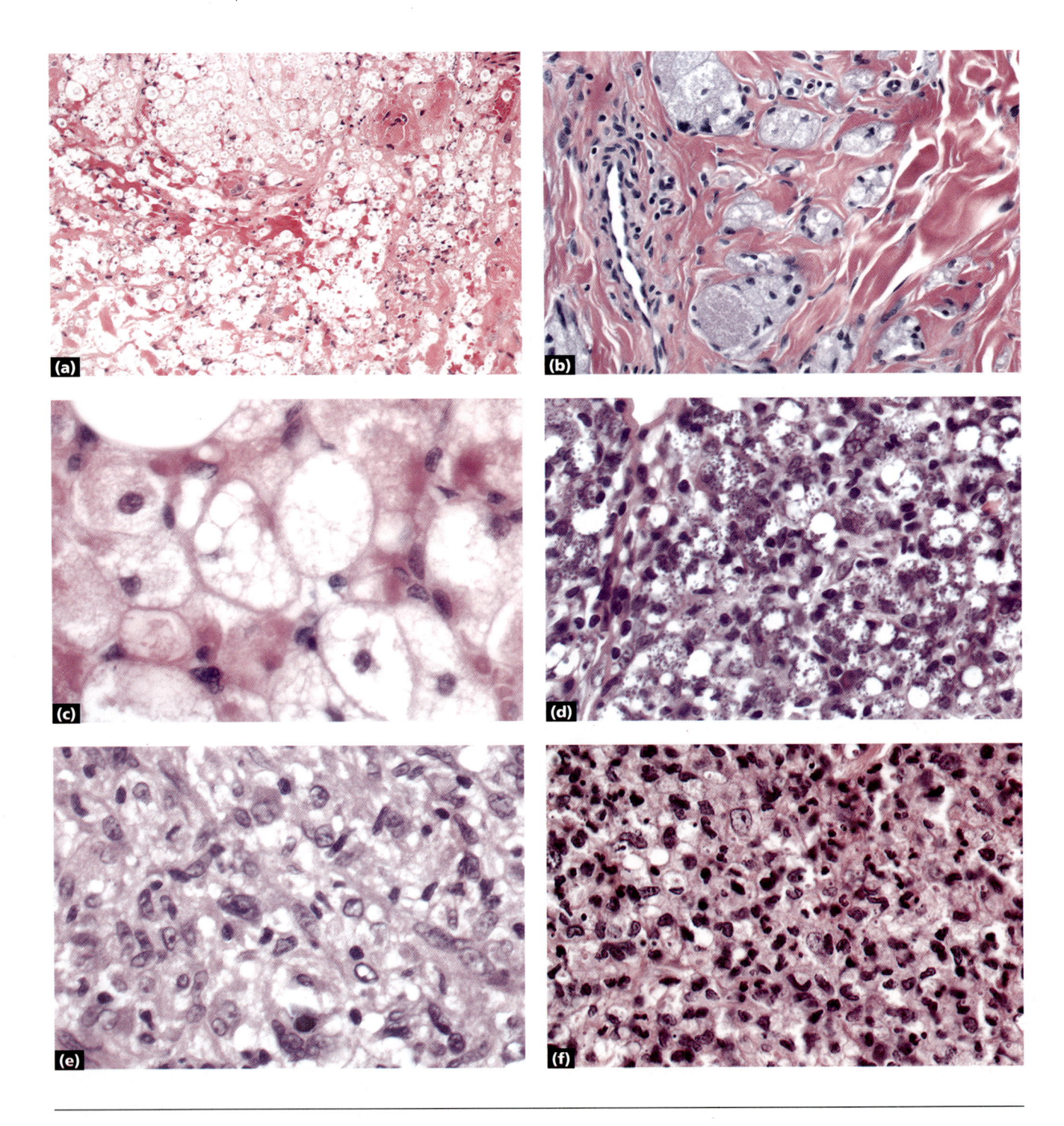

a Criptococose, gelatinosa: espaços claros que representam a cápsula do organismo
b Tumor de células granulares: células com citoplasma granular
c Hibernoma: células com citoplasma vaculolado semelhante a uma rede
d Leishmaniose: macrófagos cheios de microrganismos
e Hanseníase virchoviana: histiócitos preenchidos com microrganismos; arranjo linear em pequeno aumento
f Histoplasmose: histiócitos com microrganismos redondos intracitoplasmáticos; microrganismos frequentemente cercados por um espaço claro (a cápsula)

Diferenças-chave

Tipo de Célula | Clara   217

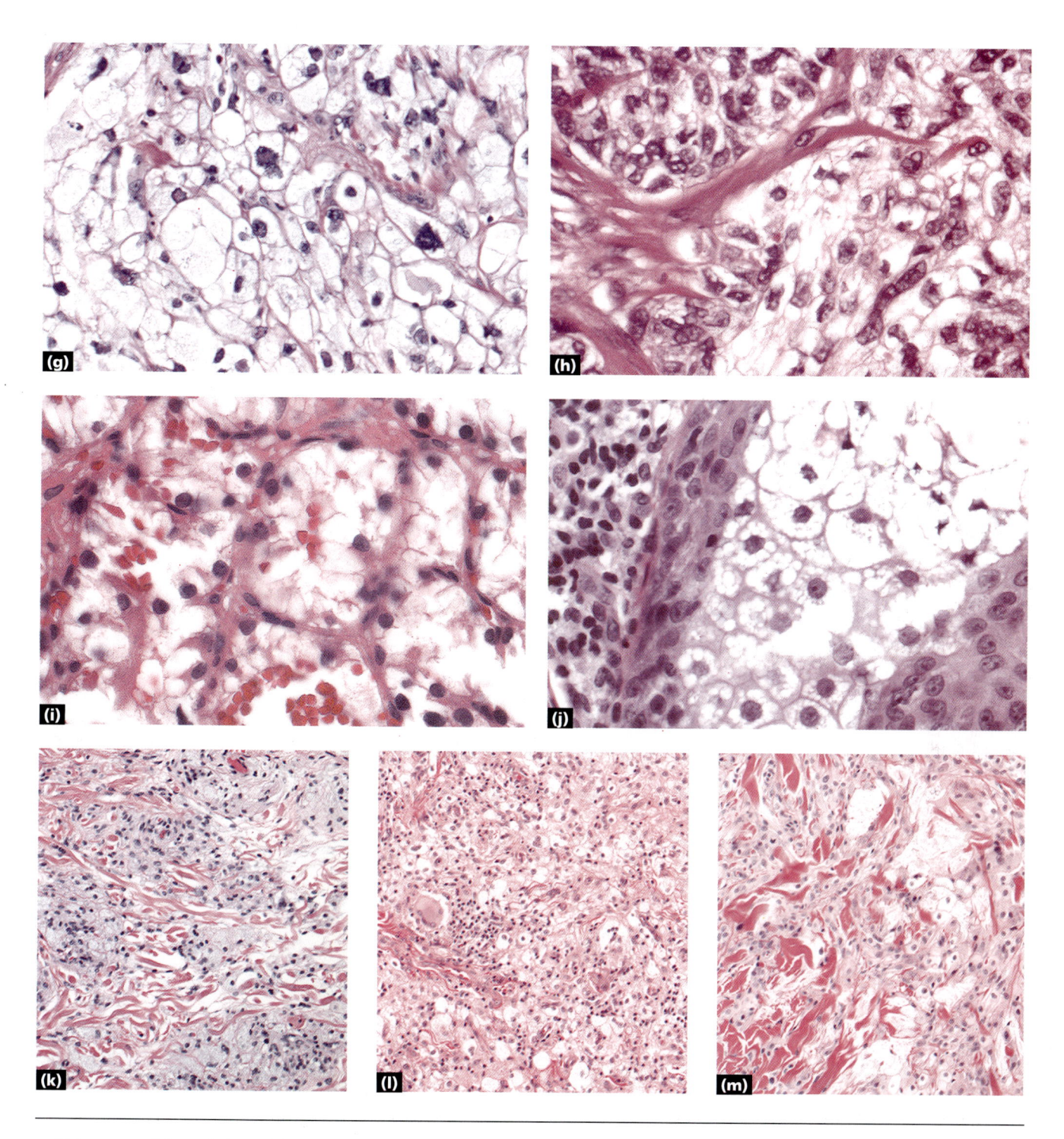

g Melanoma, célula em balão: núcleos atípicos com citoplasma claro
h Hidradenoma nodular: células claras com ductos intercalados e colágeno hialinizado
i Carcinoma de células renais: células claras com eritrócitos extravasados
j Adenoma sebáceo: sebócitos claros com núcleos em forma de estrela com uma orla de células basaloides
k Xantelasma: células espumosas entremeadas na pele das pálpebras
l Xantogranuloma: células espumosas com algumas células de Touton
m Xantoma: células espumosas e lipídios extracelulares

Diferenças-chave, *continuação*

4 Abordagem de Cima para Baixo

- Hiperceratose/paraceratose, 221
- Alteração da epiderme superior, 228
- Acantólise, 238
- Espaço/fenda subepidérmica, 248
- "Material" granular nas células, 255
- Derme "ocupada", 260
- Material dérmico, 263
- Necrose adiposa, 276

| **Abordagem de Cima para Baixo** | Hiperceratose/paraceratose 221

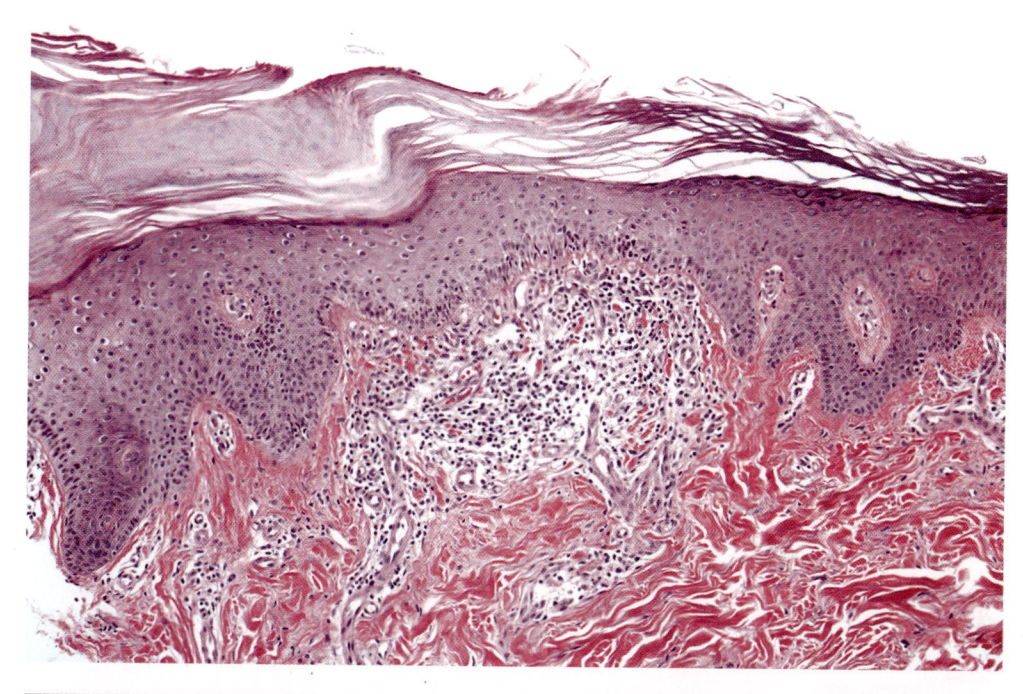

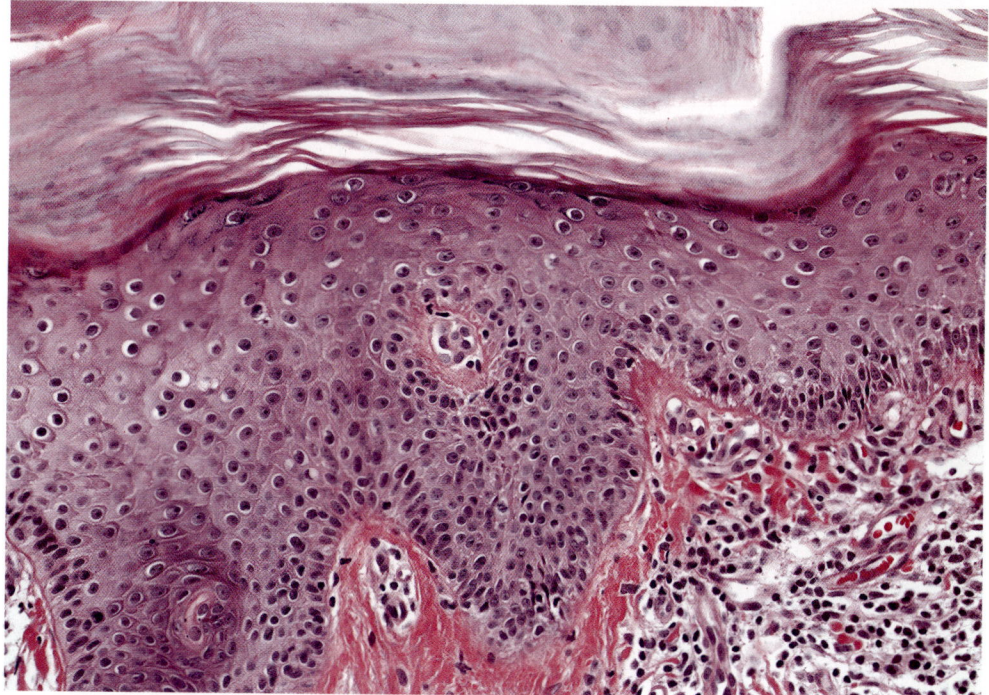

- Hiperceratose e infiltrado linfocítico variável
- Ceratinócitos "disceratósicos" dispersos podem estar presentes
- Epiderme acantótica ou atrófica

Doença de Flegel

222 Abordagem de Cima para Baixo | Hiperceratose/paraceratose

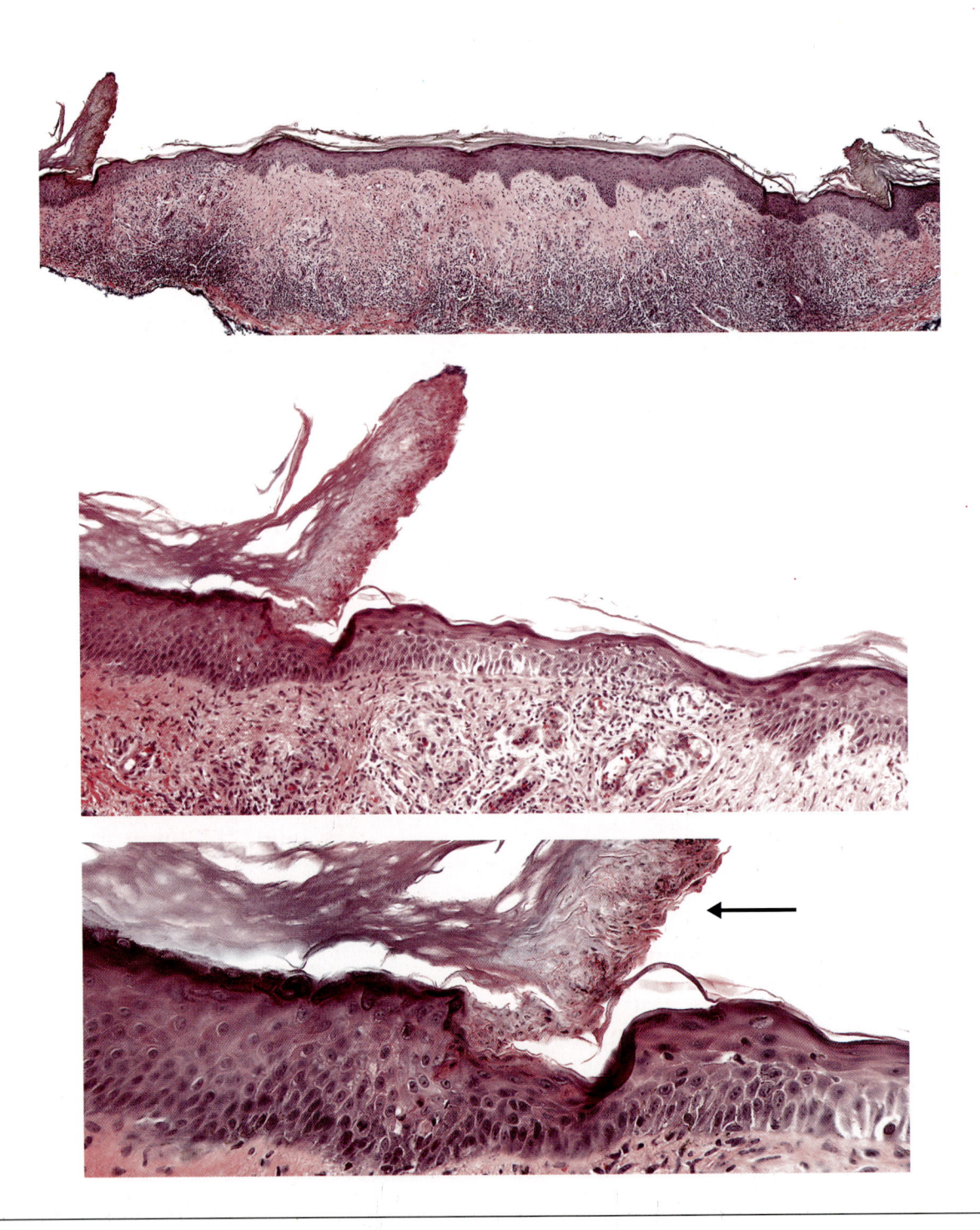

- Hiperceratose/paraceratose (lamelas cornoides) e infiltrado linfocítico
- Lamelas cornoides (paraceratose em camadas acima da camada granulosa alterada) (seta)
- Infiltrado liquenoide pode estar presente

Poroceratose

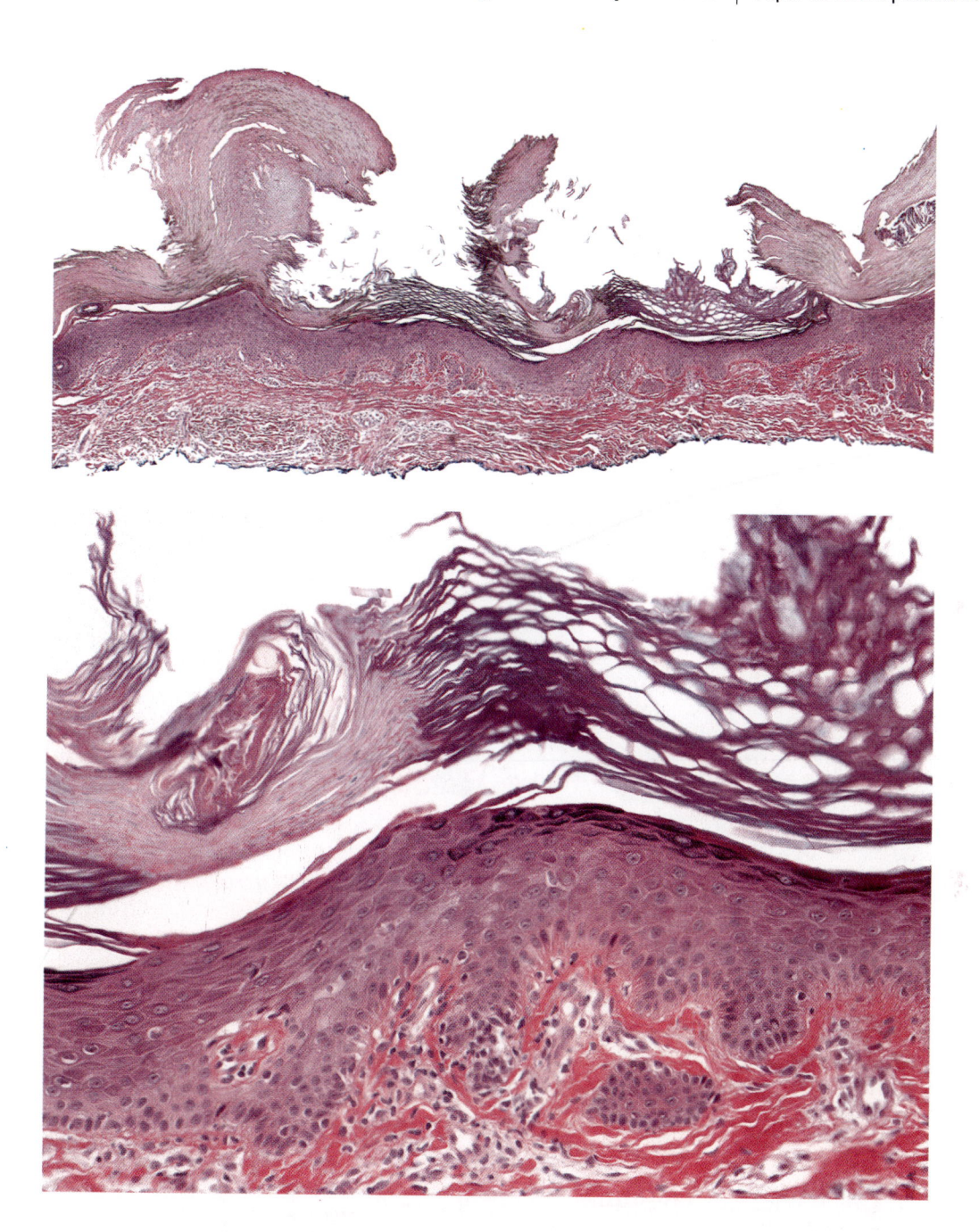

Abordagem de Cima para Baixo | Hiperceratose/paraceratose 223

- Hiperceratose alternada com paraceratose
- Epiderme acantótica

Nevo epidérmico verrucoso inflamatório linear

Abordagem de Cima para Baixo | Hiperceratose/paraceratose

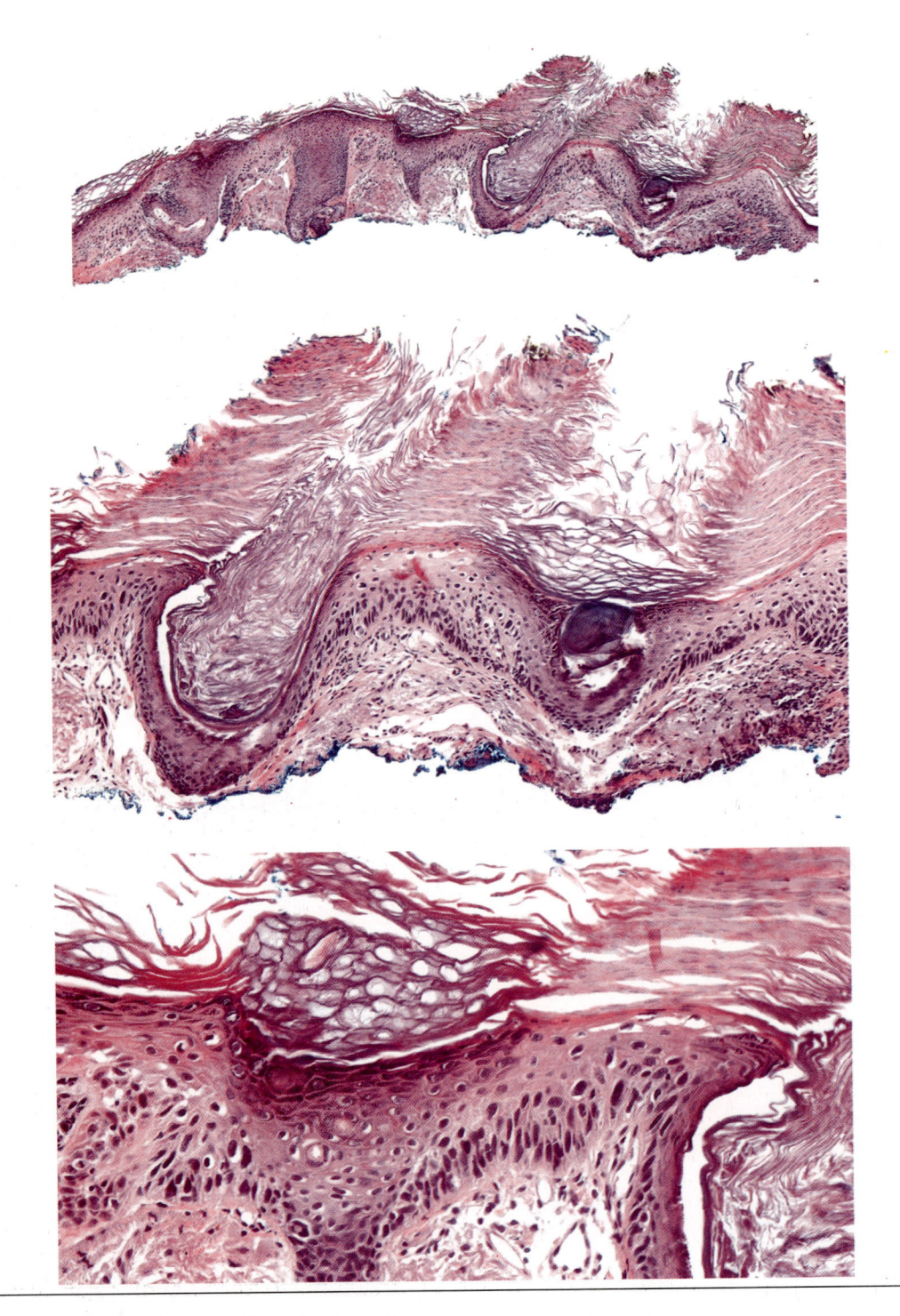

- Hiperceratose alternada com paraceratose (camada córnea alterna áreas róseas e azuis)
- Abaixo das áreas de paraceratose, ceratinócitos atípicos na epiderme inferior
- Ortoceratose acima de ceratinócitos típicos nas estruturas anexiais

Ceratose actínica

Abordagem de Cima para Baixo | Hiperceratose/paraceratose   225

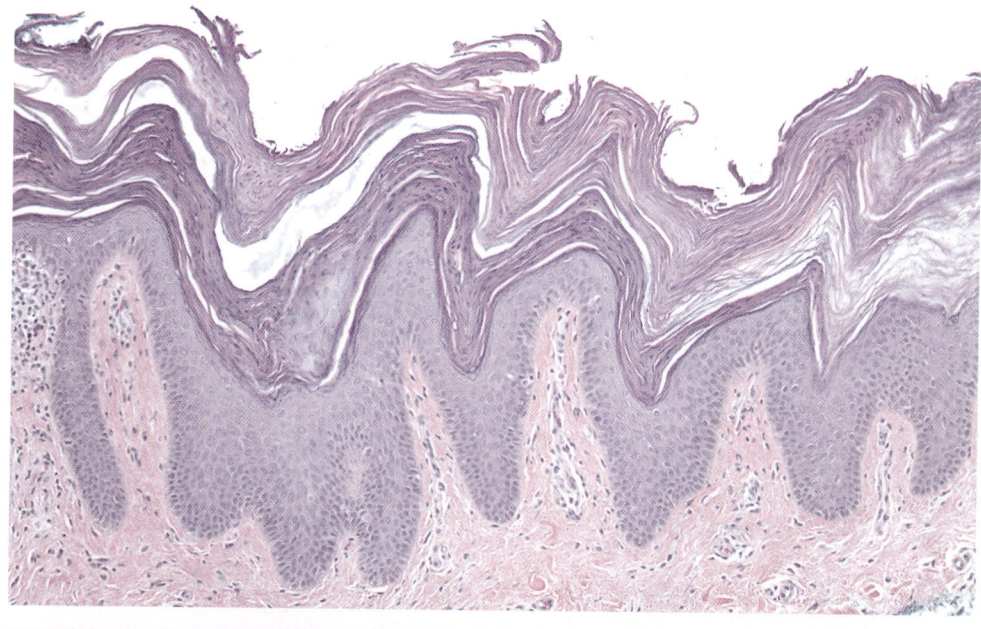

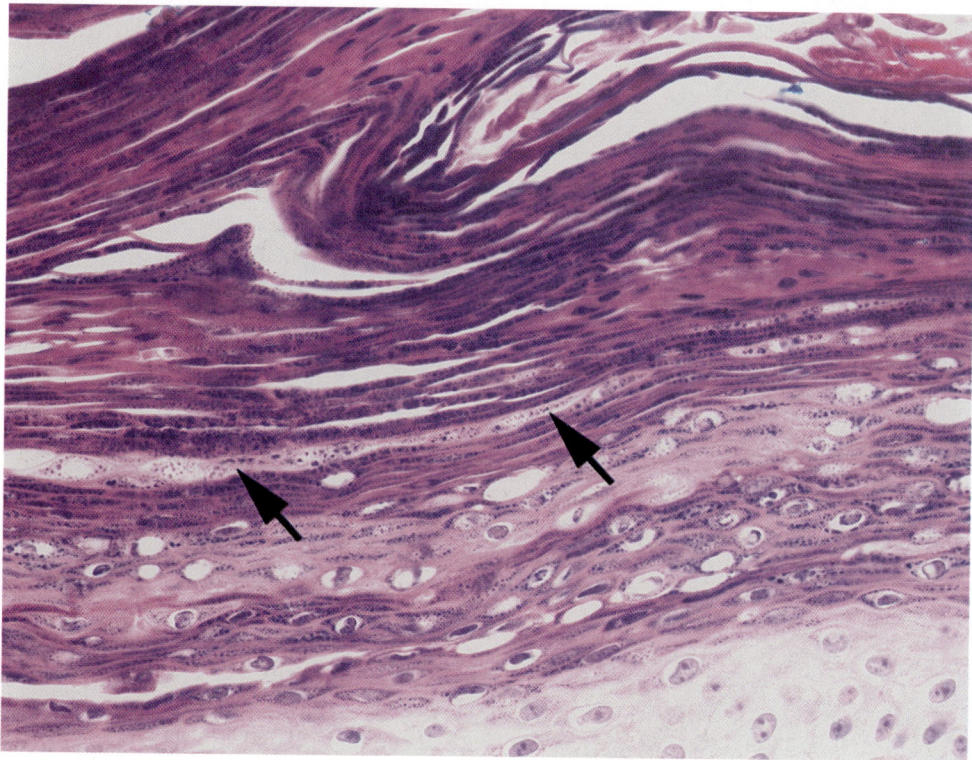

- Paraceratose com grânulos
- Grânulos retidos no estrato córneo (setas)

Paraceratose granular axilar

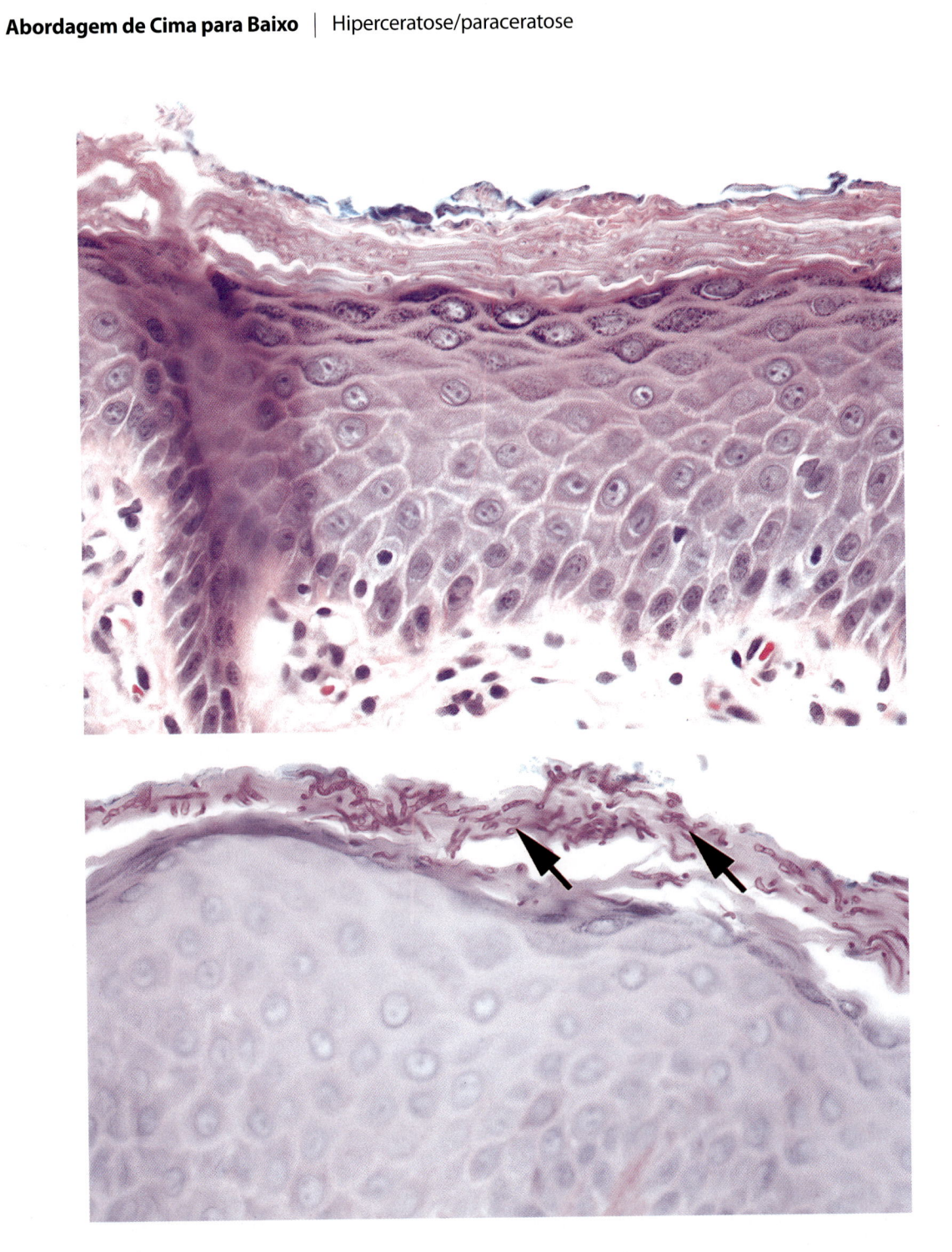

226 **Abordagem de Cima para Baixo** | Hiperceratose/paraceratose

- Paraceratose com microrganismos
- Organismos ligeiramente refratários (esferas e túbulos) na camada córnea
- Paraceratose pode ser vista acima da ortoceratose ("sinal do sanduíche")
- Organismos evidentes na coloração pelo PAS (setas)

Dermatofitose

Abordagem de Cima para Baixo | Hiperceratose/paraceratose

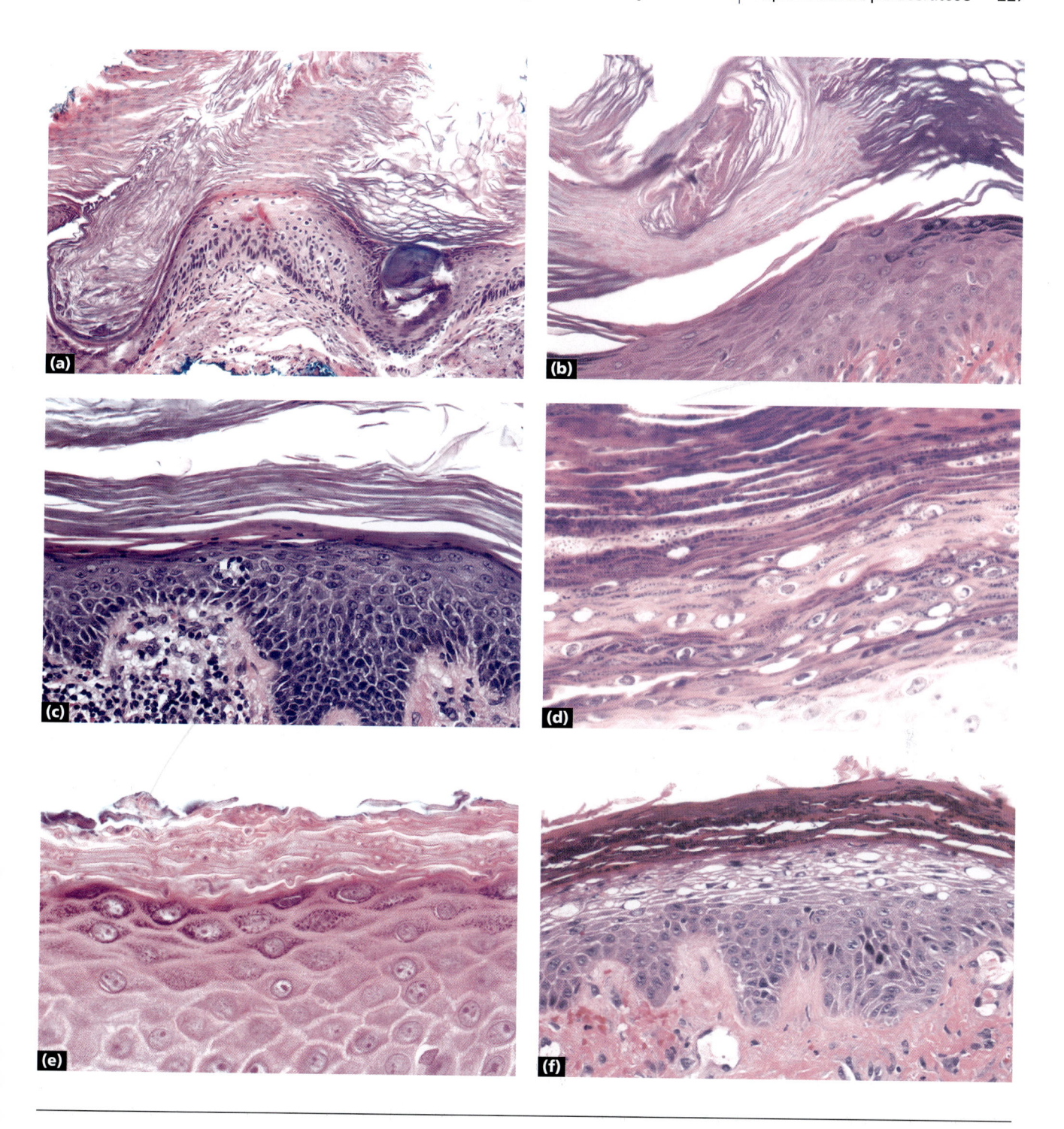

a Ceratose actínica: camada córnea alterna áreas róseas e azuis acima de focos de ceratinócitos atípicos e ceratinócitos típicos em estruturas anexiais poupadas
b Nevo epidérmico verrucoso inflamatório linear: hiperceratose alternada com paraceratose sobre acantose sem atipias
c Pitiríase rubra pilar: hiperceratose e paraceratose em "tabuleiro de xadrez", acantose irregular (ver página 108)
d Paraceratose granular axilar: grânulos retidos no estrato córneo
e Dermatofitose: hifas lineares e círculares no estrato córneo
f Deficiência nutricional: paraceratose epidérmica superior/necrose com palidez (ver página 321)

Nota: Pitiríase versicolor (possuí formas de levedura e hifas) consiste em diagnóstico diferencial; dermatofitose e pitiríase versicolor podem ser sutis e aparecem como pele "normal" em pequeno aumento.

Diferenças-chave

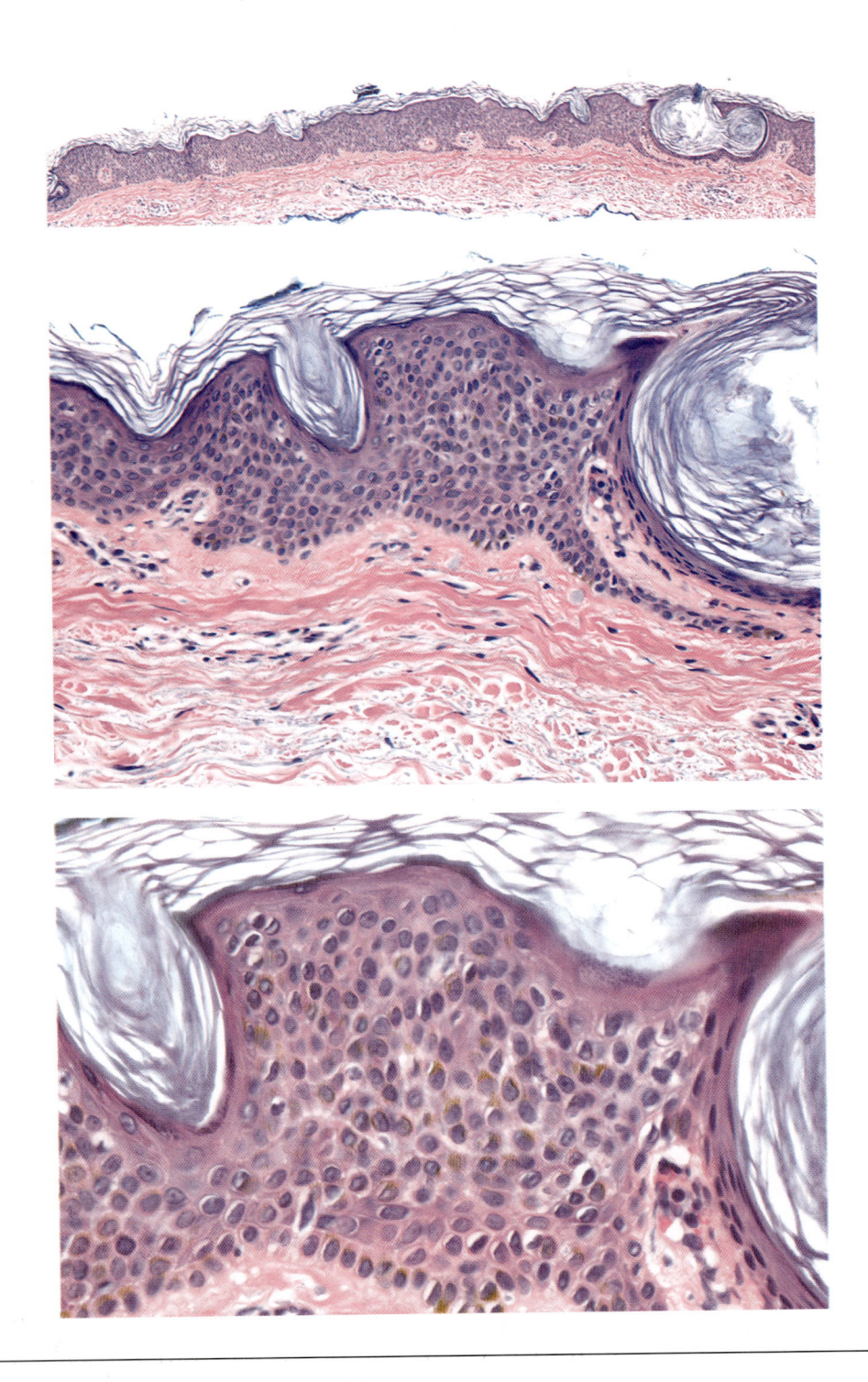

228 **Abordagem de Cima para Baixo** | Alteração da epiderme superior

- Alteração da epiderme superior com ninhos de ceratinócitos que podem ser ligeiramente mais pálidos que os ceratinócitos circundantes
- Ninhos são compostos de ceratinócitos monomórficos e típicos

Ceratose seborreica clonal

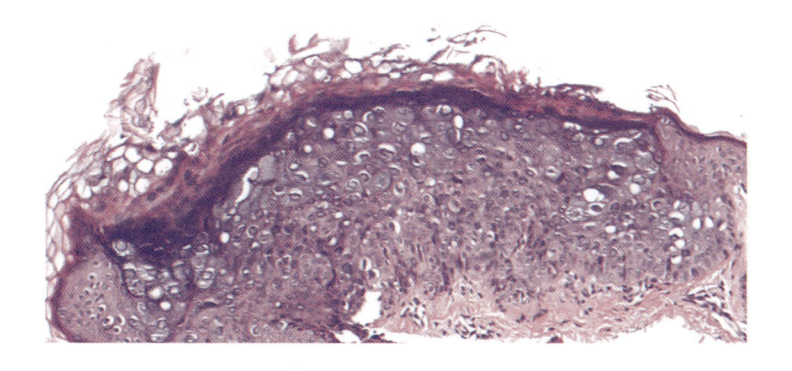

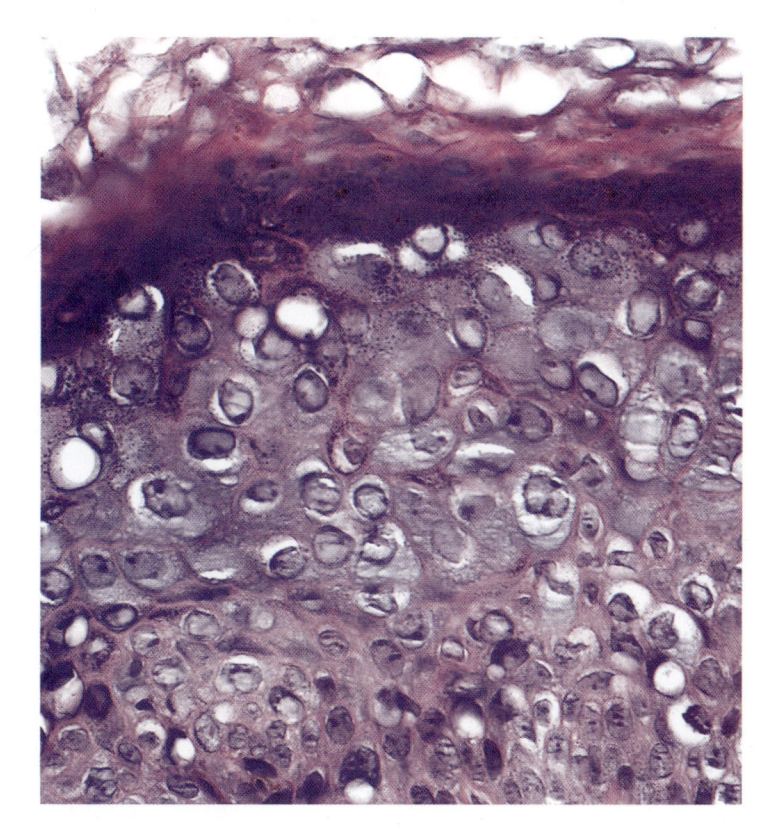

Abordagem de Cima para Baixo | Alteração da epiderme superior 229

- Alteração da epiderme superior de ceratinócitos com citoplasma expandido azul-cinzento e halos ao redor de núcleos

Epidermodisplasia verruciforme

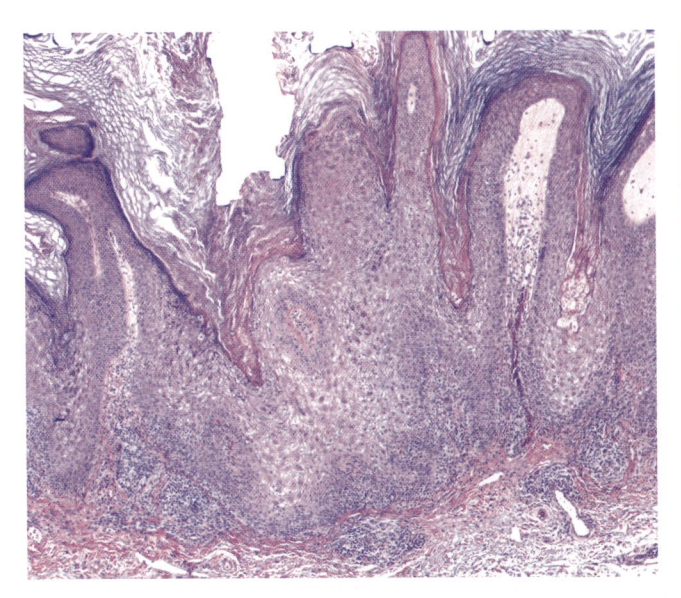

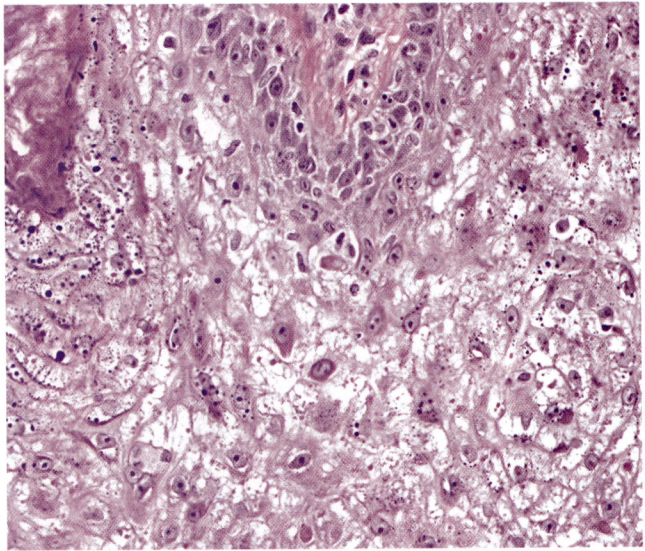

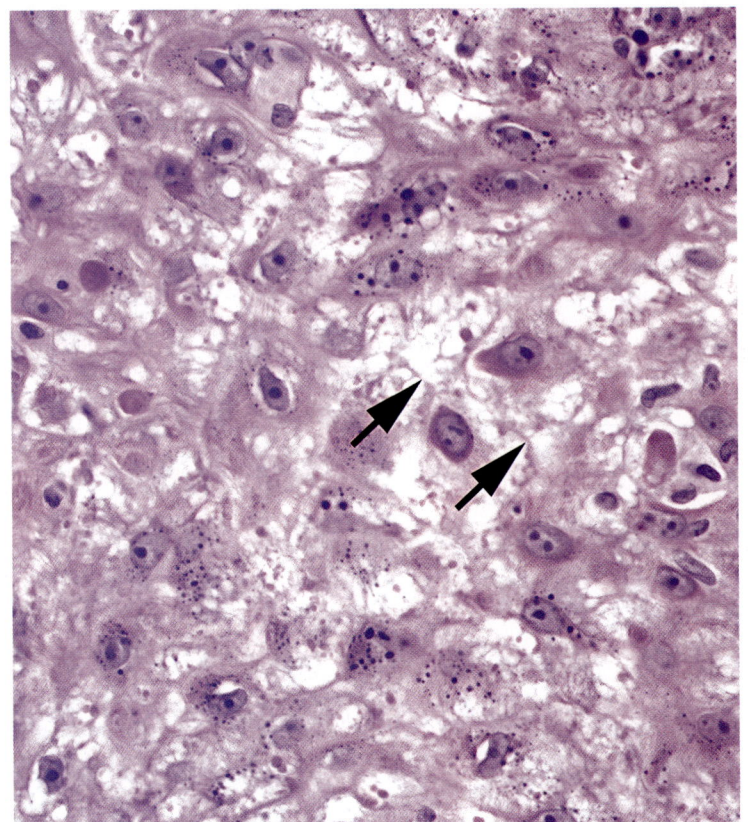

- Alteração da epiderme superior com grânulos de cerato-hialina proeminentes e membranas celulares "em cerca de galinheiro"* – alteração vacuolar-granular (setas)

---

*N. do T.: Tela hexagonal fina.

Hiperceratose epidermolítica

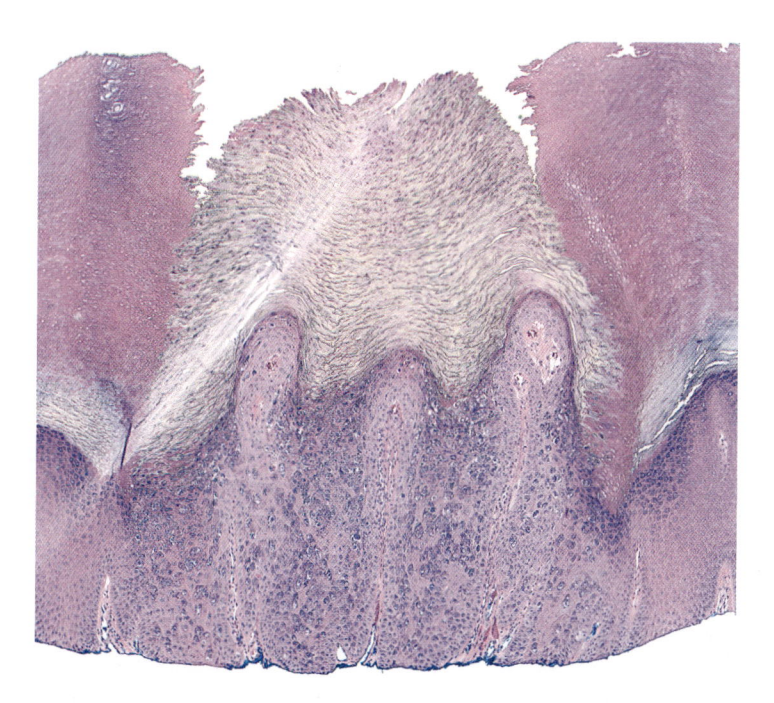

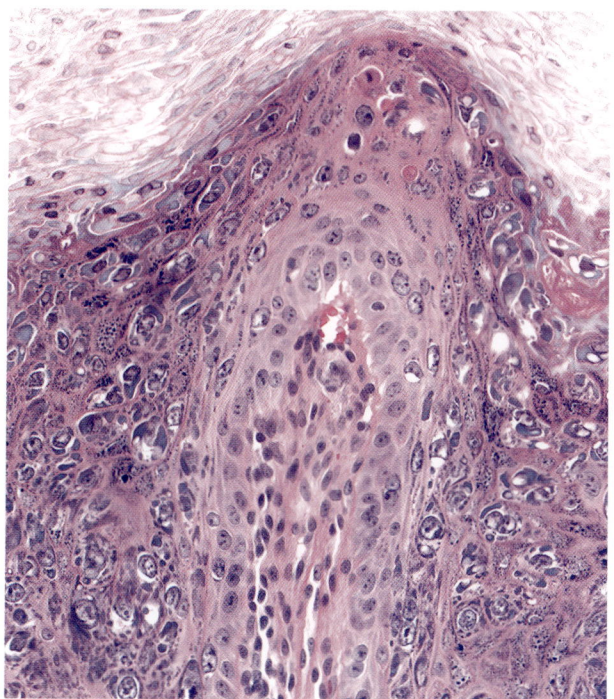

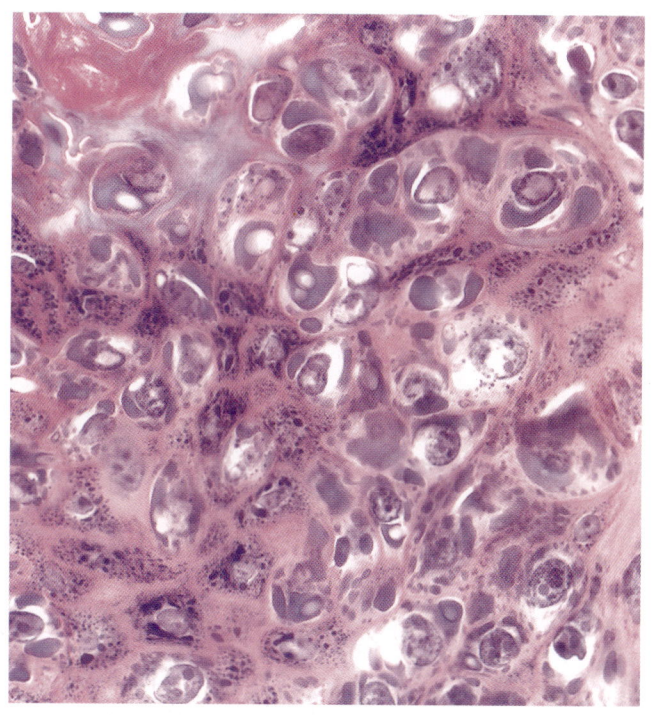

Abordagem de Cima para Baixo | Alteração da epiderme superior   231

- Alteração da epiderme superior visualizando-se coilócitos com grânulos de cerato-hialina muito proeminentes

Mirmecia

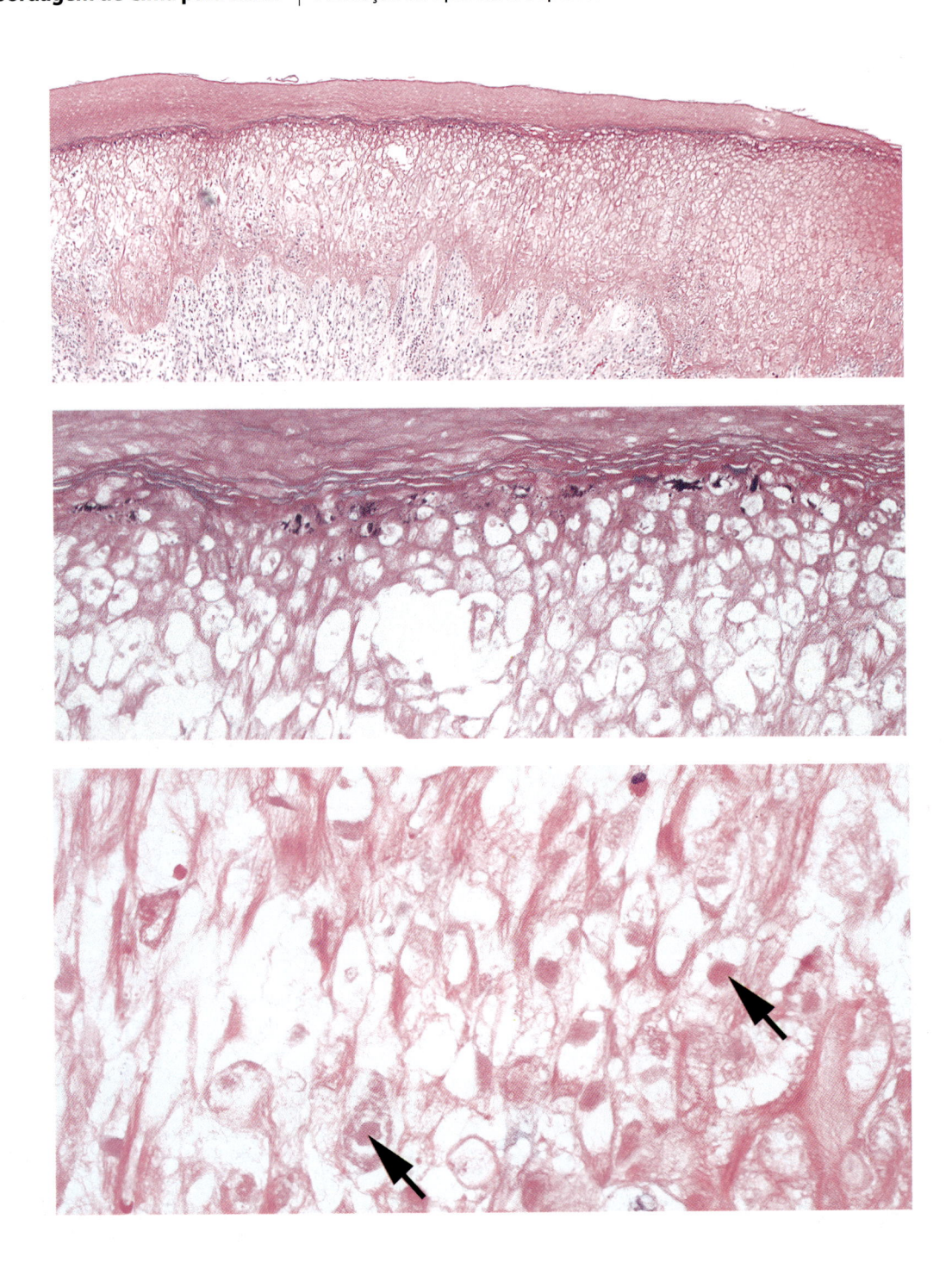

Abordagem de Cima para Baixo | Alteração da epiderme superior

- Alteração da epiderme superior com degeneração reticular (edema das células com retenção de membranas celulares) e glóbulos intracitoplasmáticos cor-de-rosa (setas)
- Usualmente pele acral

Orf

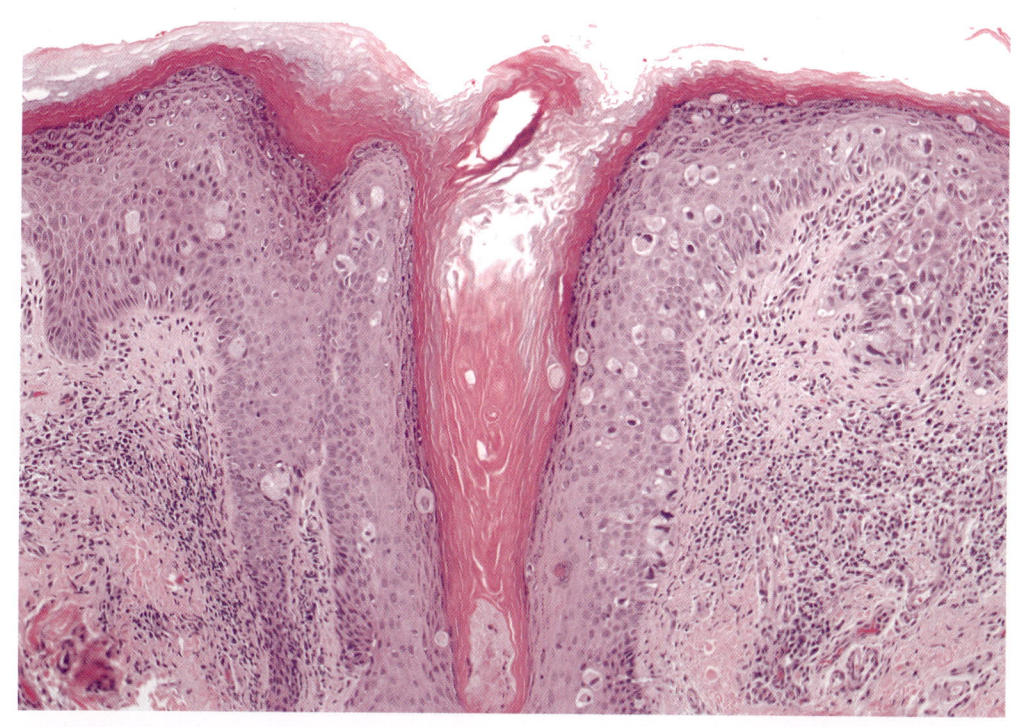

Abordagem de Cima para Baixo | Alteração da epiderme superior 233

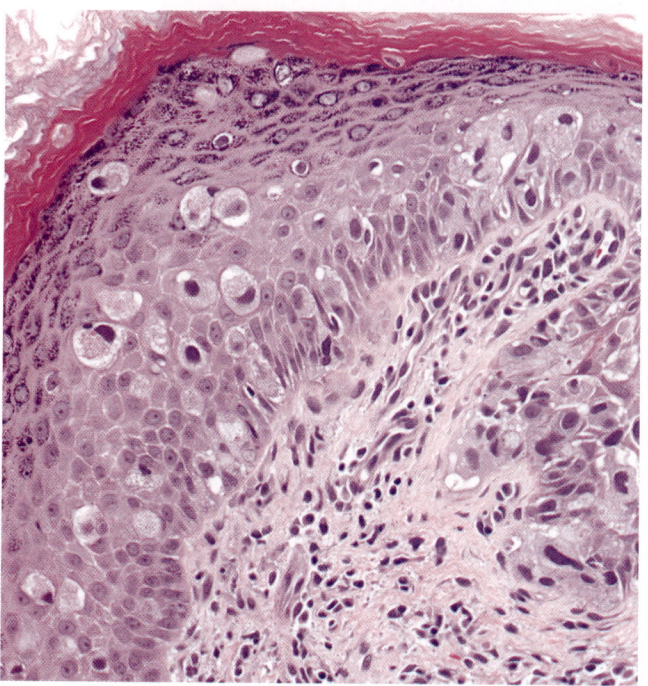

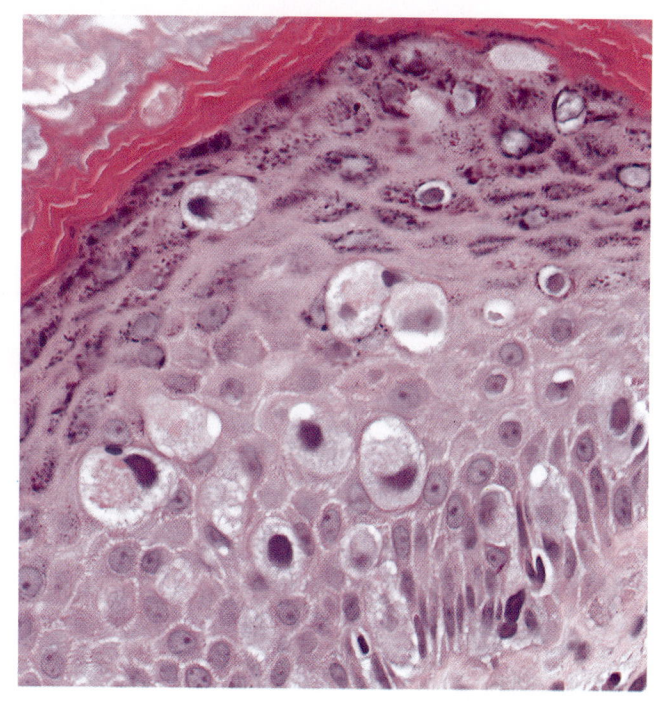

- Alteração da epiderme superior com células grandes isoladas e em ninhos dispersos
- Pode-se ver uma camada basal comprimida embaixo dos ninhos (sinal do delineador)
- Células grandes exibem citoplasma expandido e núcleos na periferia

Doença de Paget

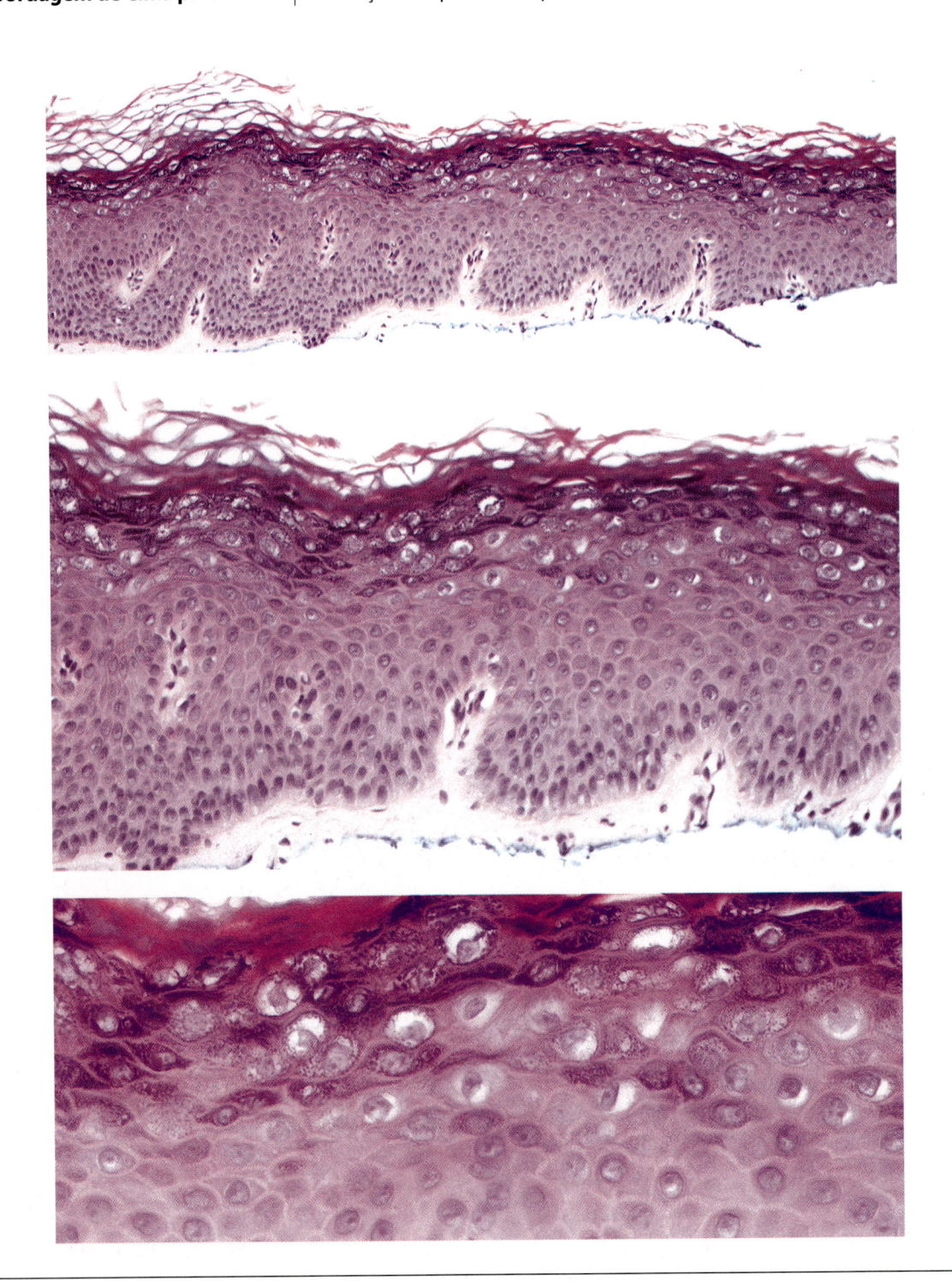

Abordagem de Cima para Baixo | Alteração da epiderme superior

- Alteração da epiderme superior com coilócitos – células com halos ao redor de núcleos
- Superfície epidérmica é achatada e apenas um pouco papilar
- Hipergranulose

Verruga plana

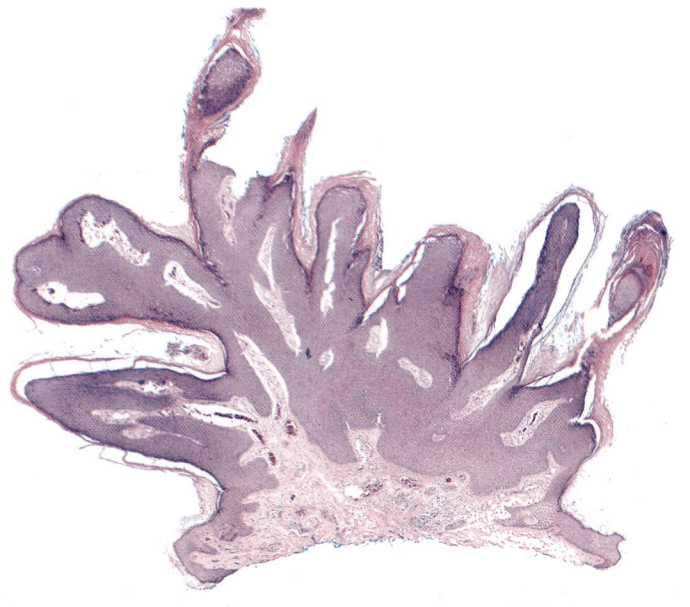

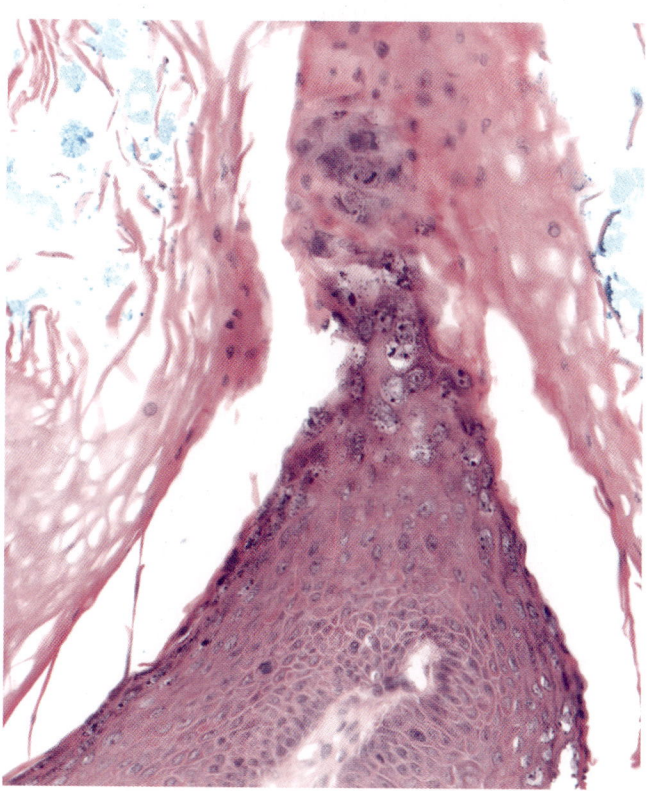

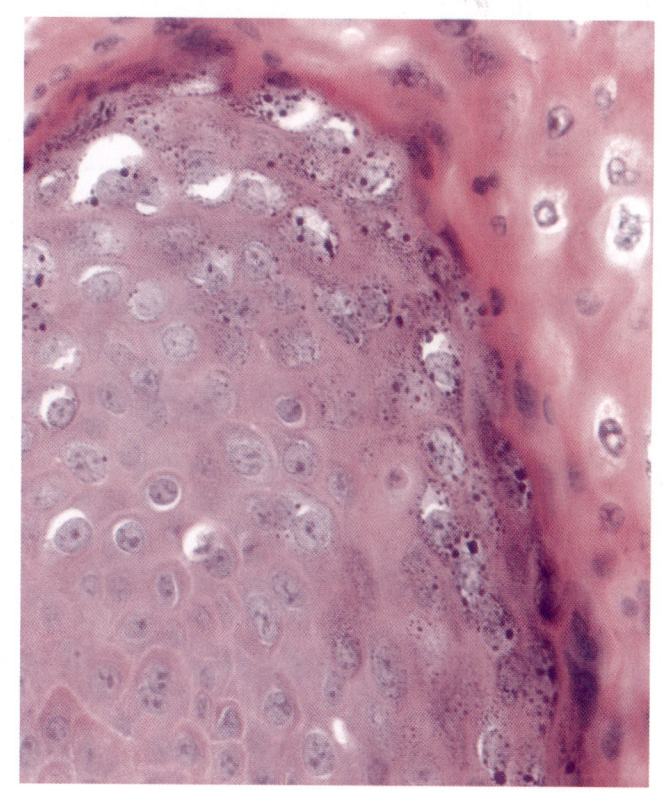

Abordagem de Cima para Baixo | Alteração da epiderme superior | 235

- Alteração epidérmica superior dos coilócitos
- Superfície epidérmica papilar
- Hipergranulose
- Aspecto digitiforme (arborização) dos cones interpapilares

Verruga vulgar

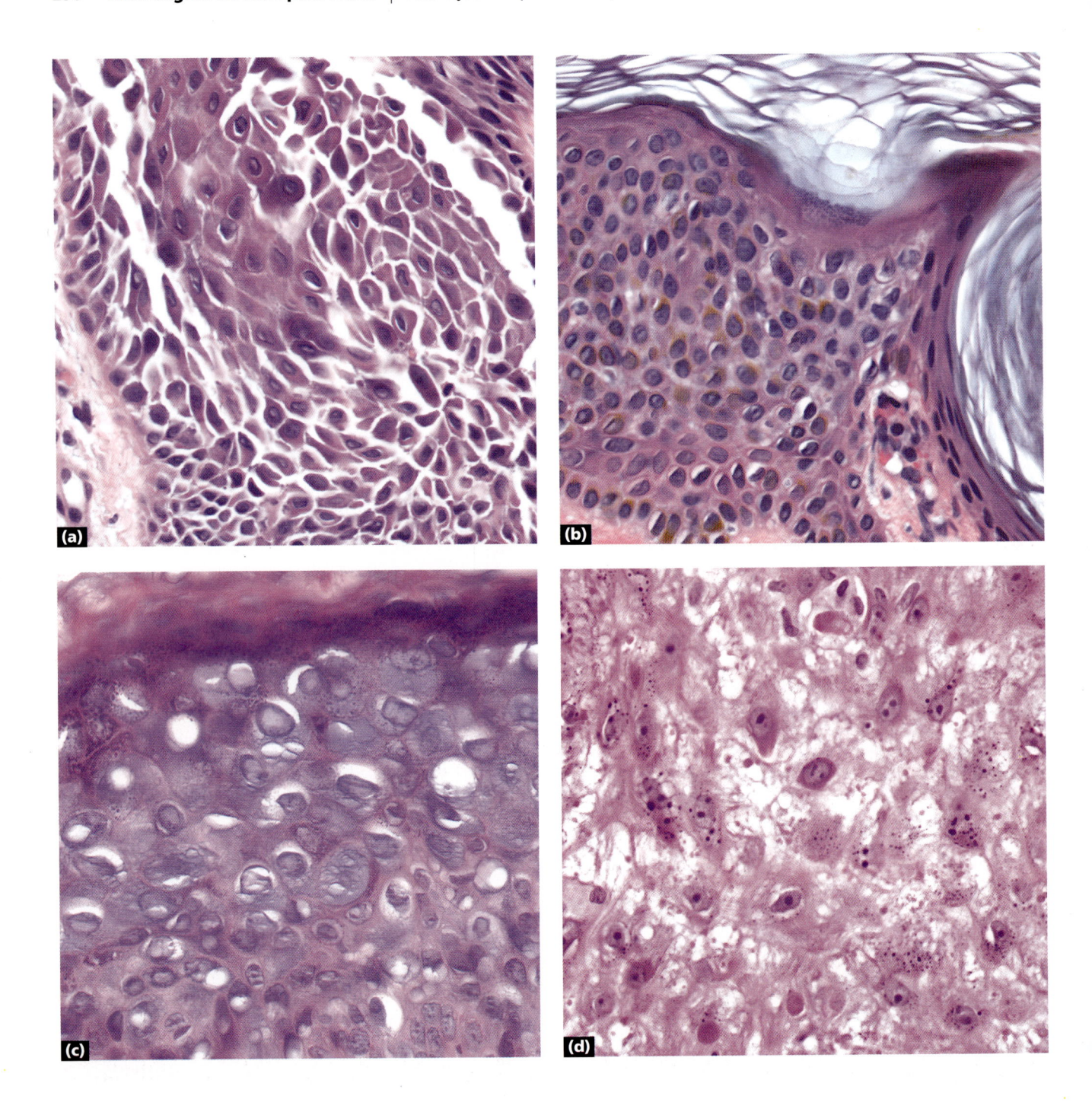

Abordagem de Cima para Baixo | Alteração da epiderme superior

a Doença de Hailey-Hailey: acantólise (separação e arredondamento de ceratinócitos individualmente); (Ver página 240)
b Ceratose seborreica clonal: ninhos de ceratinócitos monomórficos típicos
c Epidermodisplasia verruciforme: citoplasma cinza azulado expandido, alguns halos perinucleares
d Hiperceratose epidermolítica: membranas celulares esticadas, perda de núcleos, alteração vacuolar-granular

Diferenças-chave

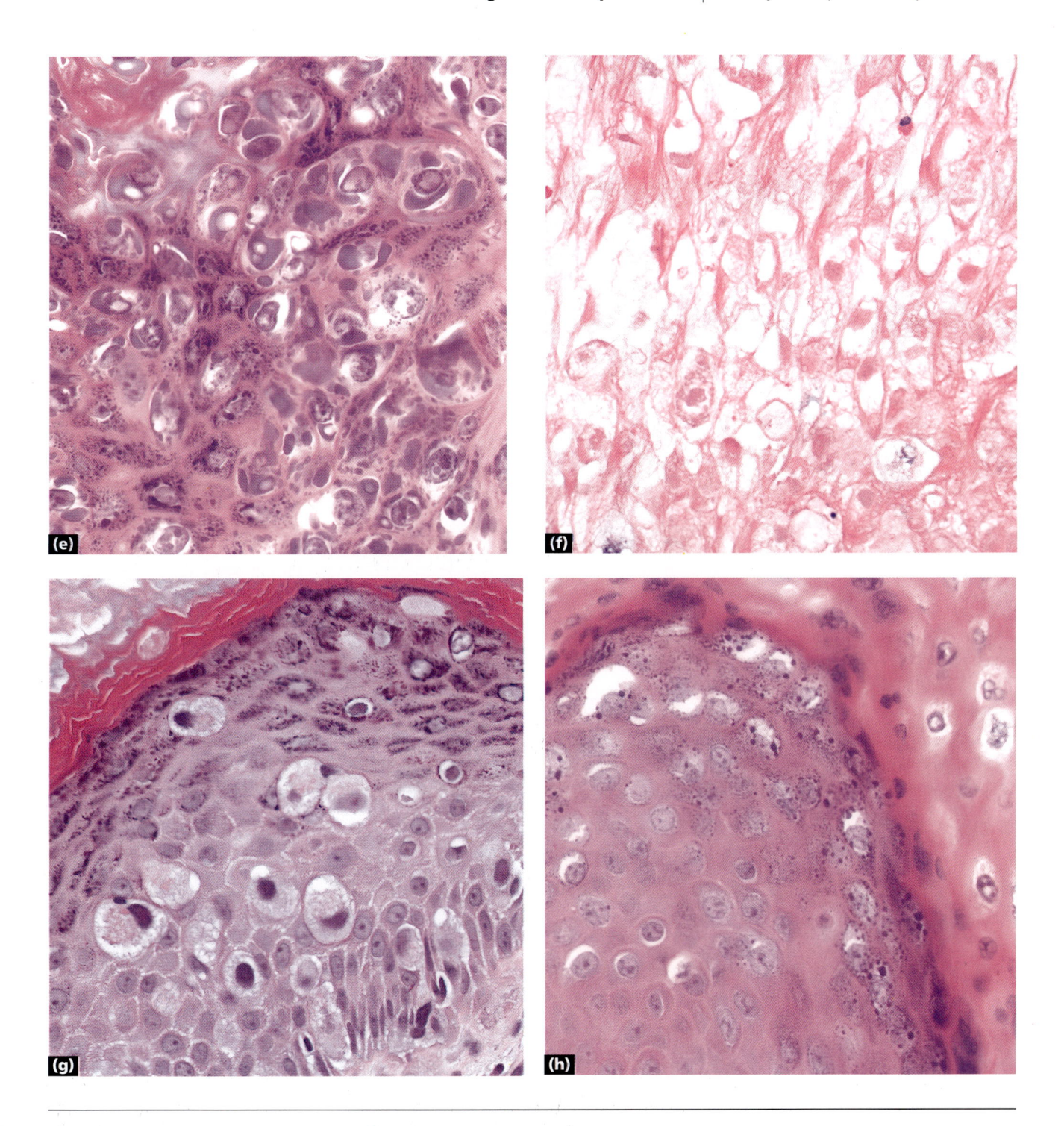

Abordagem de Cima para Baixo | Alteração da epiderme superior

- **e** Mirmécia: grânulos cerato-hialinos muito proeminentes e inclusões angulares intracitoplasmáticas
- **f** Orf: degeneração reticular (membranas celulares cor-de-rosa com perda de núcleos) com inclusões dispersas
- **g** Doença de Paget: células dispersas que perdem as pontes intercelulares com citoplasma acinzentado proeminente
- **h** Verruga: presença de coilócitos

Diferenças-chave, *continuação*

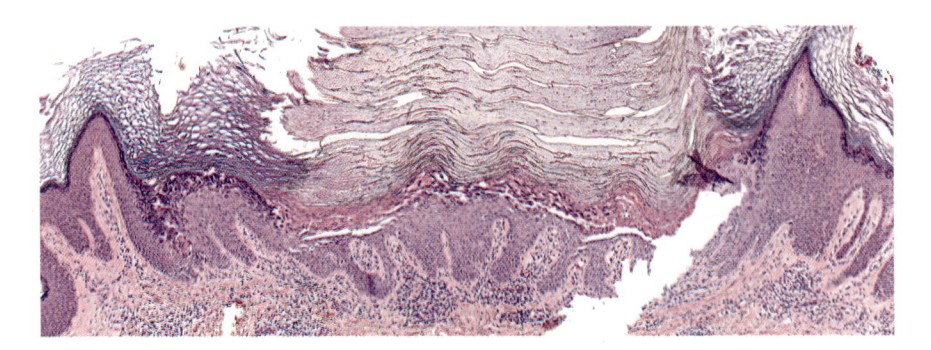

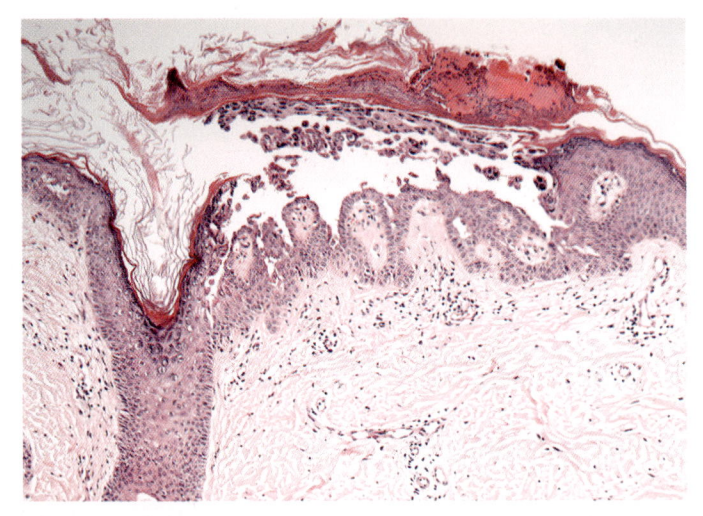

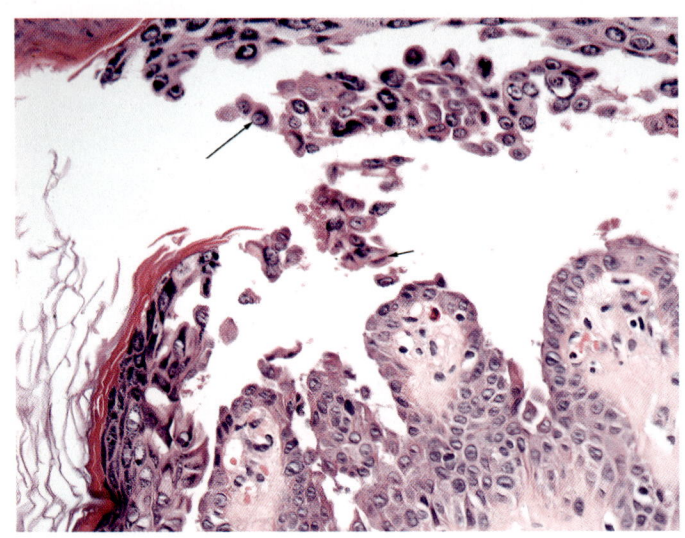

- Disceratose acantolítica benigna com corpos redondos (seta longa) e grãos (seta curta)
- Paraceratose/crosta acima da disceratose acantolítica
- Vilosidades (projeções de derme limitadas por células da camada basal) podem estar presentes na base

Doença de Darier

Abordagem de Cima para Baixo | Acantólise

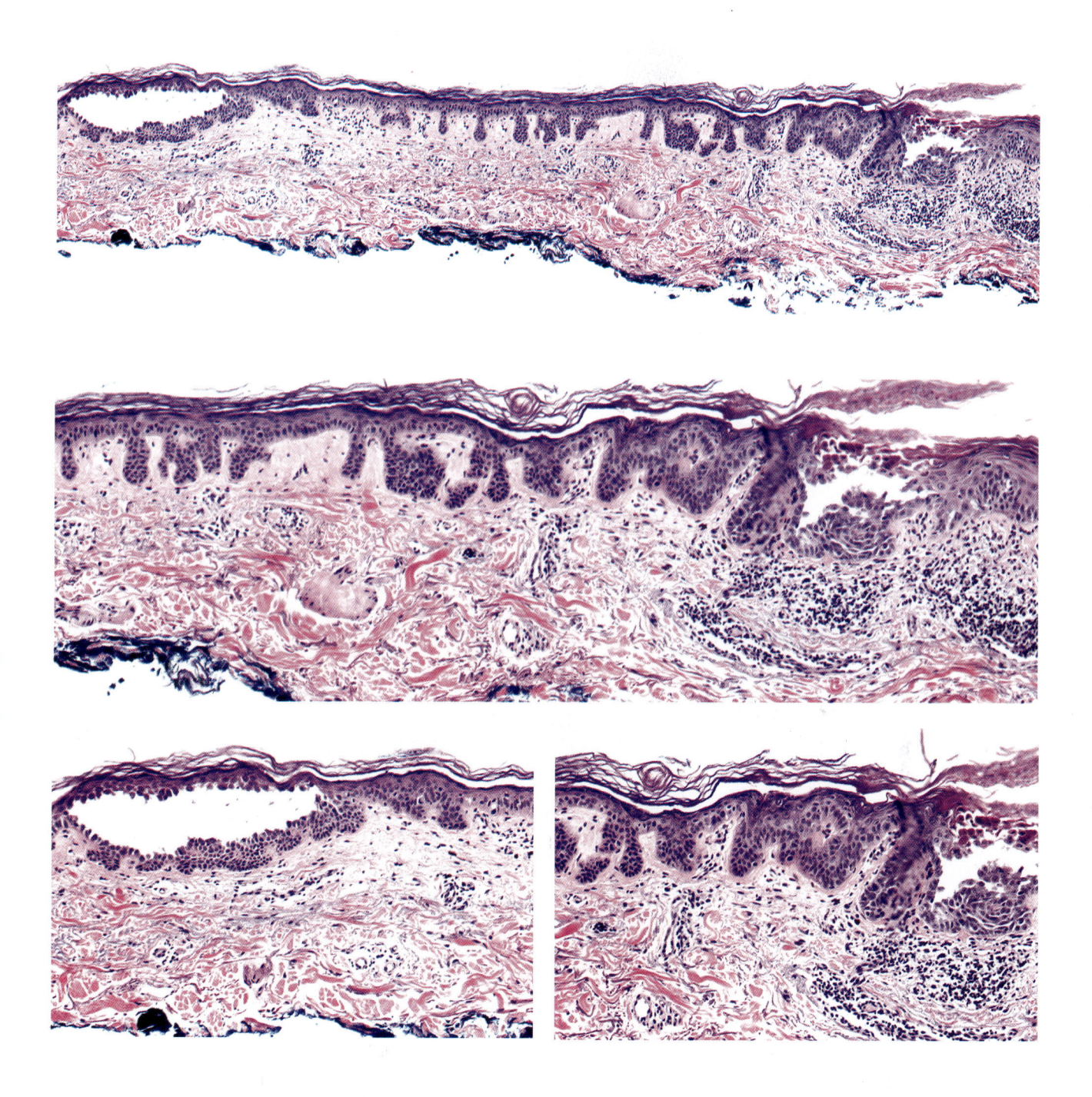

- Disceratose acantolítica benigna em pequenos focos
- Também focos de espongiose, acantólise sem disceratose (padrão de Hailey-Hailey e padrão de pênfigo)

Doença de Grover

240 **Abordagem de Cima para Baixo** | Acantólise

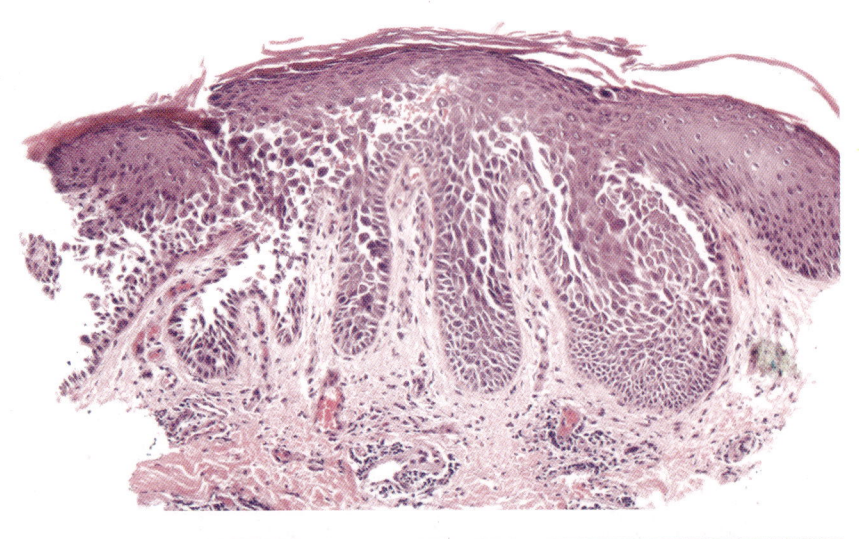

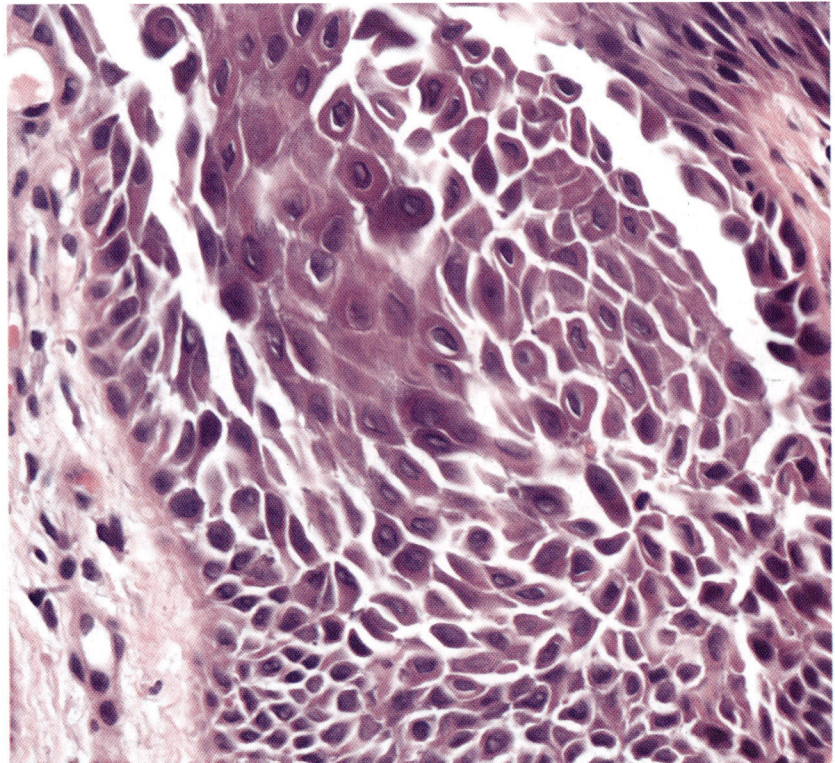

- Acantólise benigna (às vezes com disceratose) envolvendo pelo menos 2/3 ou a espessura total da epiderme
- Assemelha-se a uma "parede de tijolos dilapidados"

Doença de Hailey-Hailey

Abordagem de Cima para Baixo | Acantólise   241

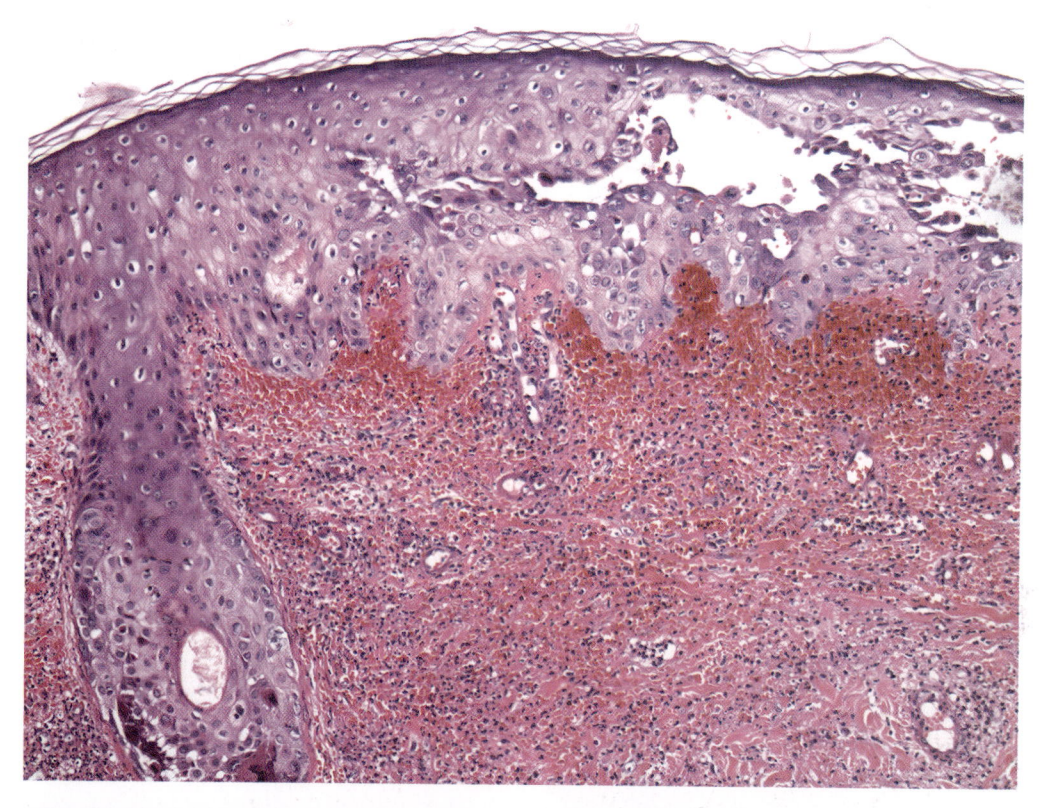

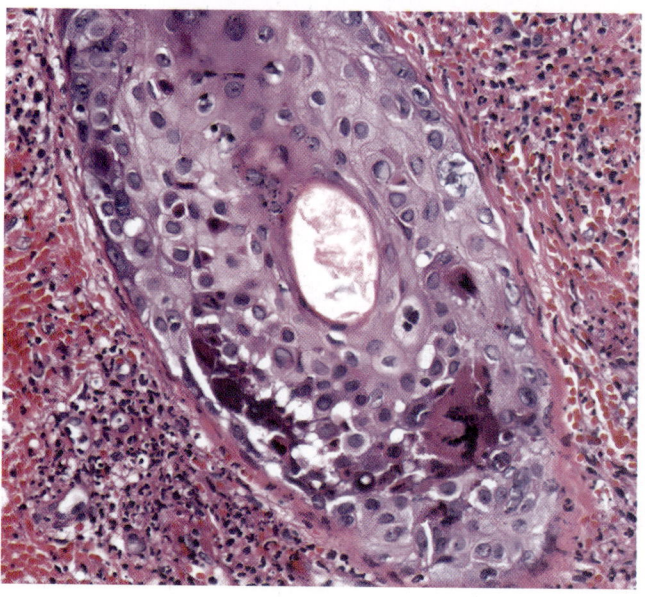

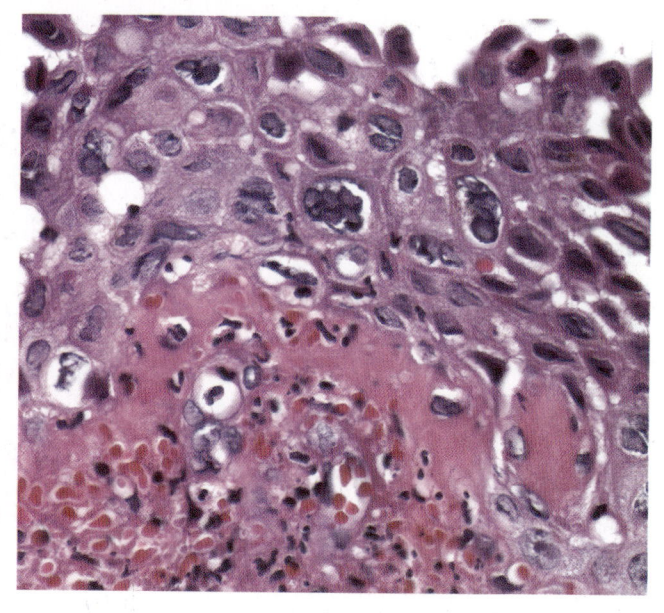

- Acantólise benigna não disceratósica com degeneração balonizante
- Células multinucleadas com anéis de cromatina
- Acantólise/necrose folicular atua como pista diagnóstica
- Frequentemente envolve e destrói células da camada basal, que são poupadas no pênfigo vulgar

Infecção pelo herpes simples

242 | **Abordagem de Cima para Baixo** | Acantólise

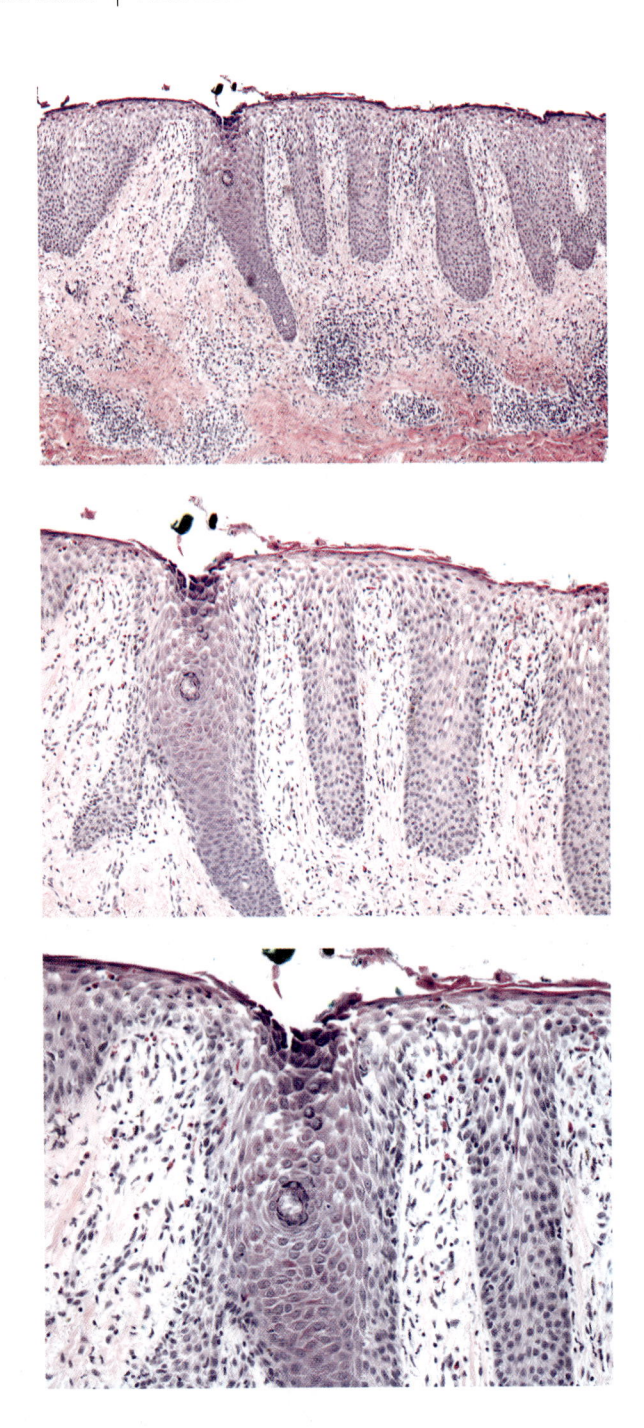

- Acantólise benigna na camada espinhosa superior fazendo com que a camada granulosa pareça alterada
- Pode-se ver aglomerados celulares (células acantolíticas no teto da bolha)

Pênfigo foliáceo

Abordagem de Cima para Baixo | Acantólise 243

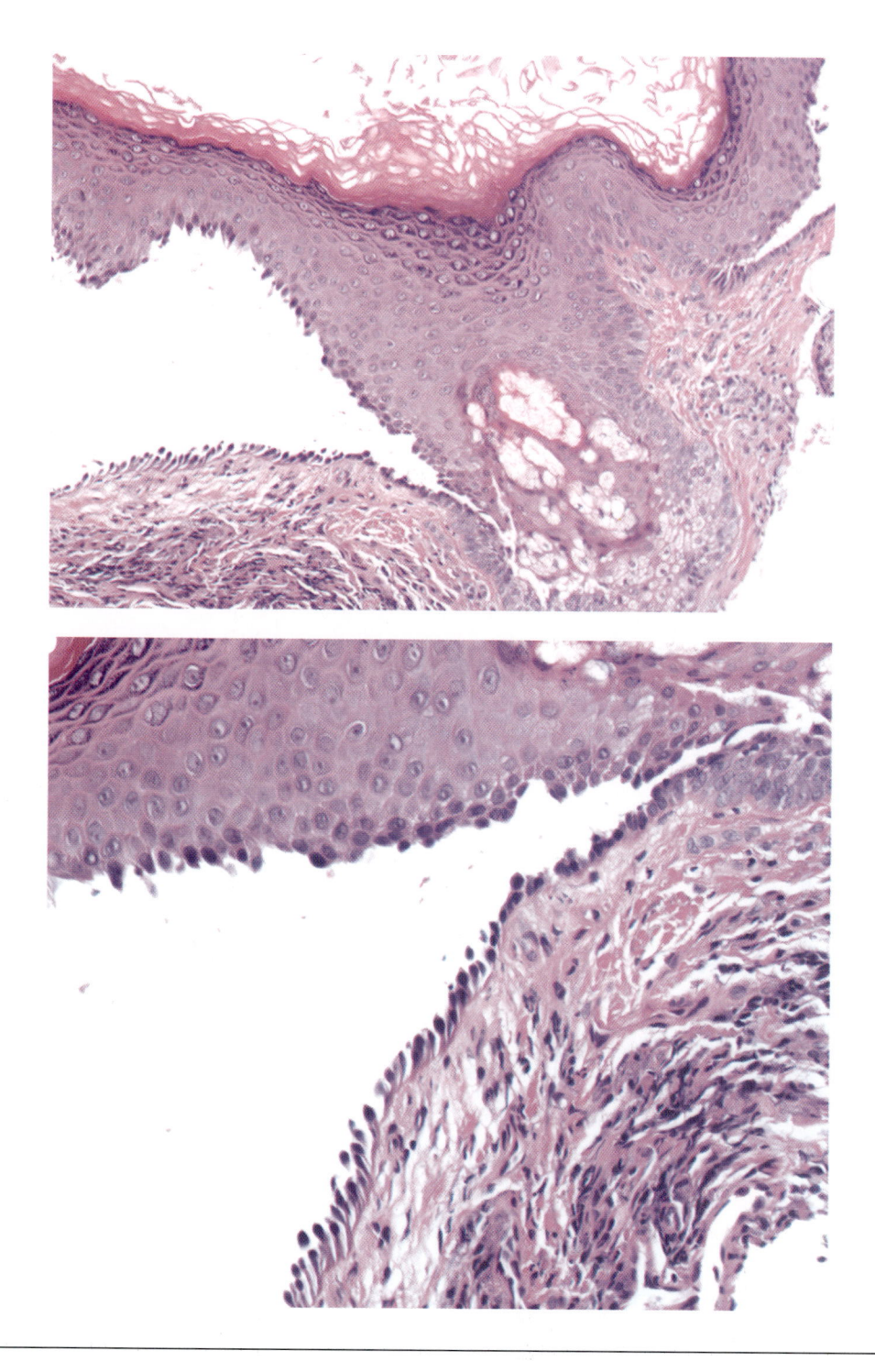

- Acantólise benigna acima da camada basal
- Camada basal intacta que aparece como "fileira de lápides"

Pênfigo vulgar

244 **Abordagem de Cima para Baixo** | Acantólise

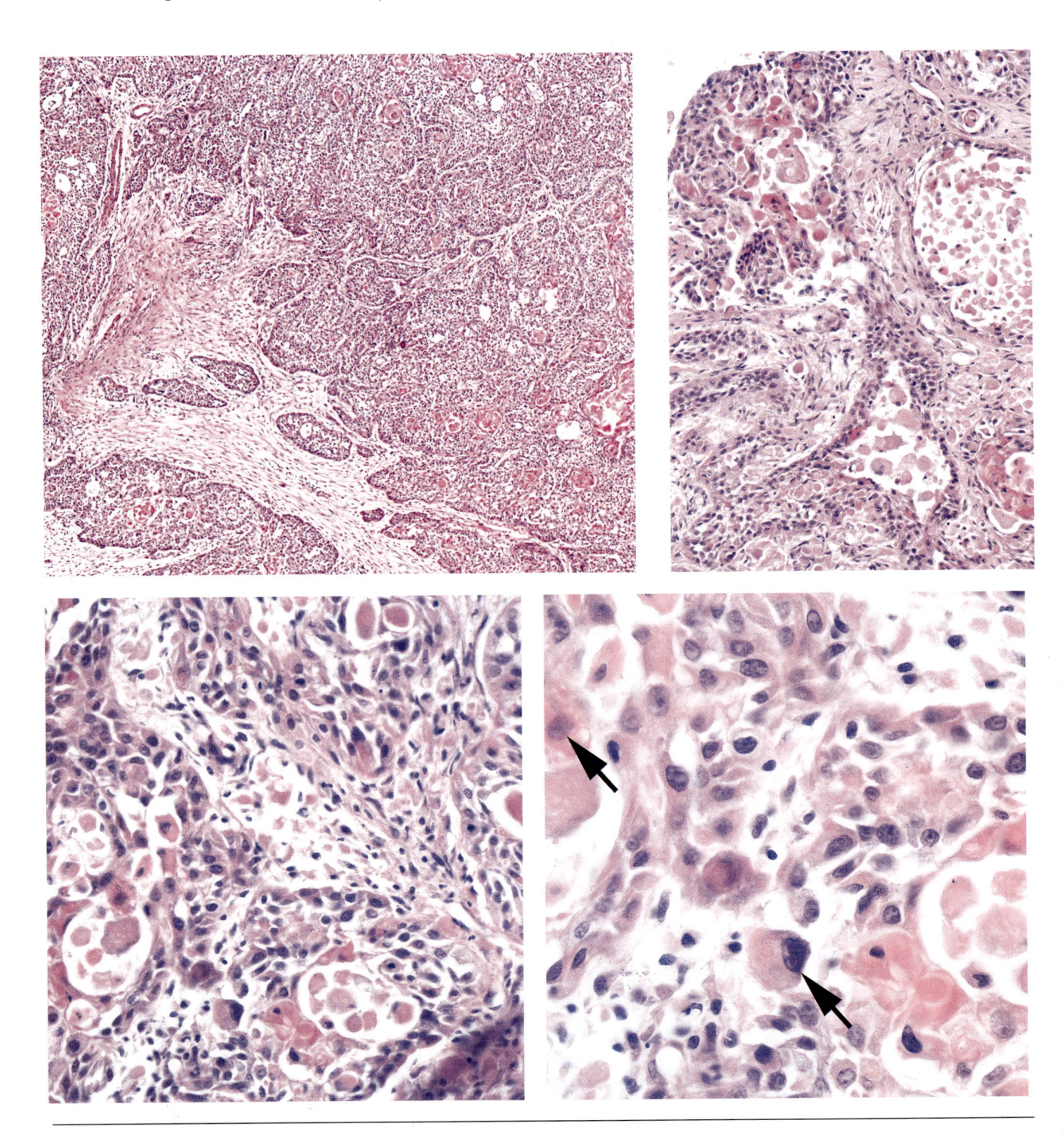

- Acantólise disceratósica maligna num grande tumor infiltrativo
- Células atípicas proeminentes (setas) e mitoses

Carcinoma de células escamosas (adenoide ou pseudoglandular ou acantolítico)

Abordagem de Cima para Baixo | Acantólise 245

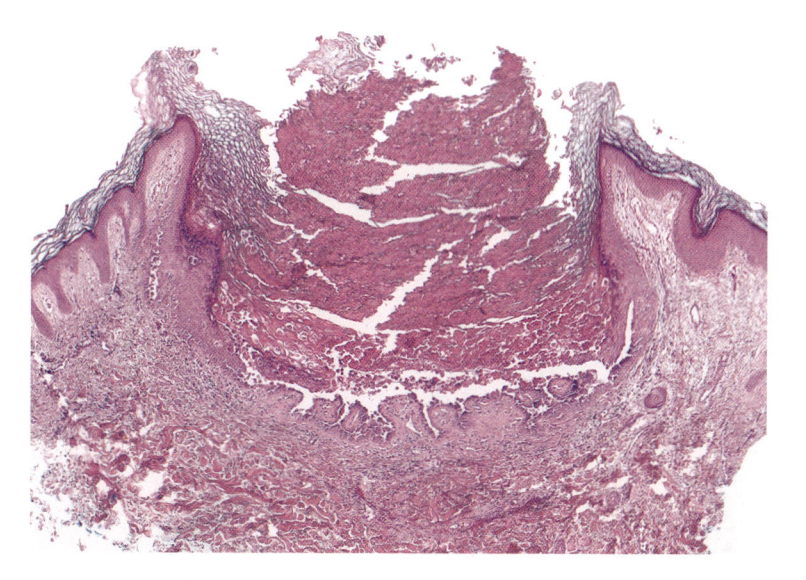

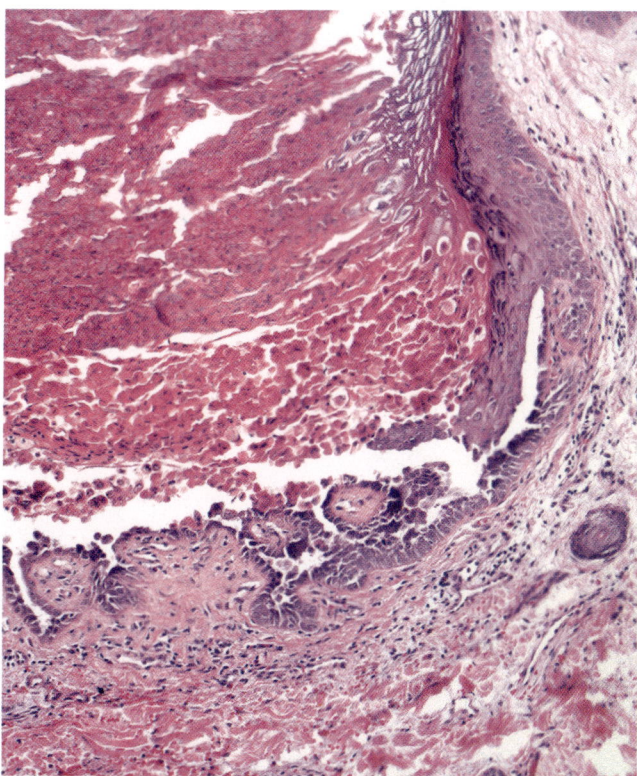

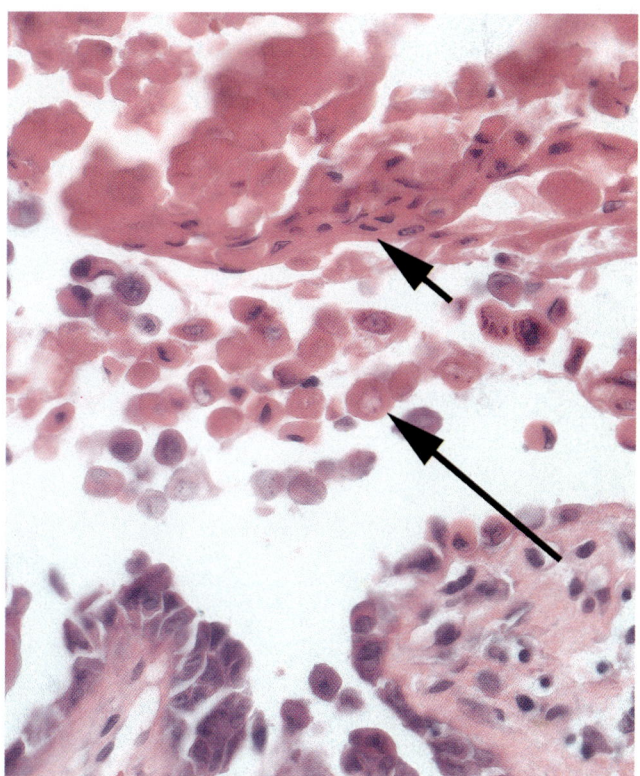

- Histologicamente como a doença de Darier com corpos redondos (seta longa) e grãos (seta curta), mas pode ter envolvimento mais proeminente em forma de copo e/ou folicular
- Clinicamente uma lesão solitária

Disceratoma verrucoso

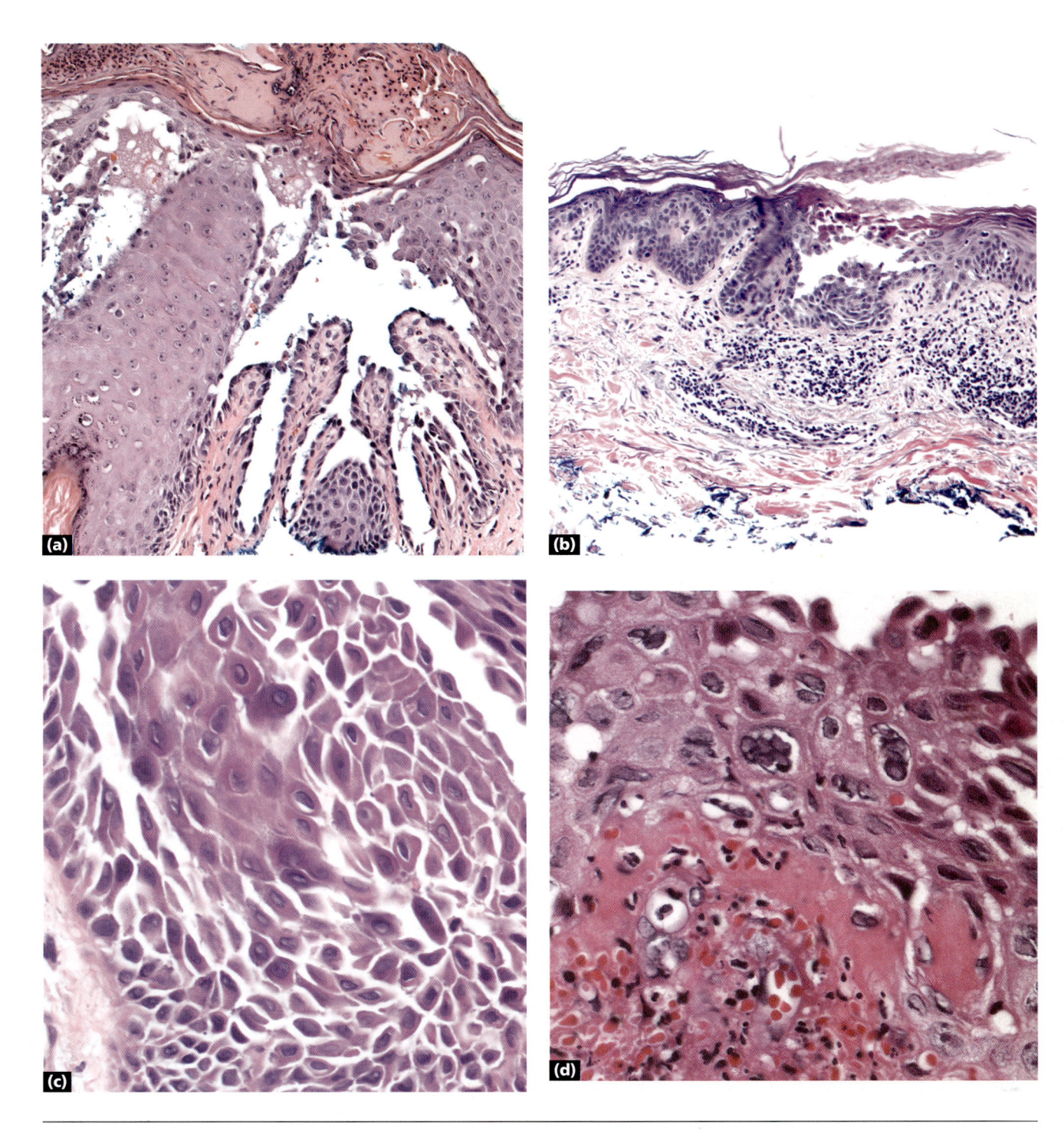

a Doença de Darier: crosta/paraceratose proeminente acima dos corpos redondos e grãos ("acantólise disceratósica benigna"); vilosidades podem ser evidentes

b Doença de Grover: múltiplos padrões de acantólise (Darier-símile, Hailey-Hailey-símile, pênfigo-símile) e espongiose em pequenos focos

c Doença de Hailey-Hailey: maior parte da epiderme envolvida pela acantólise (geralmente acantólise não disceratósica)

d Infecção pelo herpes simples: degeneração balonizante, células multinucleadas com anéis de cromatina

Diferenças-chave

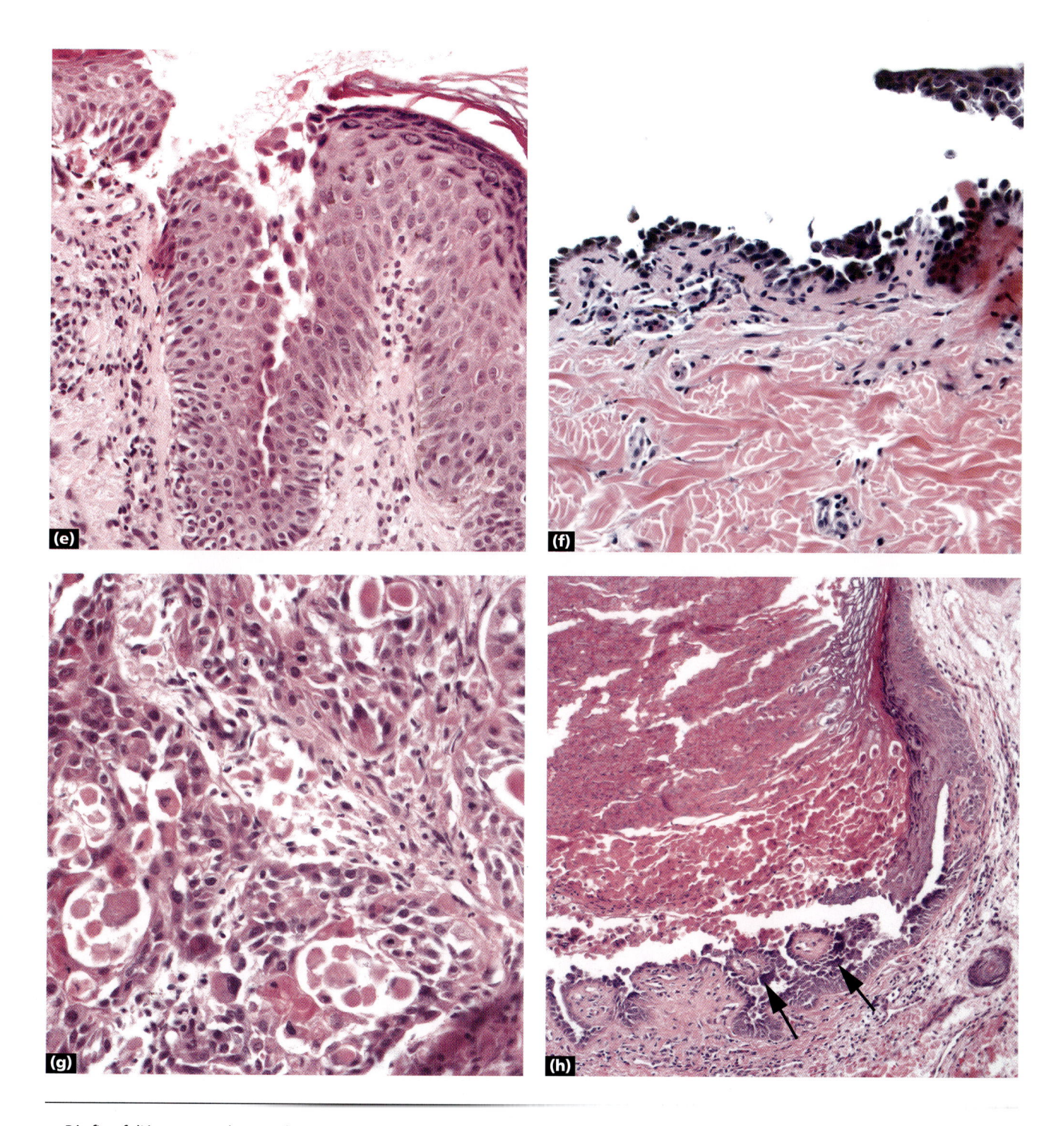

e Pênfigo foliáceo: camada granulosa proeminente com acantólise
f Pênfigo vulgar: acantólise não disceratósica acima da camada basal em "fileira de lápides"; os folículos podem estar envolvidos
g Carcinoma de células escamosas: acantólise e pérolas córneas, ceratinócitos atípicos e mitoses (acantólise disceratósica maligna)
h Disceratoma verrucoso: área em forma de copo com acantólise e disceratose ("acantólise disceratósica benigna"), vilosidades (setas) na base

Diferenças-chave, *continuação*

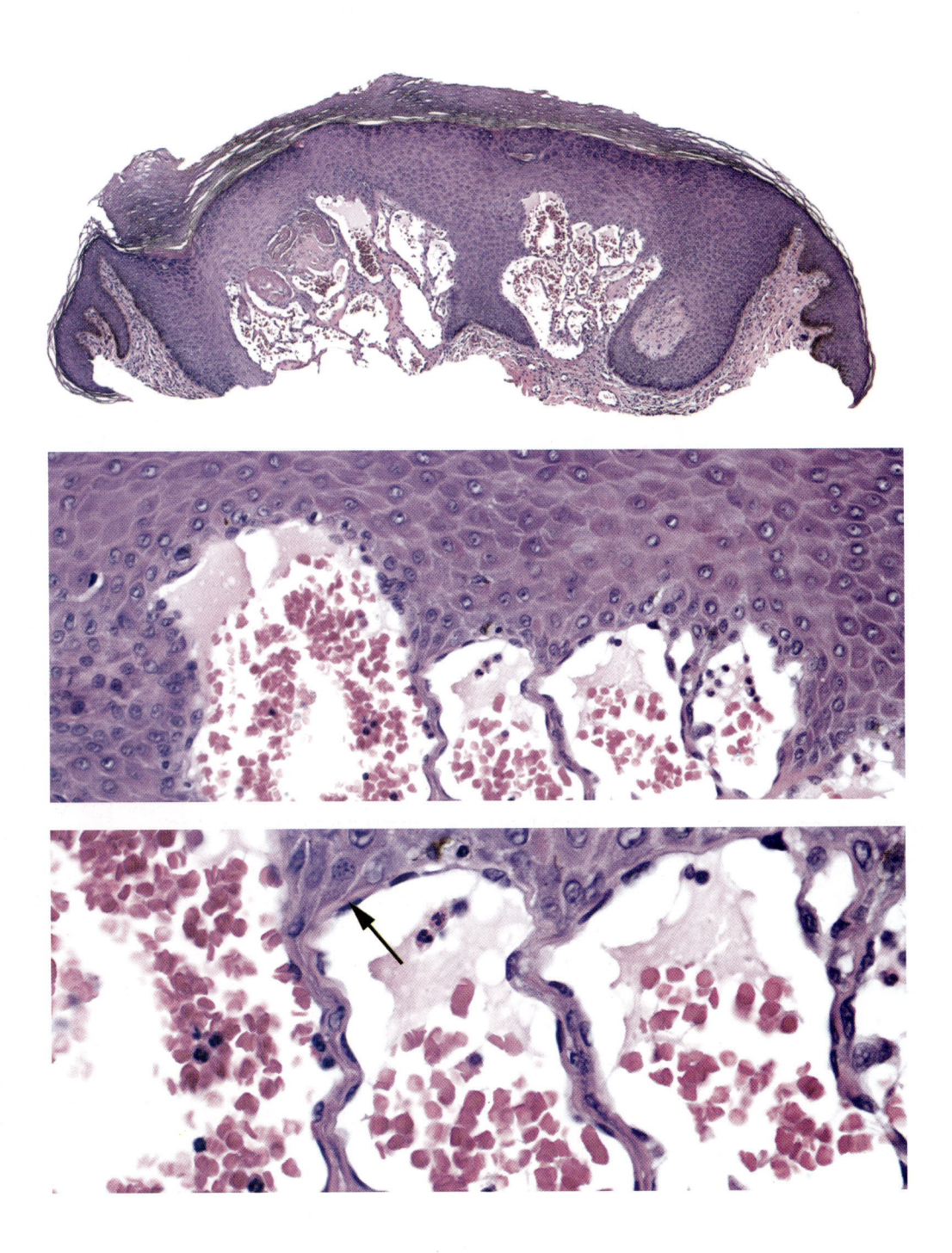

248 Abordagem de Cima para Baixo | Espaço/fenda subepidérmica

- Espaço subepidérmico (pode aparecer intraepidérmico)
- "Zona Grenz" fina (seta)
- Preenchido por eritrócitos

Angioceratoma

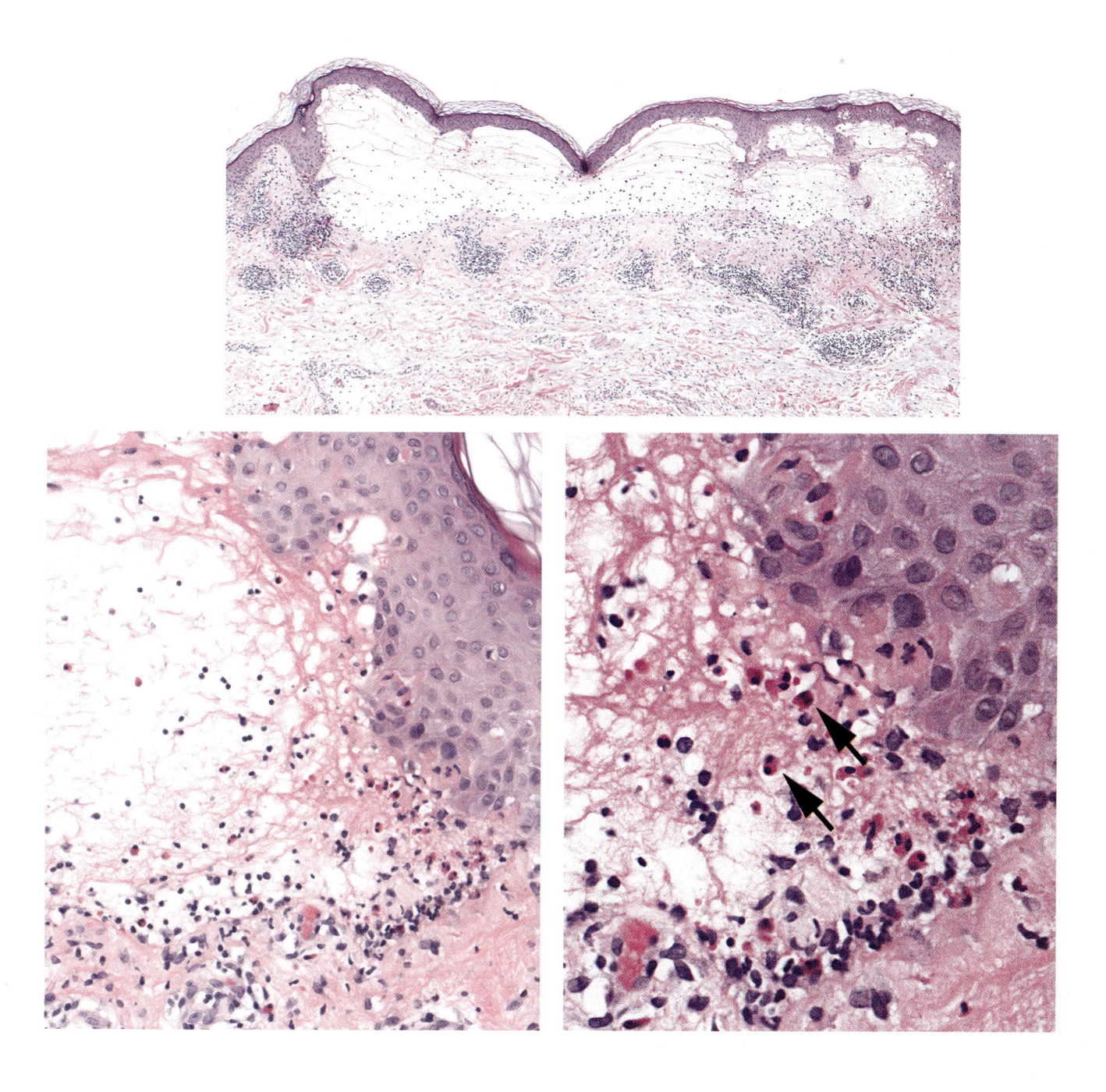

Abordagem de Cima para Baixo | Espaço/fenda subepidérmica 249

- Espaço subepidérmico
- Eosinófilos (setas) são proeminentes na base
- Podem-se ver festonamentos (base da bolha com lesões papilares)

Penfigoide bolhoso/Penfigoide (herpes) gestacional

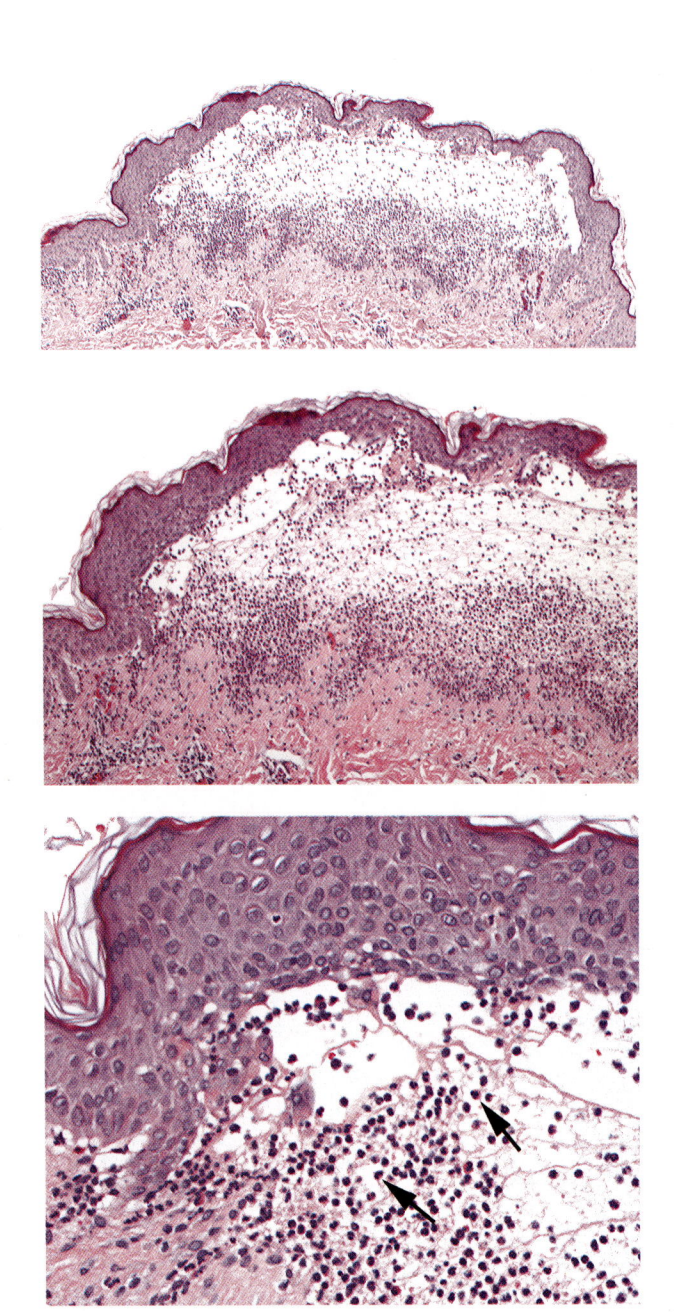

250 **Abordagem de Cima para Baixo** | Espaço/fenda subepidérmica

- Espaço subepidérmico
- Neutrófilos (setas) são proeminentes na base
- Podem-se ver aglomerados de neutrófilos em papilas adjacentes à bolha
- Note-se que este mesmo padrão histológico pode ser visto na doença por IgA linear, no penfigoide bolhoso rico em neutrófilos, no lúpus eritematoso e na epidermólise bolhosa adquirida
- Podem-se ver festonamentos reversos (lesões papilares no interior do teto da bolha)

Dermatite herpetiforme

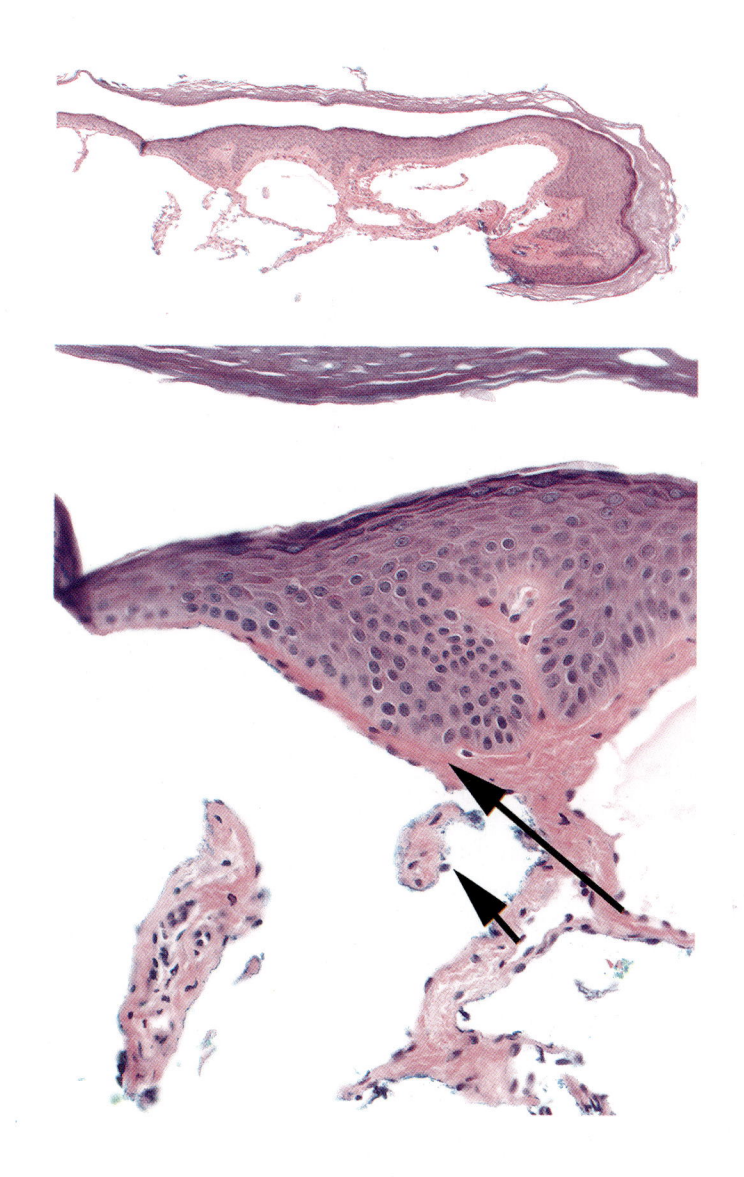

Abordagem de Cima para Baixo | Espaço/fenda subepidérmica 251

- Espaço subepidérmico com lesões papilares no seu interior
- "Zona Grenz" fina (seta longa)
- Espaços revestidos por células endoteliais (seta curta) que podem conter alguns eritrócitos

Linfangioma

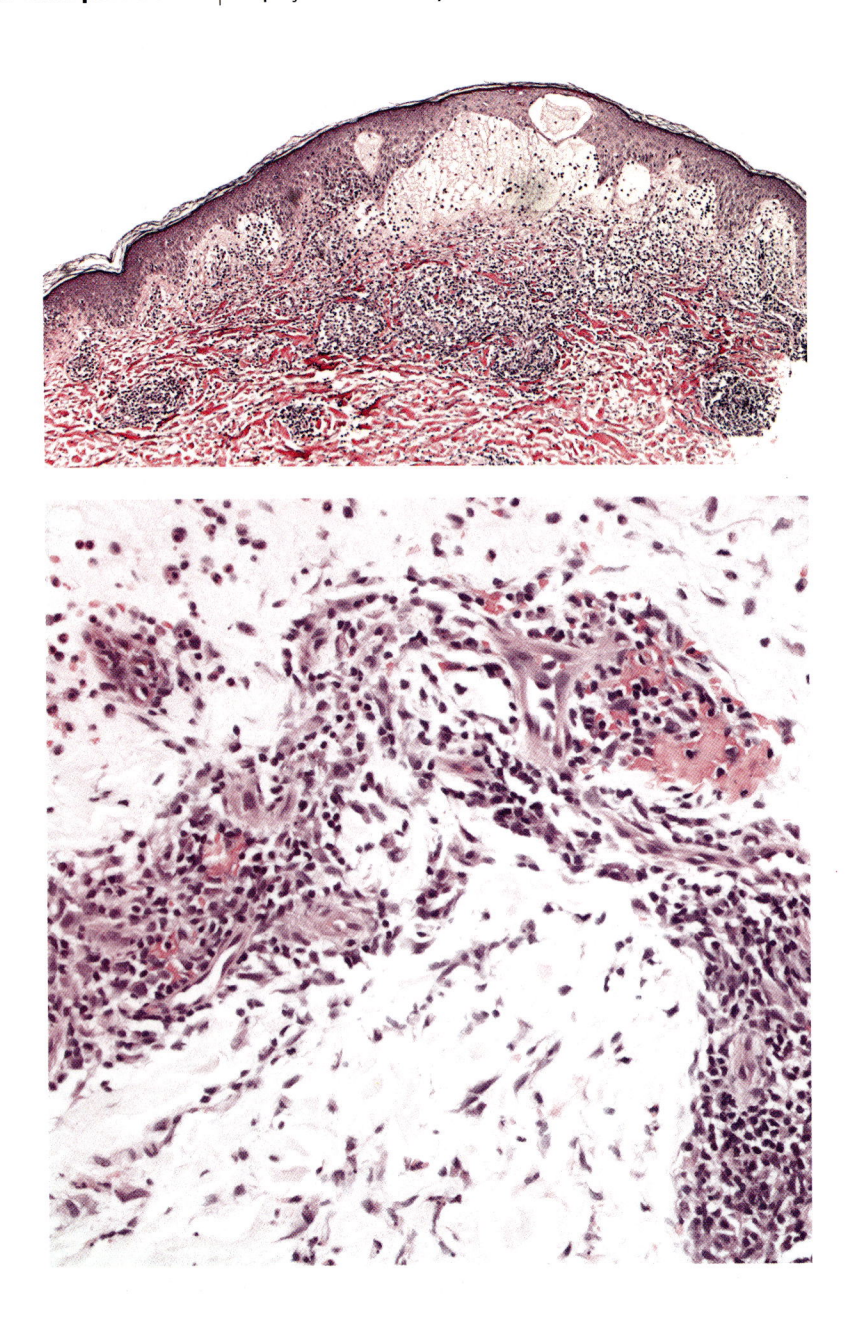

252 **Abordagem de Cima para Baixo** | Espaço/fenda subepidérmica

- Espaço (edema) subepidérmico
- Vasos superficiais e profundos rodeados por linfócitos

Erupção polimorfa à luz

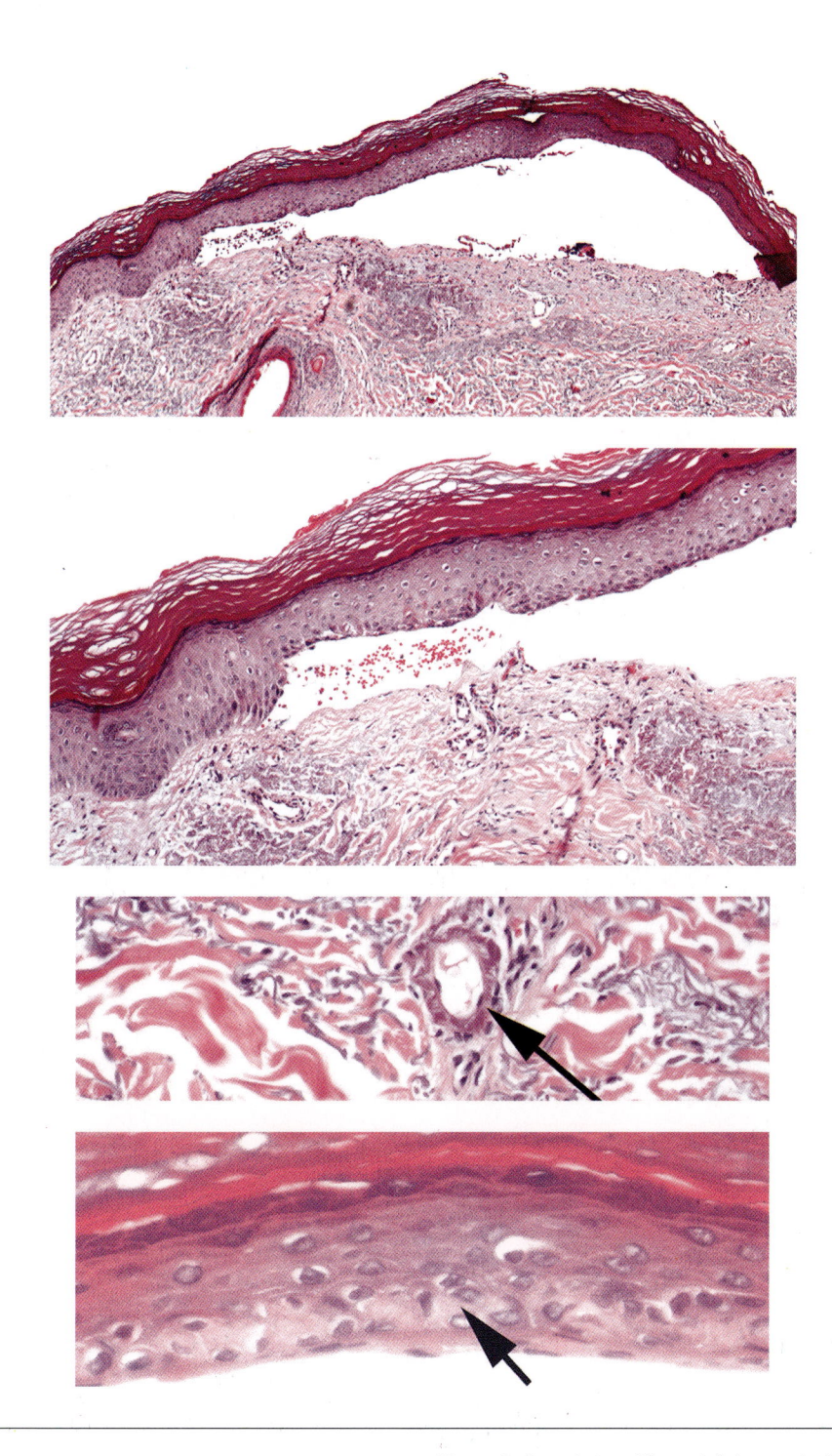

Abordagem de Cima para Baixo | Espaço/fenda subepidérmica 253

- Espaço subepidérmico
- Base não inflamatória
- Festonamento da derme papilar
- Espessamento das paredes dos vasos (seta longa)
- *Caterpillar bodies* (corpos de lagarta) na epiderme (seta curta)

Nota: O diagnóstico diferencial de uma bolha subepidérmica não inflamatória inclui penfigoide bolhoso não inflamatório, epidermólise bolhosa adquirida, bulose diabética e subtipos de epidermólise bolhosa.

Porfiria cutânea tardia

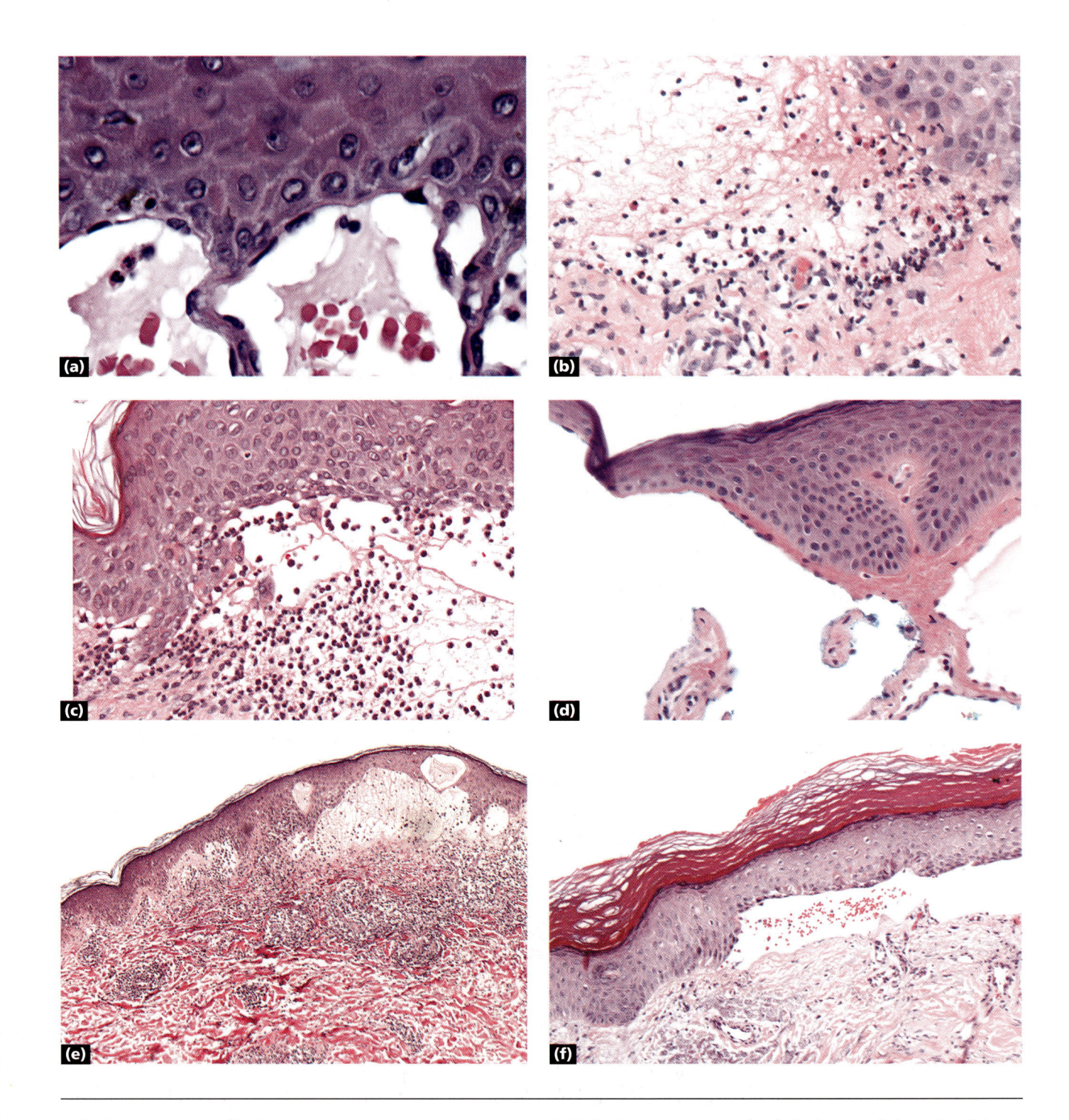

254 Abordagem de Cima para Baixo | Espaço/fenda subepidérmica

a Angioceratoma: os eritrócitos preenchem os espaços
b Penfigoide bolhoso: eosinófilos na base, festonamentos
c Dermatite herpetiforme: neutrófilos na base, festonamentos reversas
d Linfangioma: espaços vazios limitados por células endoteliais
e Erupção polimorfa à luz: linfócitos perivasculares
f Porfiria cutânea tarda: base não inflamatória, festonamentos, *caterpillar bodies*

Diferenças-chave

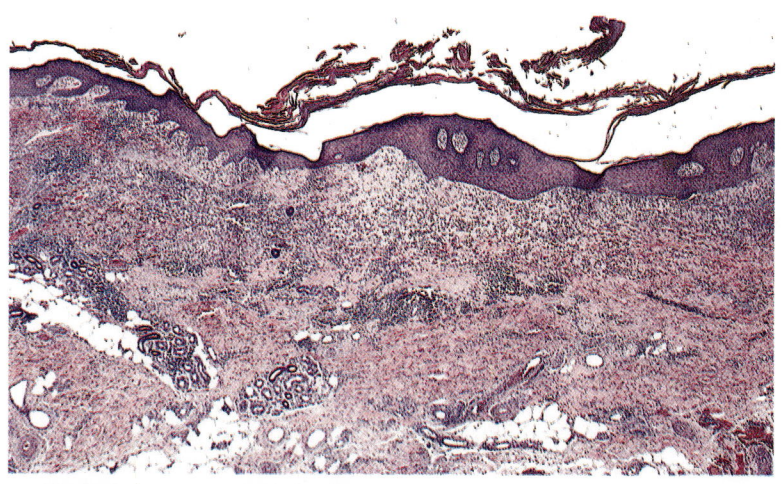

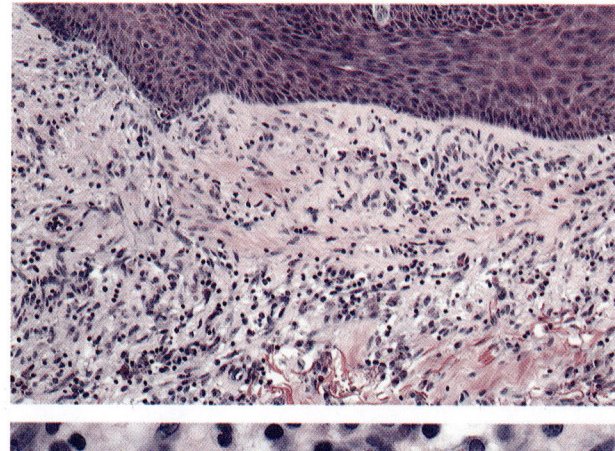

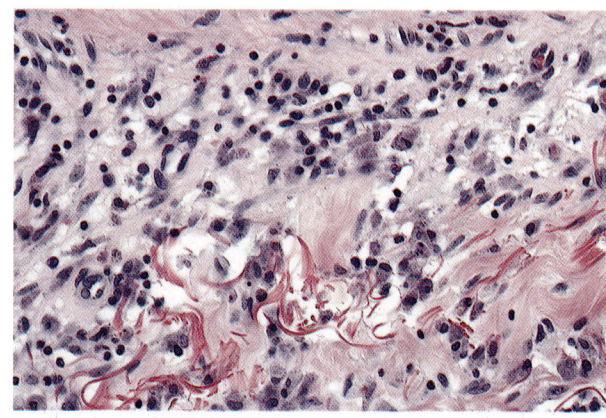

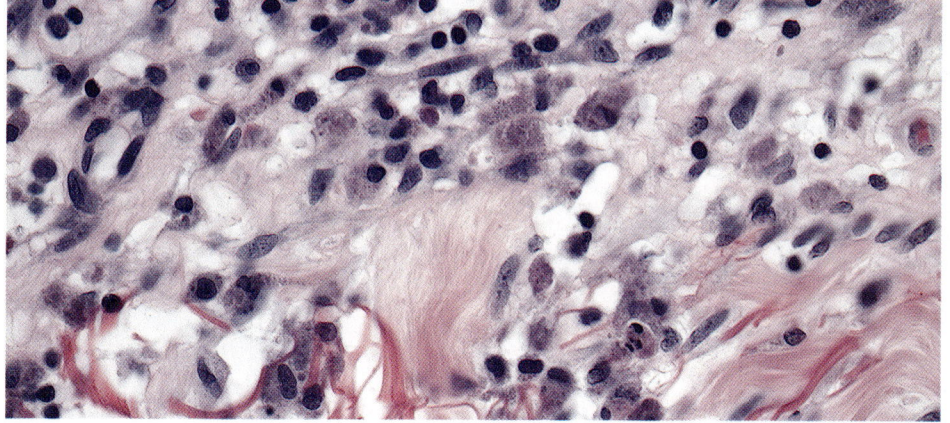

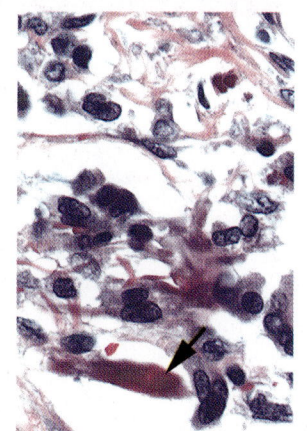

Abordagem de Cima para Baixo | "Material" granular nas células   255

- "Material" granular em histiócitos
- Grânulos finos e azulados de tamanho similar
- Grandes "concreções de colágeno azul-violáceo" (seta)
- Uma cicatriz adjacente é frequentemente evidente

Cloreto de alumínio (solução de Drysol)

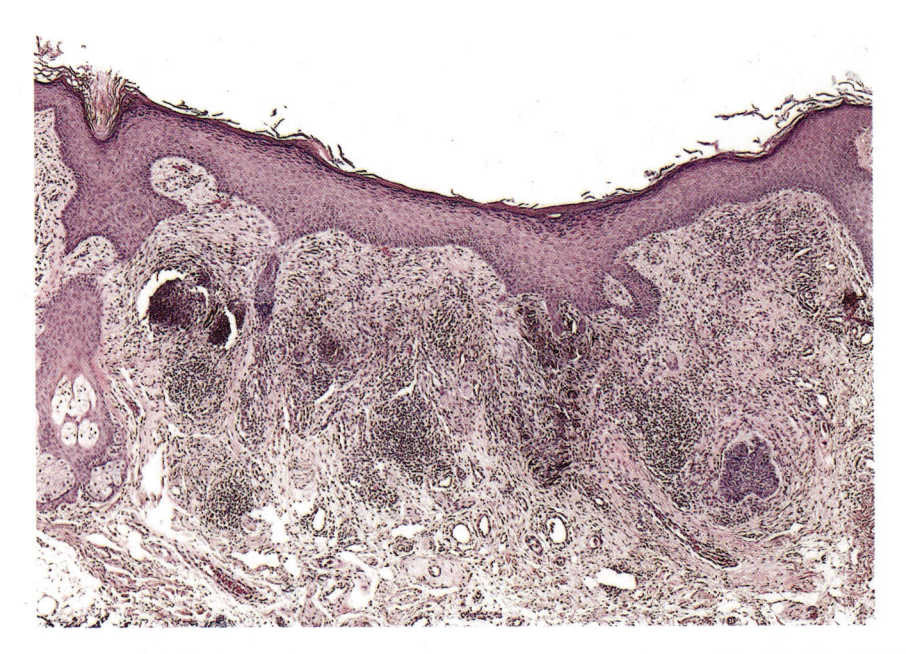

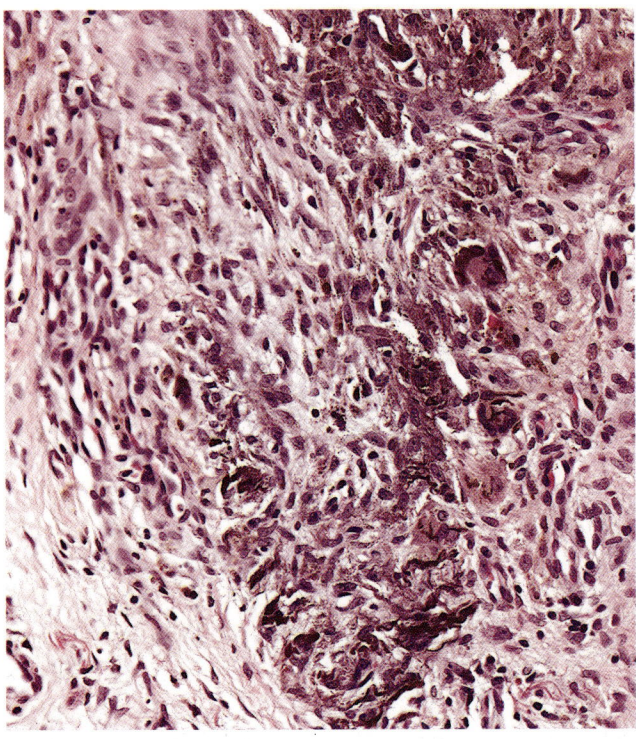

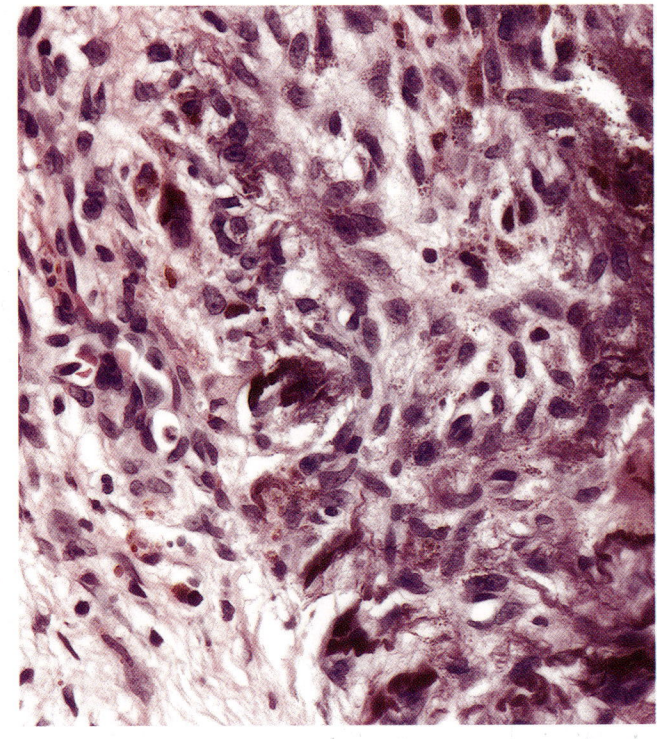

"Material" granular nas células

- "Material" granular em histiocitos e extracelularmente
- Similar na qualidade de coloração para hemossiderina
- Grandes "concreções" colágenas de material marrom-amarelado a preto podem estar presentes
- Uma cicatriz adjacente é frequentemente evidente

Subsulfato férrico (solução de Monsel)

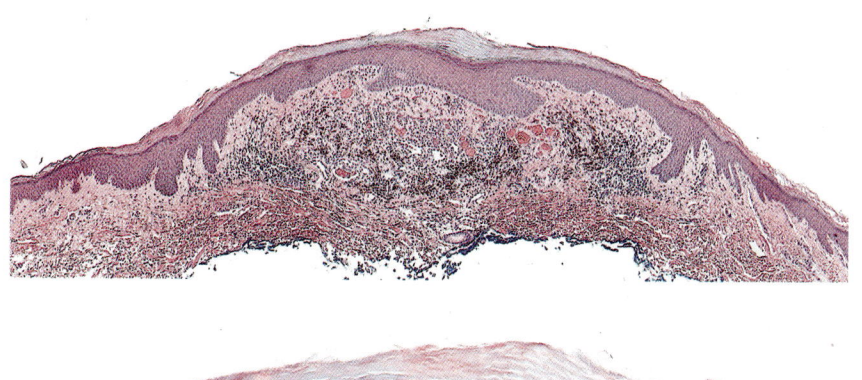

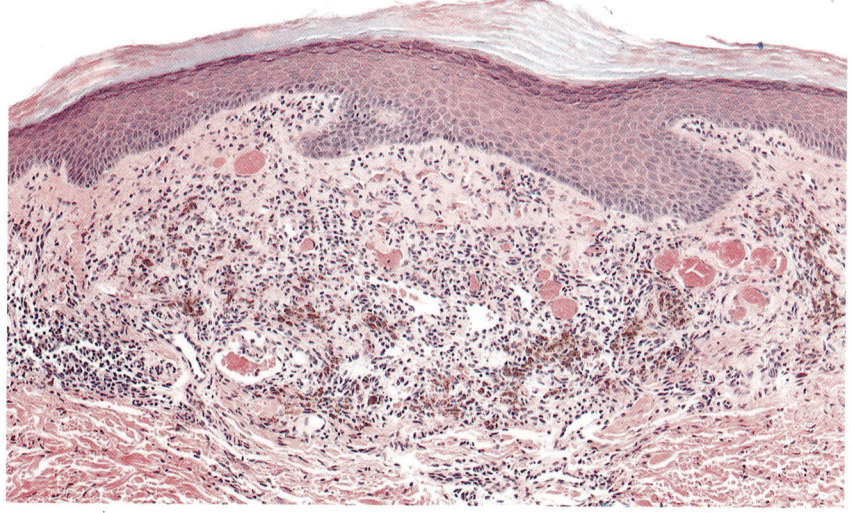

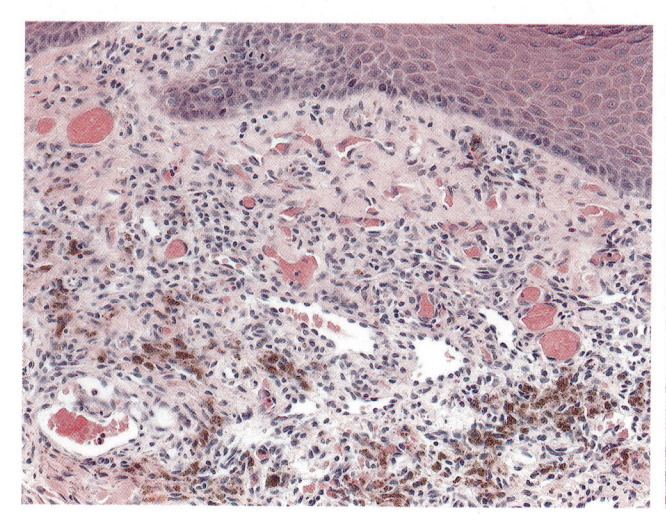

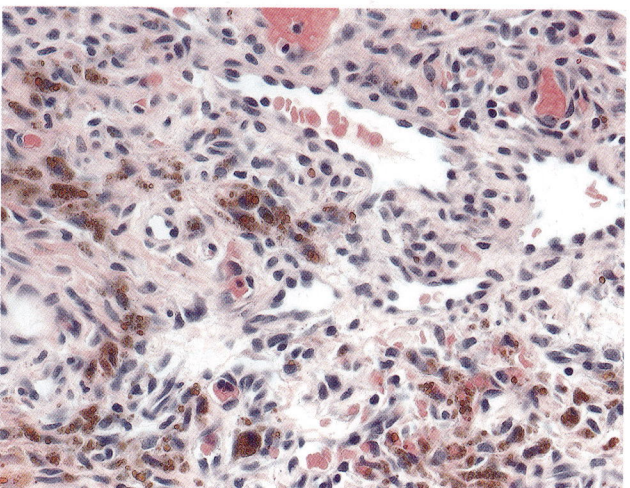

- "Material" granular em histiócitos (hemossiderófagos)
- Glóbulos e grânulos refratários de cor amarela e marrom de tamanhos variados
- Aparência verde-amarelada com o condensador do microscópio abaixado
- Eritrócitos extravasados podem estar presentes

Hemossiderina

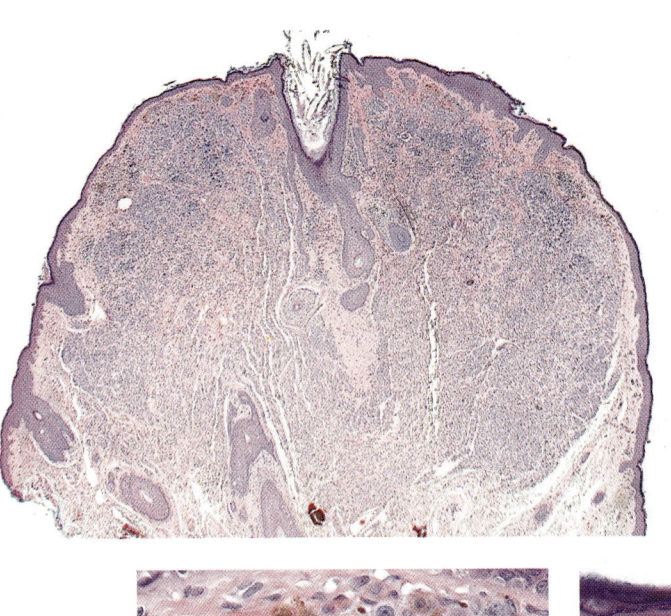

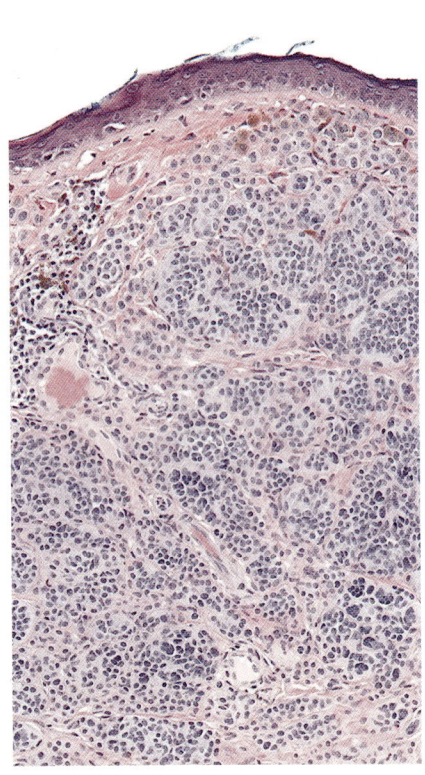

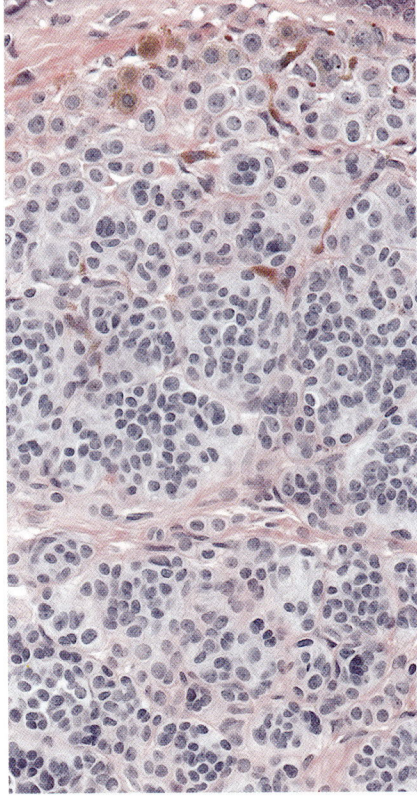

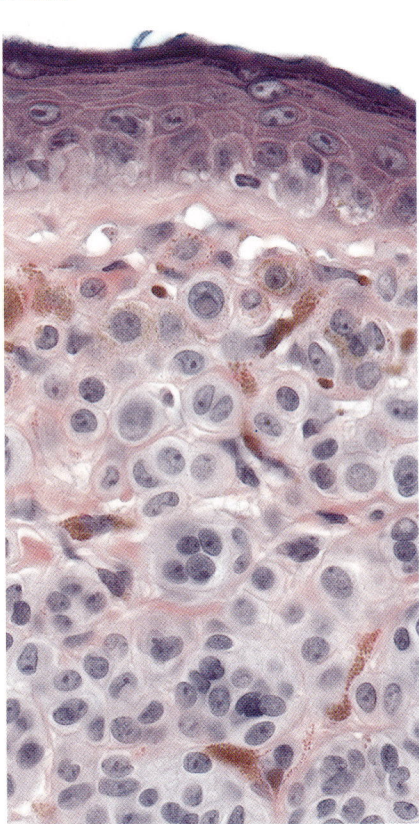

Abordagem de Cima para Baixo | "Material" granular nas células

- "Material" granular em melanócitos e melanófagos
- Grânulos finos castanhos de tamanho similar em melanócitos aninhados (agrupados) com células menores em direção à base com células individuais espalhando-se através do colágeno
- Aparência marrom-escuro a preto com condensador do microscópio abaixado

Melanina (num nevo melanocítico intradérmico)

Abordagem de Cima para Baixo | "Material" granular nas células

---

a Cloreto de alumínio (solução de Drysol): presença de cicatriz com histiócitos adjacentes contendo grânulos finos e azulados; "concreções de colágeno azul-violáceo"

b Subsulfato férrico (solução de Monsel): presença de cicatriz com histiócitos adjacentes contendo pigmento marrom-amarelo; "concreções de colágeno marrom-amarelo a preto"

c Hemossiderina: glóbulos refráteis de tamanho variável e grânulos de pigmento amarelo-marrom

d Melanina: círculos de pigmento marrom, não-refráteis, de tamanho similar

e Leishmaniose: organismos azulados em forma de ponto dentro de histiócitos; plasmócitos dispersos (ver página 206)

f Tatuagem: partículas negras livres na derme e dentro dos macrófagos (ver página 273)

Diferenças-chave

Abordagem de Cima para Baixo | Derme "ocupada"

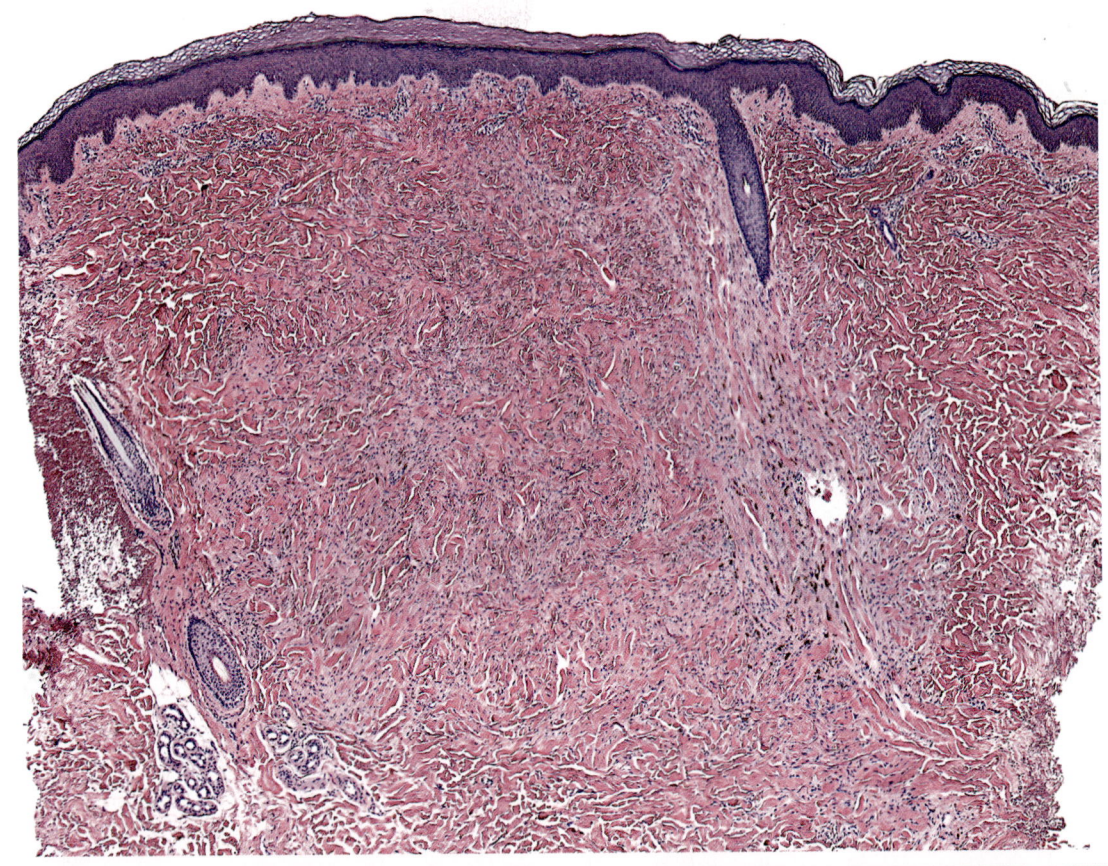

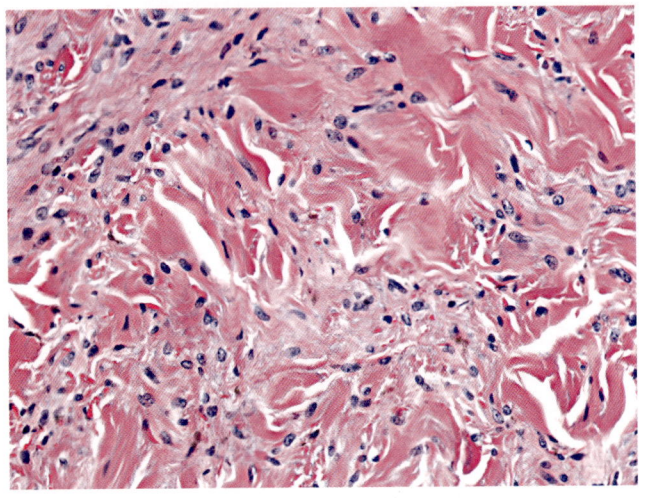

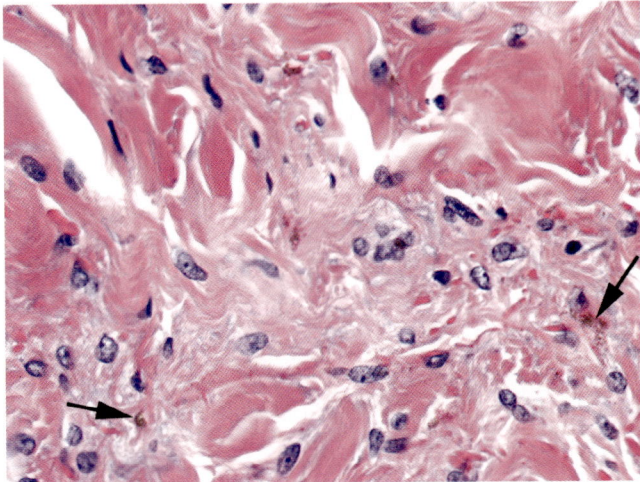

- Derme "ocupada"
- Células fusiformes com núcleos ovais a redondos em agrupados em meio a áreas de colágeno esclerótico
- Células ocasionais com pigmento de melanina (setas)

Nevo azul hipopigmentado

Abordagem de Cima para Baixo | Derme "ocupada" 261

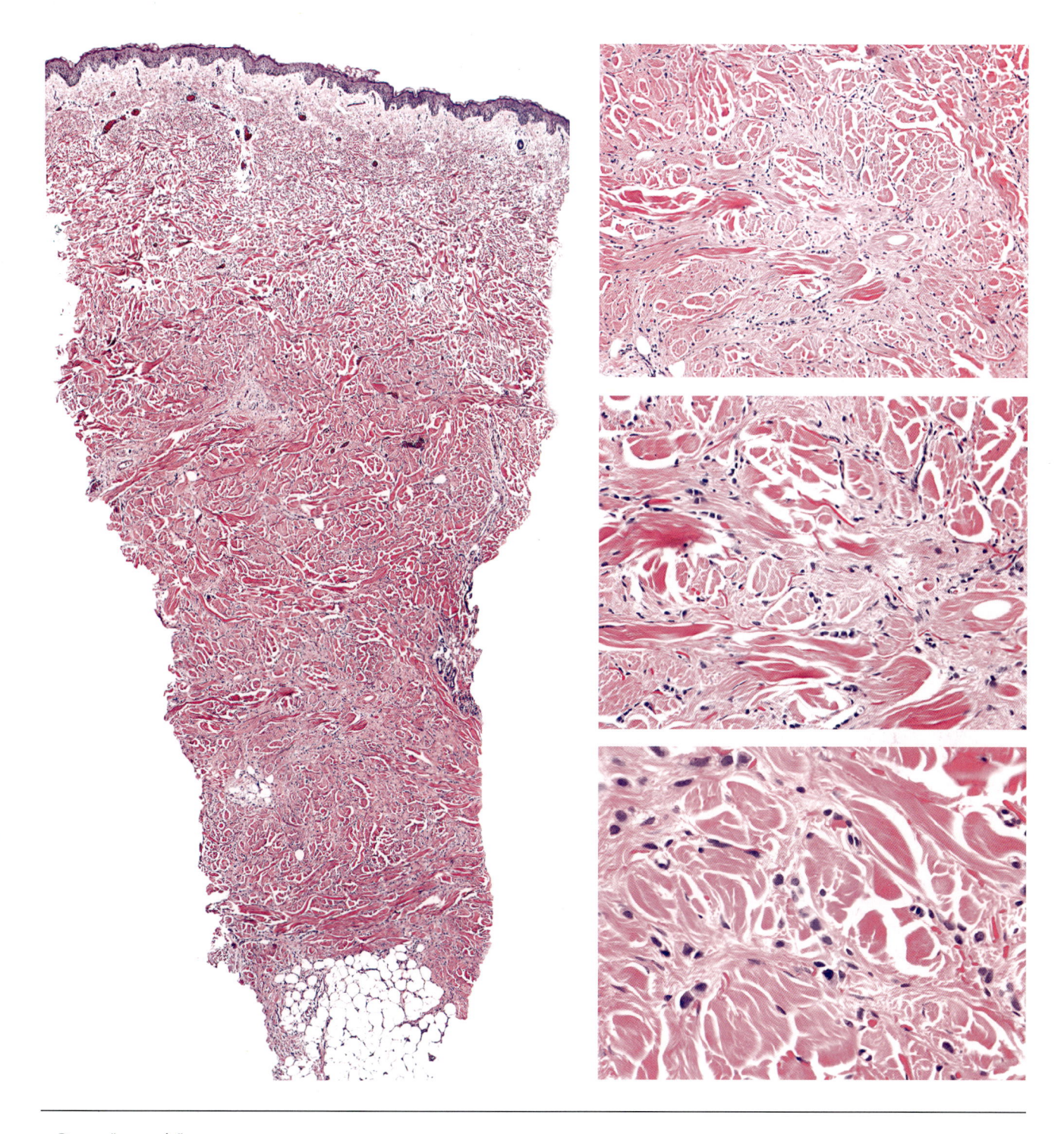

- Derme "ocupada"
- Colágeno denso com células hipercromáticas intersticialmente
- Células hipercromáticas exibem moldura nuclear

Carcinoma de mama metastático, padrão intersticial (carcinoma *en cuirasse*)

262 Abordagem de Cima para Baixo | Derme "ocupada"

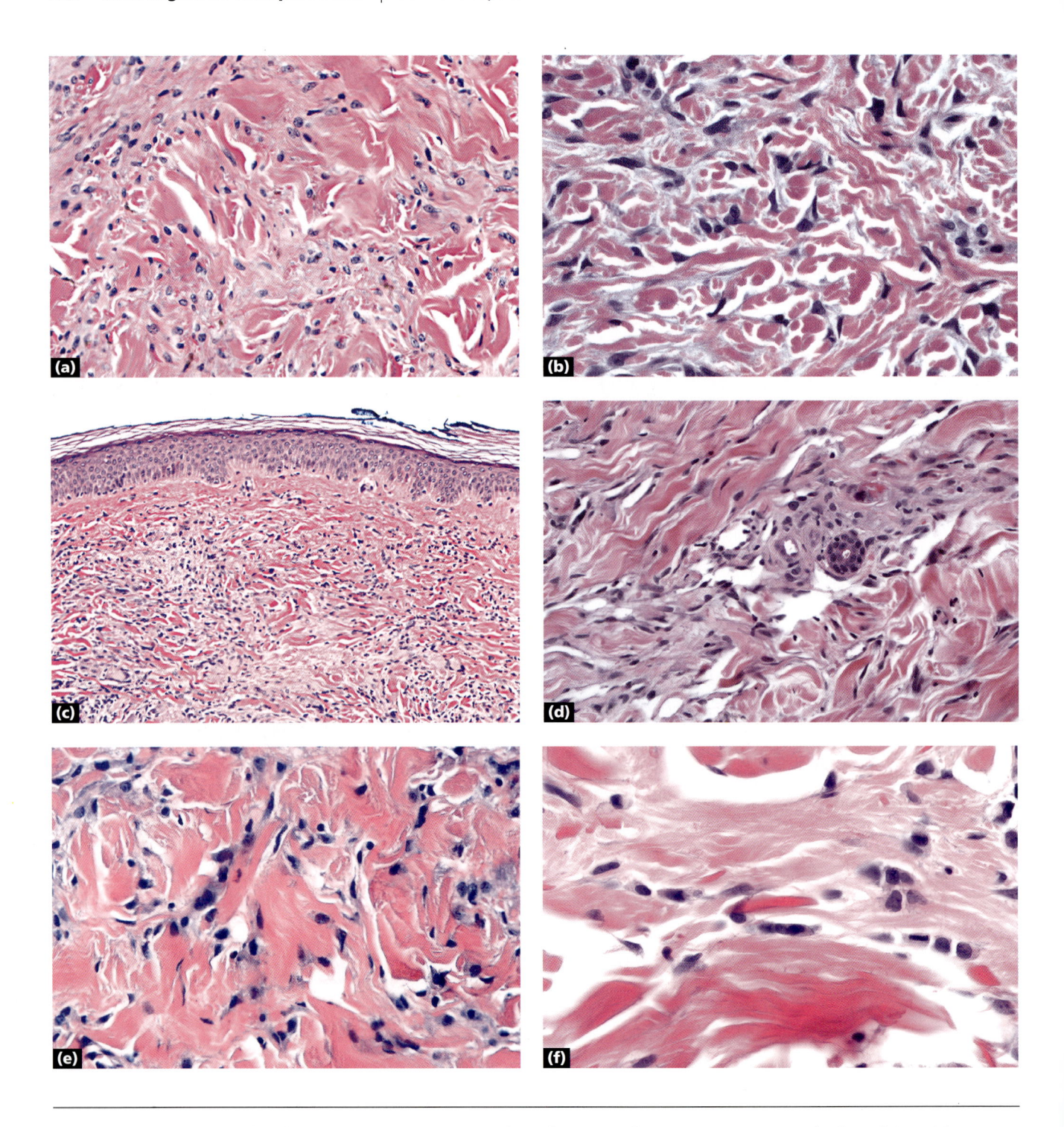

a Nevo azul hipopigmentado: células ocasionais com pigmento de melanina
b Dermatofibroma: colágeno aprisionado (ver página 166)
c Granuloma anular: algumas áreas focais sutis em paliçada, mucina aumentada (ver página 89)
d Sarcoma de Kaposi: vasos aumentados (ver página 186)
e Leucemia cutânea: células atípicas com citoplasma granular (ver página 139)
f Carcinoma de mama metastático, padrão intersticial: núcleos hipercromáticos com moldura nuclear

Diferenças-chave

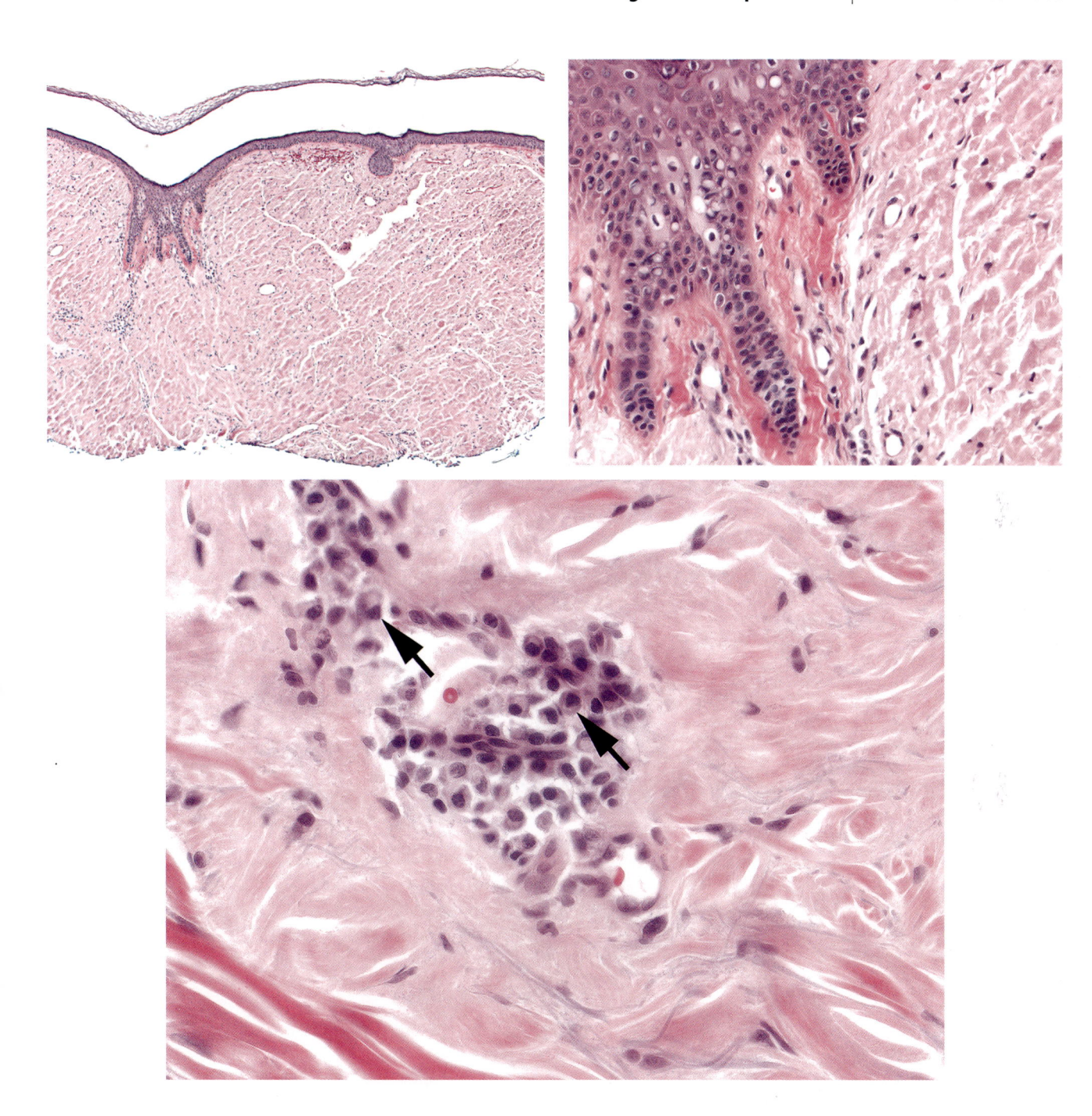

Abordagem de Cima para Baixo | Material dérmico   263

- Material dérmico cor-de-rosa e amorfo, difuso e perivascular
- Plasmócitos (setas) estão frequentemente presentes em torno dos vasos

Amiloidose nodular

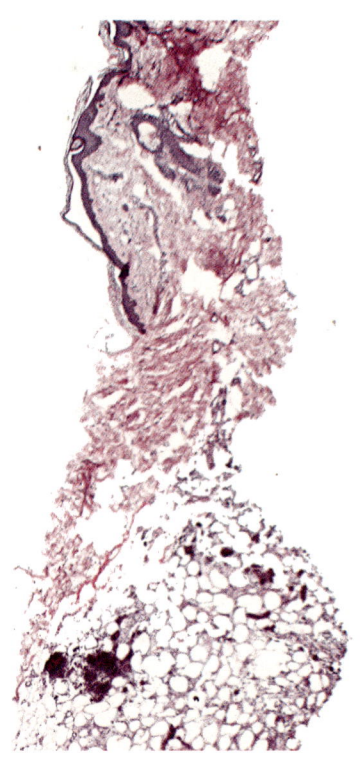

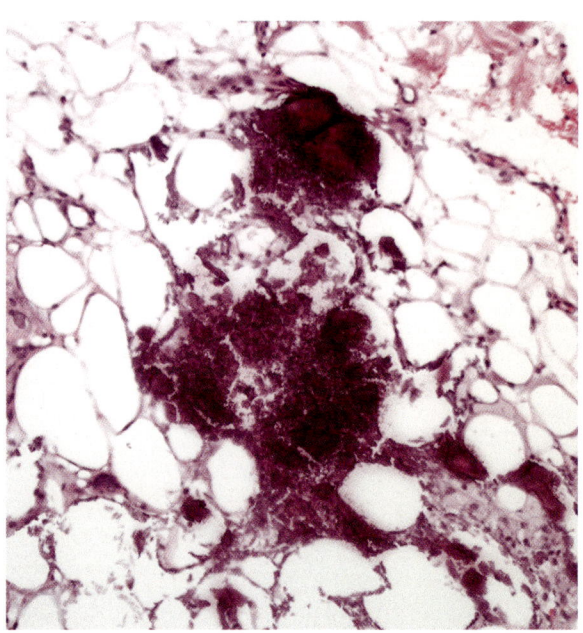

- Material dérmico grumoso azul-violáceo
- Depósitos de cálcio podem ser vistos em tumores anexiais (tricoepitelioma, pilomatricoma)
- Cálcio pode ser depositado nas fibras elásticas alteradas no pseudoxantoma elástico

Calcinose cutânea

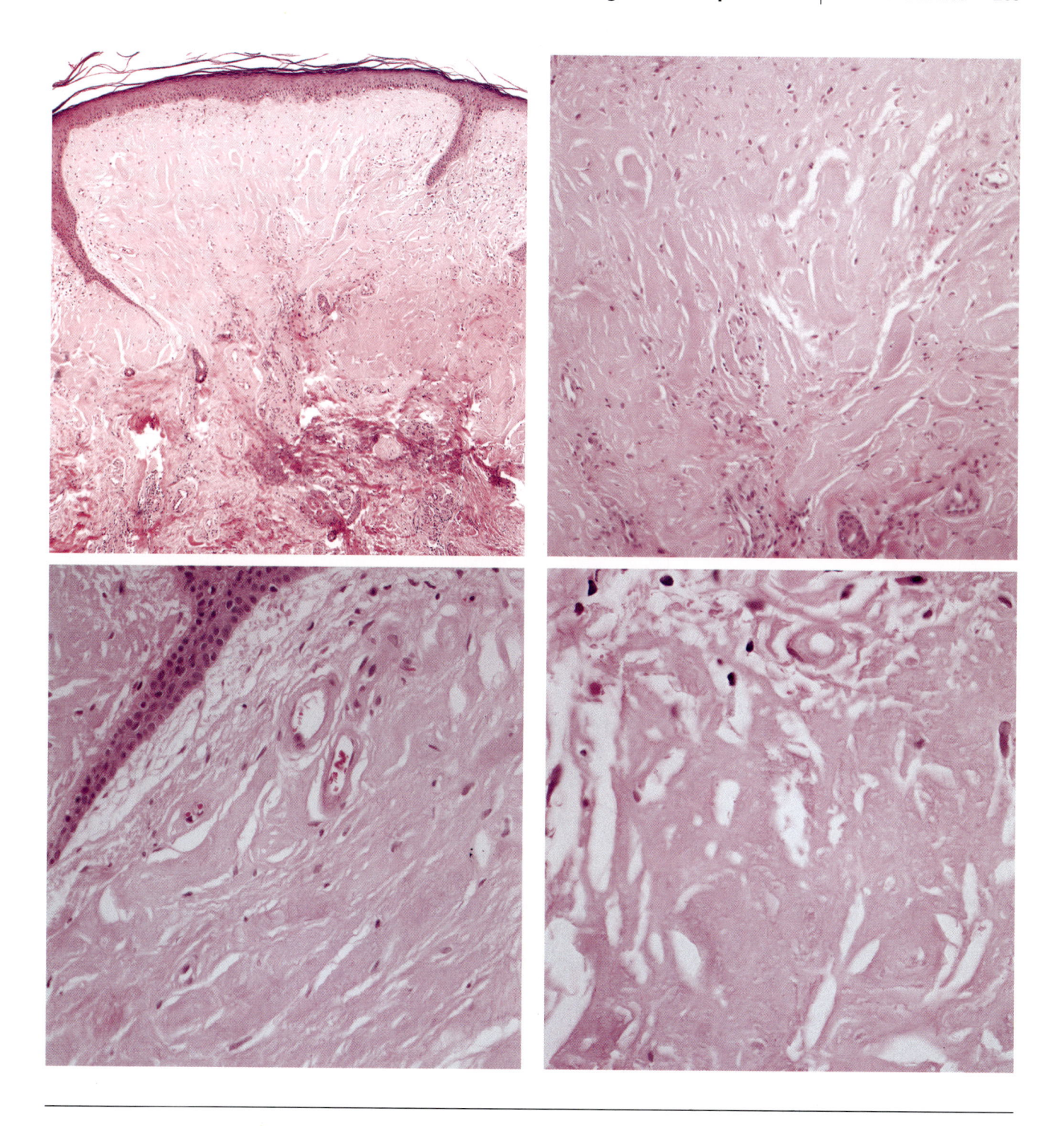

Abordagem de Cima para Baixo | Material dérmico   265

- Material dérmico rosa e amorfo que preenche a metade superior da derme
- Lesões recentes exibem material róseo em torno dos vasos

Protoporfiria eritropoiética

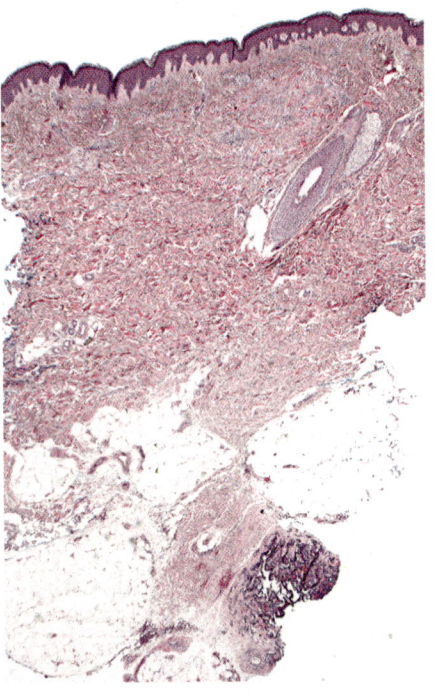

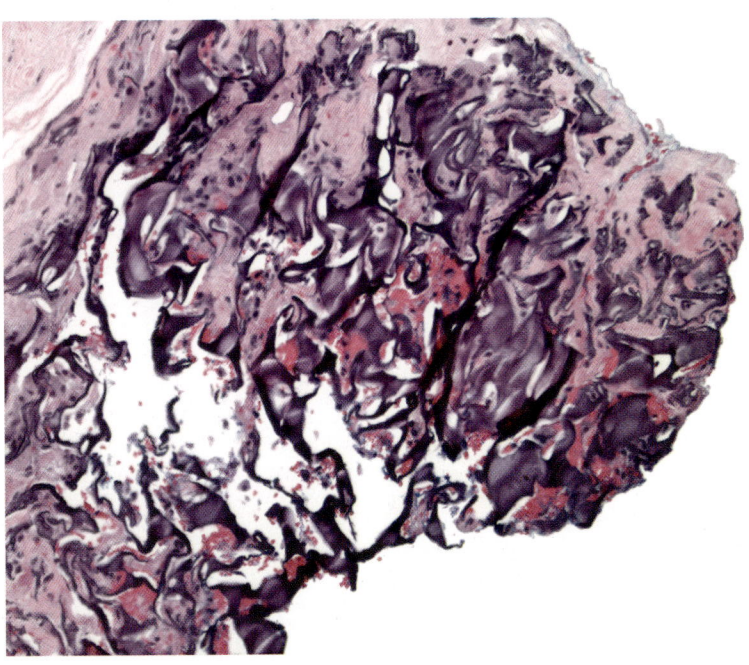

266 Abordagem de Cima para Baixo | Material dérmico

- Material dérmico que é azulado, semelhante a fitas curvilíneas

Gel foam

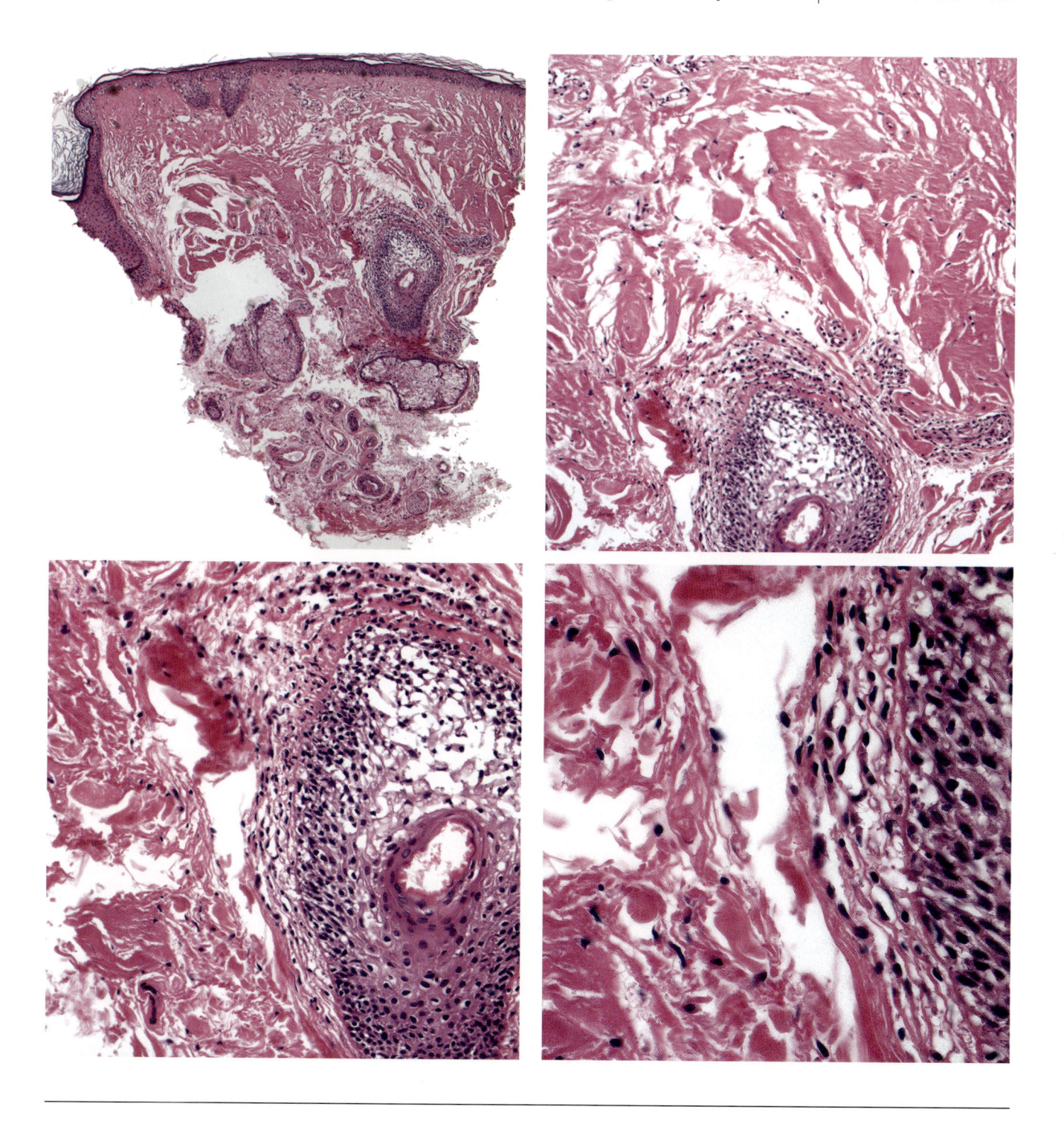

Abordagem de Cima para Baixo | Material dérmico 267

- Material dérmico cor-de-rosa e amorfo preenchendo frequentemente a espessura total da derme
- Pode ser perpendicular à epiderme e ao redor de anexos e vasos

Lipoidoproteinose

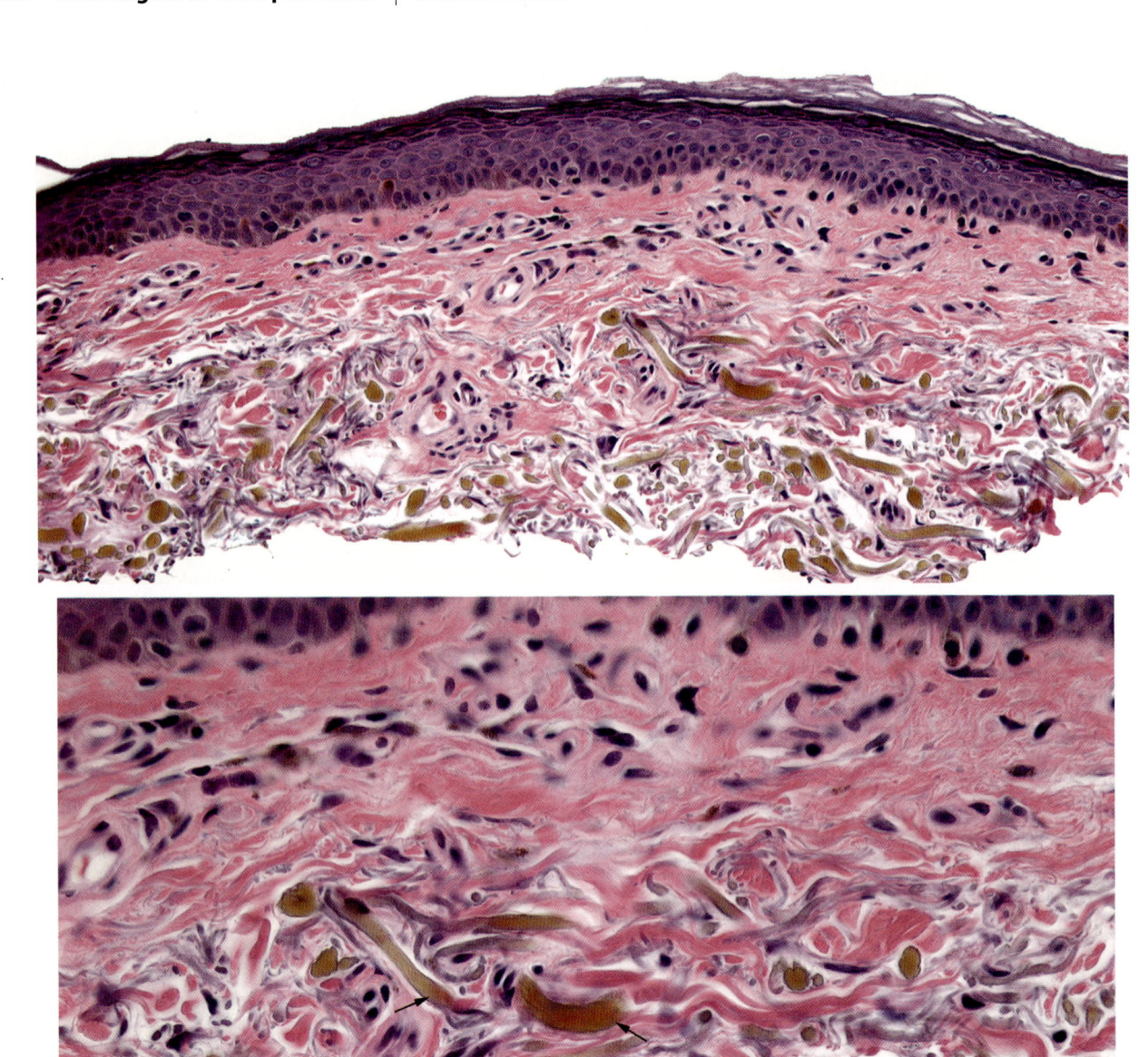

268 **Abordagem de Cima para Baixo** | Material dérmico

- Material na derme em formato de banana de cor marrom-alaranjada (colágeno alterado; setas)

Ocronose

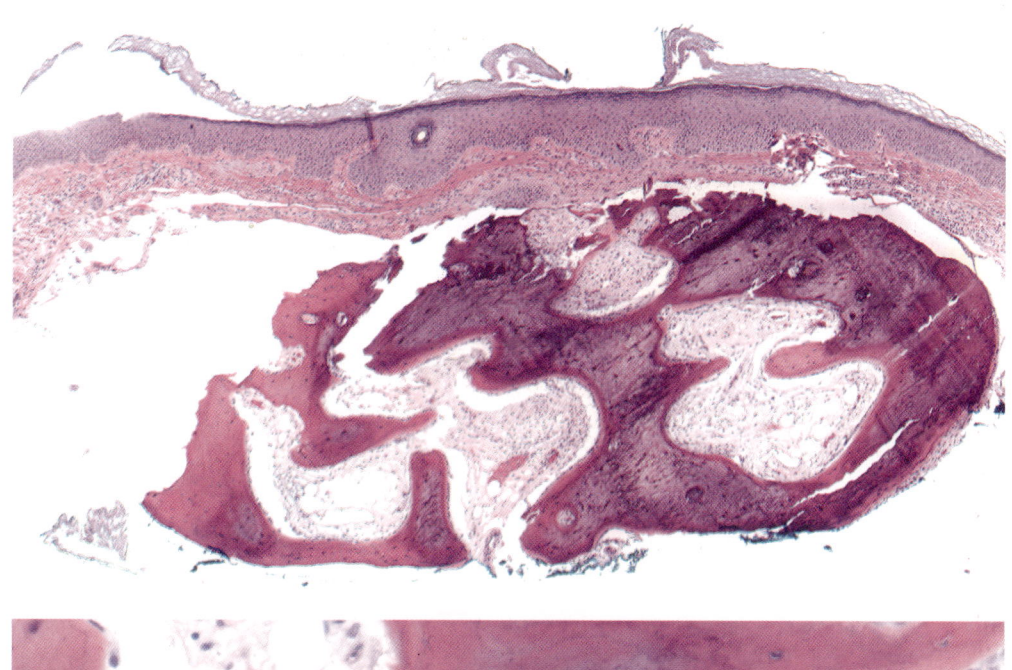

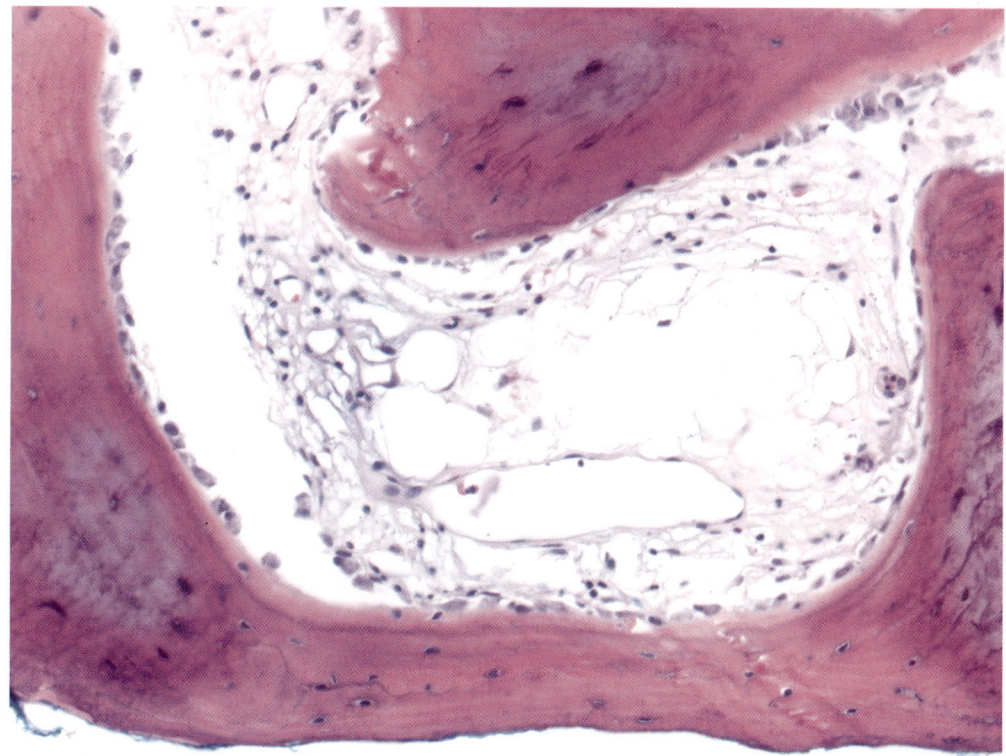

Abordagem de Cima para Baixo | Material dérmico 269

- Material dérmico – osso que possui trabéculas cor-de-rosa brilhantes e densas com núcleos com auréolas em torno deles (osteócitos)
- Diagnóstico diferencial inclui o pilomatricoma ossificado, identificável se estiver presente ceratina com células-sombra

Osteoma cutâneo

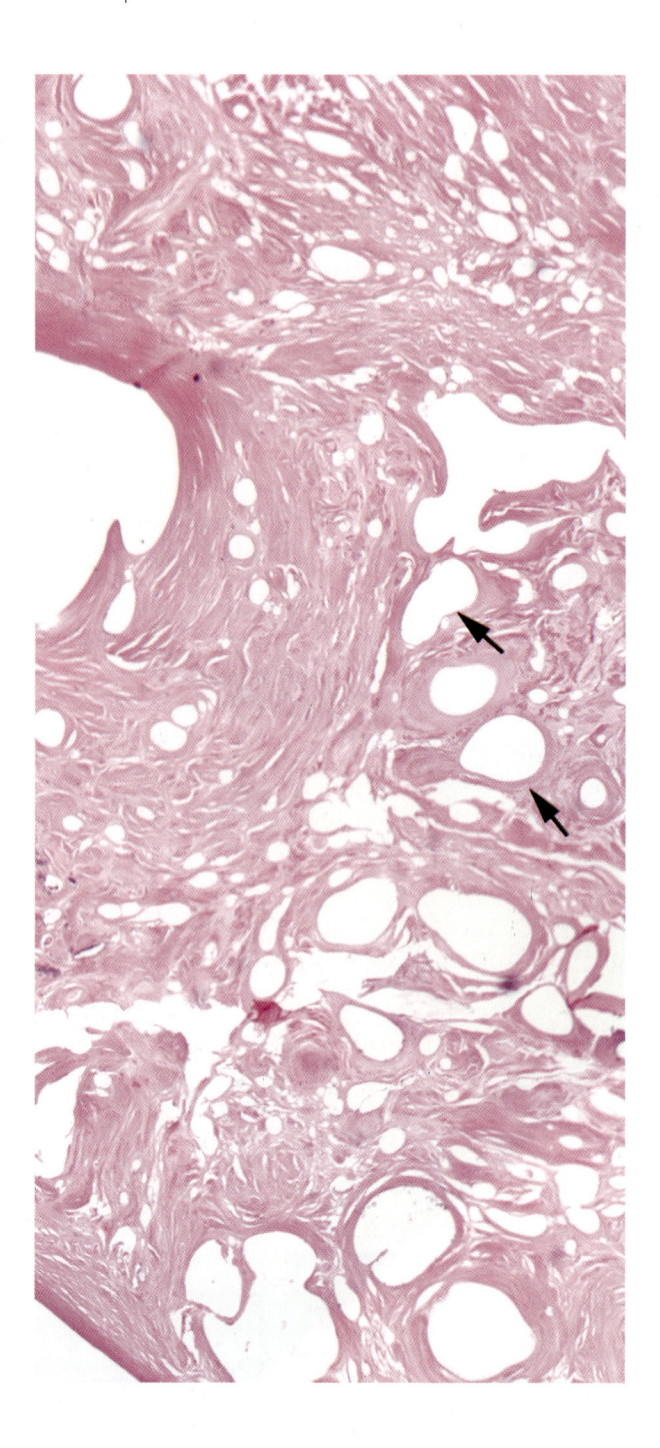

270 **Abordagem de Cima para Baixo** | Material dérmico

- Material dérmico que é perdido durante o processamento e sendo "visto" como espaços circulares de formato irregular (setas)
- Estroma esclerótico rosa escuro
- Aparência de queijo suíço

Parafinoma

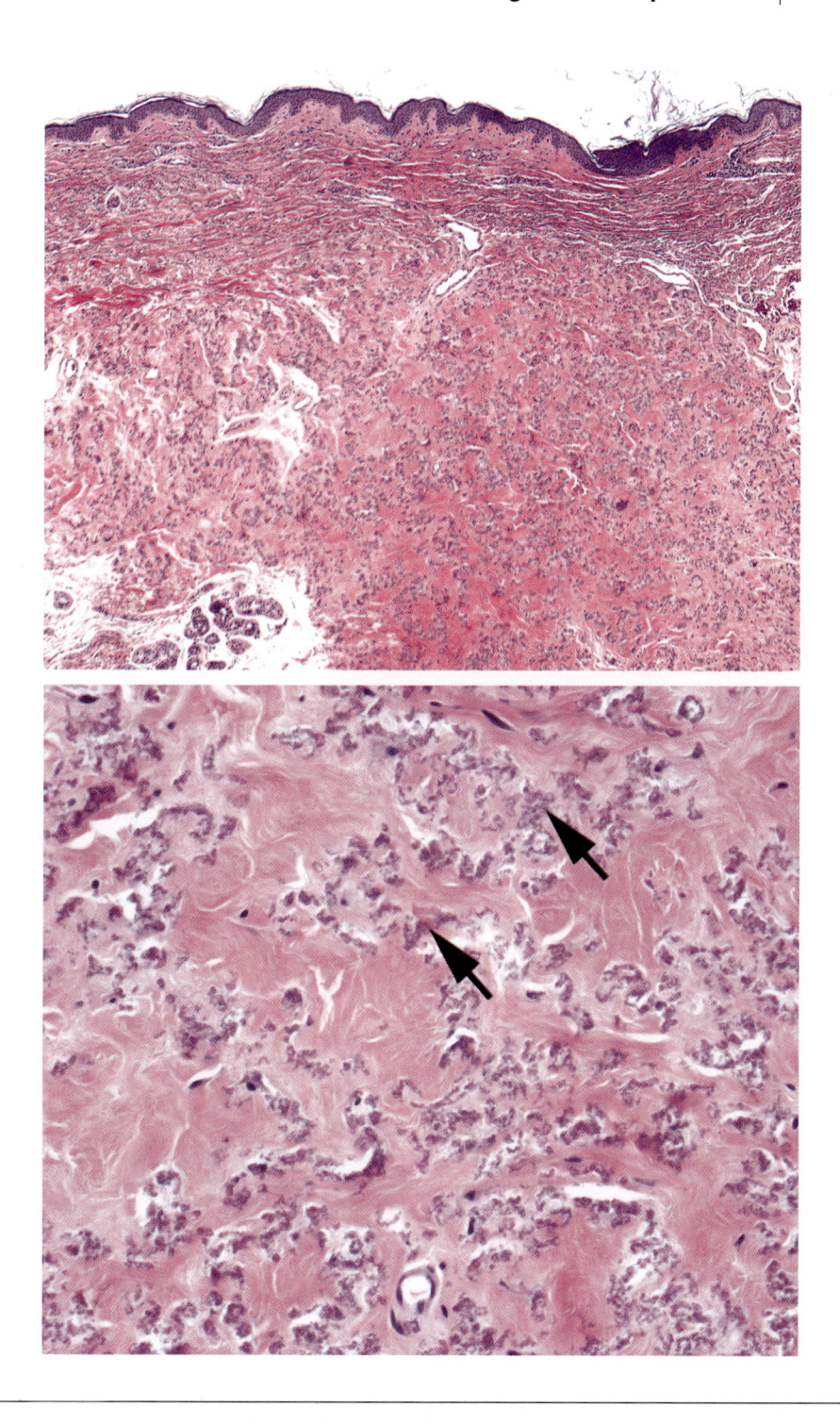

Abordagem de Cima para Baixo | Material dérmico 271

- Material dérmico (fibras elásticas alteradas) que é azulado e ondulado (setas)
- Às vezes, as fibras estão calcificadas em espirais

Pseudoxantoma elástico

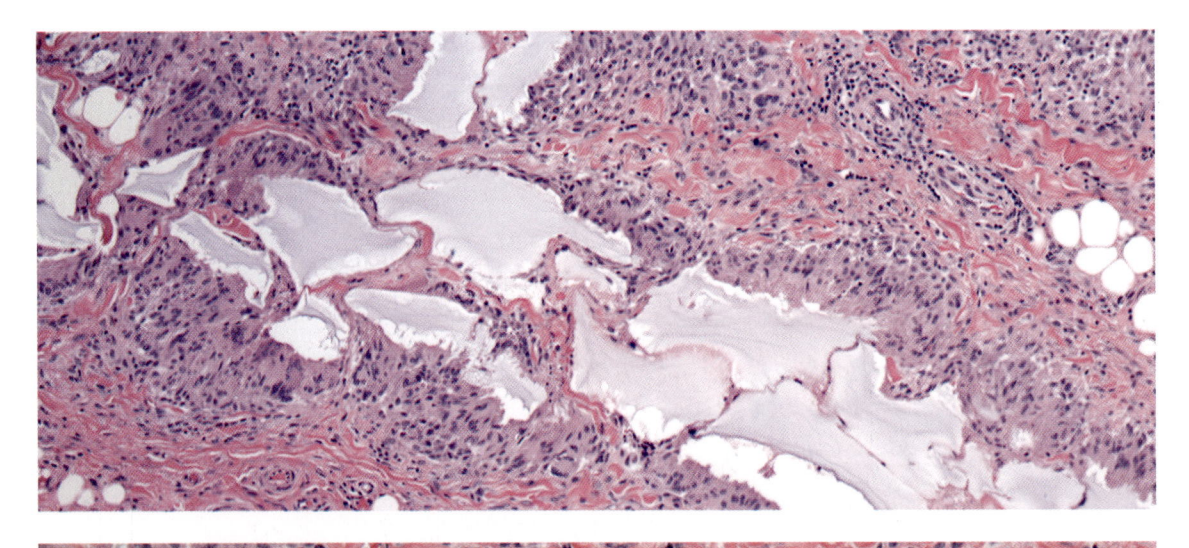

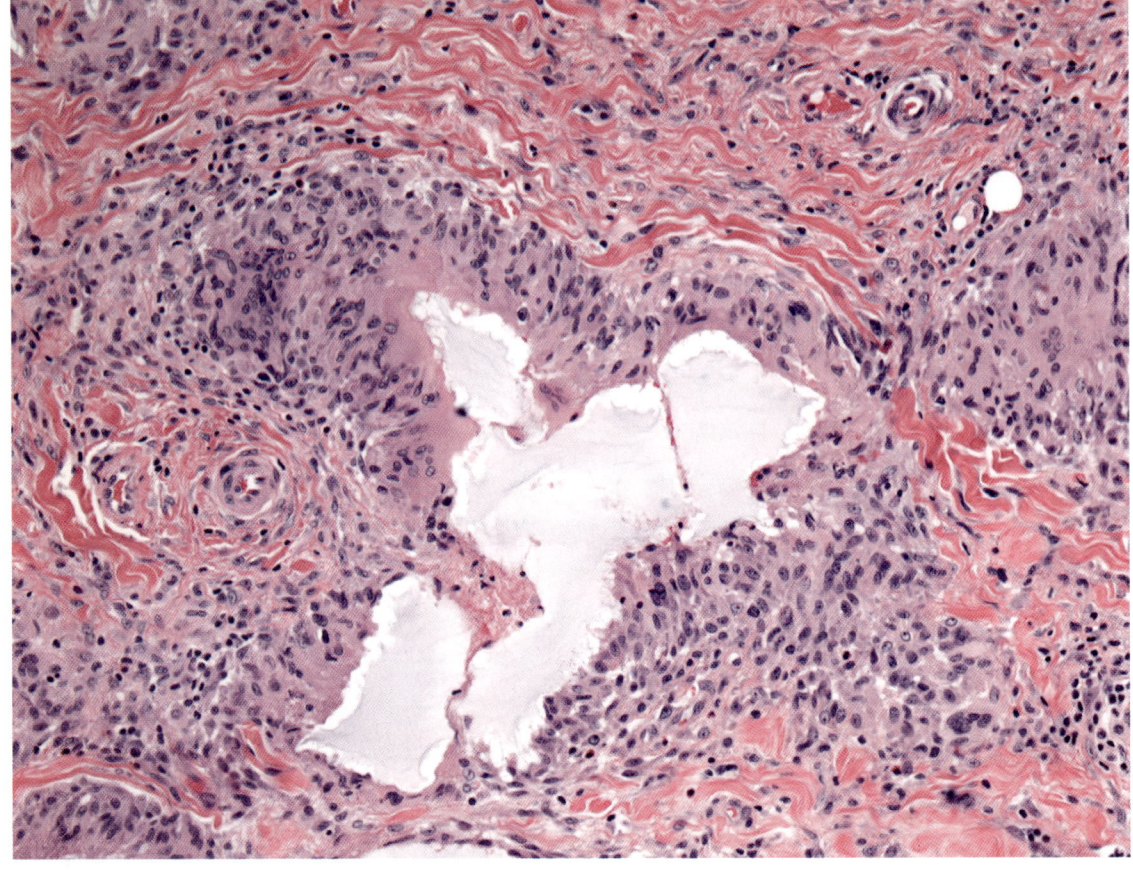

272 **Abordagem de Cima para Baixo** | Material dérmico

- Material dérmico
- Material é azul-claro e organiza-se em lagos
- Pode ser rodeado por uma reação de células gigantes de corpo estranho

Ácido hialurônico (preenchimento dérmico)

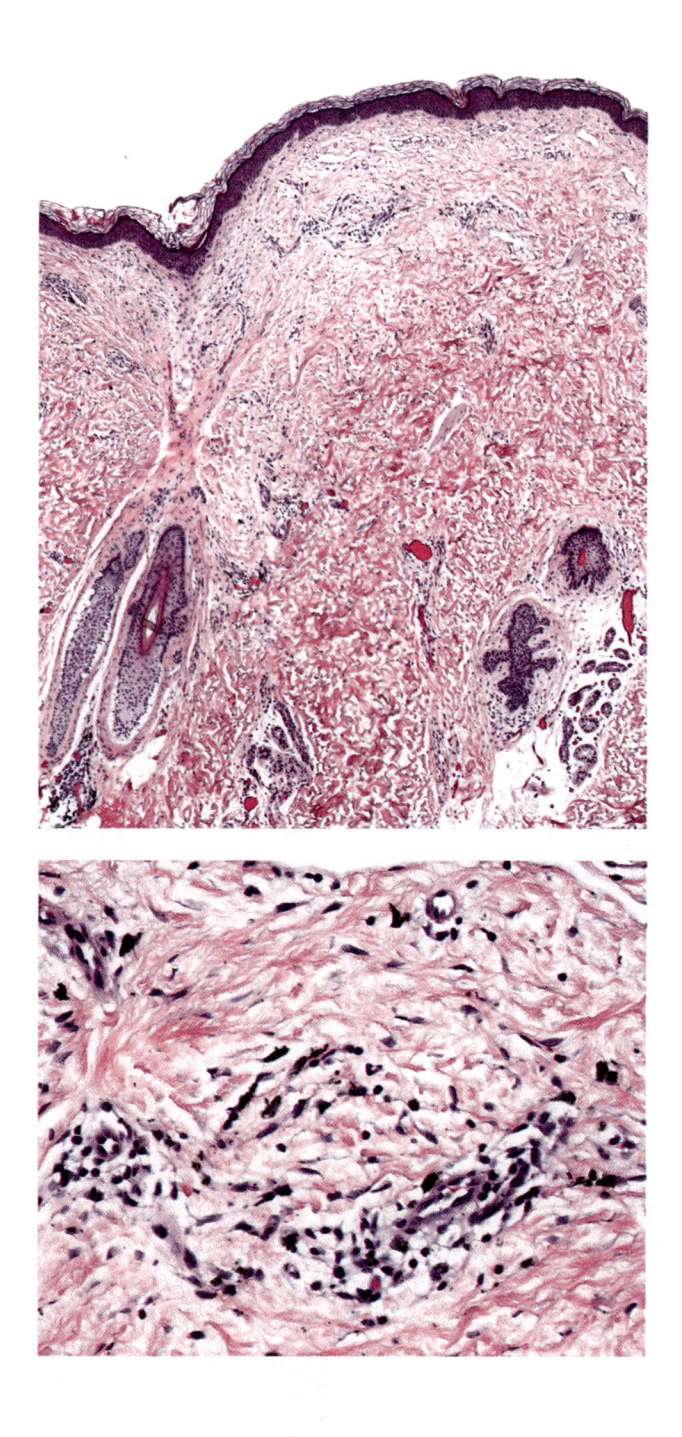

Abordagem de Cima para Baixo | Material dérmico   273

- Material dérmico que é preto (mais comumente) e está livre na derme, bem como no interior dos macrófagos

Tatuagem

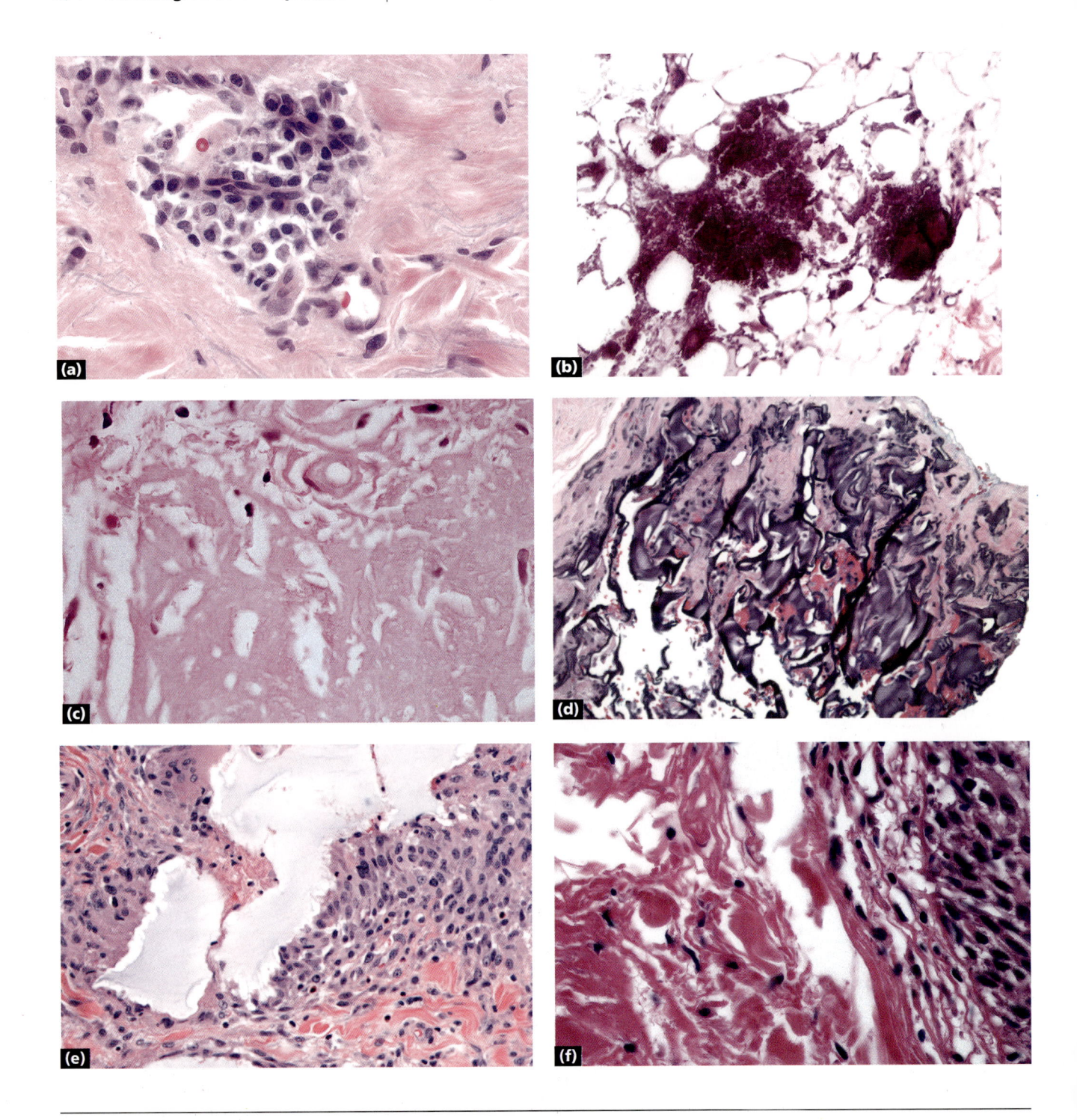

274 Abordagem de Cima para Baixo | Material dérmico

a Amiloidose nodular: material rosa amorfo com plasmócitos
b Calcinose cutânea: grumos azul-violáceos
c Protoporfíria eritropoiética: material rosa amorfo em torno dos vasos e na derme superior
d *Gel foam*: fitas interconectadas azuis
e Ácido hialurônico: material azulado
f Lipoidoproteinose: material rosa amorfo que preenche toda a derme; muitas vezes, em torno de anexos

Diferenças-chave

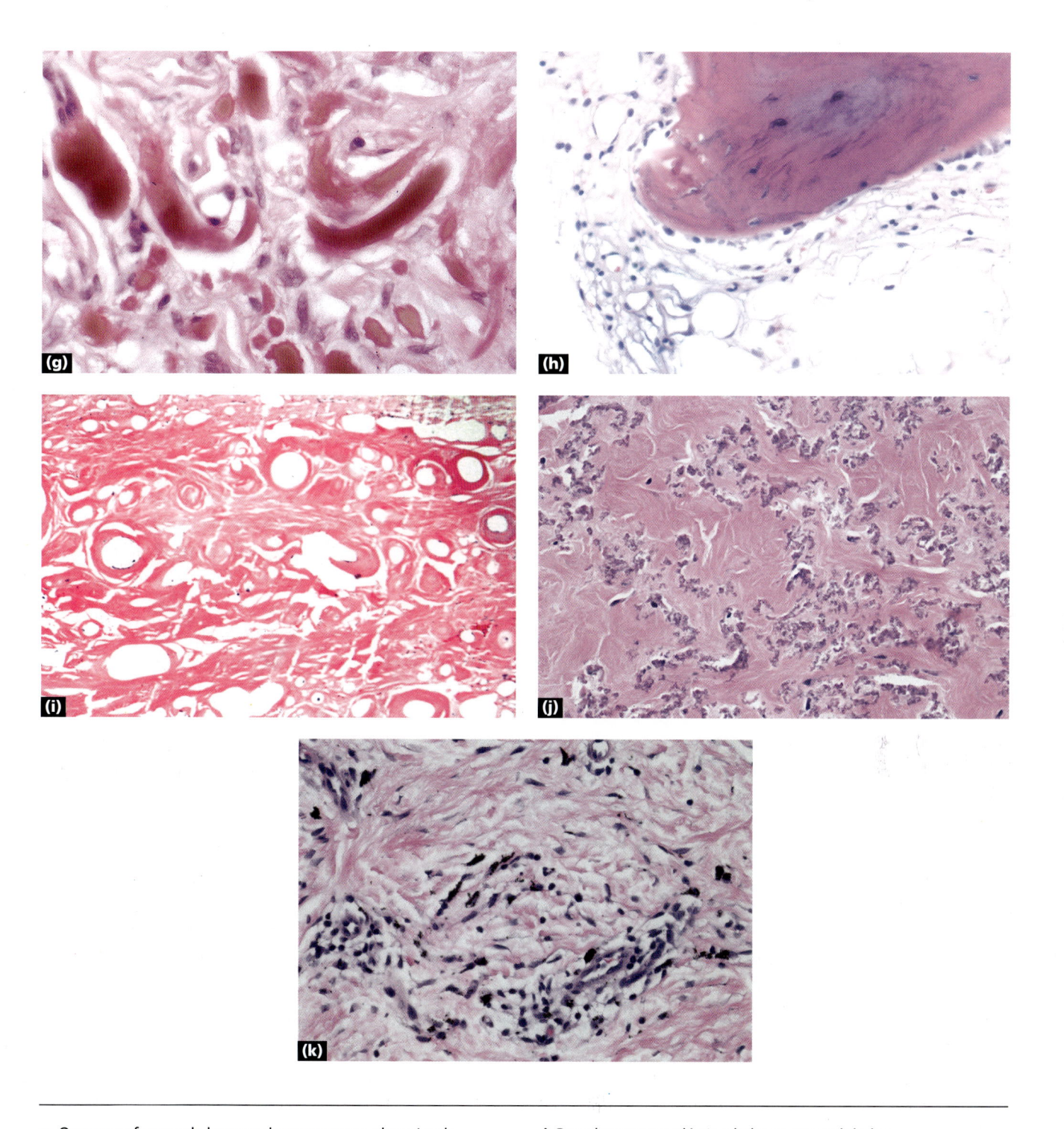

Abordagem de Cima para Baixo | Material dérmico 275

g Ocronose: formas de banana de cor marrom-alaranjanda
h Osteoma cutâneo: formas rosa, bem definidas com núcleos
i Parafinoma: espaços circulares irregulares como queijo suíço
j Pseudoxantoma elástico: linhas azuis onduladas
k Tatuagem: partículas negras livres na derme e no interior dos macrófagos

Diferenças-chave, *continuação*

Abordagem de Cima para Baixo | Necrose adiposa

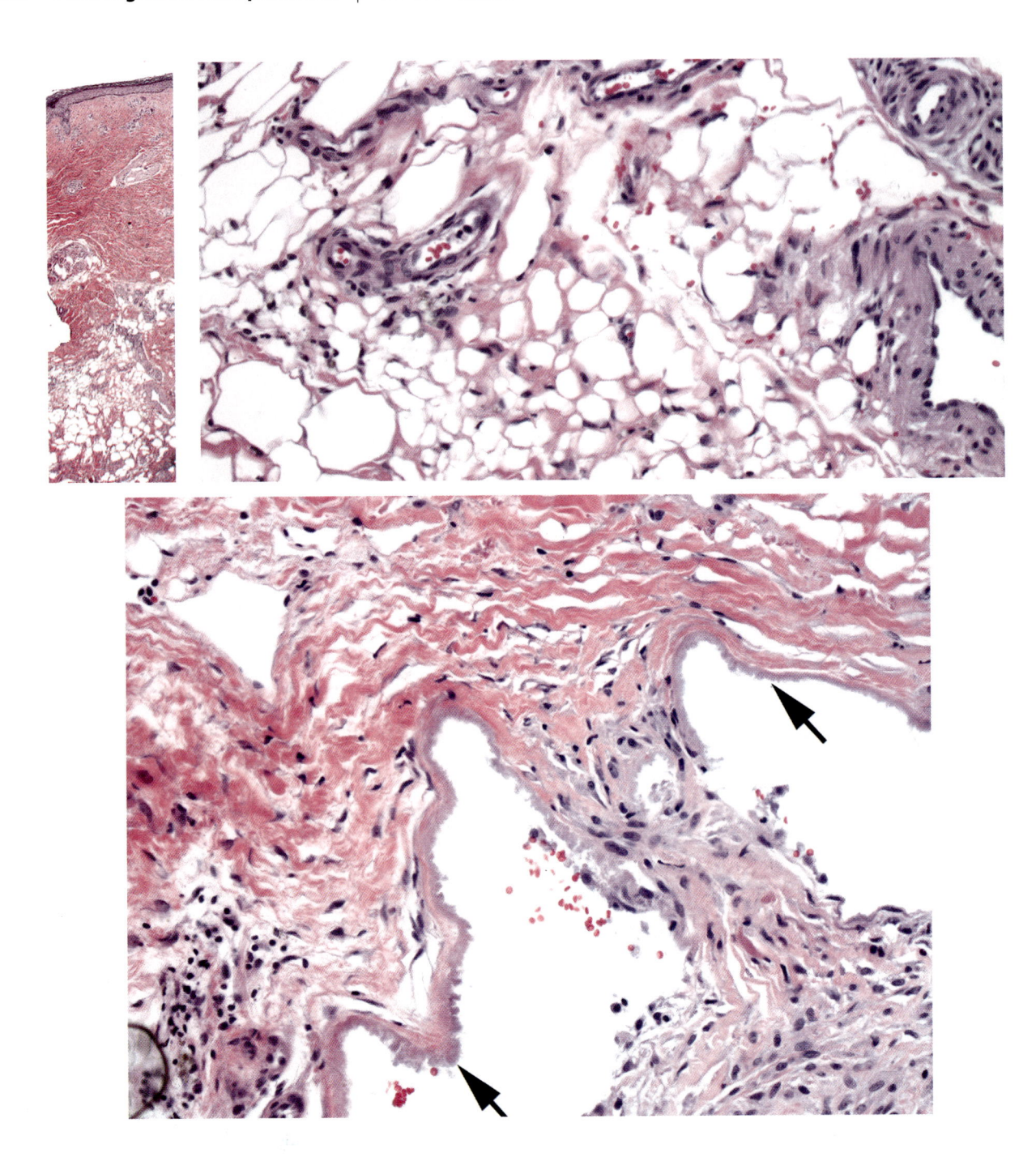

- Necrose adiposa (gordurosa)
- Adipócitos individuais são perdidos e substituídos por fragmentos de membranas ondulados ou espiralados rosa (necrose adiposa lipomembranosa) (setas)

Lipodermatoesclerose

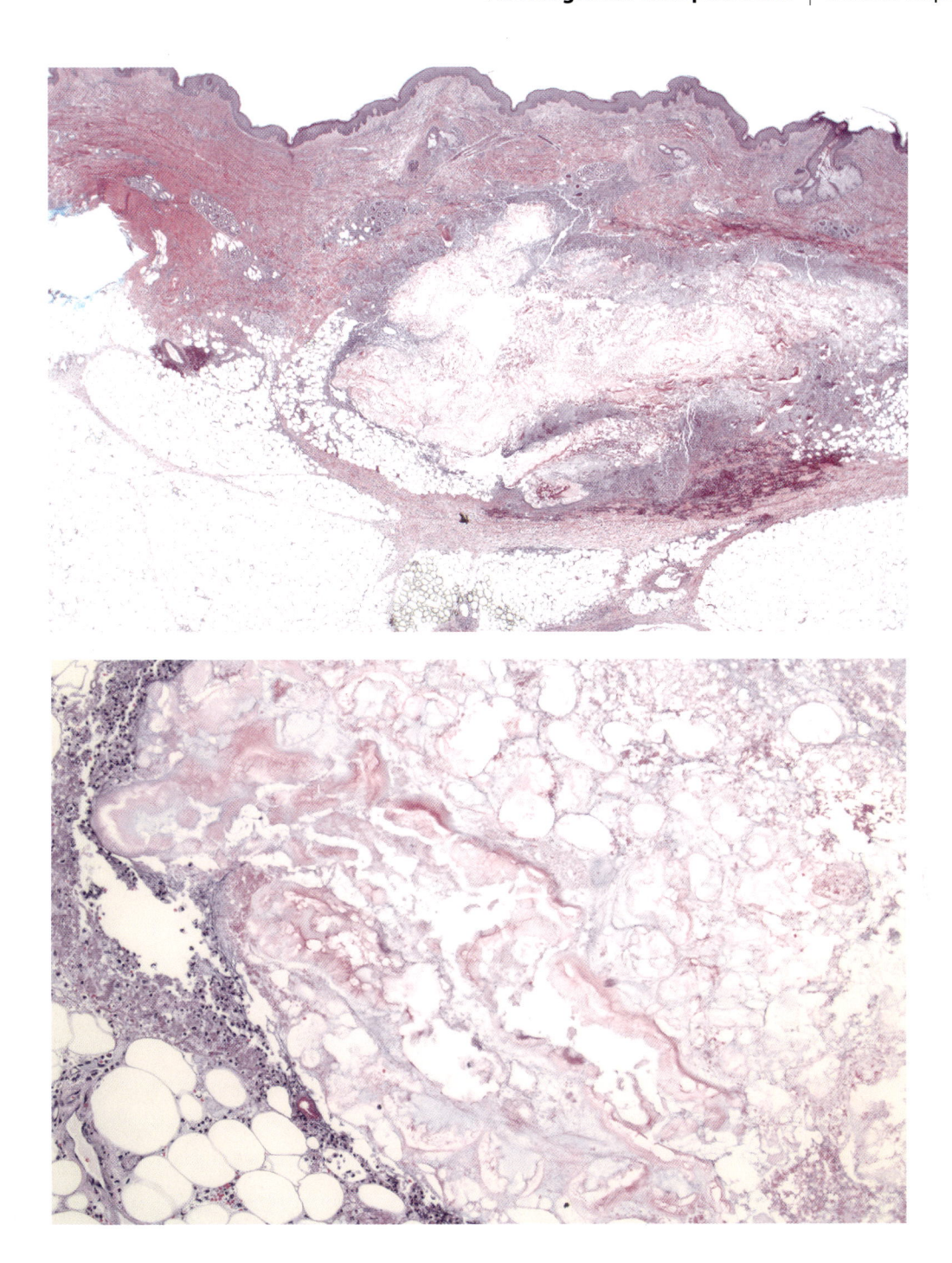

Abordagem de Cima para Baixo | Necrose adiposa 277

- Necrose adiposa
- Necrose da gordura com células "fantasmas" como sombras de células adiposas destruídas
- Calcificação/neutrófilos/eosinófilos podem estar presentes
- Vasos septais estão inflados

Paniculite pancreática

Abordagem de Cima para Baixo | Necrose adiposa

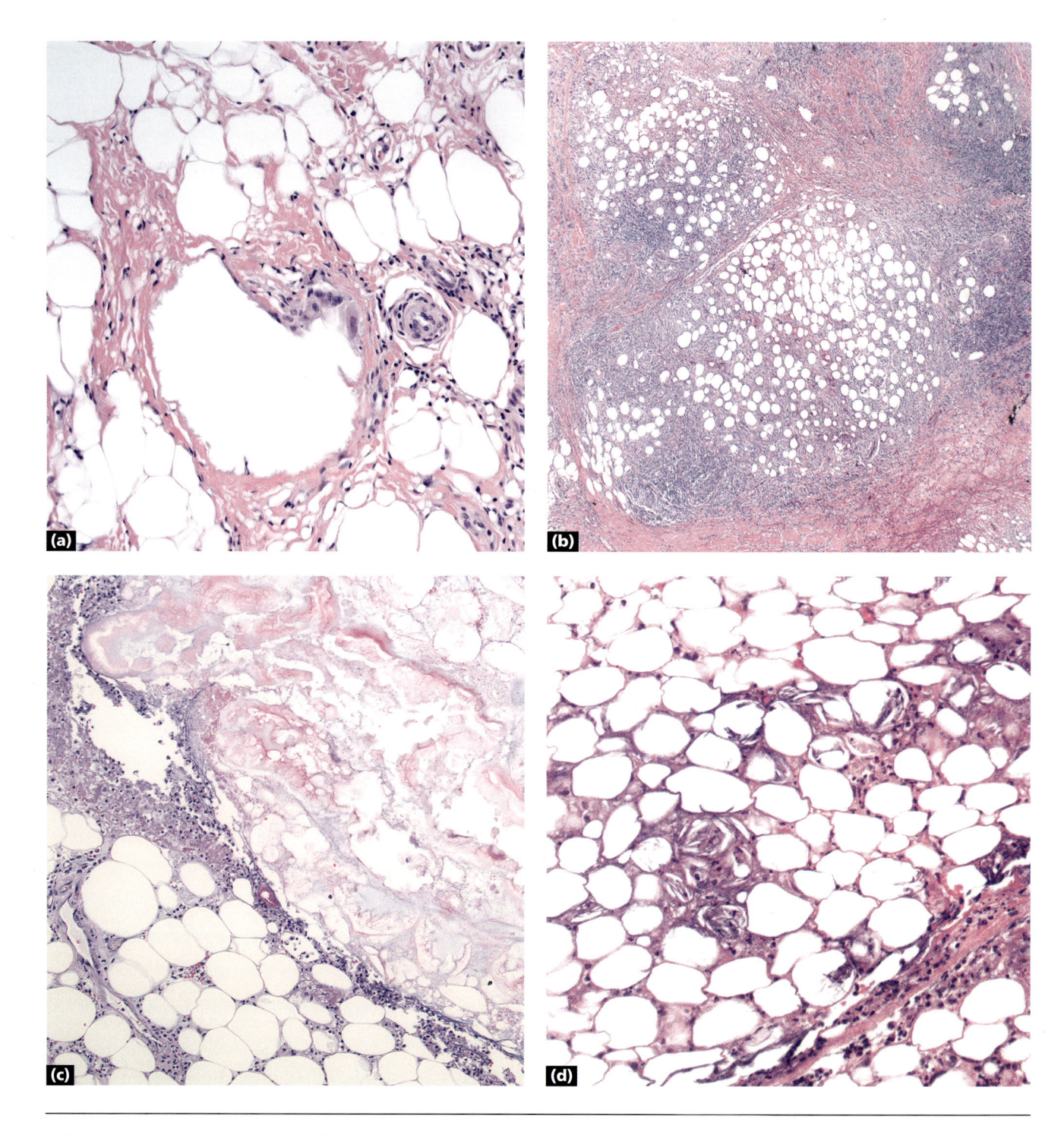

a Lipodermatoesclerose: fragmentos de membranas ondulados rosa que substituem os adipócitos
b Lúpus profundo: necrose adiposa hialina, infiltrado lobular linfocítico (ver página 146)
c Paniculite pancreática: necrose adiposa com células "fantasmas", +/− calcificação
d Necrose adiposa do recém nascido: formas cristalinas e inflamação no interior de lóbulos gordurosos (ver página 148)

Diferenças-chave

5 Cor – Azul

- Tumor azulado, 281
- Mucina e glândulas ou ductos, 291
- Mucina, 295

Cor – Azul | Tumor azulado 281

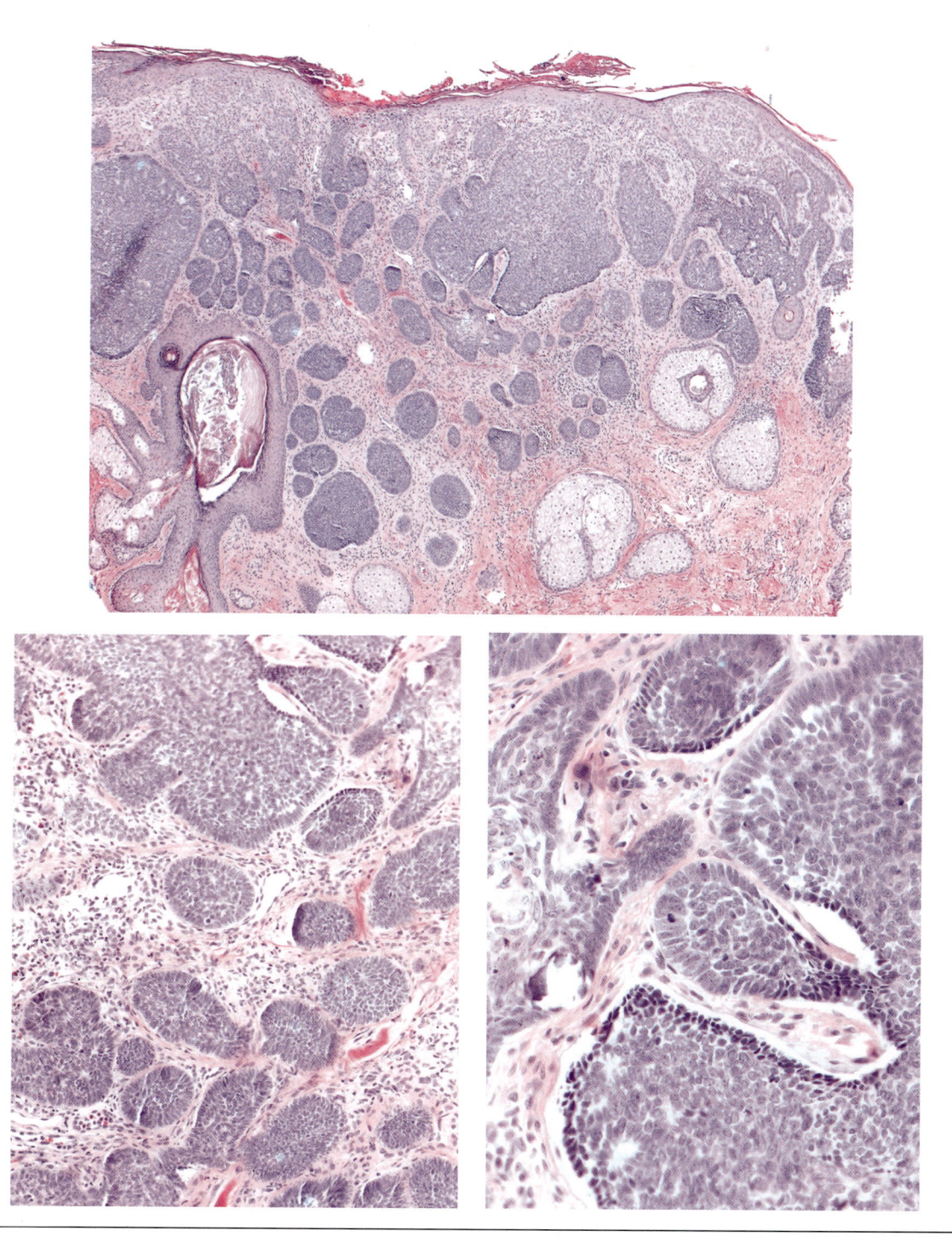

- Tumor azulado
- Paliçada periférica
- Retração do estroma em torno de ilhas individuais
- Estroma frequentemente mucinoso
- Ilhas podem conter mitoses e células necróticas isoladas

Carcinoma basocelular

Cor – Azul | Tumor azulado

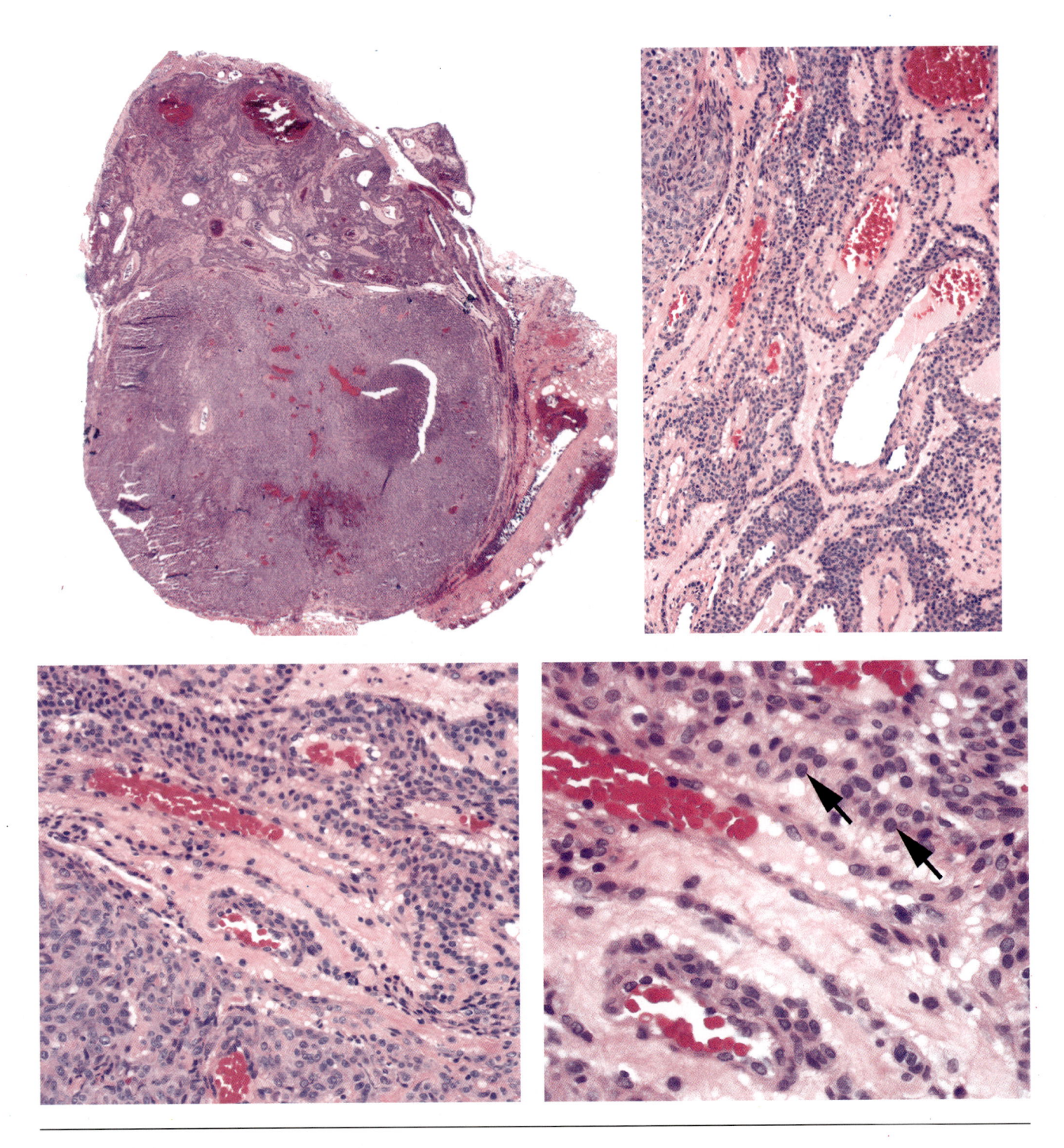

- Tumor azulado
- Tumor composto de células com núcleos redondos, monomórficos, centralmente localizados (setas)
- Células circundam espaços vasculares

Tumor glômico

Cor – Azul | Tumor azulado 283

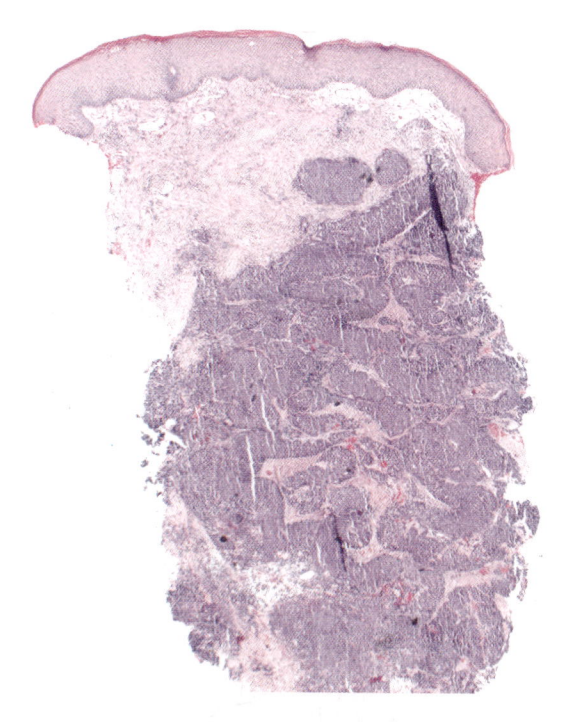

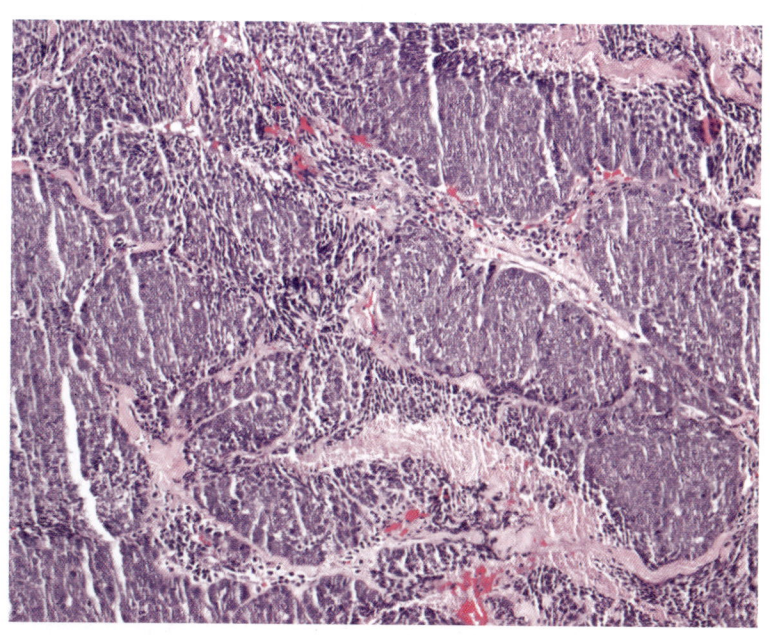

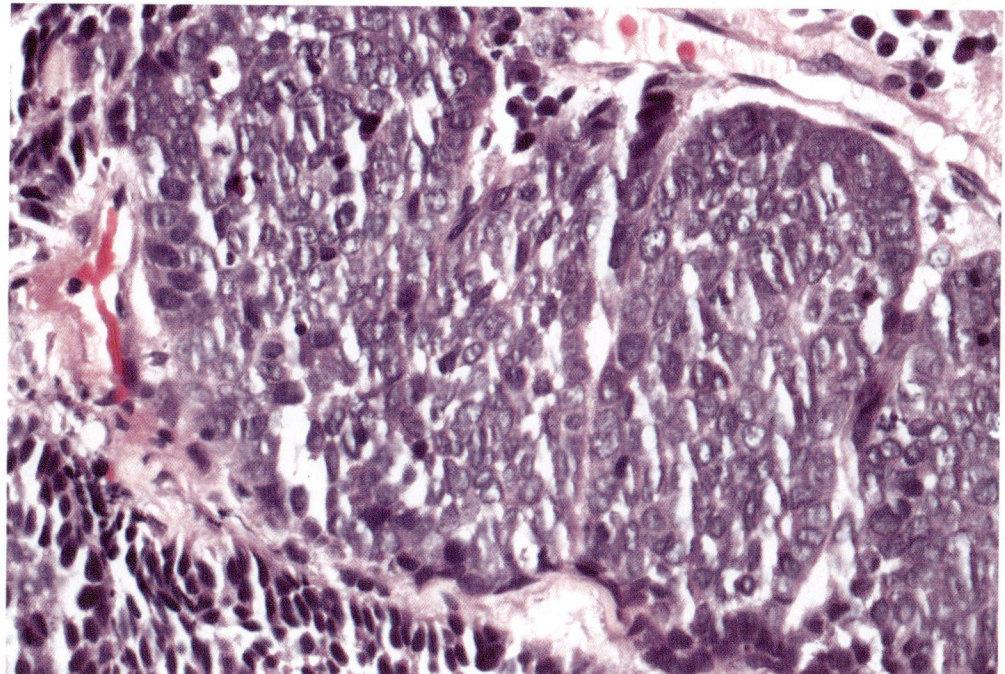

- Tumor azulado
- Padrão trabecular ou nodular em pequeno aumento
- Tumor composto de células com núcleos pálidos e escasso citoplasma em grande aumento
- Núcleos exibem aspecto em "sal e pimenta"
- Mitoses e células necróticas numerosas dispersas
- Células geralmente se sobrepõem/empurram umas as outras

Carcinoma de células de Merkel

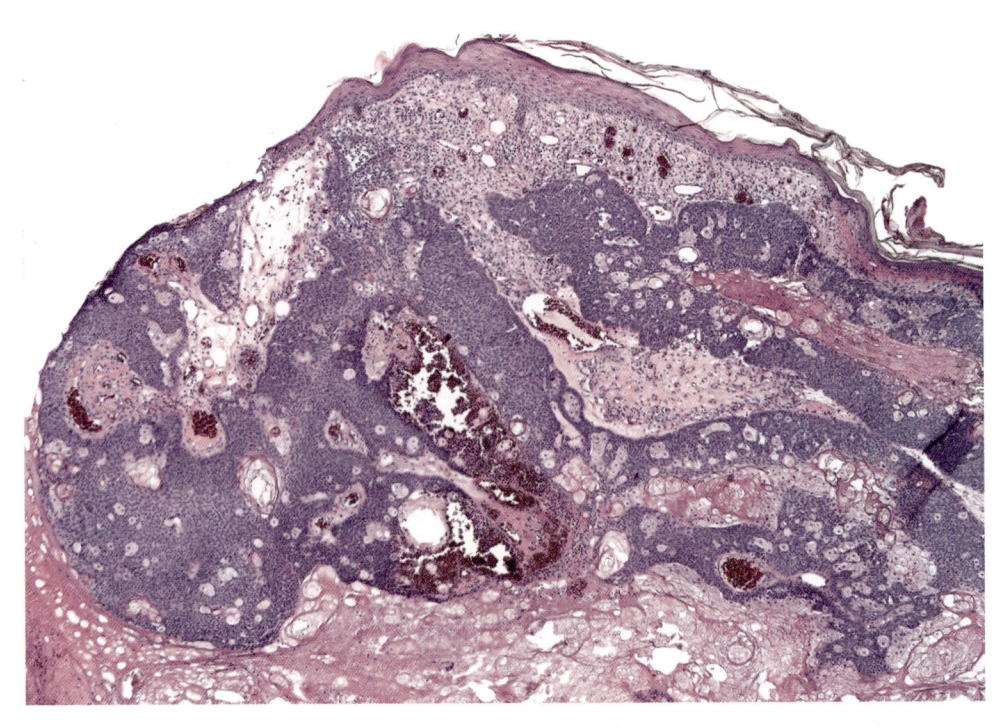

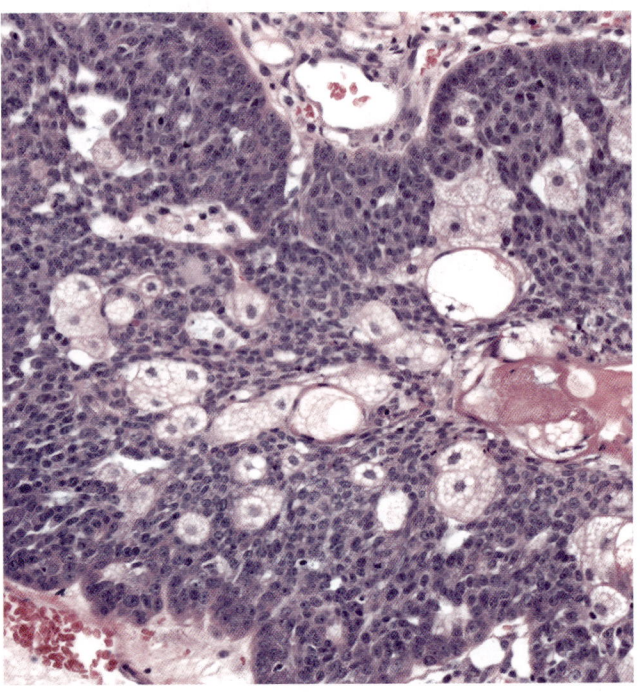

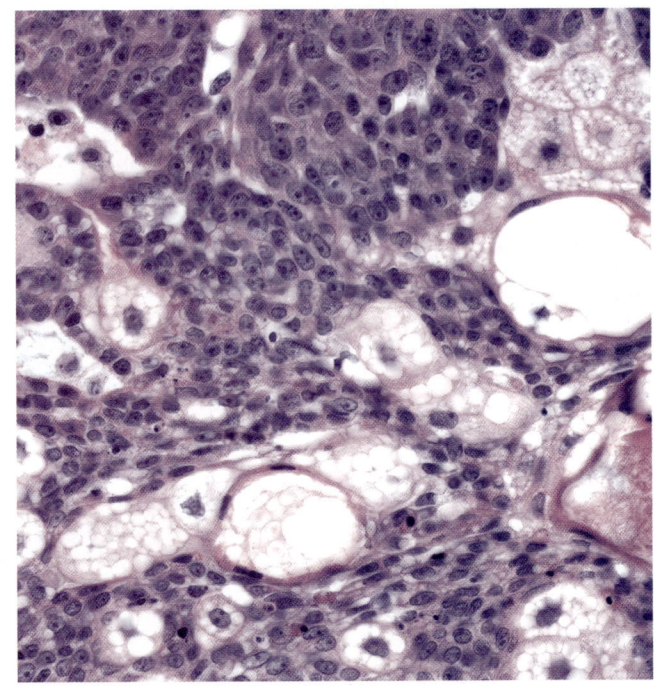

- Tumor azulado
- Sebócitos dispersos entre células azuis menores
- Presença de ductos sebáceos
- Tende a ser localizado na derme superior logo abaixo da epiderme

Sebaceoma (epitelioma sebáceo)

Cor – Azul | Tumor azulado 285

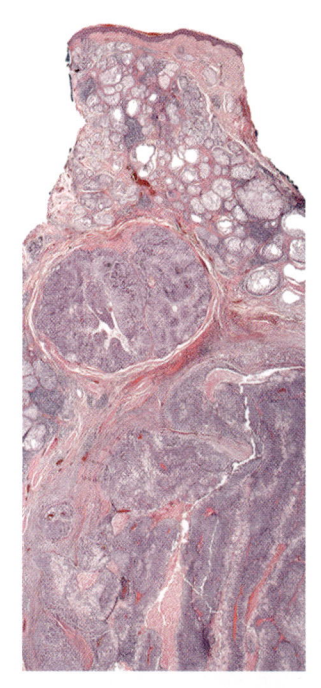

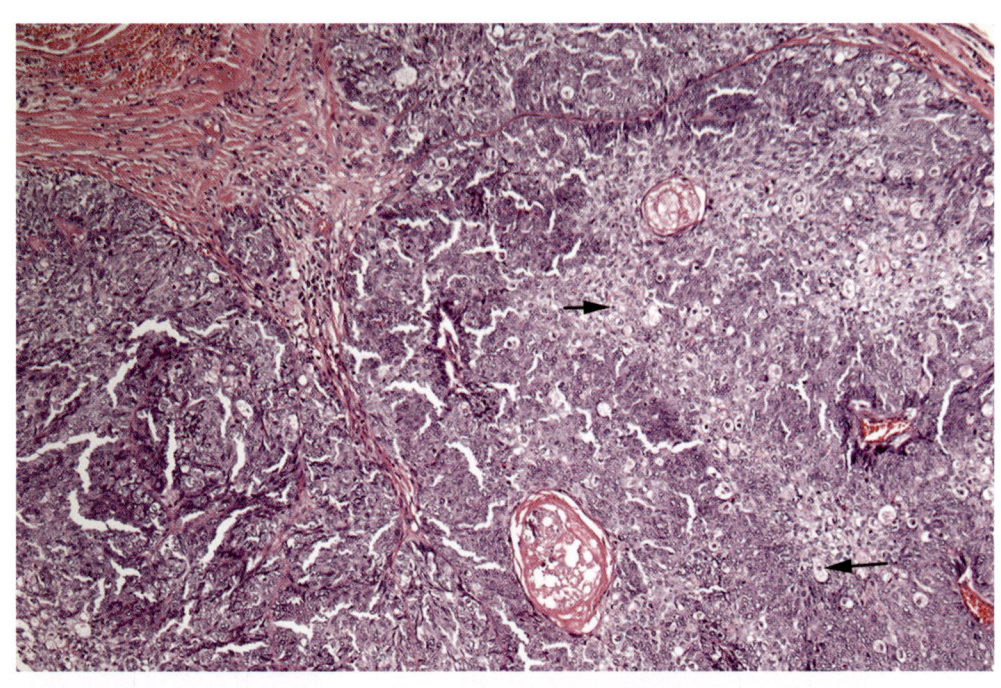

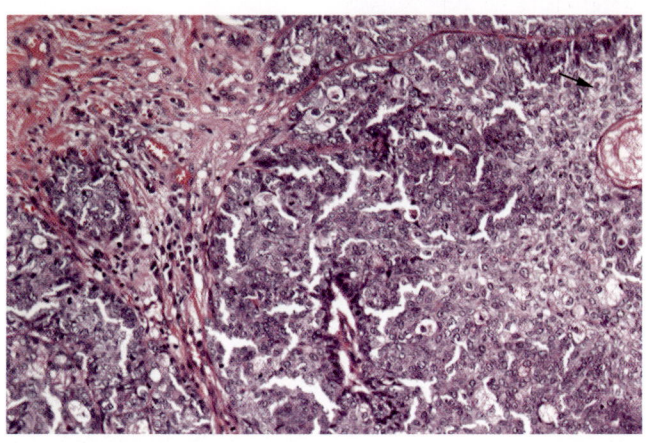

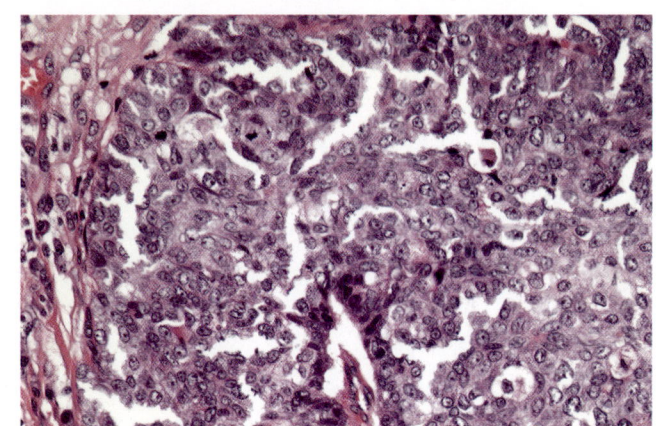

- Tumor azulado
- Sebócitos (setas) entre células azuis atípicas; os ductos sebáceos podem ser evidentes
- Necrose e células atípicas
- Padrão infiltrativo e/ou situado na derme reticular/tecido subcutâneo

Carcinoma sebáceo

Cor – Azul | Tumor azulado

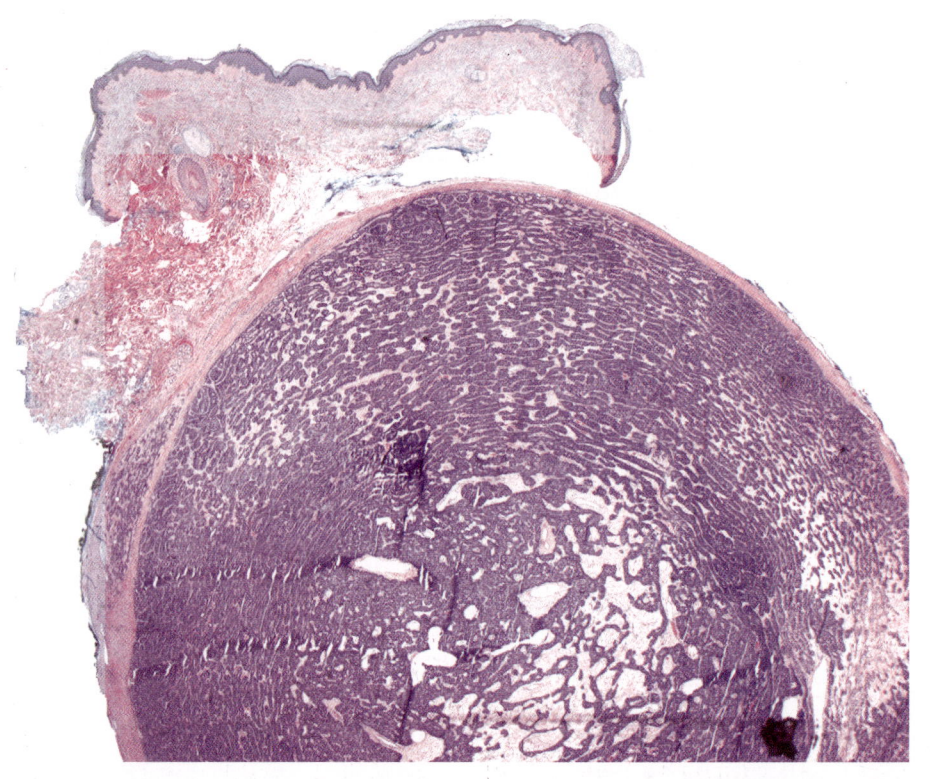

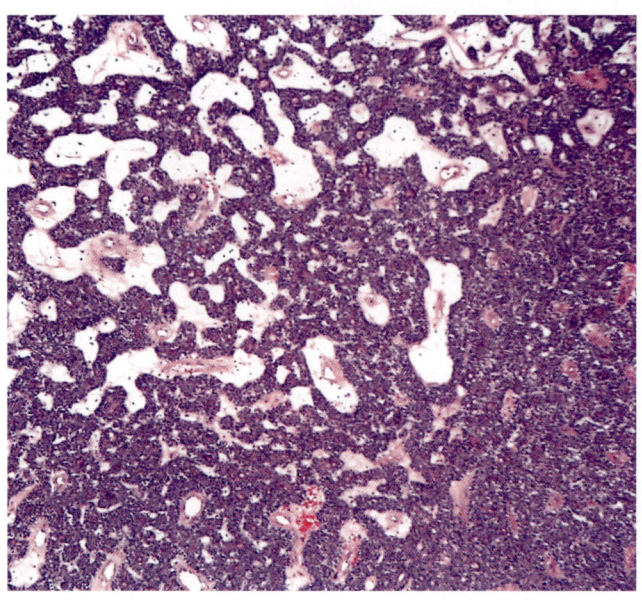

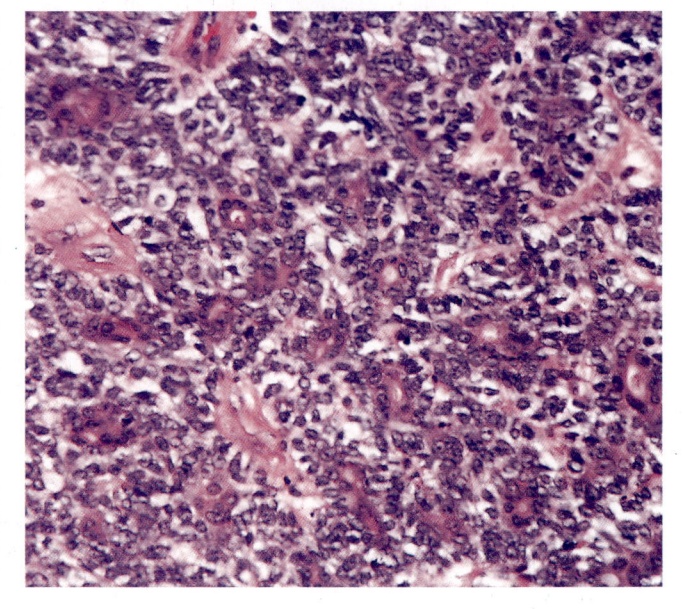

- Tumor azulado
- "Bolas azuis" na derme
- Ilhas tumorais podem ser permeadas focalmente por linfócitos e depósitos hialinos rosa

- Tumor composto por células azuis mais periféricas e células pálidas/claras mais centrais que podem ser dispostas em padrão trabeculado
- Componentes ductais ocasionais

Espiradenoma

Cor – Azul | Tumor azulado 287

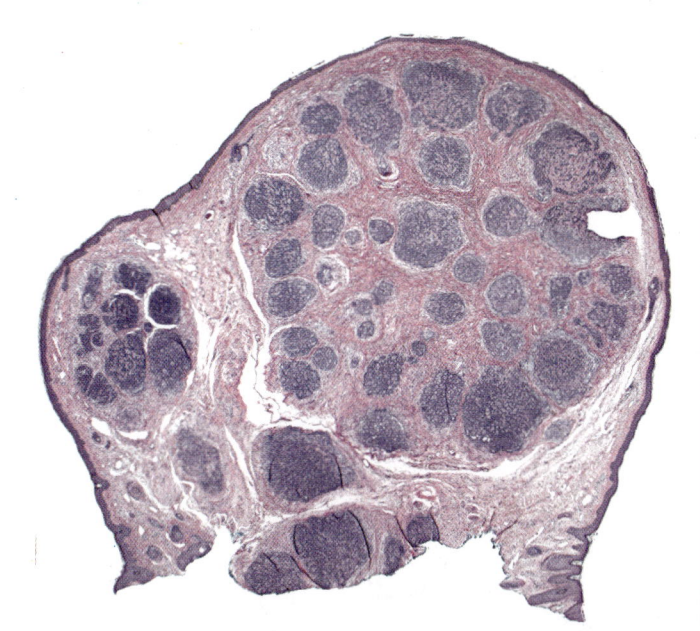

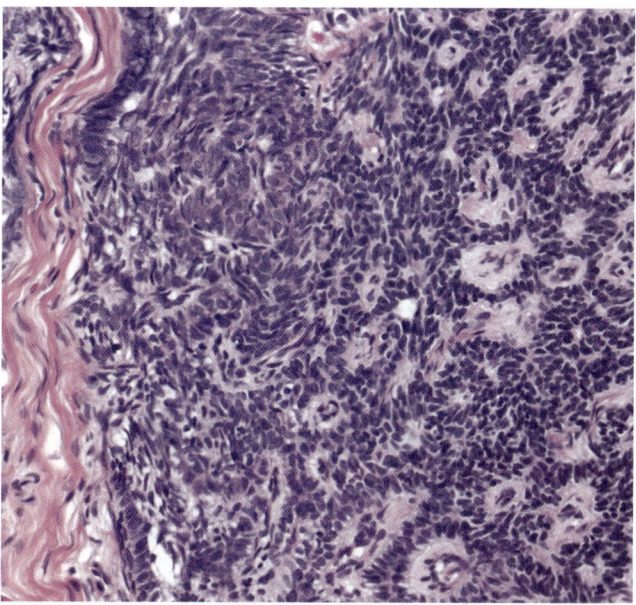

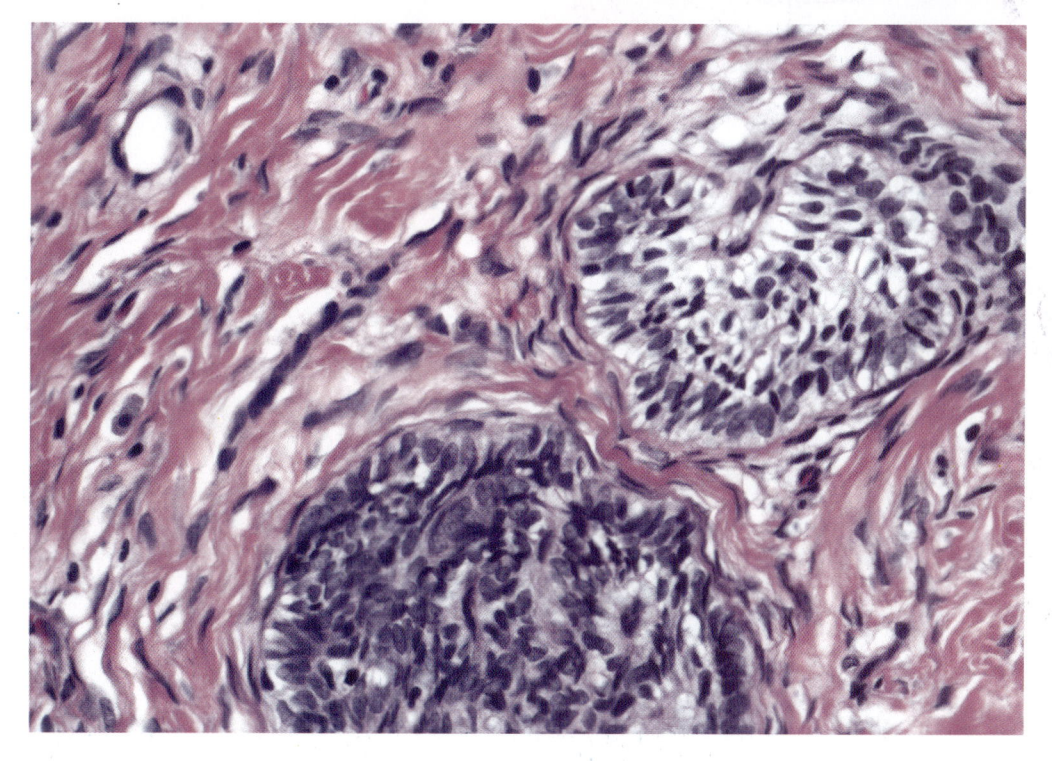

- Tumor azulado
- Paliçada periférica
- Geralmente nenhuma conexão epidérmica
- Bem circunscrito com fendas entre a massa tumoral e a derme normal
- Menor diferenciação para as ilhas basaloides em comparação com o tricoepitelioma
- Corpos mesenquimais papilares (pequenas invaginações digitiformes da derme para as pequenas ilhas basaloides) podem ser vistos

Tricoblastoma

Cor – Azul | Tumor azulado

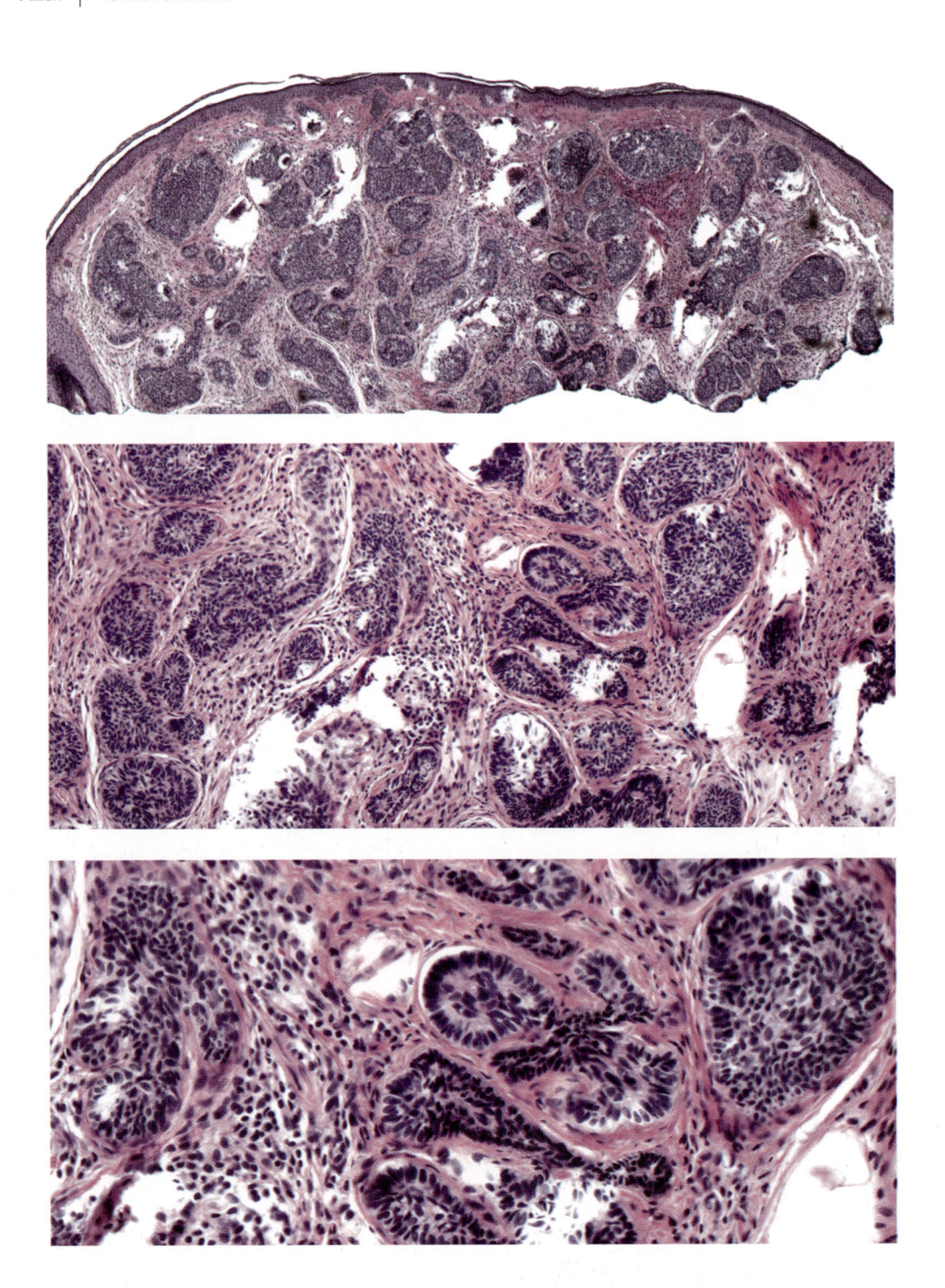

- Tumor azulado
- Frequentemente tem uma conexão epidérmica
- Proliferação de células basaloides em ilhas reticuladas ou em "ramos de videira" com paliçada periférica
- Estroma fibrótico
- Fendas entre o estroma fibrótico e os bordos da derme normal
- Corpos mesenquimais papilares podem ser vistos

Tricoepitelioma

Cor – Azul | Tumor azulado

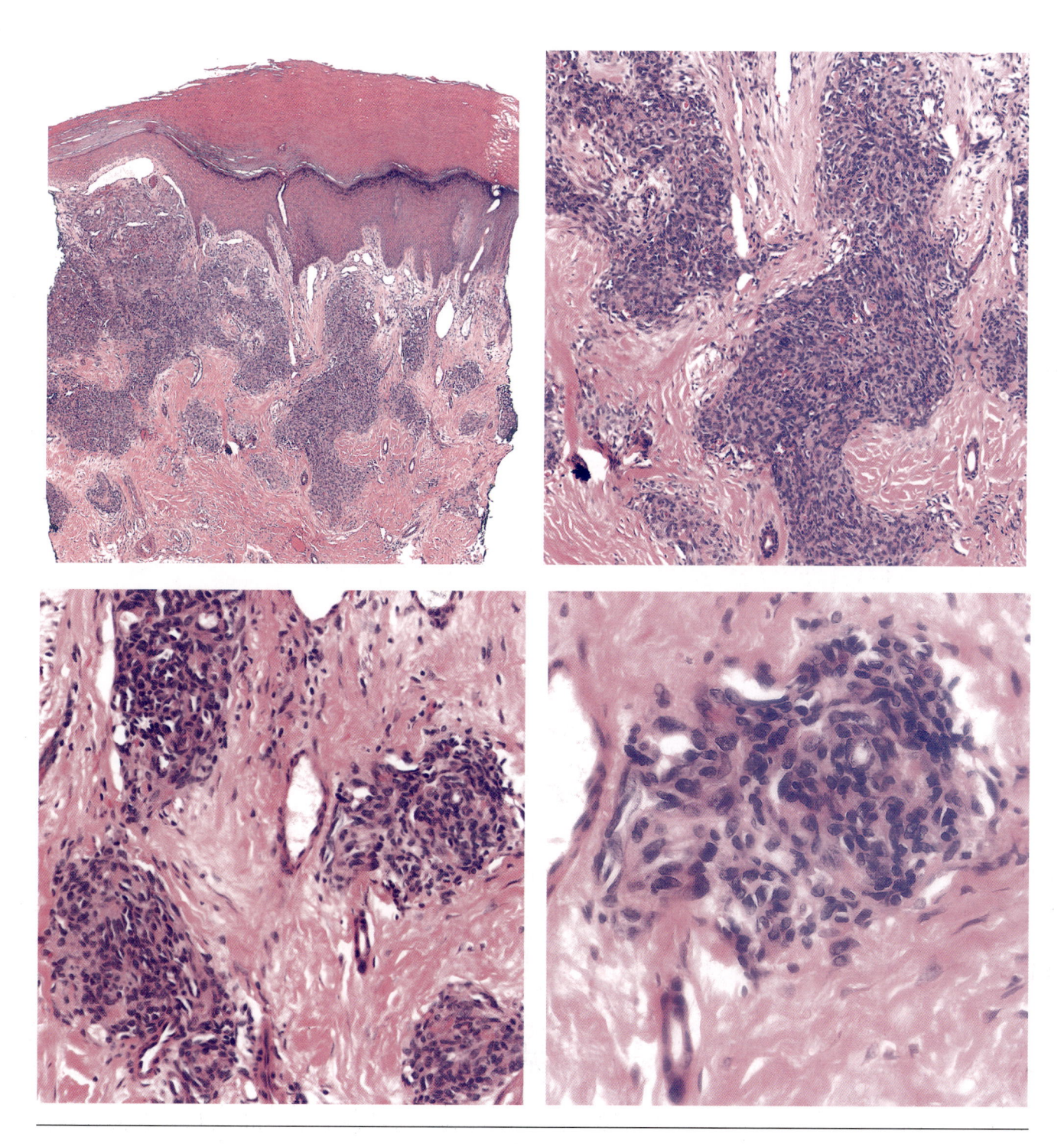

- Tumor azulado
- Grupos de células na derme (bolas de canhão) formando pequenos espaços vasculares com eritrócitos
- Fendas (espaços linfáticos) podem ser vistas ao redor dos grupos de células
- Pode parecer com o hemangioendotelioma kaposiforme (geralmente um tumor mais profundo e maior)

Angioma em tufos

Cor – Azul | Tumor azulado

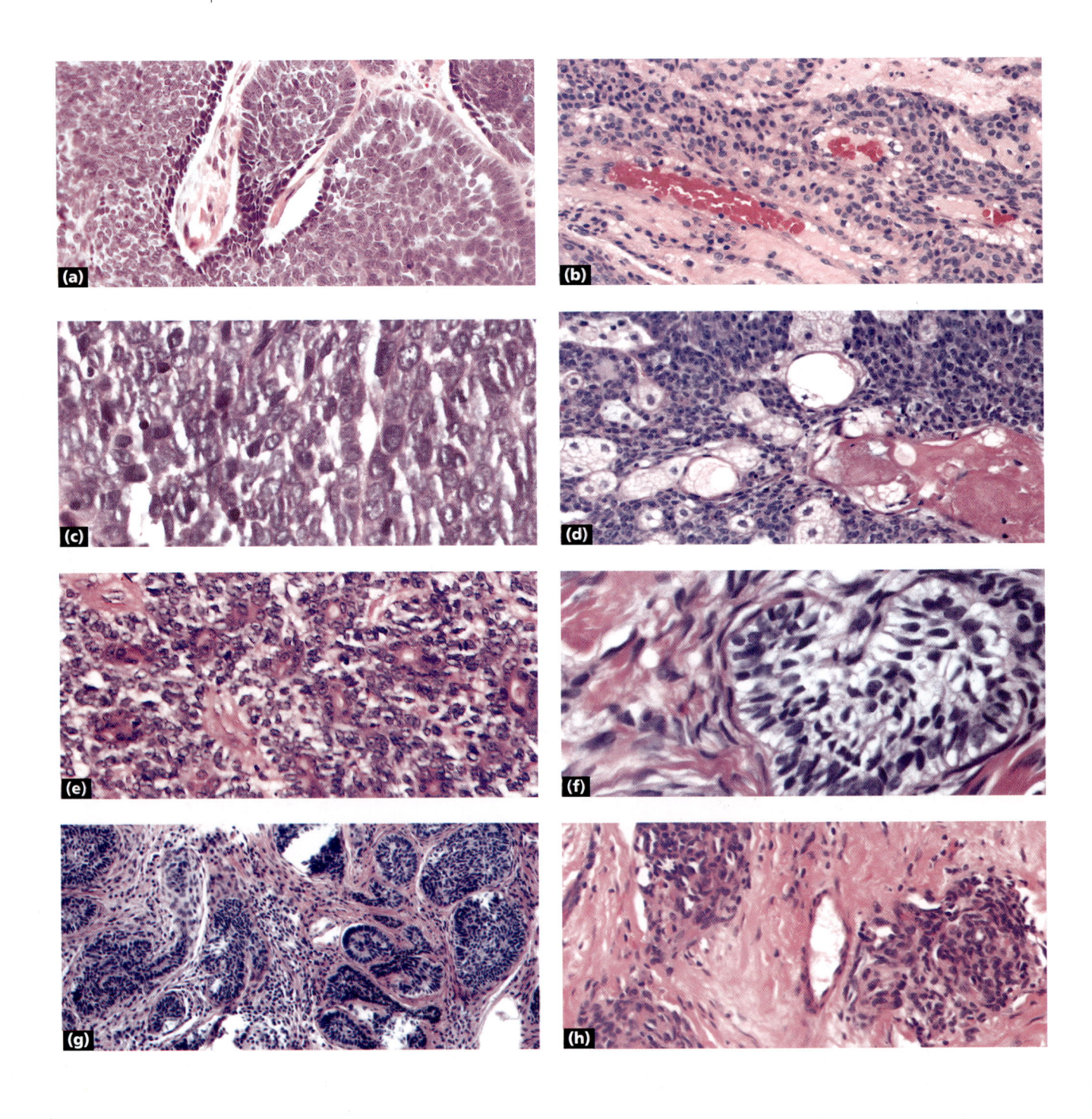

a Carcinoma basocelular: paliçada periférica, fendas entre as ilhas azuis e o estroma
b Tumor glômico: células monomórficas redondas
c Carcinoma de células de Merkel: núcleos pálidos em padrão de sal e pimenta
d Sebaceoma (epitelioma sebáceo): células azuis com sebócitos intercalados ocasionais
e Espiradenoma: dois tipos de células – pálidas e azuladas
f Tricoblastoma: paliçada periférica, corpos mesenquimais papilares
g Tricoepitelioma: proliferação de células basaloides em "ramos de videira" com paliçada periférica, estroma fibrótico
h Angioma em tufos: "bolas de canhão" de células azuis que formam espaços vasculares

Nota: Alguns patologistas consideram que o tricoepitelioma é uma variante do tricoblastoma.

Diferenças-chave

Cor – Azul | Mucina e glândulas ou ductos 291

- Áreas condroides de cor rosa-azulado (setas longas) e espaços semelhantes a ductos (setas curtas)
- Bem circunscrito

Siringoma condroide (tumor misto cutâneo)

Cor – Azul | Mucina e glândulas ou ductos

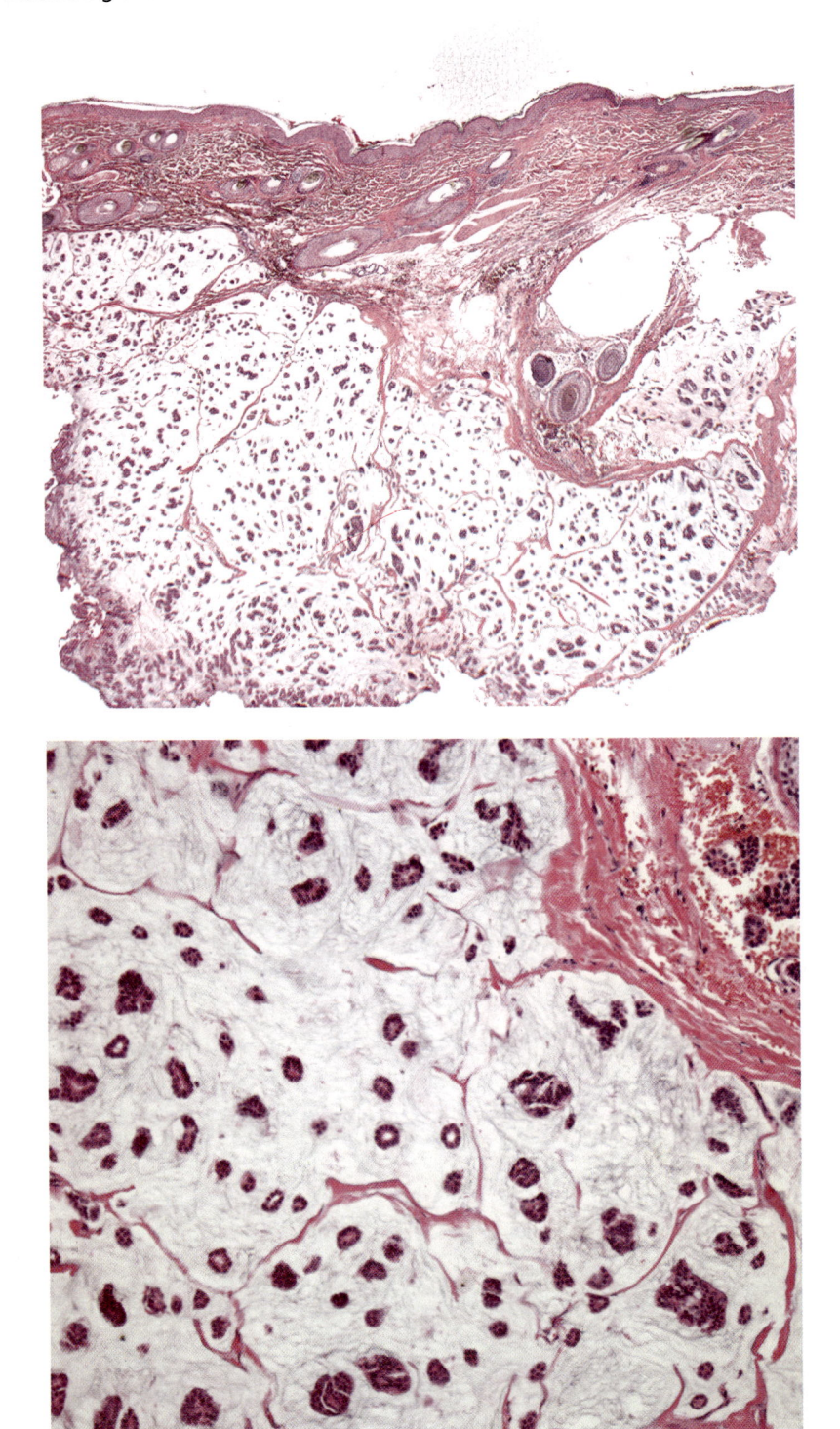

- Mucina em "grandes lagos"
- No centro dos lagos, há ilhas epiteliais com diferenciação ductal variável

Carcinoma mucinoso

Cor – Azul | Mucina e glândulas ou ductos 293

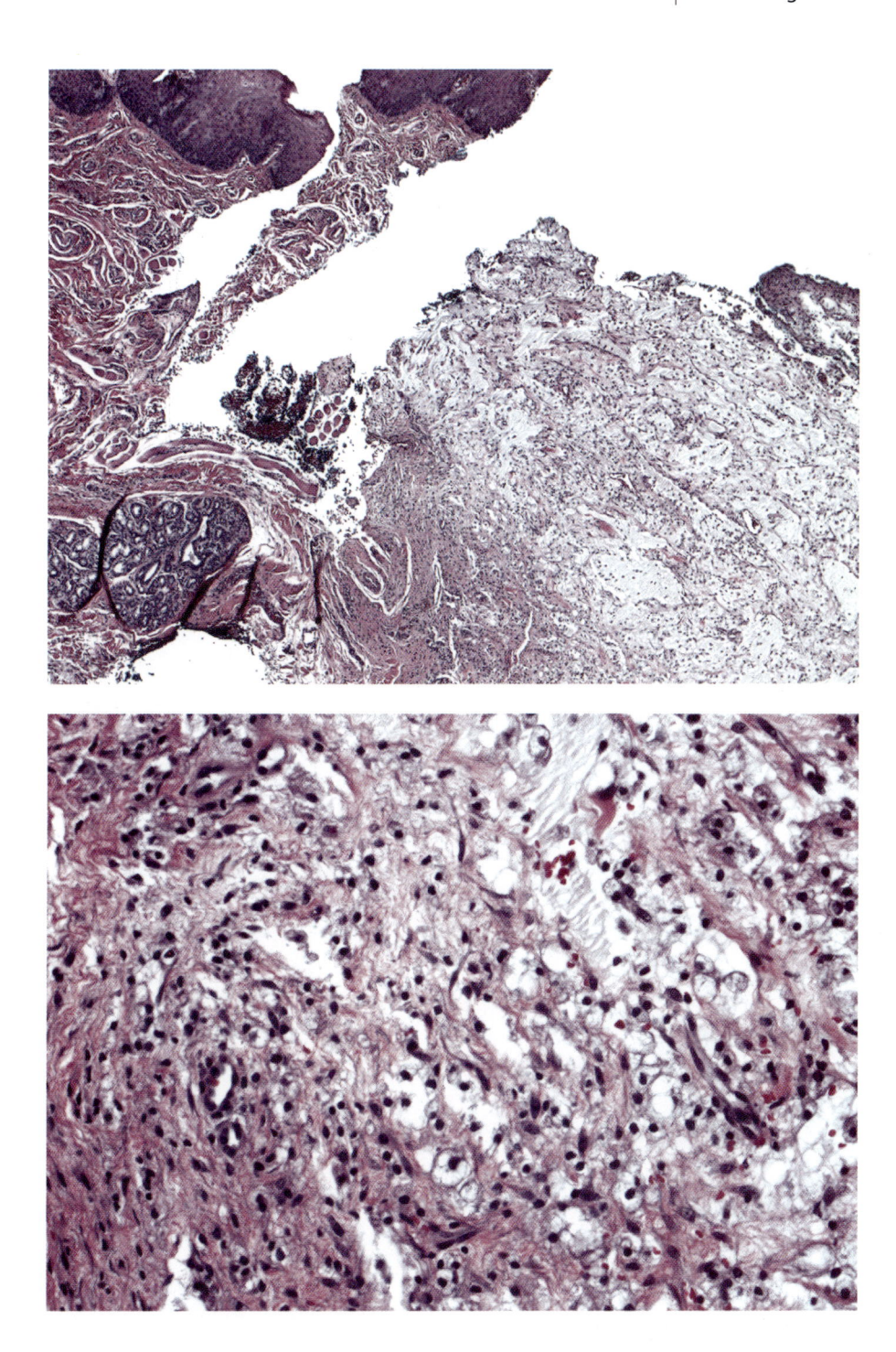

- Mucina
- Mucina frequentemente rodeada por células gigantes
- Pode-se ver o epitélio da mucosa e/ou pequenas glândulas salivares

Mucocele

Cor – Azul | Mucina e glândulas ou ductos

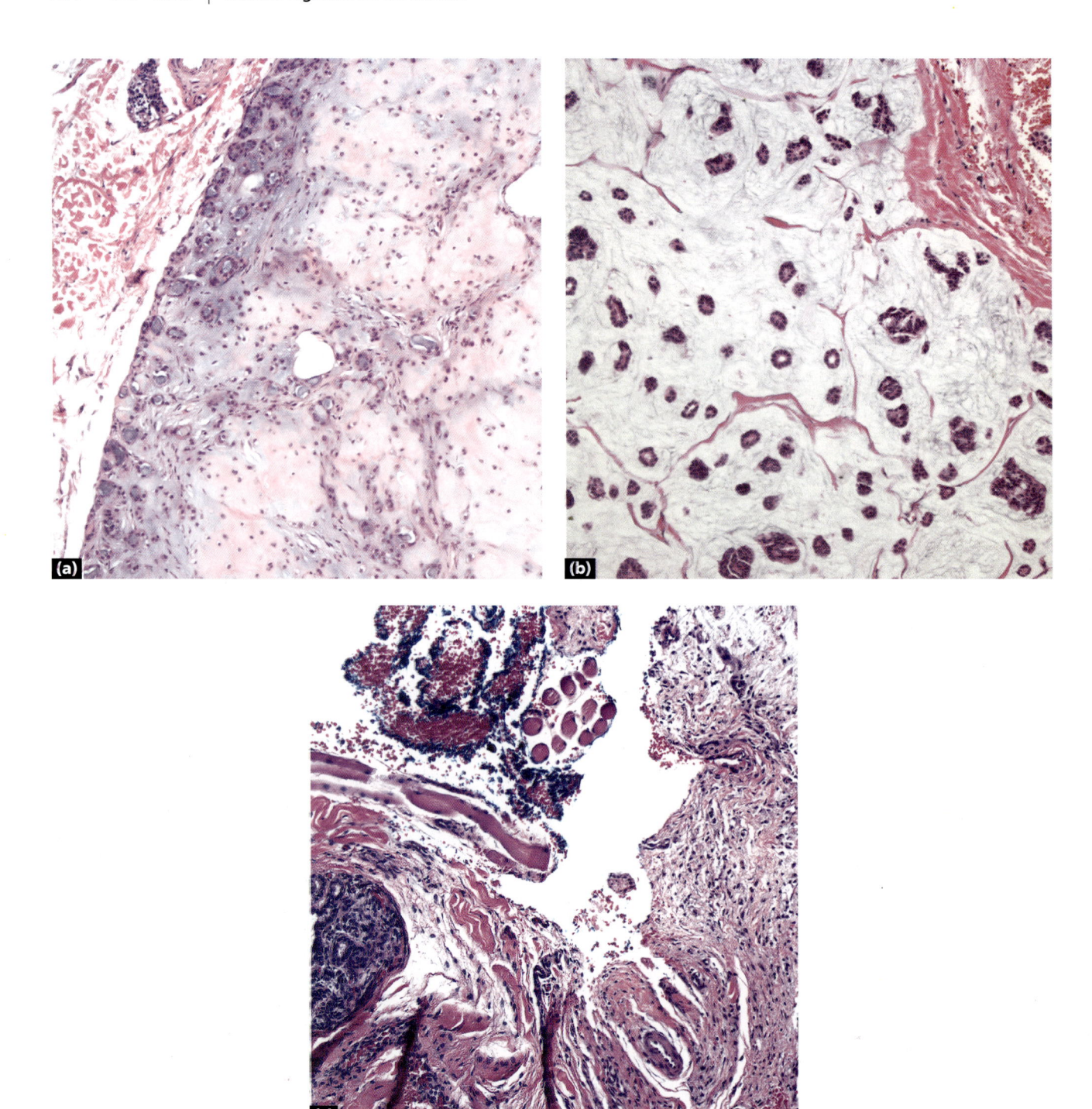

a Siringoma condroide: área cartilaginosa azul-rosa bem circunscrita contendo espaços semelhantes a ductos
b Carcinoma mucoso: "lagos" de mucina contendo ilhas epiteliais
c Mucocele: "lagos" de mucina com fibrose/inflamação circundante; glândulas salivares adjacentes

Diferenças-chave

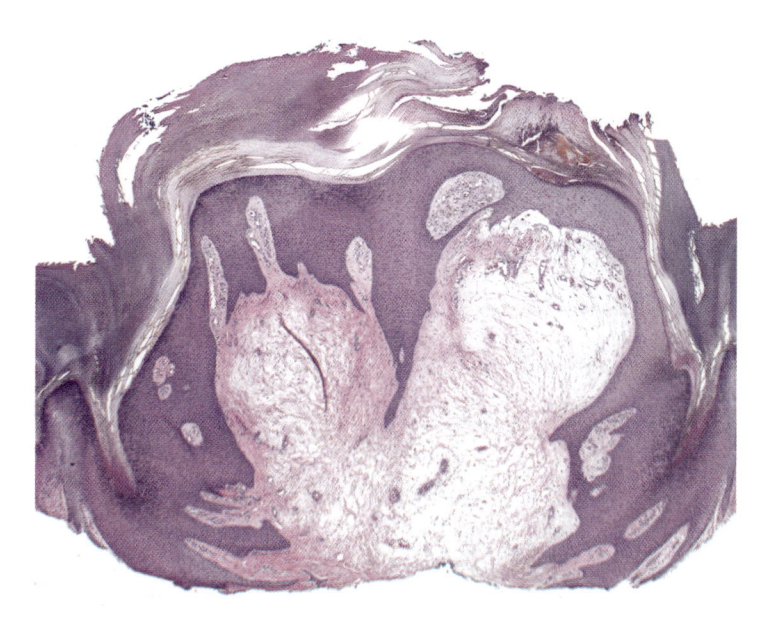

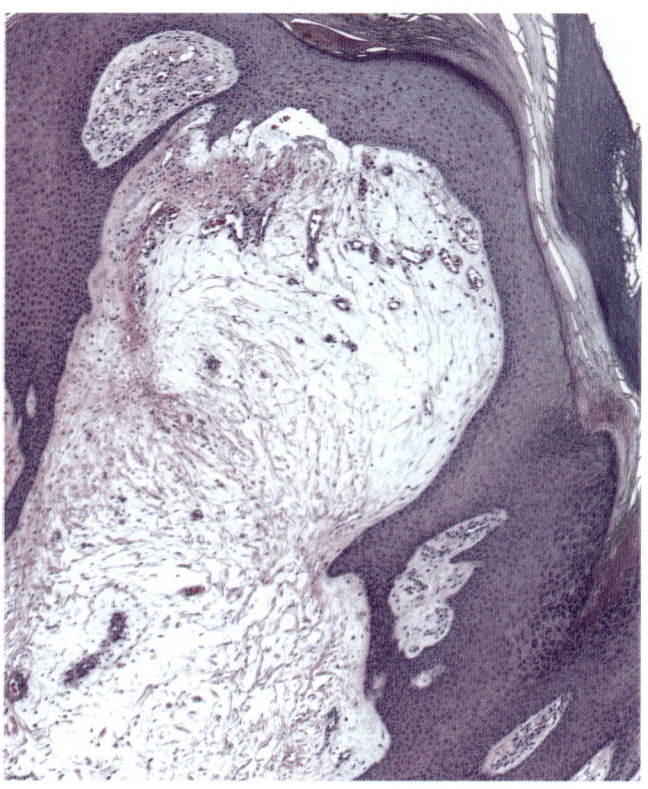

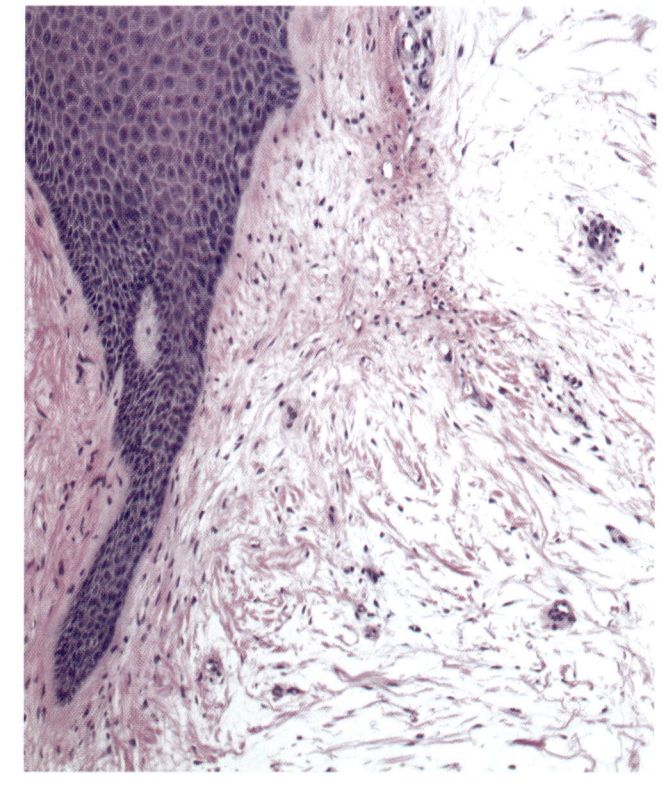

- Mucina bem circunscrita (aspecto de "renda" azulada)
- Pele acral
- Não é um verdadeiro cisto (sem revestimento epitelial)

Cisto mucoso digital

296 **Cor – Azul** | Mucina

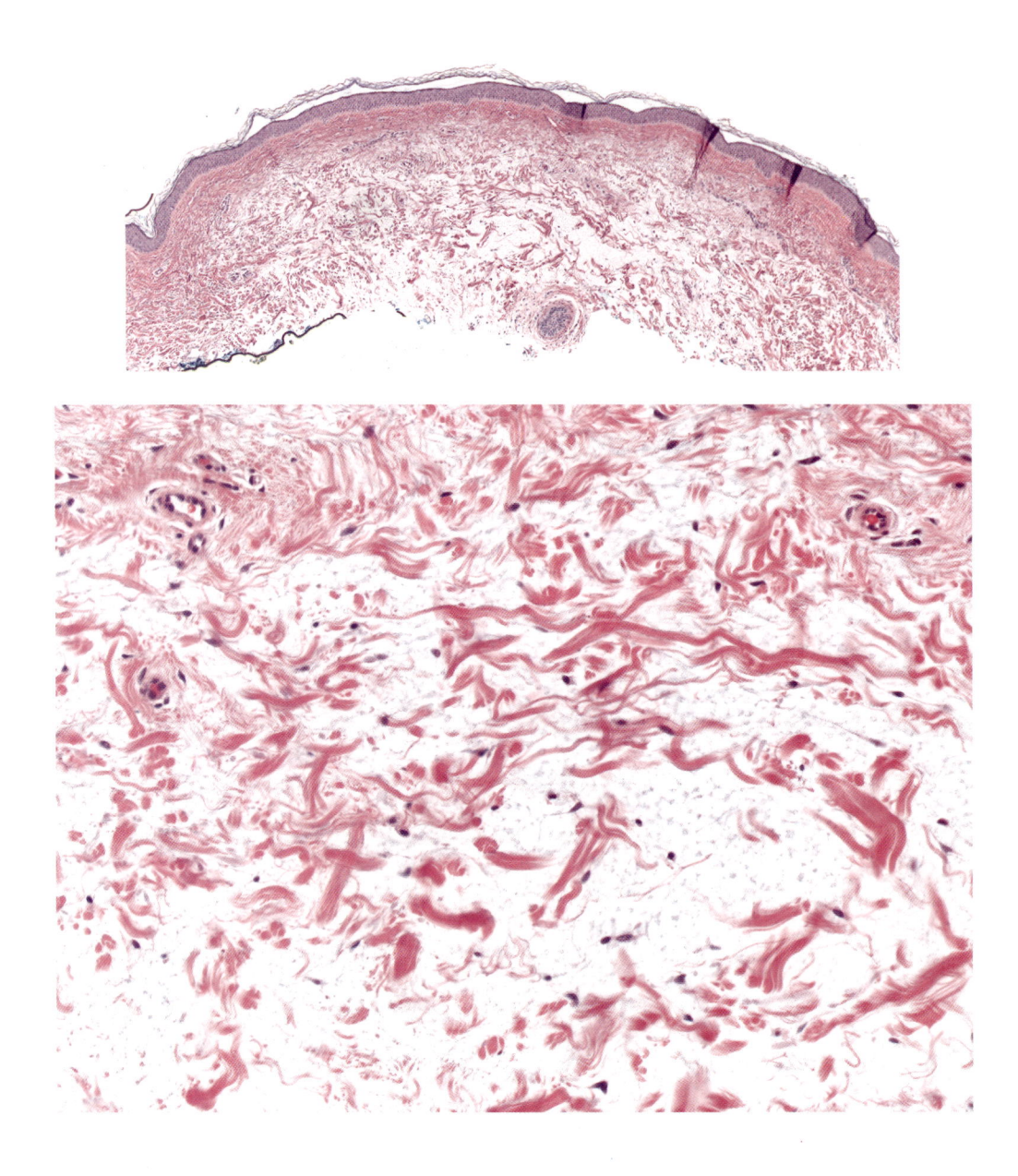

- Mucina bem circunscrita e fibroblastos estrelados
- Localização não acral

Mucinose cutânea focal

Cor – Azul | Mucina 297

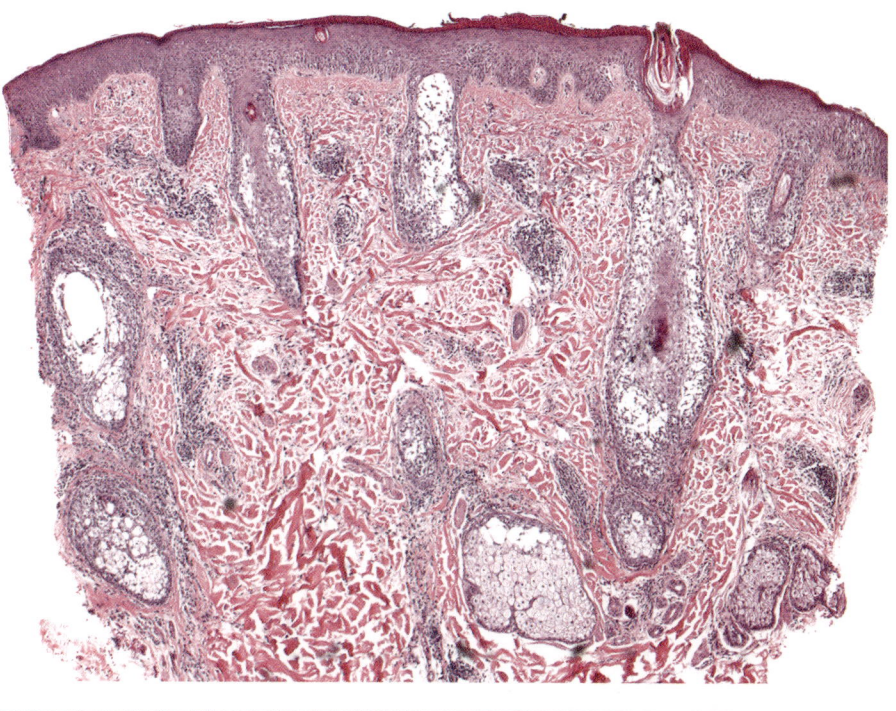

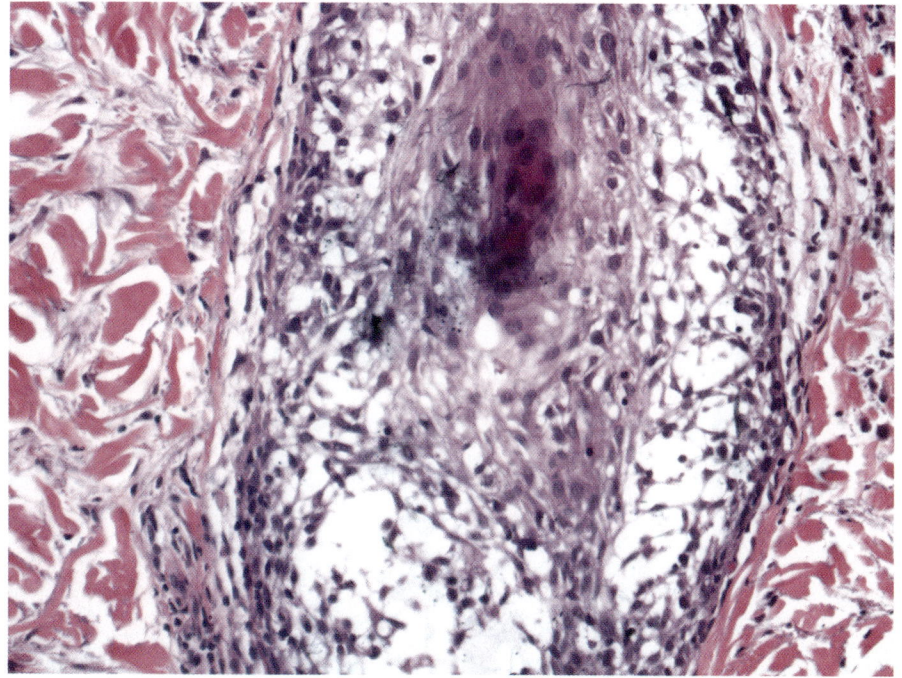

- Mucina no interior de um folículo piloso alterado

Mucinose folicular

298 **Cor – Azul** | Mucina

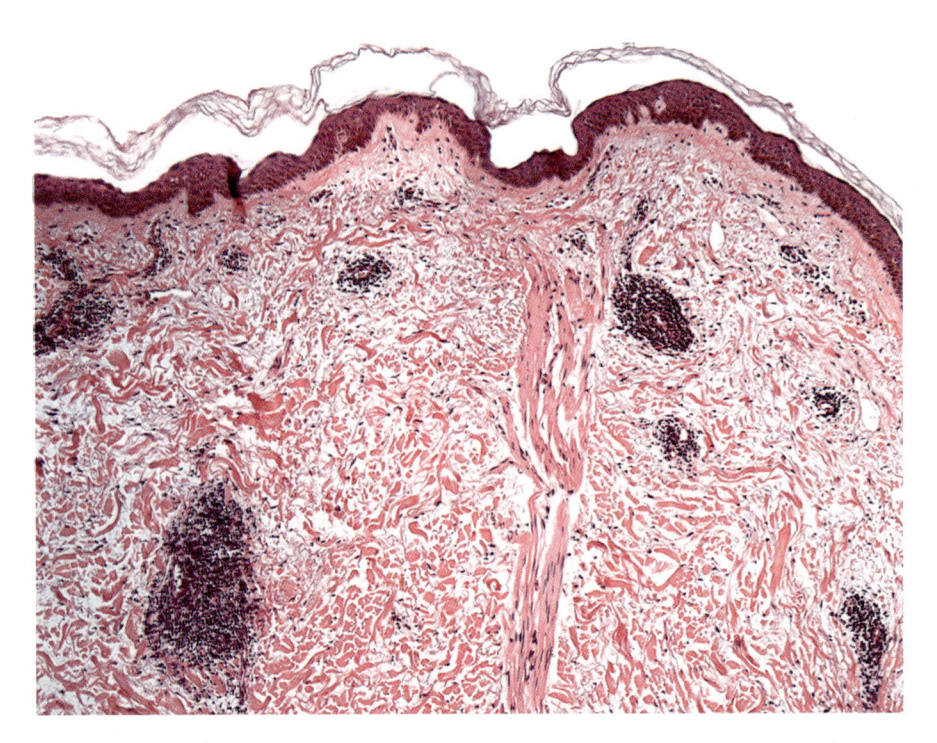

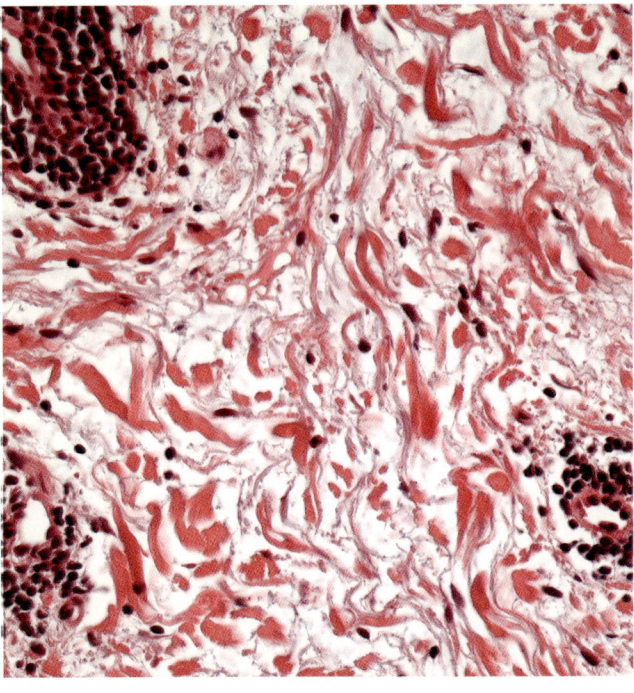

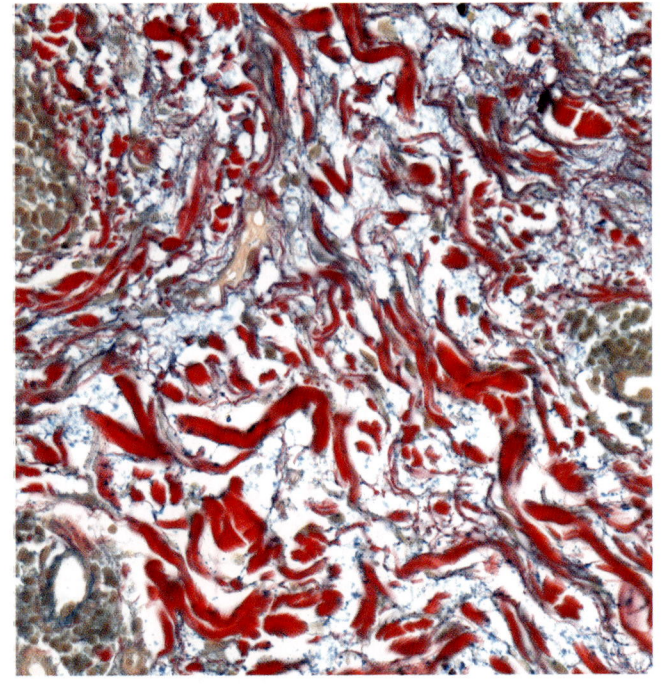

- Mucina entre feixes de colágeno
- Linfócitos perivasculares
- Mucina pode ser destacada pelo ferro coloidal (ou outros corante de mucina) como na imagem inferior direita

Fonte: Caso cedido por Whitney High, MD, JD.

Lúpus túmido

Cor – Azul | Mucina

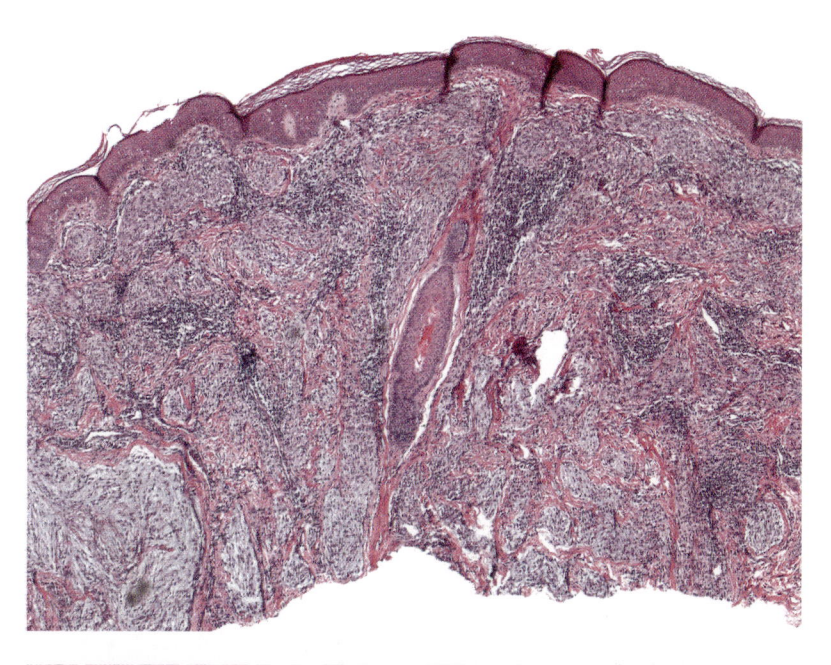

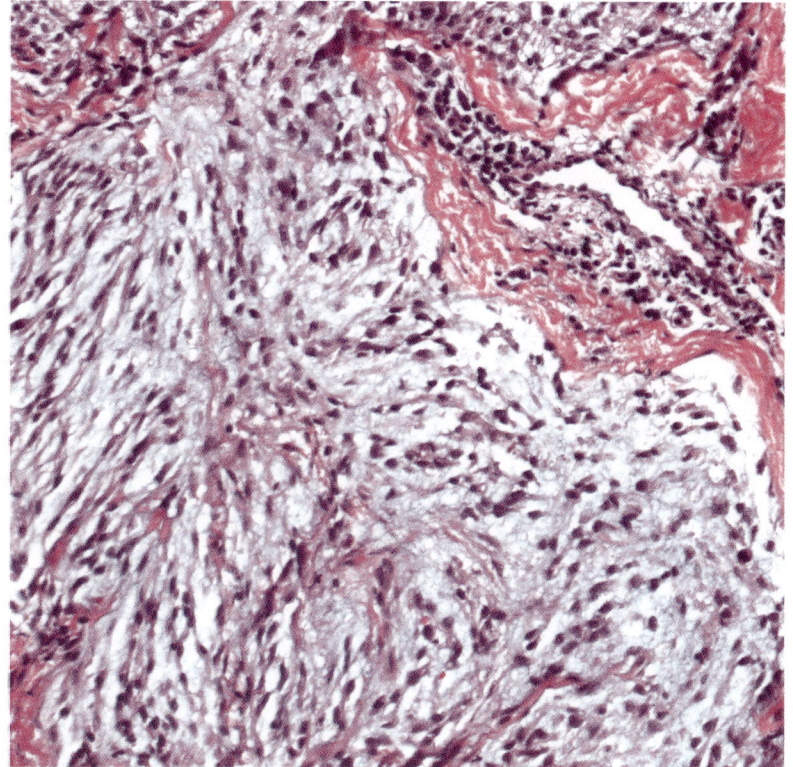

- Coleções nodulares de células fusiformes embebidas por mucina em quantidade variável
- Nódulos separados por fibrose

Nota: Lesões com mucina abundante são provavelmente mais bem nomeadas mixomas da bainha do nervo.

Neurotecoma

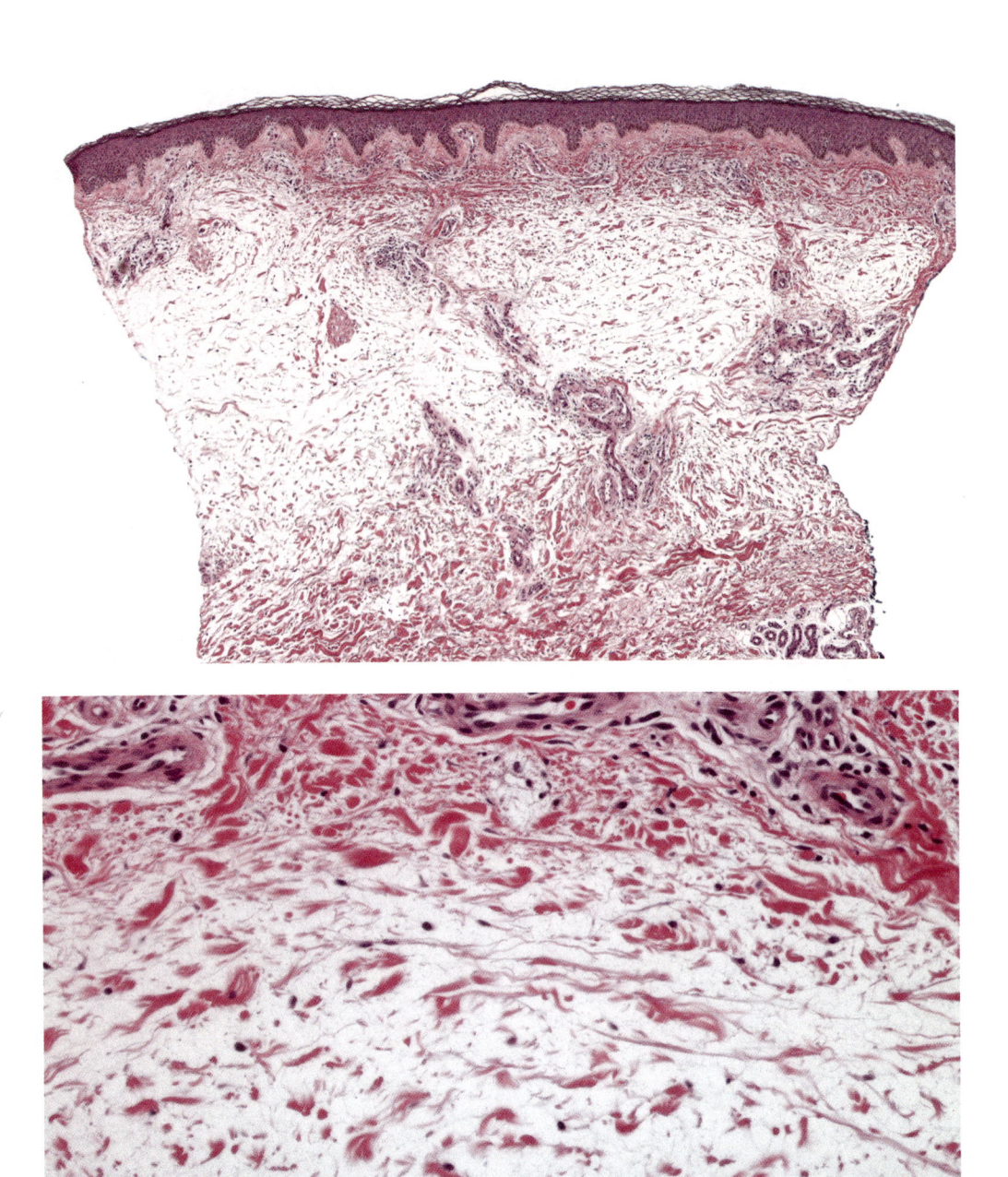

- Mucina que preenche a derme (poupa a derme papilar)

Mixedema pré-tibial

Cor – Azul | Mucina 301

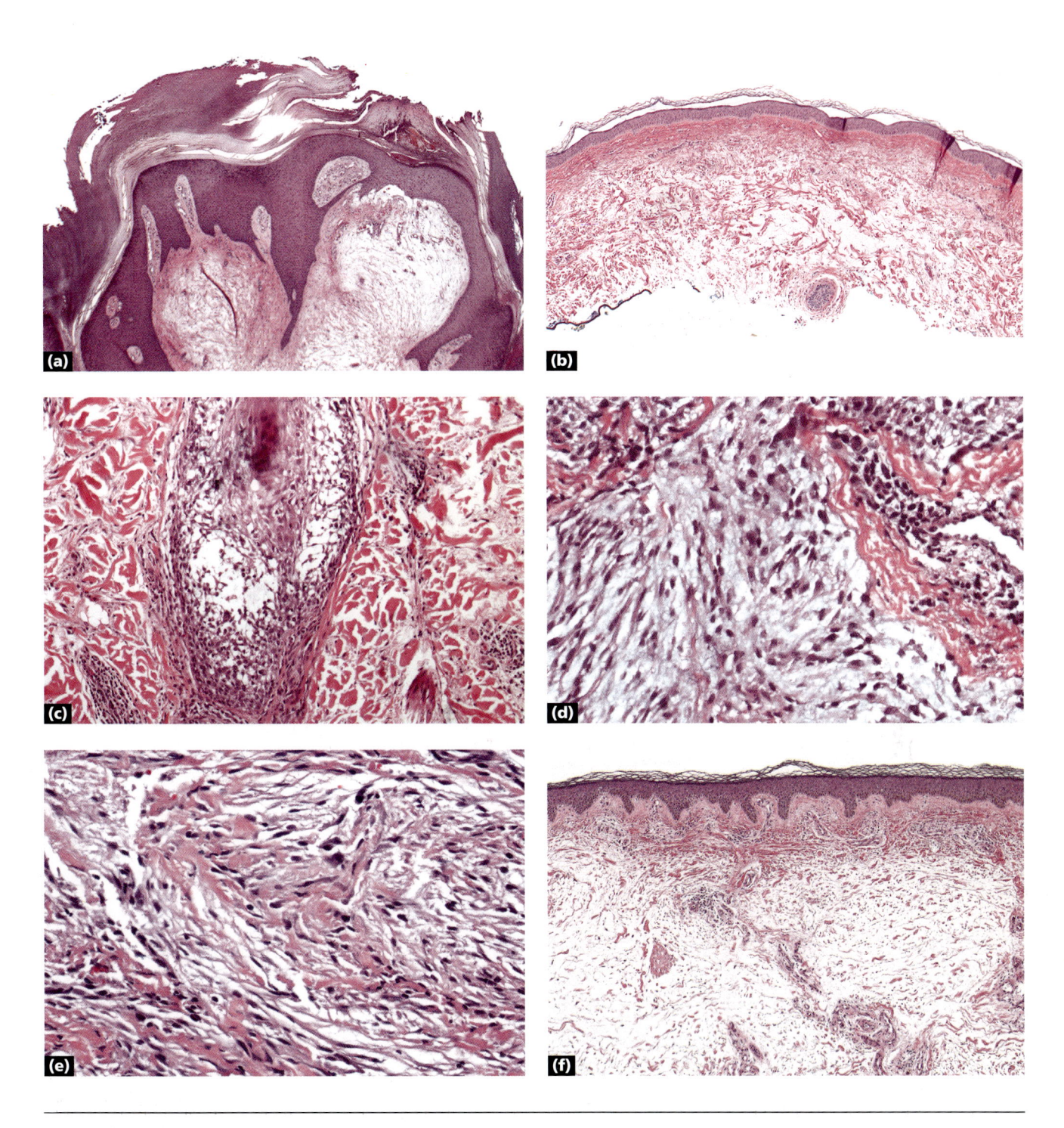

a Cisto mucoso digital: localização acral
b Mucinose cutânea focal: localização não acral
c Mucinose folicular: mucina no interior do folículo
d Neurotecoma: nódulos de células epitelioides ou fusiformes num estroma mixoide de intensidade variável
e Fasciite nodular: células alongadas de "cultura de tecidos" em estroma mixoide (ver página 170)
f Mixedema pré-tibial: mucina preenchendo a derme reticular

Diferenças-chave

6 Cor – Rosa

- Bola rósea de células fusiformes, 305
- Material róseo, 308
- Derme cor-de-rosa, 315
- Necrose epidérmica, 317

Cor – Rosa | Bola rósea de células fusiformes 305

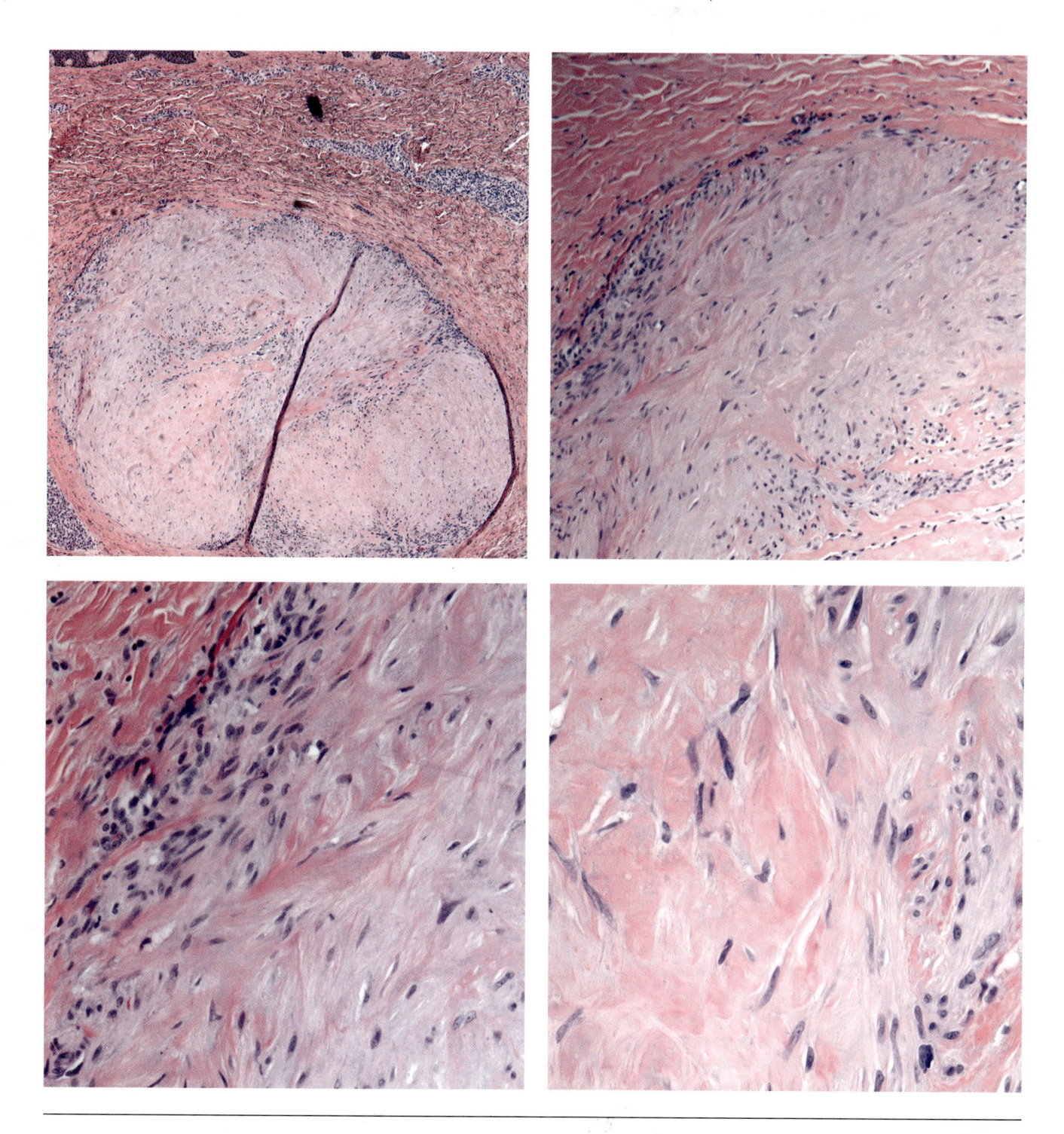

- Bola rosa de células fusiformes (miofibroblastos)
- Alguns núcleos se assemelham aos de células musculares lisas com algumas formas em charuto
- Alguns núcleos se assemelham aos de fibroblastos, com colágeno rosa associado
- Vasos aumentados, muitas vezes, particularmente, na periferia da bola rosa

Miofibroma

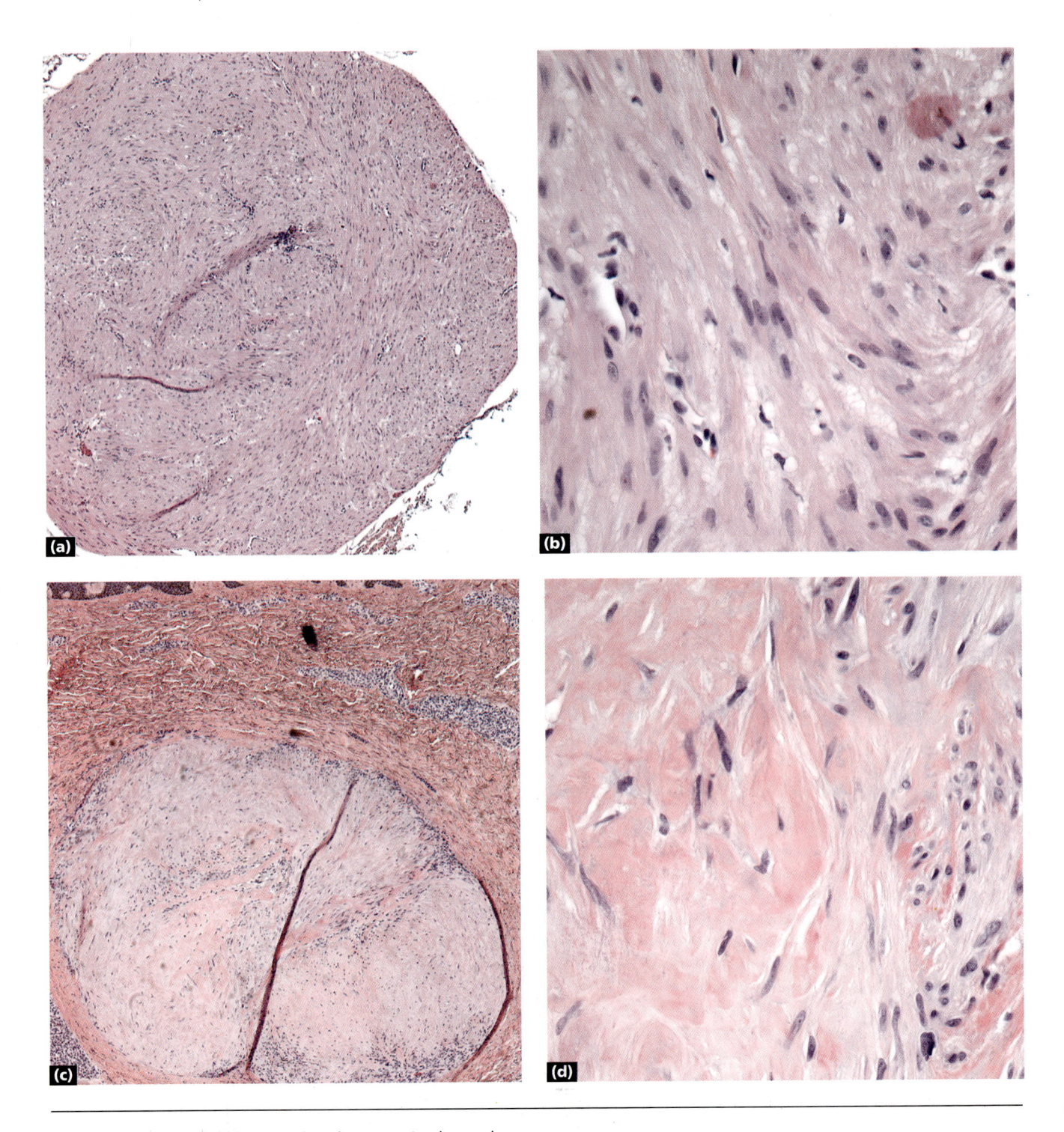

a, b Angioleiomioma: células musculares lisas com citoplasma abundante, vacúolo perinuclear, vasos intercalados (ver página 178)

c, d Miofibroma: as células se parecem tanto com fibroblastos quanto com células musculares lisas, vasos periféricos

Diferenças-chave

Cor – Rosa | Bola rósea de células fusiformes 307

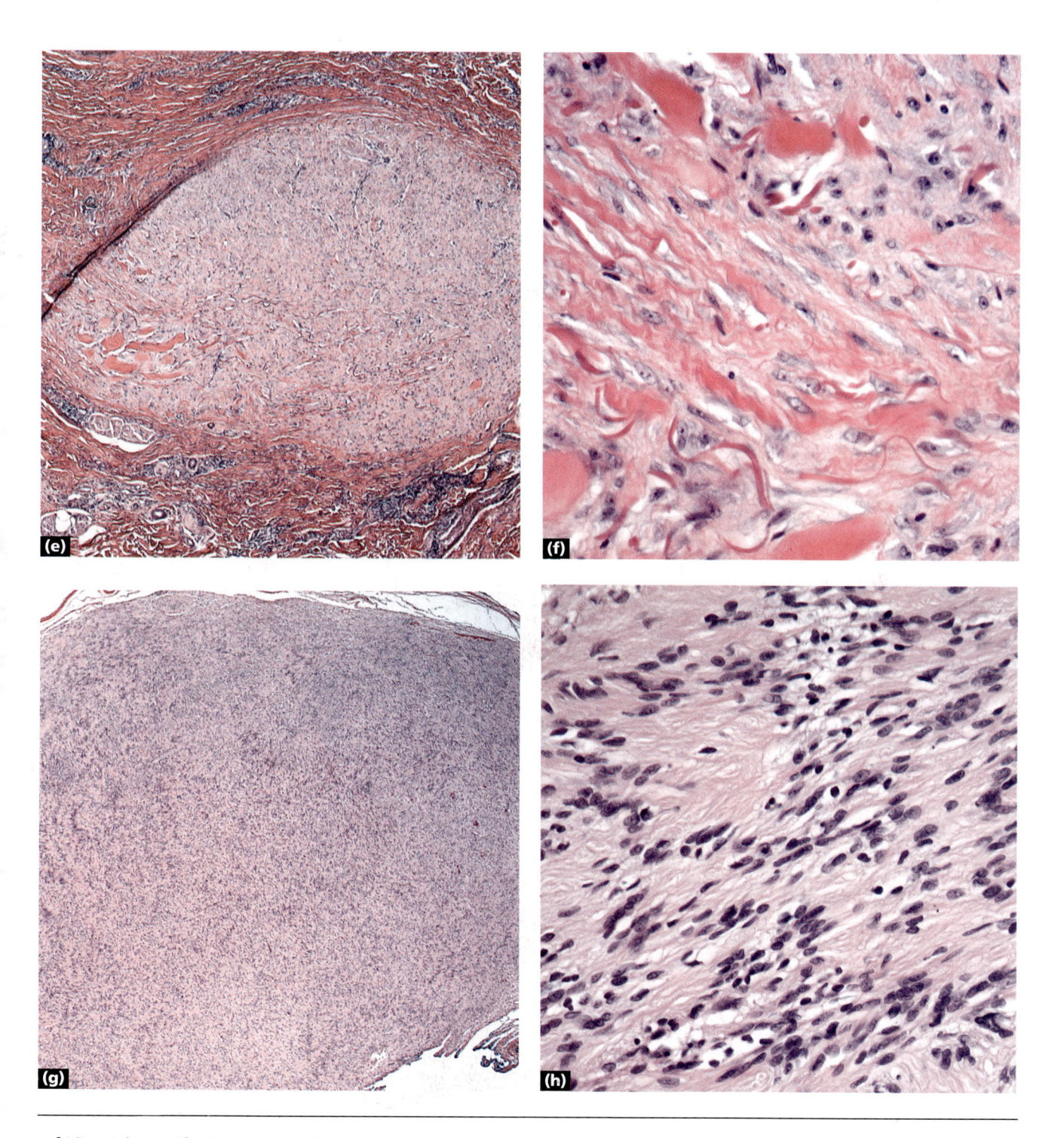

e, f Cicatriz hipertrófica: às vezes pode formar uma "bola rosa"; fibroblastos com colágeno intimamente associado que pode formar queloide

g, h Schwannoma (neurilemoma): bola rosa encapsulada; as células são magras e afuniladas; corpos de Verocay e áreas mixoides podem ser evidentes (ver página 174)

Diferenças-chave, *continuação*

308 Cor – Rosa | Material róseo

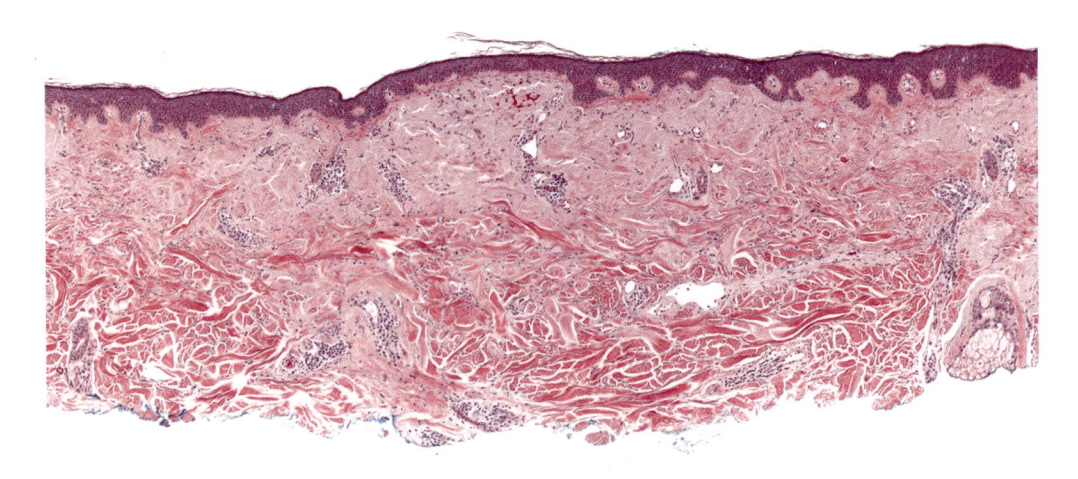

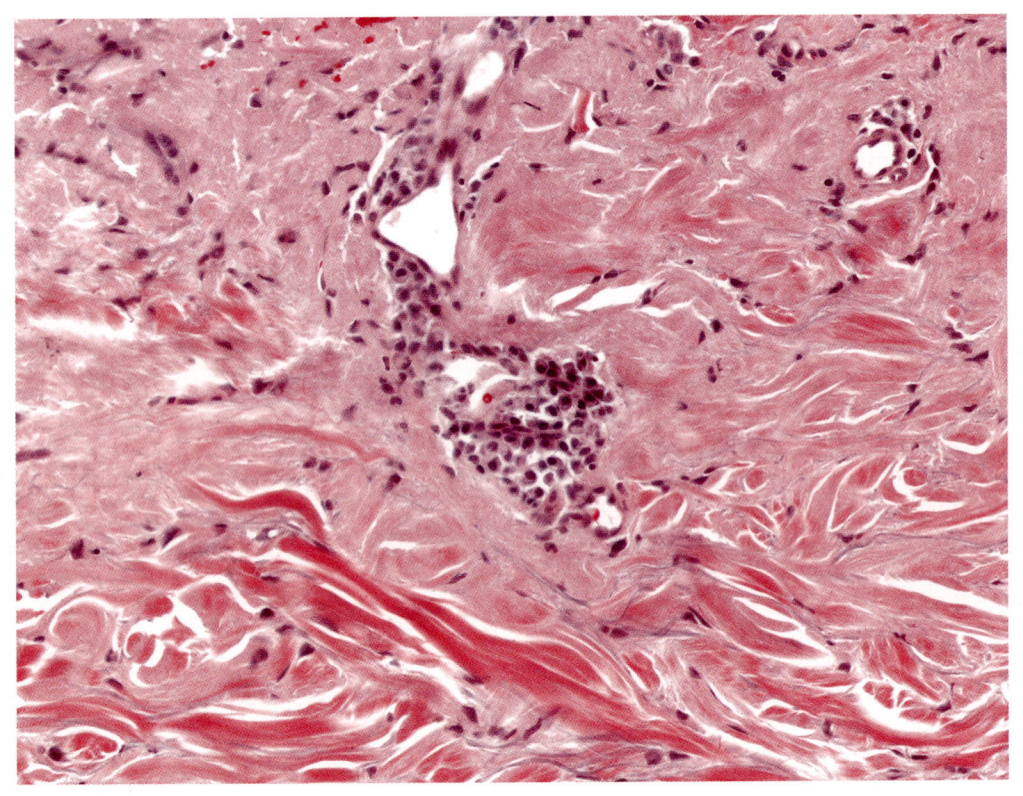

- Material róseo amorfo na derme superior
- Plasmócitos

Amiloide, material

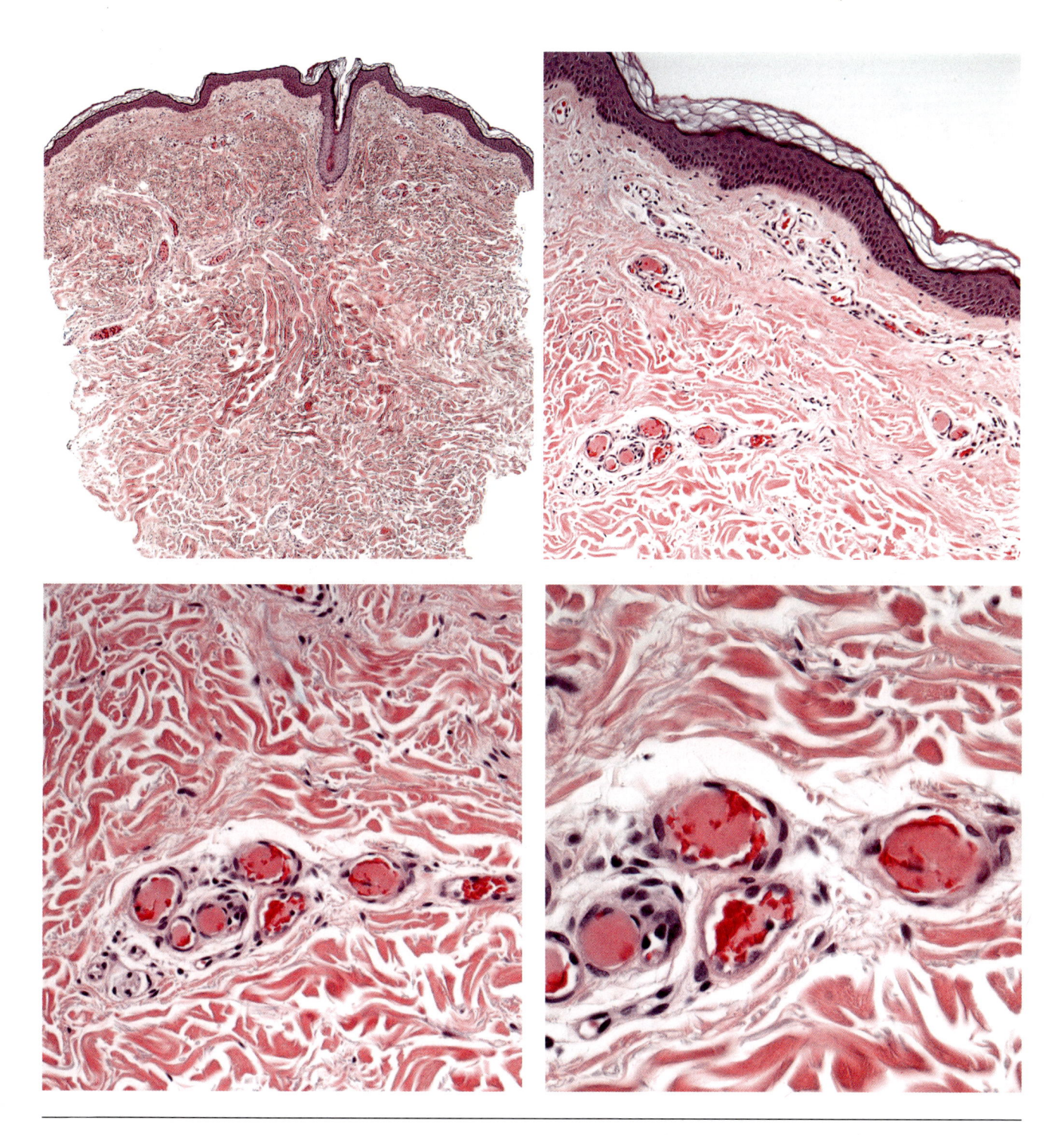

- Material vítreo, róseo, no interior dos vasos
- Inflamação mínima

Crioglobulinemia (tipo I)

310 Cor – Rosa | Material róseo

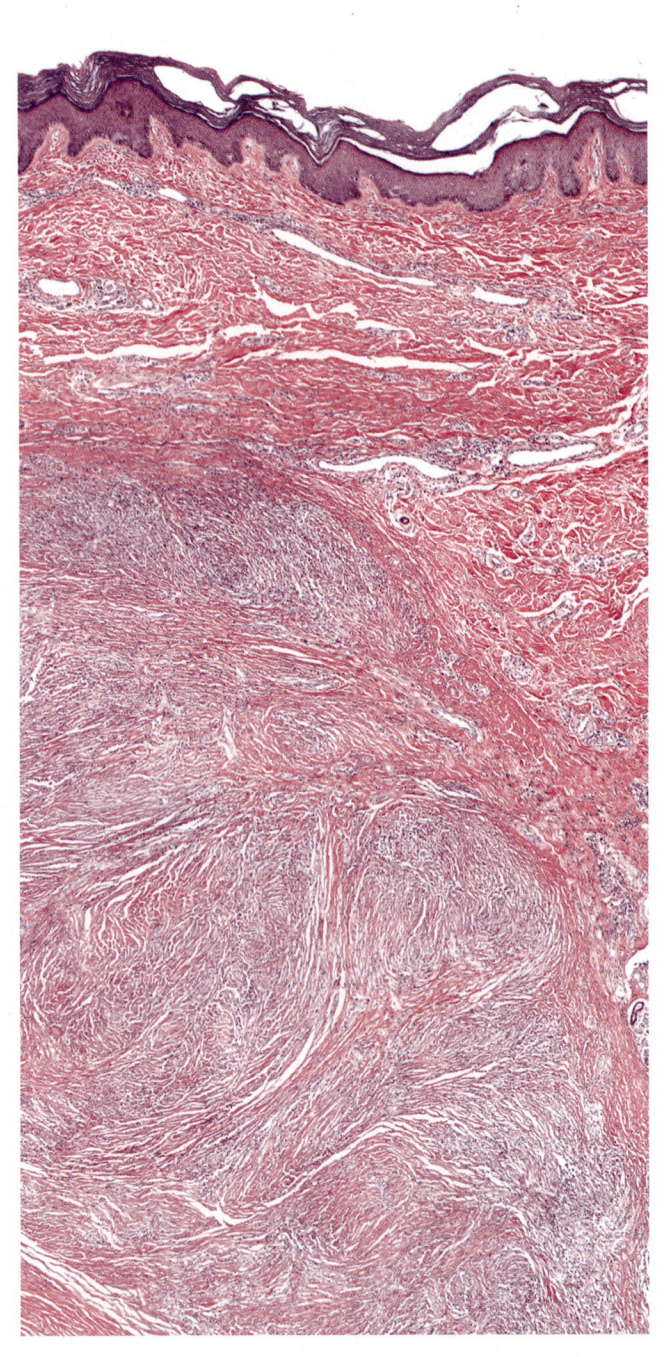

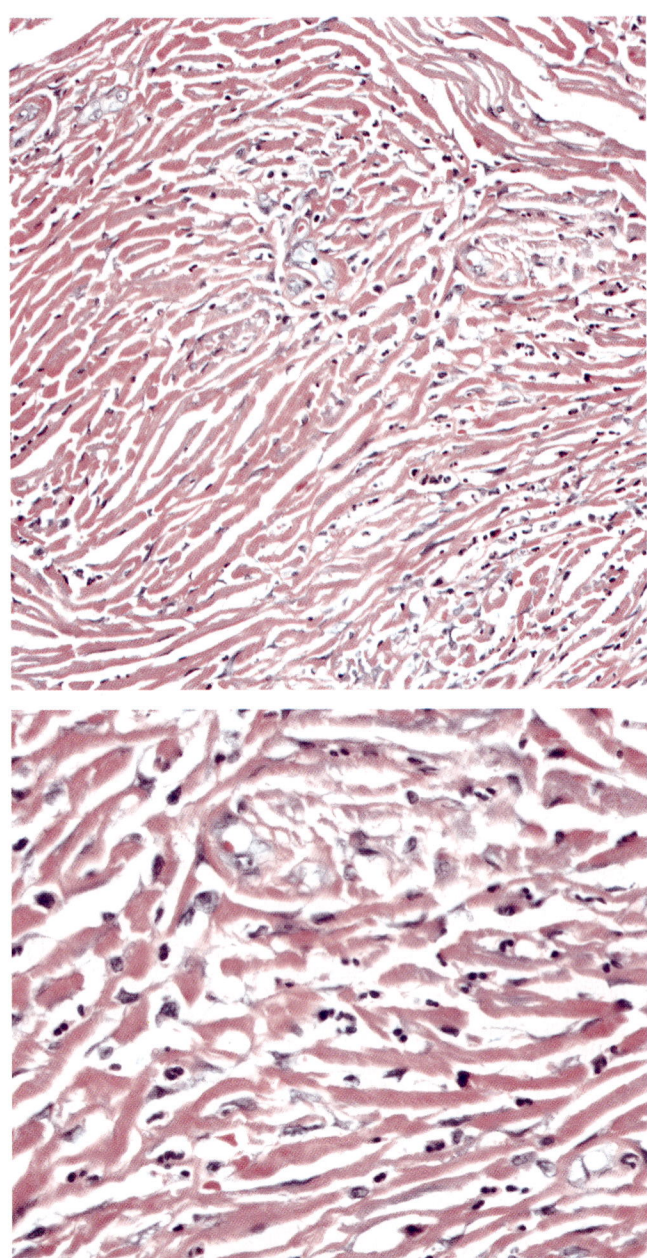

- Material róseo na derme permeado por fissuras (lesões tardias)
- Estágio tardio possui neutrófilos intercalados com fibrose proeminente e "fendas de colesterol"
- Paliçada de neutrófilos e poeira nuclear em torno de colágeno alterado (lesões recentes)
- Vasos com paredes edemaciadas e depósitos de fibrina (lesões recentes)

Eritema elevado diutino (colesterolose extracelular)

Cor – Rosa | Material róseo 311

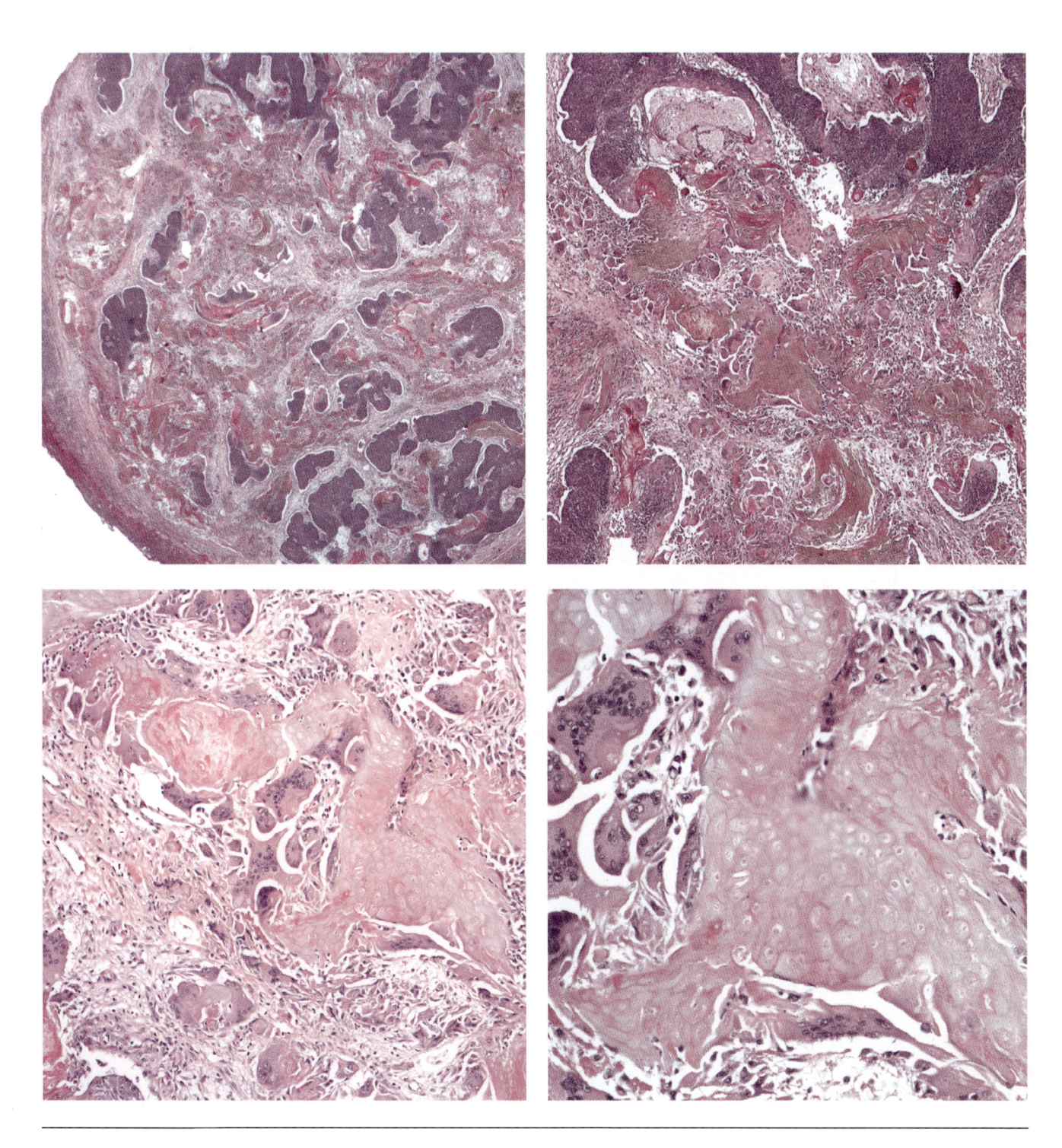

- Material róseo com sombras de núcleos no interior que pode exibir cor de "caramelo" ("ceratina pilomatrical")
- Células basaloides (nem sempre presentes)
- Calcificação ou ossificação pode estar presente
- Células gigantes frequentemente vistas

Pilomatricoma

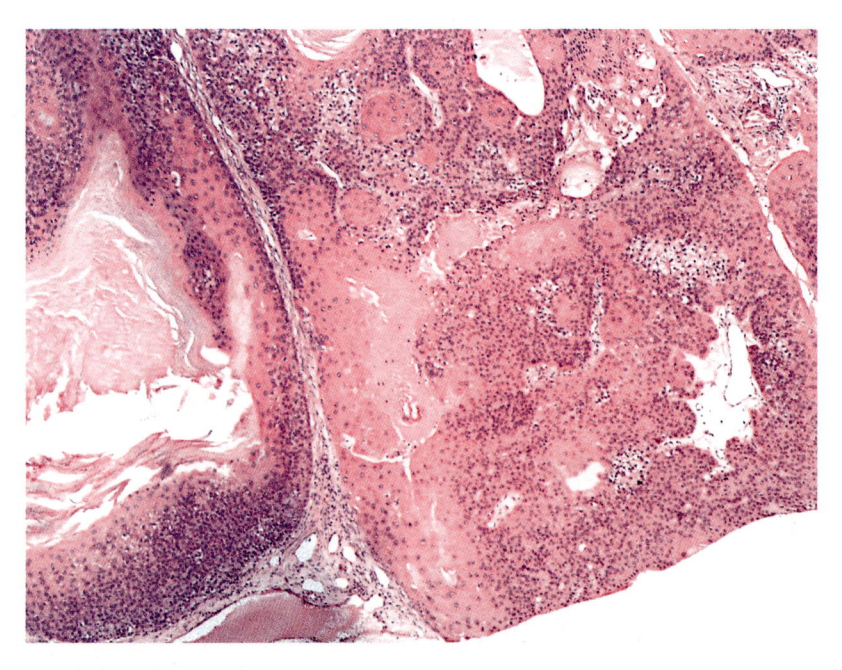

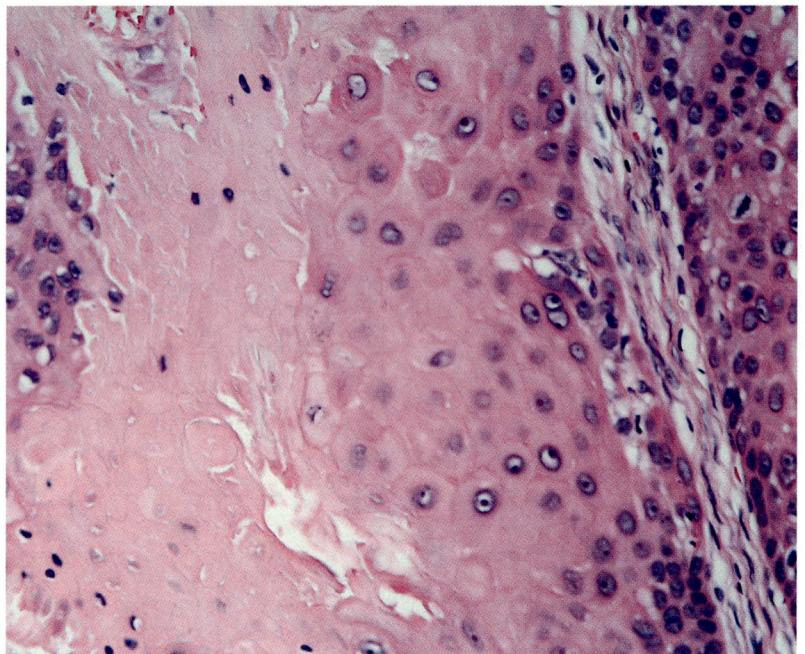

- Material róseo que é ceratina densa
- Epitélio escamoso estratificado sem camada granulosa (diferenciação triquilemal)

Tumor pilar proliferante

Cor – Rosa | Material róseo 313

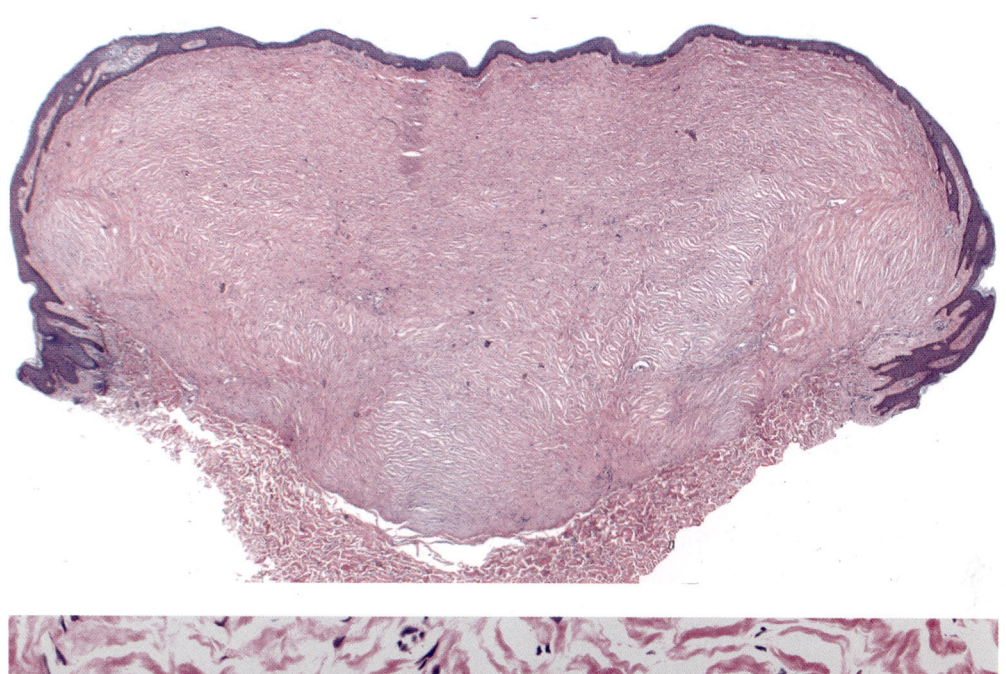

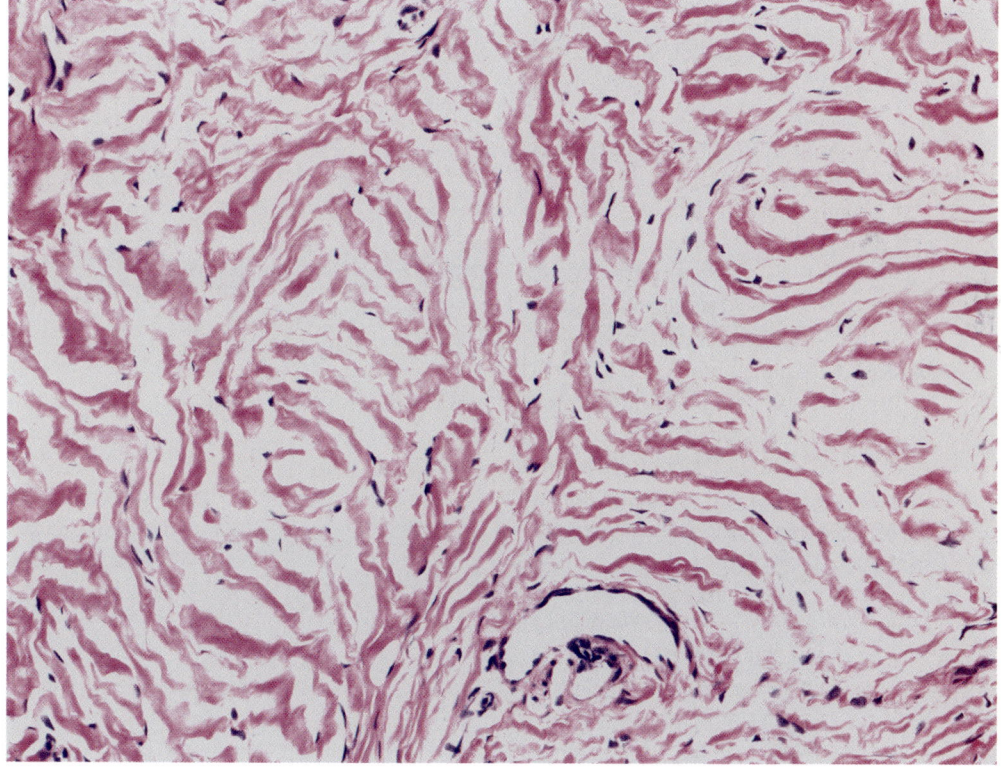

- Material róseo organizado em disposição fenestrada ou com múltiplas fendas
- Colágeno hialinizado, relativamente acelular

Fibroma esclerótico

Cor – Rosa | Material róseo

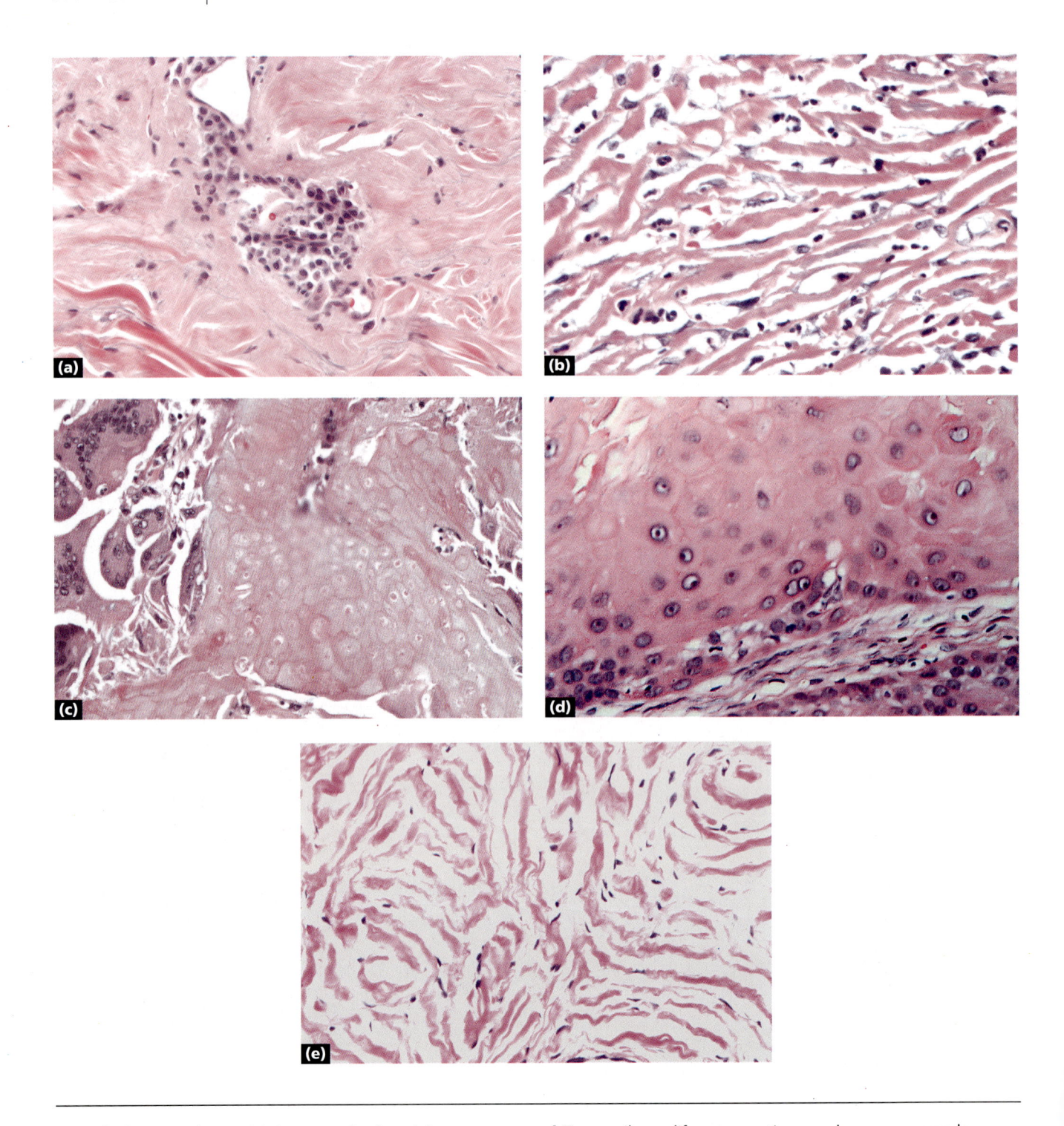

a Amiloide, material: material róseo amorfo, plasmócitos
b Eritema elevado diutino (fase tardia): fibrose com fissuras e neutrófilos intercalados
c Pilomatricoma: células-sombra, células basaloides
d Tumor pilar proliferante: ceratina rosa densa, sem camada granulosa entre ceratina e epitélio
e Fibroma esclerótico: fendas entre os feixes de colágeno esclerótico

Diferenças-chave

Cor – Rosa | Derme cor-de-rosa 315

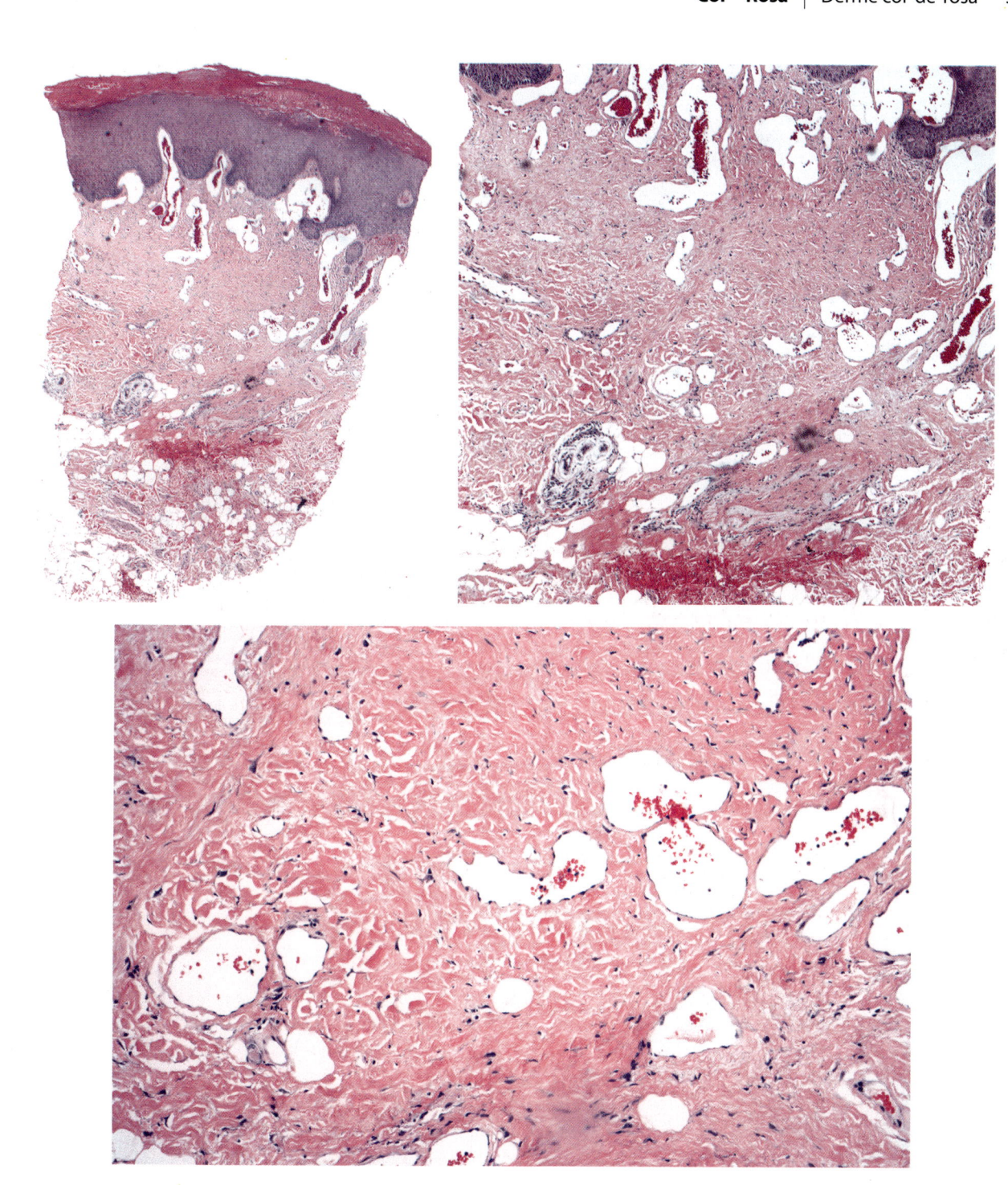

- Derme cor-de-rosa
- Fibroblastos atípicos e bizarros dentro da derme
- Vasos dilatados com células endoteliais estufadas
- Estruturas anexiais frequentemente ausentes

Dermatite por radiação

Cor – Rosa | Derme cor-de-rosa

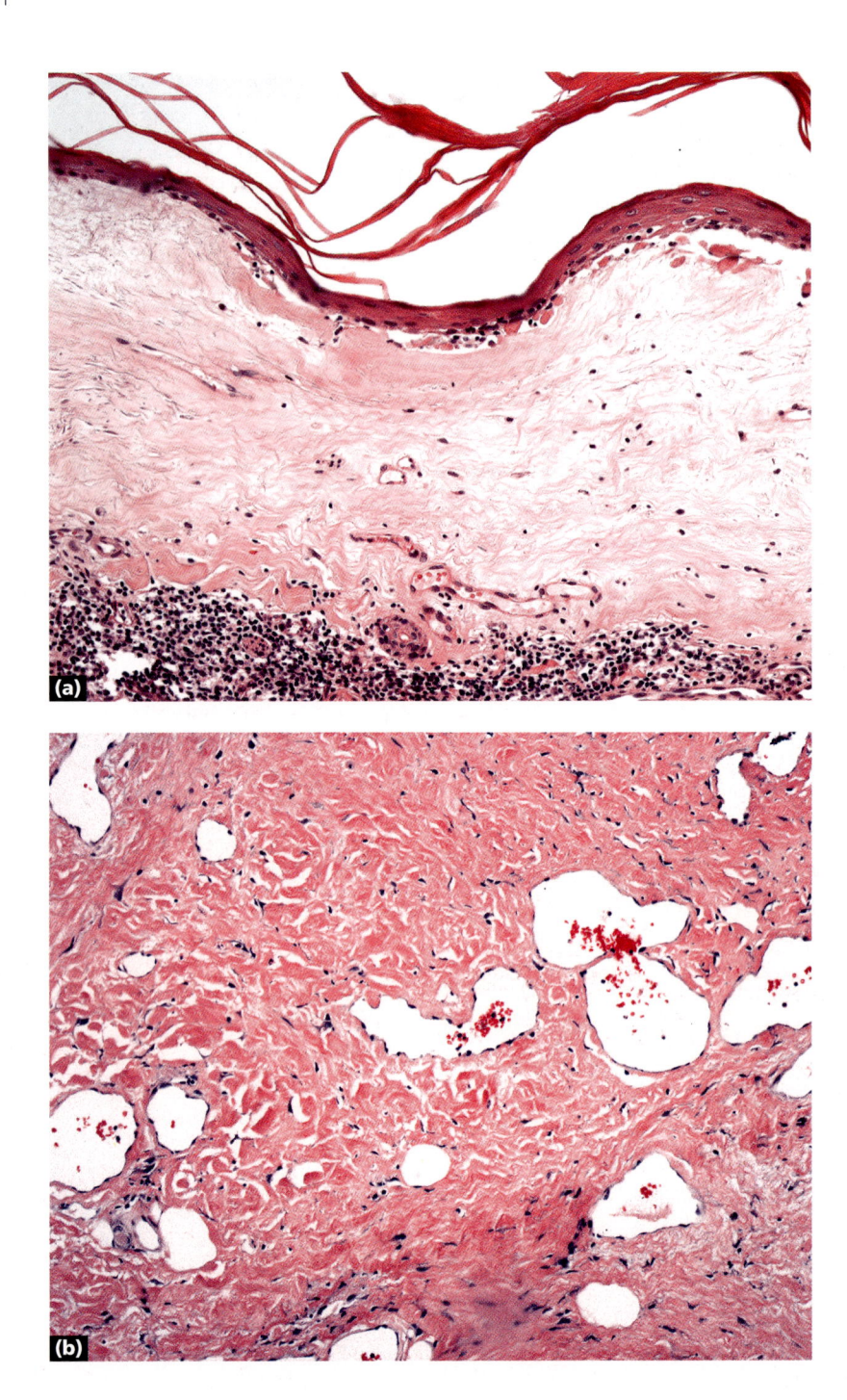

a Líquen escleroso e atrófico: faixa de derme cor-de-rosa com inflamação subjacente (ver também página 115)
b Dermatite por radiação: derme cor-de-rosa com vasos dilatados; fibroblastos atípicos em maior aumento

Diferenças-chave

Cor – Rosa | Necrose epidérmica 317

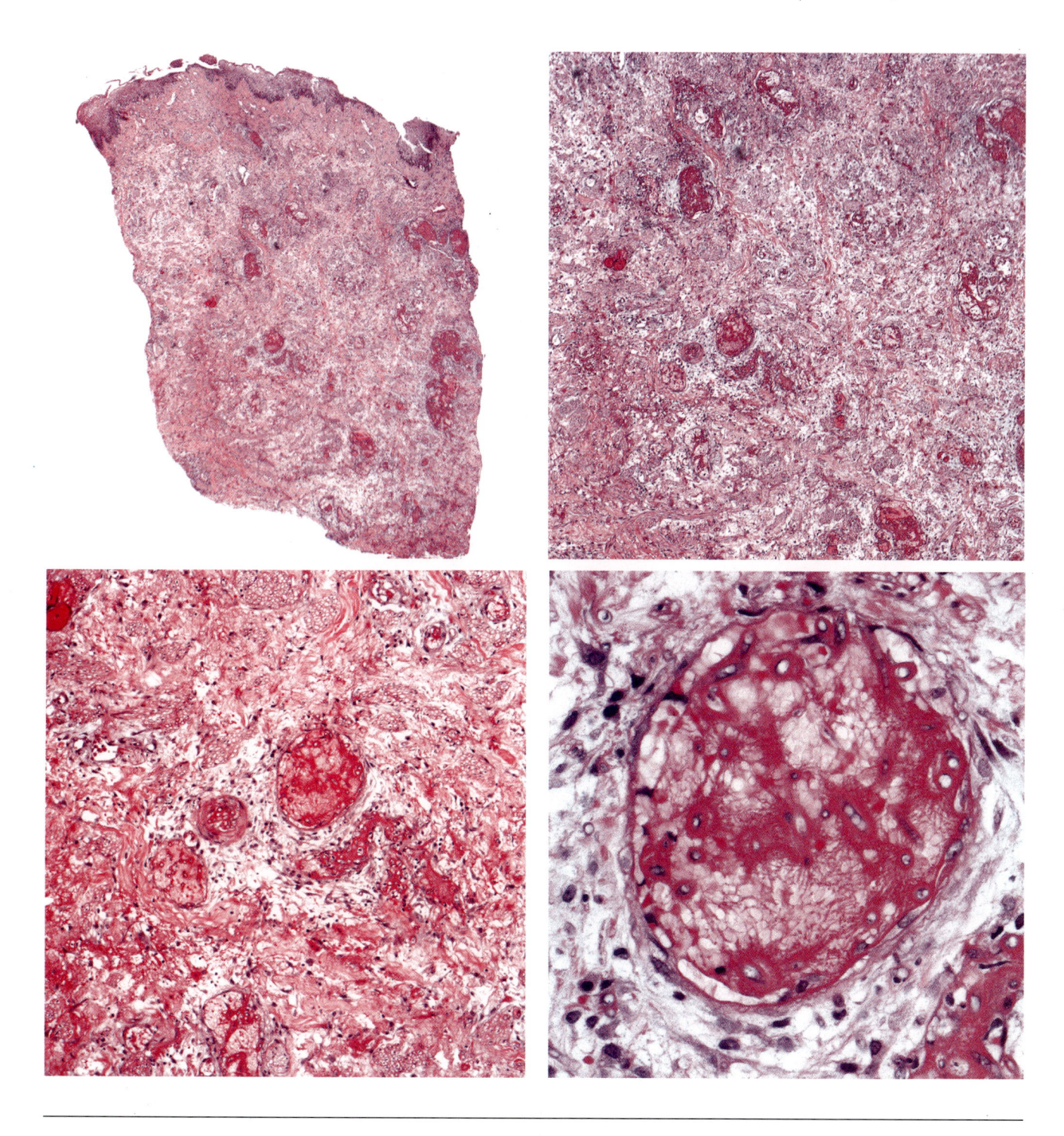

- Necrose epidérmica e dérmica
- Vasos necróticos com eritrócitos extravasados e hifas fúngicas visíveis, septadas e ramificadas

Aspergilose

318 Cor – Rosa | Necrose epidérmica

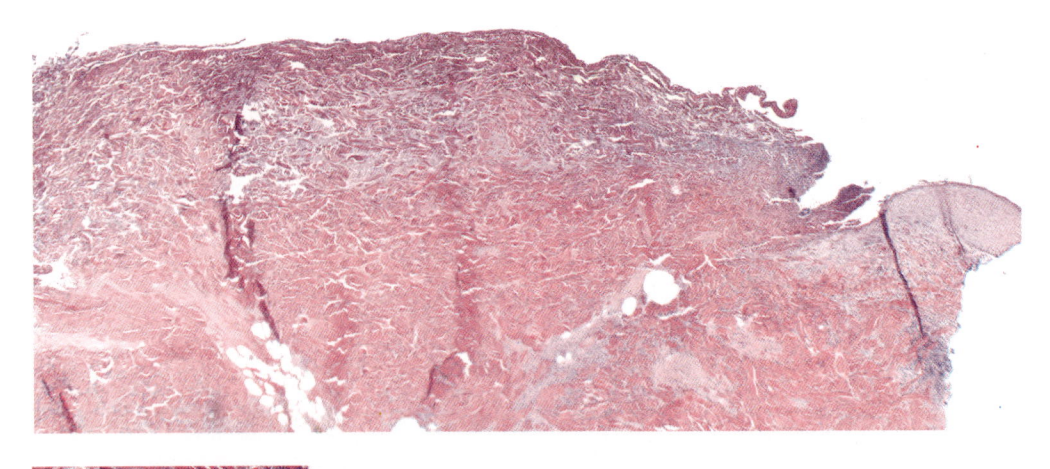

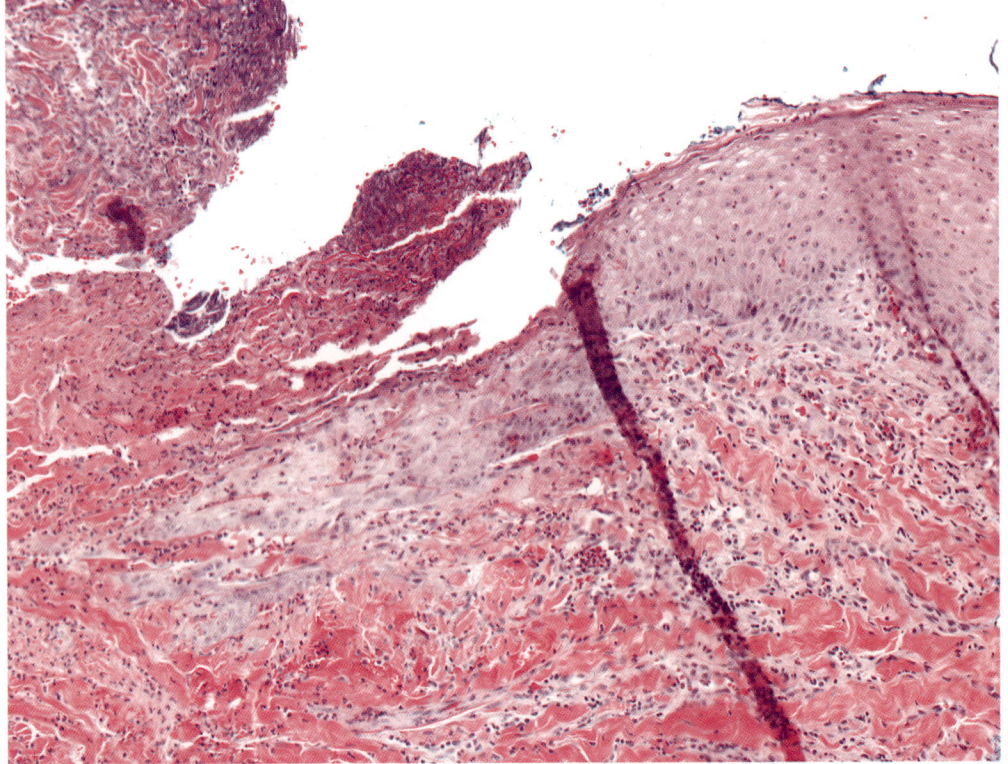

- Necrose epidérmica com alteração dérmica variável
- Reversão da coloração epidérmica (mais basofílica superficialmente do que profunda)
- Lesões agudas não são inflamatórias

Queimadura

Cor – Rosa | Necrose epidérmica 319

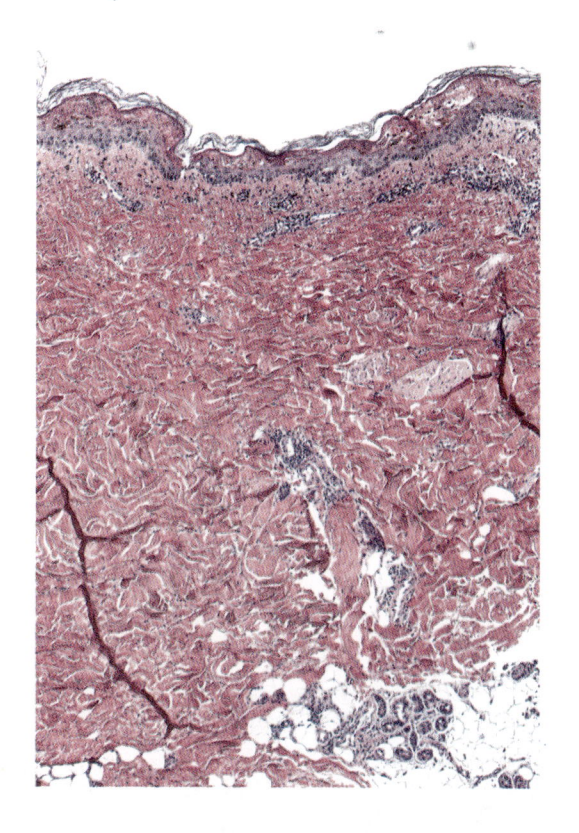

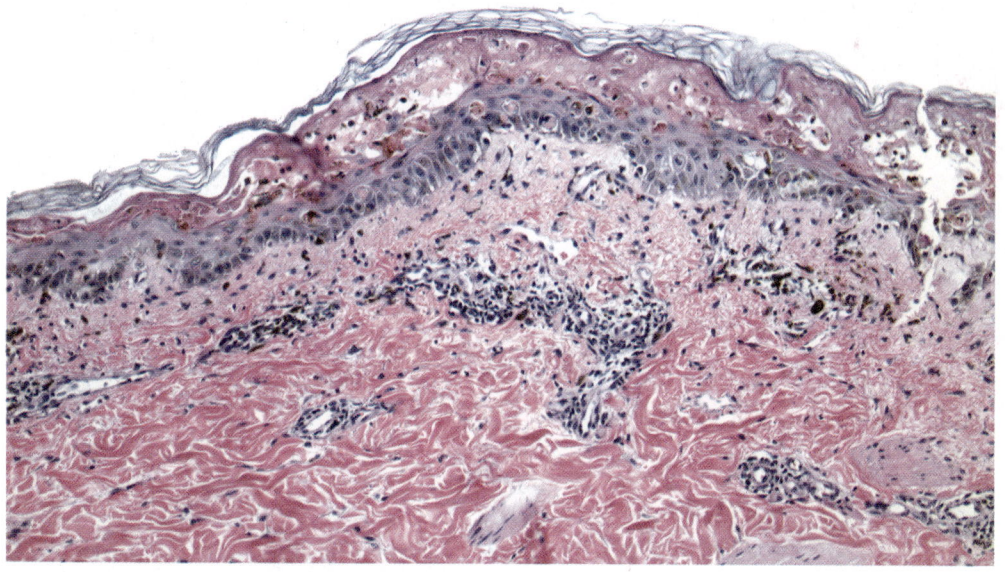

- Necrose epidérmica abaixo do estrato córneo em "cesta de basquete"

Eritema polimorfo

Cor – Rosa | Necrose epidérmica

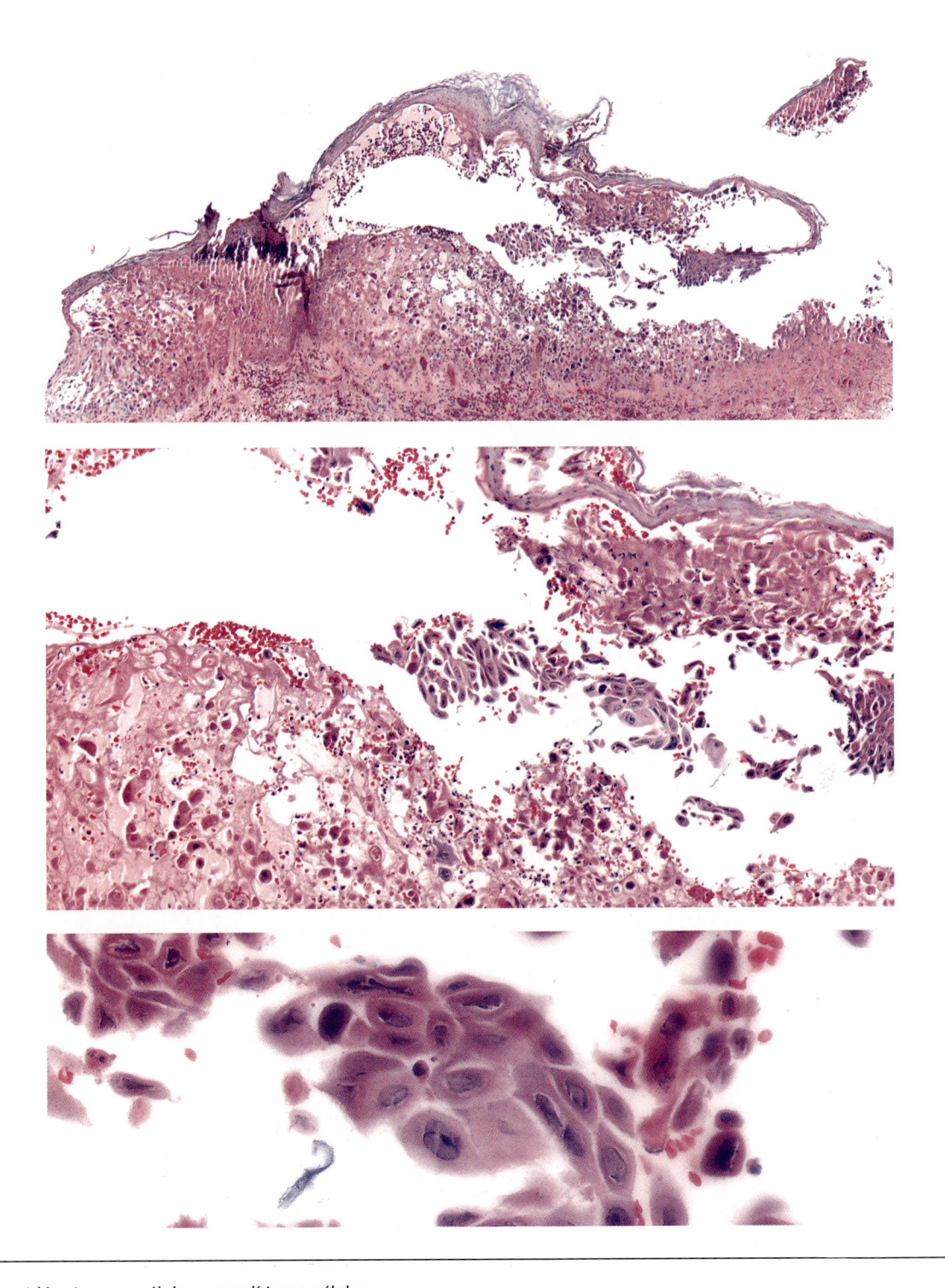

- Necrose epidérmica com células acantolíticas e células multinucleadas
- Necrose folicular é uma pista diagnóstica

Infecção por vírus do herpes simples

Cor – Rosa | Necrose epidérmica 321

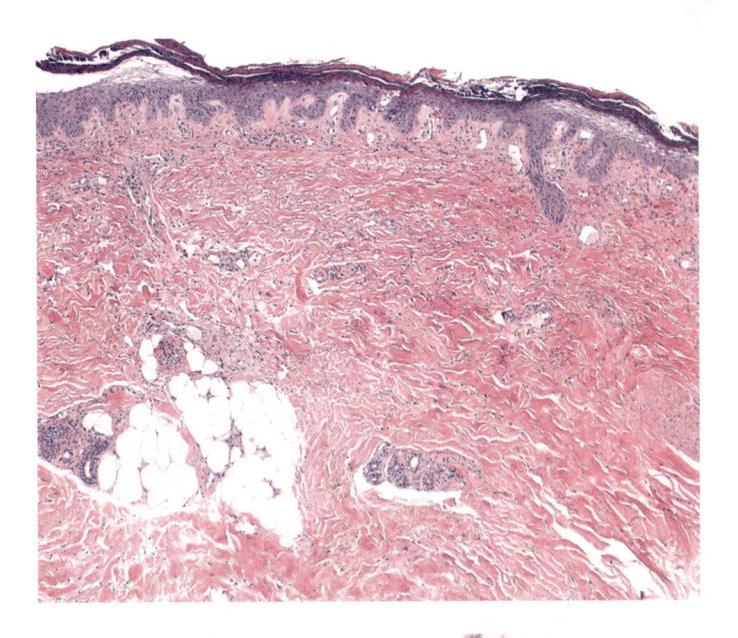

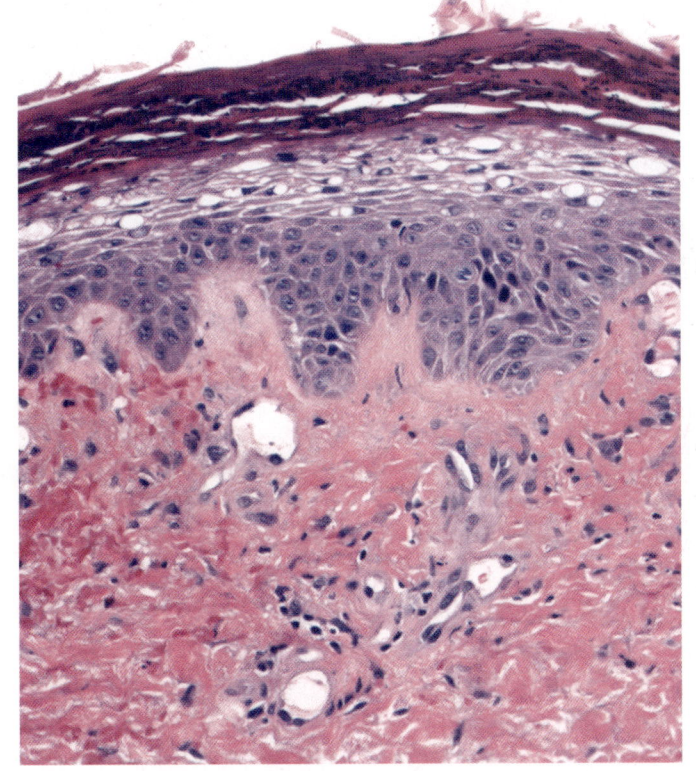

- Paraceratose com palidez ou necrose epidérmica subjacente
- Camada basal relativamente normal
- Inflamação não proeminente
- Alterações semelhantes podem ser observadas no eritema migratório necrolítico

Deficiência nutricional (deficiência de zinco, acrodermatite enteropática, deficiência de ácidos graxos essenciais)

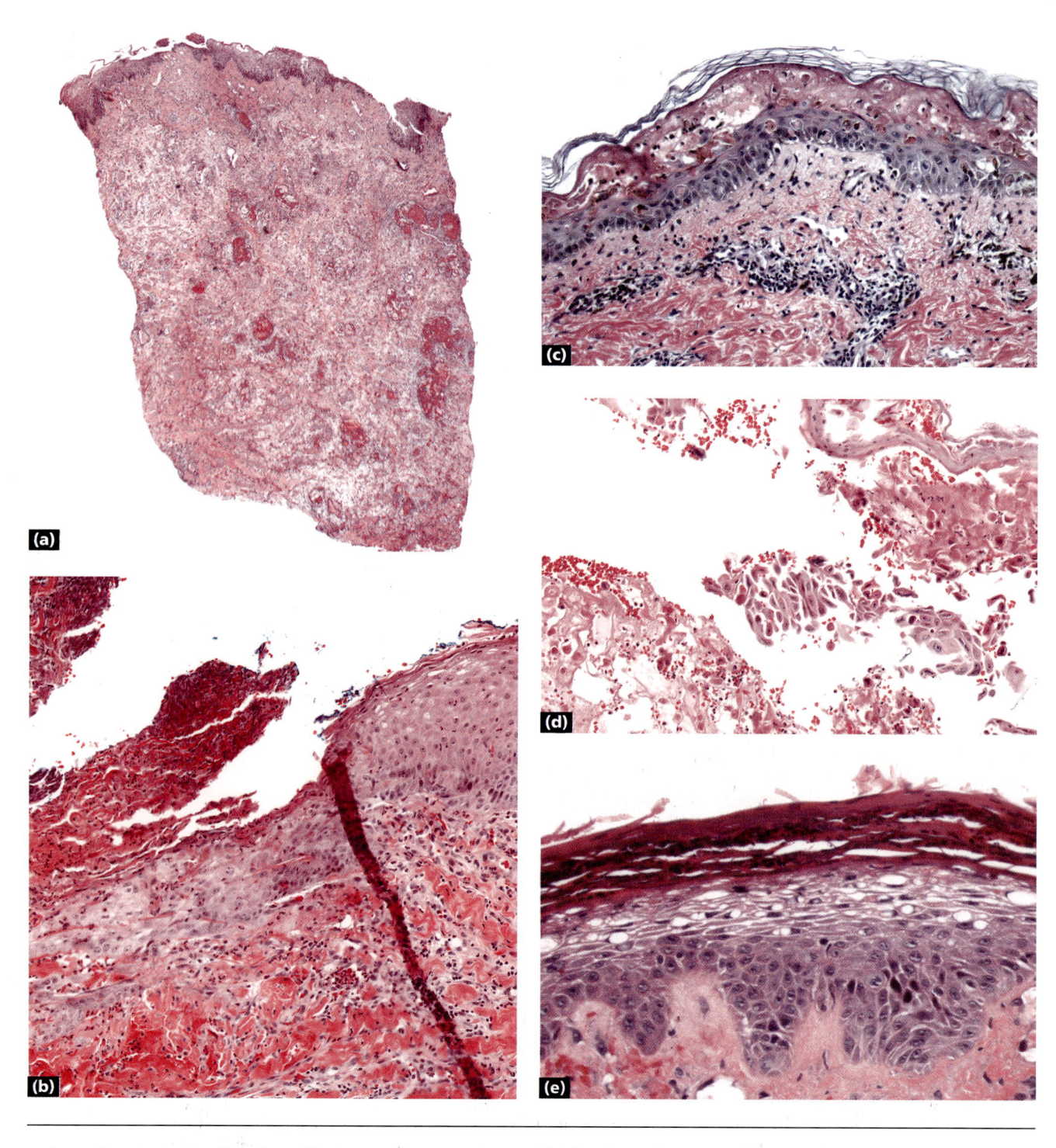

a Aspergilose: necrose epidérmica e dérmica com fungos em áreas de vasos destruídos
b Queimadura: necrose epidérmica, nítida demarcação da pele normal
c Eritema polimorfo: camada córnea em cesta de basquete, ceratinócitos em apoptose
d Infecção por herpes simples: acantólise e células multinucleadas com cromatina periférica (marginação)
e Deficiência nutricional: paraceratose acima da necrose epidérmica, camada basal frequentemente não afetada

Diferenças-chave

Índice por Padrão

Acantólise
Carcinoma de células escamosas, 244, 247
Ceratose actínica, 224, 227
Disceratoma verrucoso, 245, 247
Doença de Darier, 238, 246
Doença de Grover, 239, 246
Doença de Hailey-Hailey, 240, 246
Infecção por herpes-vírus, 241, 246, 320, 322
Pênfigo foliáceo, 242, 247
Pênfigo vulgar, 243, 247
Pitiríase rubra pilar, 108, 111, 227

Acantose epidérmica regular
Acantoma de células claras, 26, 28
Doença de Bowen, 25, 28
Nevo epidérmico verrucoso inflamatório linear, 223, 227
Psoríase, 27, 28, 100, 101, 105, 109, 111

Alteração da epiderme superior
Ceratose seborreica clonal, 228, 236
Doença de Bowen, 25, 28
Doença de Paget, 233, 237
Epidermodisplasia verruciforme, 229, 236
Hiperceratose epidermolítica, 230, 236
Mirmécia, 231, 237
Orf, 232, 237
Verruga plana, 234
Verruga vulgar, 235, 237

Alteração de interface vacuolar *ver* **Interface vascular, alteração**

Alteração de interface liquenoide *ver* **Interface liquenoide, alteração**

Alteração papuloescamosa (psoriasiforme)
Dermatite crônica espongiótica, 105, 106, 111
Líquen simples crônico, 105, 107
Pitiríase rubra pilar, 108, 111, 227
Psoríase, 27, 28, 100, 101, 105, 109, 111
Sífilis secundária, 110, 111

Alteração psoriasiforme *ver* **Papuloescamosa**

Alterações na hipoderme *ver* **Hipoderme, alterações na**

Bola rósea de células fusiformes
Angioleiomioma, 178, 190, 306
Cicatriz hipertrófica, 307

Miofibroma, 305, 306
Schwannoma, 174, 177, 307

"Células claras"
Acantoma de células claras, 26,
Adenoma sebáceo, 212, 217
Angiolipoma, 208
Carcinoma de células renais, 211, 217
Criptococose gelatinosa, 202, 216
Hanseníase lepromatosa, 207, 216
Hibernoma, 204, 216
Hidradenoma nodular, 210, 217
Histoplasmose, 205, 216
Leishmaniose, 206, 216, 259
Lipoma, 208
Melanoma, células em balão, 209, 217
Triquilemoma, 33, 34
Tumor de células granulosas, 203, 216
Xantelasma, 213, 217
Xantogranuloma, 214, 217
Xantoma, 215, 217

Células endoteliais (sugestivas de vasos)
Angioleiomioma, 178, 190, 306
Angiomatose bacilar, 181, 190
Angiossarcoma, 180, 190
Condrodermatite nodular da hélice, 182, 190
Dermatite de estase, 188, 191
Dermatite por radiação, 315, 316
Dermatofibroma hemossiderótico, 183, 190
Granuloma piogênico, 187, 191
Hemangioma hemossiderótico targetoide (angioma em tacha), 189, 191
Hemangioma infantil, 185, 191
Hiperplasia angiolinfoide com eosinofilia, 179, 190
Líquen escleroso, 115, 116, 316
Pápula fibrosa, 184, 191
Sarcoma de Kaposi, 175, 176, 186, 191, 262
Tumor glômico / malformação glomovenosa (Glomangioma), 69, 282, 290

Células fusiformes
Angioleiomioma, 178, 190, 306
Carcinoma de células escamosas, 244, 247
Cicatriz, 168, 177
Dermatofibroma, 166, 176, 262

Dermatofibrossarcoma protuberante, 167, 176
Fasciite nodular, 170, 177, 301
Fibromatose digital infantil, 169, 176
Fibroxantoma atípico, 192, 200
Leiomioma, 171, 177
Melanoma desmoplásico, 162, 165, 176
Neurofibroma, 172, 177
Neuroma encapsulado em paliçada, 173, 177
Neurotecoma, 299, 301
Nevo azul celular, 164, 176
Pápula fibrosa, 184, 191
Sarcoma de Kaposi, 175, 176, 186, 191, 262
Schwannoma, 174, 177, 307
ver também **Bola rósea de células fusiformes**

Células gigantes
Cicatriz, 168, 177, 307
Cisto roto / granuloma de ceratina, 197, 201
Doença de Rosai-Dorfman, 196, 201
Eritema nodoso, 145, 150
Fibroxantoma atípico, 192, 200
Granuloma de fio de sutura, 199, 201
Mucocele, 293, 294
Necrobiose lipóidica, 83, 87, 92
Pilomatricoma, 311, 314
Retículo-histiocitose, 195, 200
Sarcoidose, 198, 201
Tumor de células gigantes da bainha do tendão, 193, 200
Xantogranuloma juvenil, 194, 200
Xantogranuloma necrobiótico, 90, 92

Cordões/túbulos e formas de vírgula
Carcinoma anexial microcístico, 55, 58
Carcinoma basocelular esclerodermiforme, 56, 58
Carcinoma metastático da mama, 54, 58
Siringoma, 57, 58
Tricoepitelioma desmoplásico, 53, 58

Derme cor-de-rosa
Dermatite por radiação, 315, 316
Líquen escleroso, 115, 116, 316
Morfeia, 82, 87

Derme "ocupada"
Carcinoma metastático da mama, padrão intersticial (Carcinoma *en cuirasse*), 261, 262
Dermatofibroma, 166, 176, 262
Granuloma anular, 89, 92, 130, 262
Leucemia cutânea, 262
Nevo azul, hipopigmentado, 260, 262
Sarcoma de Kaposi, 175, 176, 186, 191, 262

Eosinófilos na epiderme
Dermatite de contato alérgica, 102, 105, 126
Escabiose, 125, 126

Incontinência pigmentar, 123, 126
Pênfigo vegetante, 124, 126
Penfigoide bolhoso, 126, 249, 254
Reação a picada de artrópodes, 103, 126

Epidérmica regular, acantose *ver* **Acantose epidérmica regular**

Espaço / fenda subepidérmica
Angioceratoma, 248, 254
Dermatite herpetiforme, 250, 254
Eritema polimorfo, 112, 116, 319, 322
Erupção polimorfa à luz, 252, 254
Herpes gestacional, 249
Linfangioma, 251, 254
Penfigoide bolhoso, 126, 249, 254
Penfigoide gestacional, 249
Porfíria cutânea tardia, 253, 254
Síndrome de Sweet, 141, 143

Espaços com revestimento
Cisto broncogênico, 69
Cisto cutâneo ciliado, 62, 68
Cisto da fenda branquial, 61, 68
Cisto de inclusão epidérmica, 65, 69
Cisto dermoide, 64, 69
Cisto pilar, 66, 69
Endometriose cutânea, 63, 68
Esteatocistoma, 67, 69
Glomangioma, 69
Hidrocistoma apócrino, 59, 68
Lago venoso, 69
Pseudocisto auricular, 60, 68

Espongiose
Dermatite de contato alérgica, 102, 105, 126
Líquen simples crônico, 105, 107
Pitiríase rósea, 104, 105, 130
Psoríase, 105
Psoríase em gotas, 104
Reação a picada de artrópode, 103, 126

Forma polipoide (em forma de cúpula)
Dígito acessório, 77, 81
Fibroceratoma digital, 80, 81
Granuloma piogênico, 187, 191
Mamilo acessório, 78, 81
Neurofibroma, 172, 177
Nevo intradérmico, 162, 258
Pápula fibrosa, 184, 191
Trago acessório, 79, 81

Forma quadrada/retangular
Dermatite por radiação, 315, 316
Escleredema, 85, 87
Escleromixedema, 86, 87

Líquen mixedematoso, 86
Morfeia, 82, 87
Necrobiose lipóidica, 83, 87, 92
Pele normal da região dorsal, 84, 87

Hiperceratose/paraceratose
Ceratose actínica, 224, 227
Condrodermatite nodular da hélice, 182, 190
Deficiência nutricional, 227, 321, 322
Dermatofitose, 226, 227
Doença de Bowen, 25, 28
Doença de Flegel, 221
Hiperceratose epidermolítica, 230, 236
Ictiose vulgar, 19, 22
Líquen escleroso, 115, 116, 316
Líquen plano, 119, 122
Lúpus eritematoso discoide, 117, 122, 142
Nevo epidêmico verrucoso inflamatório linear, 223, 227
Paraceratose granular axilar, 225, 227
Pitiríase liquenoide varioliforme aguda, 121, 122
Pitiríase rubra pilar, 108, 111, 227
Pitiríase versicolor, 20, 22, 227
Poroceratose, 222
ver também **Paraceratose**

Hiperplasia pseudoepiteliomatosa acima dos abscessos
Blastomicose, 93, 96
Coccidioidomicose, 95, 96
Cromomicose, 94, 96

Hipoderme, alterações na
Angiolipoma, 208
Dermatofibrossarcoma protuberante (frequentemente extende-se para a gordura), 167, 176
Eritema indurado, 144, 150
Eritema nodoso, 145, 150
Escleredema neonatal, 148
Fasciite nodular (frequentemente situada profundamente na hipoderme), 170, 177, 301
Hibernoma, 204, 216
Linfoma subcutâneo de células T, 149, 151
Lipodermatoesclerose, 276, 278
Lúpus profundo, 146, 151, 278
Necrose adiposa do recém-nascido, 148, 151, 278
Paniculite pancreática, 277, 278
Paniculite pós-esteroide, 148
Poliarterite nodosa, 147, 150

Ilhas dérmicas circulares
Carcinoma adenoide cístico, 49, 52
Cilindroma, 50, 52
Espiradenoma, 286, 290
Tricoadenoma, 51, 52
Tricoblastoma, 287, 290

Infiltrado azulado denso ver **Infiltrado nodular/difuso**

Infiltrado dérmico papilar/dérmico em faixa
Balanite de Zoon, 135, 136
Histiocitose de células de Langerhans, 131, 136
Líquen nítido, 132
Mastocitose, 133, 136
Micose fungoide, 134, 136

Infiltrado difuso/nodular
Acne queloidiana, 137, 142
Granuloma facial, 138, 142
Leucemia (mieloide), 139, 142
Linfoma, 140, 143
Lúpus eritematoso discoide, 117, 122, 142
Mastocitoma, 143
Síndrome de Sweet, 141, 143

Infiltrado na derme papilar ver **Infiltrado dérmico papilar/dérmico em faixa**

Infiltrado perivascular
Dermatose purpúrica pigmentada, 129, 130
Eritema *girato*, 127, 130
Erupção polimorfa à luz, 252, 254
Granuloma anular, 89, 92, 130, 262
Perniose, 130
Pitiríase rósea, 104, 105, 130
Vasculite leucocitoclástica, 128, 130

Inflamação subcutânea
Eritema indurado, 144, 150
Eritema nodoso, 145, 150
Linfoma subcutâneo de células T, 149, 151
Lúpus profundo, 146, 151, 278
Necrose adiposa do recém-nascido, 148, 151, 278
Paniculite pós-esteroide, 148
Poliarterite nodosa, 147, 150

Interface liquenoide, alteração
Halo nevo, 118, 122
Líquen estriado, 120, 122
Líquen plano, 119, 122
Lúpus eritematoso discoide, 117, 122, 142
Pitiríase liquenoide varioliforme aguda, 121, 122

Interface vacuolar, alteração
Doença enxerto *versus* hospedeiro, 114, 116
Eritema polimorfo, 112, 116, 319, 322
Líquen escleroso, 115, 116, 316
Reação a drogas fixas, 113, 116

Material dérmico
Ácido hialurônico (preenchimento dérmico), 272, 274
Amiloidose nodular, 263, 274
Calcinose cutânea, 264, 274
Crioglobulinemia (tipo I), 309
Gel foam, 266, 274

Gota, 88, 92
Lipoidoproteinose267, 274
Ocronose, 268, 275
Osteoma Cutâneo, 269, 275
Parafinoma, 270, 275
Protoporfiria eritropoiética, 265, 274
Pseudoxantoma elástico, 271, 275
Tatuagem, 259, 273, 275
ver também **Mucina; Material rosa**

"Material" granuloso intracelular
Cloreto de alumínio (solução de Drysol), 255, 259
Hemossiderina, 257, 259
Leishmaniose, 206, 216, 259
Melanina, 258, 259
Subsulfato férrico (solução de Monsel), 256, 259
Tatuagem, 259, 273, 275
Tumor de células granulosas, 203, 216

Material róseo
Amiloide, material 275, 286, 308, 314
Crioglobulinemia (tipo I), 309
Dermatite por radiação, 315, 316
Eritema elevado diutino, 310, 314
Fibroma esclerótico, 313, 314
Gota, 88, 92
Lipoidoproteinose, 267, 274
Líquen escleroso, 115, 116, 316
Nódulo reumatoide, 91, 92
Pilomatricoma, 311, 314
Protoporfiria eritropoiética, 265, 274
Tumor pilar proliferante, 312, 314

Melanócitos
Mancha mongólica, 158, 162
Melanoma, 157, 163
Melanoma, célula em balão, 209, 216
Melanoma desmoplásico, 162, 165, 176
Nevo azul, 155, 162
Nevo azul celular, 164, 176
Nevo de células fusiformes pigmentado de Reed, 159, 163
Nevo de Spitz, 161, 163
Nevo intradérmico, 162, 258
Nevo penetrante profundo, 156, 162
Nevo recorrente, 160, 163

Mucina
Cisto mucoso digital, 295, 301
Escleromixedema, 86, 87
Fasciite nodular, 170, 177, 301
Líquen mixedematoso, 86
Lúpus túmido, 298
Mixedema pré-tibial, 300, 301
Mucinose cutânea focal, 296, 301
Mucinose folicular, 297, 301
Neurotecoma, 299, 301

Mucina e glândulas ou ductos
Carcinoma mucinoso, 292, 294
Mucocele, 293, 294
Siringoma condroide, 291, 294

Necrose epidérmica
Aspergilose, 317, 322
Deficiência nutricional, 227, 321, 322
Eritema polimorfo, 112, 116, 319, 322
Infecção por vírus do herpes simples, 320, 322
Queimadura, 318, 322

Paraceratose
Dermatite espongiótica, 99, 101
Psoríase, 27, 28, 100, 101, 105, 109, 111
Ver também **Hiperceratose/paraceratose**

Pele "Normal" em pequeno aumento
Amiloidose macular * (não ilustrada), 22
Argiria, 18, 22
Dermatofitose / Pitiríase versicolor *, 20, 22, 226, 227
Escleredema, 85, 87
Ictiose vulgar, 19, 22
Urticária, 21, 22
Vitiligo (não ilustrado), 18

* Quando sutil

Perfuração epidérmica
Calcinose cutânea perfurante, 48
Colagenose perfurante reativa, 47, 48
Elastose perfurante serpiginosa, 46, 48
Granuloma anular perfurante, 48

Poro central
Acantoma da bainha pilar, 43, 45
Poro dilatado de Winer, 42, 45
Tricofoliculoma, 44, 45

Proliferação descendente da epiderme *ver* Proliferação lobular

Proliferação epidérmica reticulada
Ceratose seborreica reticulada, 38, 41
Fibroepitelioma de Pinkus, 35, 41
Fibrofoliculoma, 36, 41
Nevo sebáceo de Jadassohn, 37, 41
Siringofibroadenoma, 39, 41
Tumor do infundíbulo folicular, 40, 41

Proliferação lobular (proliferação descendente da epiderme)
Ceratose folicular invertida, 29, 34
Ceratose seborreica acantótica, 32, 34
Molusco contagioso, 30, 34
Poroma, 31, 34
Triquilemoma, 33, 34

Reações em paliçada
Gota, 88, 92
Granuloma anular, 89, 92, 130, 262
Necrobiose lipóidica, 83, 87, 92
Nódulo reumatoide, 91, 92
Xantogranuloma necrobiótico, 90, 92

Tumor azulado
Angioma em tufos, 289, 290
Carcinoma basocelular, 281, 290
Carcinoma de células de Merkel, 283, 290
Carcinoma sebáceo, 285
Espiradenoma, 286, 290
Linfoma, 140, 143
Sebaceoma (epitelioma sebáceo), 284, 290
Tricoblastoma, 287, 290
Tricoepitelioma, 288, 290
Tumor glômico, 282, 290

Tumor dérmico papilar
Adenocarcinoma papilar digital agressivo, 70, 76
Adenoma apócrino tubular, 75, 76
Adenoma papilar écrino, 73, 76
Adenomatose erosiva do mamilo (adenoma do mamilo), 71, 76
Hidradenoma papilar, 72, 76
Siringocistoadenoma papilar, 74, 76

Vasos, sugestões de ver **Células endoteliais**

Índice por Categoria Histológica

Alterações acantolíticas
Carcinoma de células escamosas acantolítico, 244, 247
Disceratoma verrucoso, 245, 247
Doença de Darier, 238, 246
Doença de Grover, 239, 246
Doença de Hailey-Hailey, 240, 246
Infecção por herpes-vírus, 241, 246, 320, 322
Pênfigo foliáceo, 242, 247
Pênfigo vegetante, 124, 126
Pênfigo vulgar, 243, 247

Doenças de depósito
Material endógeno
Amiloidose, 263, 274, 308, 314
Calcinose cutânea, 48, 264, 274
Cisto mucoso digital, 295, 301
Crioglobulinemia, 309
Gota, 88, 92
Hemossiderina, 257, 259
Lipoidoproteinose, 267, 274
Melanina, 258, 259
Mixedema pré-tibial, 300, 301
Mucinose cutânea focal, 296, 301
Mucinose folicular, 297, 301
Mucocele, 293, 294
Osteoma cutâneo, 269, 275
Protoporfiria eritropoiética, 265, 274
Pseudoxantoma elástico, 271, 275

Material exógeno
Ácido hialurónico (preenchimento dérmico), 272, 274
Argiria, 18, 22
Cloreto de alumínio (solução de Drysol), 255, 259
Gel foam, 266, 274
Ocronose, 268, 275
Parafinoma, 270, 275
Subsulfato férrico (solução de Monsel), 256, 259
Tatuagem, 259, 273, 275

Doenças do tecido conjuntivo
Escleredema, 22, 85, 87
Escleromixedema, 86, 87
Líquen escleroso, 115, 116, 316
Lúpus eritematoso discoide, 117, 122, 142
Lúpus profundo, 146, 151, 278

Lúpus túmido, 298
Morfeia, 82, 87
Nódulo reumatoide, 91, 92
Poliarterite nodosa, 147, 150

Doenças inflamatórias
Alterações de interface
Dermatose purpúrica pigmentada, 129, 130
Doença enxerto *versus* hospedeiro, 114, 116
Eritema pigmentar fixo à drogas, 113, 116
Eritema polimorfo, 112, 116, 319, 322
Líquen estriado, 120, 122
Líquen nítido, 132
Líquen plano, 119, 122
Lúpus eritematoso discoide, 117, 122, 142
Pitiríase liquenoide varioliforme aguda, 121, 122
Poroceratose, 222

Alterações espongióticas
Dermatite crônica espongiótica, 105, 106, 111
Dermatite de contato alérgica, 101, 105, 126
Dermatite de estase, 188, 191
Dermatite espongiótica, 99, 101
Espongiose eosinofílica, 126
Pitiríase rósea, 104, 105, 130
Reação a picada de artrópodes, 103, 126

Alterações papuloescamosas
Dermatite crônica espongiótica, 105, 106, 111
Líquen simples crônico, 105, 107
Nevo epidérmico verrucoso inflamatório linear, 223, 227
Pitiríase rubra pilar, 108, 111, 227
Psoríase, 27, 28, 100, 101, 105, 109, 111

Doenças bolhosas
Dermatite herpetiforme, 250, 254
Herpes gestacional, 249
Penfigoide bolhoso, 126, 249, 254
Porfiria cutânea tardia, 253, 254

Miscelânea
Acne queloidiana, 137, 142
Balanite de Zoon, 135, 136
Colagenose perfurante reativa, 47, 48
Condrodermatite nodular da hélice, 182, 190

Deficiência nutricional, 227, 321, 322
Dermatite por radiação, 315, 316
Dermatose purpúrica pigmentada, 129, 130
Doença de Flegel, 221
Elastose perfurante serpiginosa, 46, 48
Eritema elevado diutino, 310, 314
Eritema *girato*, 127, 130
Erupção polimorfa à luz, 252, 254
Escabiose, 125, 126
Granuloma facial, 138, 142
Mastocitose, 133, 136
Paraceratose granular axilar, 225, 227
Perniose, 130
Poroceratose, 222
Queimadura, 318, 322
Síndrome de Sweet, 141, 143
Urticária, 21, 22

Paniculites e outras alterações do tecido adiposo
Eritema indurado, 144, 150
Eritema nodoso, 145, 150
Linfoma de células T subcutâneo, 149, 151
Lipodermatoesclerose, 276, 278
Lúpus profundo, 146, 151, 278
Necrose adiposa do recém-nascido, 148, 151, 278
Paniculite pancreática, 277, 278
Poliarterite nodosa, 147, 150

Vasculites
Eritema indurado, 144, 150
Granuloma facial, 138, 142
Poliarterite nodosa, 147, 150
Vasculite leucocitoclástica, 128, 130

Genodermatoses
Hiperceratose epidermolítica, 230, 236
Ictiose vulgar, 19, 22
Incontinência pigmentar, 123, 126
Lipoidoproteinose, 267, 274
Protoporfiria eritropoiética, 265, 274

Granulomas
Cisto roto / granuloma de ceratina, 197, 201
Granuloma anular, 48, 89, 92, 130, 262
Granuloma de sutura, 199, 201
Necrobiose lipóidica, 83, 87, 92
Nódulo reumatoide, 91, 92
Sarcoidose, 198, 201
Xantogranuloma necrobiótico, 90, 92

Histiocítico
Doença de Rosai-Dorfman, 196, 201
Histiocitose de células de Langerhans, 131, 136
Retículo-histiocitose, 195, 200
Xantelasma, 213, 217
Xantogranuloma, 214, 217
Xantogranuloma juvenil, 194, 200
Xantoma, 215, 217

Infecções
Angiomatose bacilar, 181, 190
Aspergilose, 317, 322
Blastomicose, 93, 96
Coccidioidomicose, 95, 96
Criptococcose gelatinosa, 202, 216
Cromomicose, 94, 96
Dermatofitose, 226, 227
Epidermodisplasia verruciforme, 229, 236
Escabiose, 125, 126
Hanseníase lepromatosa, 207, 216
Histoplasmose, 205, 216
Infecção por herpes-vírus, 241, 246, 320, 322
Leishmaniose, 206, 216, 259
Mirmécia, 231, 237
Molusco contagioso, 30, 34
Orf, 232, 237
Pitiríase versicolor, 20, 22, 227
Sarcoma de Kaposi, 175, 176, 186, 191, 262
Sífilis secundária, 110, 111
Verruga plana, 234
Verruga vulgar, 235, 237

Malformações
Cisto broncogênico (não ilustrado), 69
Cisto da fenda branquial, 61, 68
Cisto dermoide, 64, 69
Dígito acessório, 77, 81
Mamilo acessório, 78, 81
Trago acessório, 79, 81

Tumores
Lesões pré-malignas/comportamento biológico indeterminado
Ceratose actínica, 224, 227
Histiocitose de células de Langerhans, 131, 136
Tumor pilar proliferante, 312, 314

Tumores benignos
<u>Tumores / lesões diversas</u>
Acantoma de células claras, 26, 28
Adenoma do mamilo, 71, 76
Ceratose folicular invertida, 29, 34
Ceratose seborreica acantótica, 32, 34
Ceratose seborreica clonal, 228, 236
Ceratose seborreica reticulada, 38, 41
Cisto broncogênico (não ilustrado), 69
Cisto cutâneo ciliado, 62, 68
Cisto de inclusão epidérmica, 65, 69
Cisto pilar, 66, 69
Endometriose cutânea, 63, 68

Índice por Categoria Histológica

Esteatocistoma, 67, 69
Lago venoso (não ilustrado), 69
Mastocitoma, 143
Miofibroma, 305, 306
Papilomatose florida (adenomatose erosiva) do mamilo, 71, 76
Poro dilatado de Winer, 42, 45
Pseudocisto auricular, 60, 68
Tumor de células granulosas, 203, 216

Tumores adiposos
Angiolipoma, 208
Hibernoma, 204, 216
Lipoma, 208

Tumores de anexos
Folicular
Acantoma da bainha pilar, 43, 45
Fibroepitelioma de Pinkus, 35, 41
Fibrofoliculoma, 36, 41
Pilomatricoma, 311, 314
Tricoadenoma, 51, 52
Tricoblastoma, 287, 290
Tricoepitelioma, 288, 290
Tricoepitelioma desmoplásico, 53, 58
Tricofoliculoma, 44, 45
Triquilemoma, 33, 34
Tumor do infundíbulo folicular, 40, 41

Glandular (apócrino e écrino)
Adenoma papilar écrino, 73, 76
Adenoma tubular apócrino, 75, 76
Cilindroma, 50, 52
Espiradenoma, 286, 290
Hidradenoma nodular, 210, 217
Hidradenoma papilar, 72, 76
Hidrocistoma apócrino, 59, 68
Poroma, 31, 34
Siringocistoadenoma papilar, 74, 76
Siringofibroadenoma, 39, 41
Siringoma, 57, 58
Siringoma condroide, 291, 294

Sebáceo
Adenoma sebáceo, 212, 217
Nevo sebáceo de Jadassohn, 37, 41
Sebaceoma (epitélio sebáceo), 284, 290

Tumores do músculo liso
Angioleiomioma, 178, 190, 306
Leiomioma, 171, 177
Mamilo acessório, 78, 81

Tumores fibrosos
Cicatriz, 168, 177, 307
Dermatofibroma, 166, 176, 262

Dermatofibroma hemossiderótico, 183, 190
Dermatofibrossarcoma protuberante, 167, 176
Fasciite nodular, 170, 177, 301
Fibroceratoma digital, 80, 81
Fibroma esclerótico, 313, 314
Fibromatose digital infantil, 169, 176
Pápula fibrosa, 184, 191
Tumor de células gigantes da bainha do tendão, 193, 200

Tumores melanocíticos
Mancha mongólica, 158, 162
Nevo azul, 155, 162
Nevo azul celular, 164, 176
Nevo azul hipopigmentado, 260, 262
Nevo com halo, 118, 122
Nevo de células fusiformes pigmentadas de Reed, 159, 163
Nevo de Spitz, 161, 163
Nevo intradérmico, 162, 258
Nevo penetrante profundo, 156, 162
Nevo recorrente, 160, 163

Tumores neurais
Dígito acessório, 77, 81
Neurofibroma, 172, 177
Neuroma encapsulado em paliçada, 173, 177
Neurotecoma, 299, 301
Schwannoma, 174, 177, 307

Tumores vasculares
Angioceratoma, 248, 254
Angioma em tufos, 289, 290
Granuloma piogênico, 187, 191
Hemangioma hemossiderótico targetoide (Angioma em tacha), 189, 191
Hemangioma infantil, 185, 191
Hiperplasia angiolinfoide com eosinofilia, 179, 190
Linfangioma, 251, 254
Tumor glômico/malformação glomovenosa (Glomangioma), 69, 282, 290

Tumores malignos
Carcinomas
Adenocarcinoma papilar digital agressivo, 70, 76
Carcinoma adenoide cístico, 49, 52
Carcinoma anexial microcístico, 55, 58
Carcinoma basocelular, 281, 290
Carcinoma basocelular esclerosante, 56, 58
Carcinoma de células de Merkel, 283, 290
Carcinoma de células escamosas acantolítico, 244, 247
Carcinoma de mama metastático, 54, 58, 261, 262
Carcinoma mucinoso, 292, 294
Carcinoma sebáceo, 285
Doença de Bowen, 25, 28
Doença de Paget, 233, 237

Índice por Categoria Histológica

Miscelânea
Carcinoma de células renais, 211, 217
Fibroxantoma atípico, 192, 200
Leucemia, 139, 142, 262
Linfoma, 140, 143
Linfoma subcutâneo de células T, 149, 151
Micose fungoide, 134, 136

Tumores melanocíticos
Melanoma, 157, 163
Melanoma, célula em balão, 209, 217
Melanoma desmoplásico, 162, 165, 176

Tumores vasculares
Angiossarcoma, 180, 190
Sarcoma de Kaposi, 175, 176, 186, 191, 262

Índice Alfabético

A
Acantólise, 236
Acantoma da bainha pilar, 43, 45
Acantoma de células claras, 26, 28
Ácido hialurônico (preenchimento dérmico), 272, 274
Acne queloidiana, 137, 142
Adenocarcinoma papilar digital agressivo, 70, 76
Adenoma do mamilo, 71, 76
Adenoma papilar écrino, 73, 76
Adenoma sebáceo, 212, 217
Adenoma tubular apócrino, 75, 76
Adenomatose erosiva do mamilo, 71, 76
Alteração de interface liquenoide, 11
Alteração de interface vacuolar, 11
Alterações papuloescamosas, 11
Amiloide, material 308, 314
Amiloidose macular (não ilustrada), 22
Amiloidose nodular, 263, 274
Angioceratoma, 248, 254
Angioleiomioma, 178, 190, 306
Angiolipoma, 208
Angioma em tufos, 289, 290
Angiomatose bacilar, 181, 190
Angiossarcoma, 180, 190
Aparência de pele "normal", 18-22
Argiria, 18, 22
Aspergilose, 317, 322

B
Balanite circunscrita plasmocitária, 135, 136
Balanite de Zoon, 135, 136
Blastomicose, 93, 96

C
Calcinose cutânea, 48, 264, 274
Carcinoma adenoide cístico, 49, 52
Carcinoma anexial microcístico, 55, 58
Carcinoma basocelular, 281, 290
Carcinoma basocelular esclerodermiforme, 56, 58
Carcinoma de células de Merkel, 283, 290
Carcinoma de células escamosas, 244, 247
Carcinoma de células renais, 211, 217
Carcinoma de mama metastático *ver* Carcinoma metastático de mama
Carcinoma *en cuirasse*, mama (carcinoma de mama metastático, padrão intersticial), 261, 262
Carcinoma de mama metastático, 54, 58
Carcinoma de mama metastático, padrão intersticial, 261, 262
Carcinoma mucinoso, 292, 294
Carcinoma sebáceo, 285
Células de melanoma malignas, 10
Células endoteliais, 8
Células gigantes, 13
Células inflamatórias, 13
Células neurais, 8
Células névicas benignas, 10
Ceratose actínica, 224, 227
Ceratose folicular invertida, 29, 34
Ceratose liquenoide benigna (não ilustrada), 119
Ceratose seborreica clonal, 228, 236
Ceratose seborreica acantótica, 32, 34
Ceratose seborreica clonal, 228, 236
Ceratose seborreica reticulada, 38, 41
Cicatriz, 168, 177
Cicatriz hipertrófica, 307
Cilindroma, 50, 52
Cisto ciliado cutâneo, 62, 68
Cisto da fenda branquial, 61, 68
Cisto de inclusão epidérmica, 65, 69
Cisto dermoide, 64, 69
Cisto mucoso digital, 295, 301
Cisto pilar, 66, 69
Cisto roto, 197, 201
Cistos broncogênicos (não ilustrados), 69
Cloreto de alumínio (solução de Drysol), 255, 259
Coccidioidomicose, 95, 96
Colagenose perfurante reativa, 47, 48
Colesterolose extracelular (eritema elevado diutino), 310, 314
Condrodermatite nodular da hélice, 182, 190
Corpúsculos de Meissner, 14
Corpúsculos de Pacini, 14
Crioglobulinemia (tipo I), 309
Criptococcose gelatinosa, 202, 216
Cromomicose, 94, 96

D
Deficiência nutricional, 227, 321, 322
Dermatite crônica espongiótica, 105, 106, 111
Dermatite de contato alérgica, 102, 105, 126

Dermatite de estase, 188, 191
Dermatite espongiótica, 99, 101
Dermatite herpetiforme, 250, 254
Dermatite por radiação, 315, 316
Dermatofibroma, 166, 176, 262
Dermatofibroma hemossiderótico, 183, 190
Dermatofibrossarcoma protuberante, 167, 176
Dermatofitose, 226, 227
Dermatose purpúrica pigmentada, 129, 130
Dígito acessório, 77, 81
Disceratoma verrucoso, 245, 247
Doença de Bowen, 25, 28
Doença de Darier, 238, 246
Doença de Flegel, 221
Doença de Grover, 239, 246
Doença de Hailey-Hailey, 240, 246
Doença de Paget, 233, 237
Doença de Rosai-Dorfman, 196, 201
Doença enxerto *versus* hospedeiro, 114, 116
Doenças inflamatórias, 2, 11-13

E
Elastose perfurante serpiginosa, 46, 48
Endometriose cutânea, 63, 68
Eosinófilos, 13
Epidermodisplasia verruciforme, 229, 236
Eritema elevado diutino, 310, 314
Eritema *girato*, 127, 130
Eritema indurado, 144, 150
Eritema nodoso, 145, 150
Eritema pigmentar fixo medicamentoso, 113, 116
Eritema polimorfo, 112, 116, 319, 322
Erupção cutânea, 2, 11-13
Erupção polimorfa à luz, 252, 254
Escabiose, 125, 126
Escleredema, 22, 85, 87
Escleredema neonatal (não ilustrado), 148
Escleromixedema, 86, 87
Espiradenoma, 286, 290
Espongiose, 11, 105
Esporotricose (não ilustrada), 96
Esteatocistoma, 67, 69

F
Fasciite nodular, 170, 177, 301
Fibroblastos, 8
Fibroceratoma digital, 80, 81
Fibroepitelioma de Pinkus, 35, 41
Fibrofoliculoma, 36, 41
Fibroma esclerótico, 313, 314
Fibromatose digital infantil, 169, 176
Fibrose sistêmica nefrogênica (não ilustrada), 86
Fibroxantoma atípico, 192, 200
Folículos pilosos, 9

G
Gel foam, 266, 274
Glândula e ducto apócrino, 9
Glândula e ducto écrino, 9
Glomangioma, 69
Gota, 88, 92
Granuloma anular, 48, 89, 92, 130, 262
Granuloma de ceratina, 197, 201
Granuloma de fio de sutura, 199, 201
Granuloma facial, 138, 142
Granuloma piogênico, 187, 191

H
Hemangioma hemossiderótico targetoide, 189, 191
Hemangioma infantil, 185, 191
Hemossiderina, 257, 259
Herpes (penfigoide gestacional), 249
Hibernoma, 204, 216
Hidradenoma nodular, 210, 217
Hidradenoma papilar, 72, 76
Hidrocistoma apócrino, 59, 68
Hiperceratose epidermolítica, 230, 236
Hiperplasia angiolinfoide com eosinofilia, 179, 190
Histiócitos, 13
Histiocitose de células de Langerhans, 131, 136
Histoplasmose, 205, 216

I
Ictiose vulgar, 19, 22
Incontinência pigmentar, 123, 126
Infecção por vírus do herpes simples, 241, 246, 320, 322
Inflação intersticial, 12
Inflamação nodular, 12
Inflamação perifolicular, 12
Inflamação perivascular, 12
Inflamação subcutânea, 12
Infundíbulo folicular, tumor de, 40, 41

L
Lábios, 15
Lago venoso (não ilustrado), 69
Leiomioma, 171, 177
Leishmaniose, 206, 216, 259
Lepra lepromatosa, 207, 216
Leucemia, 139, 142, 262
Linfangioma, 251, 254
Linfócitos, 13
Linfoma, 140, 143
Linfoma subcutâneo de células T, 149, 151
Lipodermatoesclerose, 276, 278
Lipoidoproteinose, 267, 274
Lipoma, 208
Líquen escleroso e atrófico, 115, 116, 316
Líquen estriado, 120, 122

Líquen mixedematoso (não ilustrado), 86
Líquen nítido, 132
Líquen plano, 119, 122
Líquen simples crônico, 105, 107
Lúpus eritematoso discoide, 117, 122, 142
Lúpus profundo, 146, 151, 278
Lúpus túmido, 298

M
Mamilo acessório, 78, 81
Mancha mongólica, 158, 162
Mastocitoma, 143
Mastocitose, 133, 136
Melanina, 258, 259
Melanoma, 157, 163
Melanoma, célula em balão, 209, 217
Melanoma desmoplásico, 162, 165, 176
Micose fungoide, 134, 136
Miofibroma, 305, 306
Mirmécia, 231, 237
Mixedema pré-tibial, 300, 301
Molusco contagioso, 30, 34
Morfeia, 82, 87
Mucinose cutânea focal, 296, 301
Mucinose folicular, 297, 301
Mucocele, 293, 294

N
Necrobiose lipóidica, 83, 87, 92
Necrose adiposa do recém-nascido, 148, 151, 278
Neurilemoma ver Schwannoma
Neurofibroma, 172, 177
Neuroma encapsulado em paliçada, 173, 177
Neurotecoma, 299, 301
Neutrófilos, 13
Nevo azul, 155, 162
Nevo azul celular, 164, 176
Nevo azul hipopigmentado, 260, 262
Nevo com halo, 118, 122
Nevo de células fusiformes pigmentadas de Reed, 159, 163
Nevo de Spitz, 161, 163
Nevo epidérmico verrucoso inflamatório linear, 223, 227
Nevo intradérmico, 162, 258
Nevo penetrante profundo, 156, 162
Nevo recorrente, 160, 163
Nevo sebáceo de Jadassohn, 37, 41
Nódulo reumatoide, 91, 92

O
Ocronose, 268, 275
Orf, 232, 237
Osteoma cutâneo, 269, 275

P
Paniculite pancreática, 277, 278
Papilomatose florida (adenomatose erosiva) do mamilo, 71, 76
Pápula fibrosa, 184, 191
Paraceratose, 11
Paraceratose granular axilar, 225, 227
Paracoccidioidomicose (não ilustrada), 96
Parafinoma, 270, 275
Pele acral, 14
Pele axilar, 17
Pele da pálpebra, 16
Pele da região dorsal normal, 84, 87
Pênfigo foliáceo, 242, 247
Pênfigo vegetante, 124, 126
Pênfigo vulgar, 243, 247
Penfigoide (herpes) gestacional, 249
Penfigoide bolhoso, 126, 249, 254
Perniose, 130
Pilomatricoma, 311, 314
Pitiríase liquenoide varioliforme aguda, 121, 122
Pitiríase rósea, 104, 105, 130
Pitiríase rubra pilar, 108, 111, 227
Pitiríase versicolor, 20, 22, 227
Plasmócitos, 13
Poliarterite nodosa, 147, 150
Porfiria cutânea tardia, 253, 254
Poro dilatado de Winer, 42, 45
Poroceratose, 222
Poroma, 31, 34
Preenchimento dérmico (ácido hialurônico), 272, 274
Protoporfiria eritropoiética, 265, 274
Pseudocisto auricular, 60, 68
Pseudoxantoma elástico, 271, 275
Psoríase, 27, 28, 100, 101, 105, 109, 111
Psoríase em gota (não ilustrada), 104

Q
Queimadura, 318, 322

R
Reação a picada de artrópode, 103, 126
Reação liquenoide à fármacos (não ilustrada), 119
Recém-nascido, necrose adiposa do, 148, 151, 278
Retículo-histiocitose, 195, 200

S
Sarcoidose, 198, 201
Sarcoma de Kaposi, 262
Sarcoma de Kaposi, mancha/placa, 186, 191
Sarcoma de Kaposi nodular, 175, 176
Schwannoma, 174, 177, 307
Sebaceoma (epitélio sebáceo), 284, 290
Sebócitos, 9
Sífilis secundária, 110, 111
Síndrome de Sweet, 141, 143

Siringocistoadenoma papilar, 74, 76
Siringofibroadenoma, 39, 41
Siringoma condroide, 291, 294
Siringoma, 57, 58
Solução de Drysol (cloreto de alumínio), 255, 259
Solução de Monsel (subsulfato férrico), 256, 259
Subsulfato férrico (solução de Monsel), 256, 259

T
Tatuagem, 259, 273, 275
Trago acessório, 79, 81
Tricoadenoma, 51, 52
Tricoblastoma, 287, 290
Tricoepitelioma desmoplásico, 53, 58
Tricoepitelioma, 288, 290
Tricofoliculoma, 44, 45
Triquilemoma, 33, 34
Tuberculose verrucosa cutânea (não ilustrada), 96
Tumor de células gigantes da bainha do tendão, 193, 200
Tumor de células granulosas, 203, 216
Tumor do infundíbulo folicular, 40, 41
Tumor glômico, 282, 290
Tumor pilar proliferante, 312, 314
Tumores, 2-10
Tumores adipocíticos, 7
Tumores benignos, 5, 10
Tumores ceratinocíticos, 7
Tumores de músculo liso, 7
Tumores malignos, 5, 10
Tumores melanocíticos, 7

U
Urticária, 21, 22

V
Vasculite leucocitoclástica, 128, 130
Verruga plana, 234
Verruga vulgar, 235, 237
Vitiligo (não ilustrado), 18

X
Xantelasma, 213, 217
Xantogranuloma, 214, 217
Xantogranuloma juvenil, 194, 200
Xantogranuloma necrobiótico, 90, 92
Xantoma, 215, 217